U0397944

常见疾病护理与护理规范

主编 袁立娟 等

上海科学普及出版社

图书在版编目（CIP）数据

常见疾病护理与护理规范／袁立娟等主编. —上海：上海科学普及出版社，2024.5
ISBN 978-7-5427-8731-6

Ⅰ.①常… Ⅱ.①袁… Ⅲ.①护理学 Ⅳ.①R47

中国国家版本馆CIP数据核字（2024）第099135号

统　　筹　张善涛
责任编辑　黄　鑫
整体设计　宗　宁

常见疾病护理与护理规范

主编　袁立娟　等

上海科学普及出版社出版发行

（上海中山北路832号　邮政编码200070）

http://www.pspsh.com

各地新华书店经销　　山东麦德森文化传媒有限公司印刷

开本 787×1092 1/16　印张 23　插页 2　字数 589 000

2024年5月第1版　　2024年5月第1次印刷

ISBN 978-7-5427-8731-6　定价：198.00元

本书如有缺页、错装或坏损等严重质量问题

请向工厂联系调换

联系电话：0531-82601513

编委会

主　编

袁立娟　王艳芬　高艳丽　崔育梅

温连玲　靳海荣　王玉玲

副主编

叶肖娜　郝　丹　刘　珍　王　丹

张力方　陈　洁　高丽娟　王桂芹

编　　委（按姓氏笔画排序）

王　丹（联勤保障部队第九八〇医院）

王玉玲（山东省公共卫生临床中心）

王艳芬（邹平市中医院）

王桂芹（淄博市中心医院）

叶肖娜（滨州医学院附属医院）

刘　珍（十堰市人民医院/湖北医药学院附属人民医院）

张力方（菏泽市定陶区人民医院）

陈　洁（山东省精神卫生中心）

郝　丹（济宁医学院附属医院）

袁立娟（邹平市中医院）

高丽娟（南京医科大学常州医学中心常州市妇幼保健院）

高艳丽（潍坊市中医院）

崔育梅（高密市人民医院）

温连玲（滨州市沾化区中医院）

靳海荣（山西省长治市中医医院）

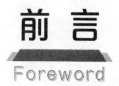

前 言

Foreword

  护理工作的内容是将理论知识和操作技能运用于护理实践,以患者为中心,针对致病因素和疾病导致患者在生理功能、机体代谢、形体和心理状态等方面的异常变化,采取相应的护理对策,帮助患者解除痛苦和不适,使之处于最佳身心状态,促进患者恢复健康,满足其生理、心理和社会需要。

  随着现代医学的不断发展、基础医疗知识的全民普及,国家和社会对在各级医疗机构从事临床护理工作的从业人员提出了更高的要求:除具备护理学基础理论、基本技能外,还需掌握最新的护理理念及实践操作标准。为适应现代护理理论与实践的新要求,帮助护理从业人员提升自身职业素养,更好地在临床护理工作中进行护理评估、护理诊断,为患者缓解病痛、恢复健康,我们特编写了《常见疾病护理与护理规范》一书,旨在提高护理从业人员在临床护理工作中解决实际问题的能力。

  本书针对临床护理人员的真实需求,坚持理论与实际相结合的基本原则。首先,简要叙述了护理学基础内容;然后,重点讲解了临床常见疾病的护理知识,内容涵盖疾病的概念、病因、发病机制、临床表现、护理评估、护理目标、护理措施等。本书条理清晰、内容精练、通俗易懂,既有理论性指导,又有实操性科普,集科学性、实用性于一体,可作为护理从业人员科学、规范、合理地进行临床护理的参考用书。

  由于护理学内容更新速度快,加之我们编写时间有限、编写经验不足,在编写过程中难免存在疏漏之处,恳请广大读者见谅,给予批评指正。

《常见疾病护理与护理规范》编委会

2024 年 1 月

目 录
Contents

第一章

护 理 程 序

第一节 护 理 评 估

护理评估是有目的、有计划、有步骤地收集有关护理对象生理、心理、社会文化和经济等方面的资料,对此进行整理与分析,以判断服务对象的健康问题,为护理活动提供可靠的依据。具体包括收集资料、整理资料和分析资料三部分。

一、收集资料

(一)资料的来源

1.直接来源

护理对象本人,是第一资料来源也是主要来源。

2.间接来源

(1)护理对象的重要关系人,也就是社会支持性群体,包括亲属、关系亲密的朋友、同事等。

(2)医疗活动资料,如既往实验室报告、出院小结等健康记录。

(3)其他医护人员、放射医师、化验师、药剂师、营养师、康复师等。

(4)护理学及其他相关学科的文献等。

(二)资料的内容

在收集资料的过程中,各个医院均有自己设计的收集资料表,无论依据何种框架,基本内容主要包括一般资料、生活状况及自理程度、健康检查及心理社会状况等。

1.一般资料

包括患者姓名、性别、出生日期、出生地、职业、民族、婚姻、文化程度、住址等。

2.现在的健康状况

包括主诉、现病史、入院方式、医疗诊断及目前用药情况。目前的饮食、睡眠、排泄、活动、健康管理等日常生活形态。

3.既往健康状况

包括既往史、创伤史、手术史、家族史、有无过敏史、有无传染病。既往的日常生活形态、烟酒嗜好、女性还包括月经史和婚育史。

4.护理体检

包括体温、脉搏、呼吸、血压、身高、体重、生命体征、各系统的生理功能及有无疼痛、眩晕、麻木、瘙痒等,有无感觉(视觉、听觉、嗅觉、味觉、触觉)异常,有无思维活动、记忆能力等障碍等认知感受形态。

5.实验室及其他辅助检查结果

包括最近进行的辅助检查的客观资料,如实验室检查、X线、病理检查等。

6.心理方面的资料

包括对疾病的认知和态度、康复的信心,病后情绪、心理感受、应对能力等变化。

7.社会方面的资料

包括就业状态、角色问题和社交状况;有无重大生活事件,支持系统状况等;有无宗教信仰;享受的医疗保健待遇等。

(三)资料的分类

1.按照资料的来源划分

包括主观资料和客观资料:主观资料指患者对自己健康问题的体验和认识。包括患者的知觉、情感、价值、信念、态度、对个人健康状态和生活状况的感知。主观资料的来源可以是患者本人,也可以是患者家属或对患者健康有重要影响的人。客观资料指检查者通过观察、会谈、体格检查和实验等方法得到或被检测出的有关患者健康状态的资料。客观资料获取是否全面和准确主要取决于检查者是否具有敏锐的观察能力及丰富的临床经验。

当护士收集到主观资料和客观资料后,应将两方面的资料加以比较和分析,可互相证实资料的准确性。

2.按照资料的时间划分

包括既往资料和现时资料:既往资料是指与服务对象过去健康状况有关的资料,包括既往病史、治疗史、过敏史等。现时资料是指与服务对象现在发生疾病有关的状况,如现在的体温、脉搏、呼吸、血压、睡眠状况等。

护士在收集资料时,需要将既往资料和现时资料结合起来分析。

(四)收集资料的方法

1.观察

观察是指护理人员运用视、触、叩、听、嗅等感官获得患者、家属及患者所处环境的信息并进行分析判断,是收集有关服务对象护理资料的重要方法之一。观察贯穿在整个评估过程中,可以与交谈同时进行。护士应及时、敏锐、连续地对服务对象进行观察,如患者出现面容痛苦、呈强迫体位,就提示患者可能存在疼痛,由此进一步询问持续时间、部位、性质等。观察作为一种技能,护理人员在实践中需要不断培养和锻炼,以期得到发展和提高。

2.交谈

护患之间的交谈是一种有目的的医疗活动,使护理人员获得有关患者的资料和信息。一般可分为两种。①正式交谈:是指事先通知患者,有目的、有计划的交谈,如入院后的采集病史。②非正式交谈:是指护士在日常护理工作中与患者随意自然的交谈,不明确目的,不规定主题、时间,是一种"开放式交流",以便及时了解到服务对象的真实想法和心理反应。交谈时护士应注意沟通技巧的运用,对一些敏感性话题应注意保护患者的隐私。

3.护理体检

护理人员运用体检技能,为护理对象进行系统的身体评估,获取与护理有关的生命体征、身高、体重等,以便收集与护理诊断、护理计划有关的患者方面的资料,以及时了解病情变化和发现护理对象的健康问题。

4.阅读

包括查阅护理对象的医疗病历(门诊和住院)、各种护理记录及实验室和辅助检查结果,以及有关文献等。也可以用心理测量及评定量表对服务对象进行心理社会评估。

二、整理资料

为了避免遗漏和疏忽相关和有价值的资料,得到完整全面的资料,常依据某个护理理论模式设计评估表格,护理人员依据表格全面评估,整理资料。

(一)按戈登的功能性健康形态整理分类

1.健康感知-健康管理形态

健康感知-健康管理形态指服务对象对自己健康状态的认识和维持健康的方法。

2.营养代谢形态

营养代谢形态包括食物的利用和摄入情况。如营养、液体、组织完整性、体温调节及生长发育等的需求。

3.排泄形态

排泄形态主要指肠道、膀胱的排泄状况。

4.活动-运动形态

活动-运动形态包括运动、活动、休闲与娱乐状况。

5.睡眠-休息形态

睡眠-休息形态指睡眠、休息及精神放松的状况。

6.认知-感受形态

认知-感受形态包括与认知有关的记忆、思维、解决问题和决策,以及与感知有关的视、听、触、嗅等功能。

7.角色-关系形态

家庭关系、社会中角色任务及人际关系的互动情况。

8.自我感受-自我概念形态

自我感受-自我概念形态指服务对象对于自我价值与情绪状态的信念与评价。

9.性-生殖形态

性-生殖形态主要指性发育、生殖器官功能及对性的认识。

10.应对-压力耐受形态

应对-压力耐受形态指服务对象压力程度、应对与调节压力的状况。

11.价值-信念形态

价值-信念形态指服务对象的思考与行为的价值取向和信念。

(二)按马斯洛需要层次进行整理分类

1.生理需要

患者的体温、心率、呼吸等情况。

2.安全的需要

对医院环境不熟悉,夜间睡眠需开灯,手术前精神紧张,走路易摔倒等。

3.爱与归属的需要

患者害怕孤独,希望有亲友来探望等。

4.尊重与被尊重的需要

如患者说:"我现在什么事都不能干了""你们应该征求我的意见"等。

5.自我实现的需要

担心住院会影响工作、学习,有病不能实现自己的理想等。

(三)按北美护理诊断协会的人类反应形态分类

1.交换

交换包括营养、排泄、呼吸、循环、体温、组织的完整性等。

2.沟通

沟通主要指与人沟通交往的能力。

3.关系

关系指社交活动、角色作用和性生活形态。

4.价值

价值包括个人的价值观、信念、宗教信仰、人生观及精神状况。

5.选择

选择包括应对能力、判断能力及寻求健康所表现的行为。

6.移动

移动包括活动能力、休息、睡眠、娱乐及休闲状况,日常生活自理能力等。

7.知识

知识包括自我概念,感知和意念;包括对健康的认知能力、学习状况及思考过程。

8.感觉

感觉包括个人的舒适、情感和情绪状况。

三、分析资料

(一)检查有无遗漏

将资料进行整理分类之后,应仔细检查有无遗漏,并及时补充,以保证资料的完整性及准确性。

(二)与正常值比较

收集资料的目的在于发现护理对象的健康问题。因此护士应掌握常用的正常值,将所收集到的资料与正常值进行比较,并在此基础上进行综合分析,以发现异常情况。

(三)评估危险因素

有些资料虽然目前还在正常范围,但是由于存在危险因素,若不及时采取预防措施,以后很可能会出现异常,损害服务对象的健康。因此,护士应及时收集资料评估这些危险因素。

护理评估通过收集服务对象的健康资料,对资料进行组织、核实和分析,确认服务对象对现存的或潜在的健康问题或生命过程的反应,为作出护理诊断和进一步制订护理计划奠定了基础。

四、资料的记录

(一)原则

书写全面、整洁、简练、流畅,客观资料运用医学术语,避免使用笼统、模糊的词,主观资料尽量引用护理对象的原话。

(二)记录格式

根据资料的分类方法,根据各医院,甚至各病区的特点自行设计,多采用表格式记录。与患者第一次见面收集到的资料记录称入院评估,要求详细、全面,是制订护理计划的依据,一般要求入院后 24 小时内完成。住院期间根据患者病情天数,每天或每班记录,反映了患者的动态变化,用以指导护理计划的制订、实施、评价和修订。

(王玉玲)

第二节 护理诊断

护理诊断是护理程序的第二个步骤,是在评估的基础上对所收集的健康资料进行分析,从而确定服务对象的健康问题及引起健康问题的原因。护理诊断是一个人生命过程中的生理、心理、社会文化发展及精神方面健康状况或问题的一个简洁、明确的说明,这些问题都是属于护理职责范围之内,能够用护理的方法解决的问题。

一、护理诊断的概念

1990 年,北美护理诊断协会(NANDA)提出并通过了护理诊断的定义:护理诊断是关于个人、家庭、社区对现存或潜在的健康问题及生命过程反应的一种临床判断,是护士为达到预期的结果选择护理措施的基础,这些预期结果应能通过护理职能达到。

二、护理诊断的组成部分

护理诊断有四个组成部分:名称、定义、诊断依据和相关因素。

(一)名称

名称是对服务对象健康状况的概括性的描述。应尽量使用 NANDA 认可的护理诊断名称,以有利于护士之间的交流和护理教学的规范。常用改变、受损、缺陷、无效或低效等特定描述语。例如,排便异常:便秘;有皮肤完整性受损的危险。

(二)定义

定义是对名称的一种清晰的、正确的表达,并以此与其他诊断相鉴别。一个诊断的成立必须符合其定义特征。有些护理诊断的名称虽然十分相似,但仍可从定义中发现彼此的差异。例如,“压力性尿失禁”的定义是“个人在腹内压增加时立即无意识地排尿的一种状态”“反射性尿失禁”的定义是“个体在没有要排泄或膀胱满胀的感觉下可以预见的不自觉地排尿的一种状态”。虽然两者都是尿失禁,但前者的原因是腹内压增高,后者的原因是无法抑制的膀胱收缩。因此,确定诊断时必须认真区别。

(三)诊断依据

诊断依据是作出护理诊断的临床判断标准。诊断依据常常是患者所具有的一组症状和体征,以及有关病史,也可以是危险因素。对于潜在的护理诊断,其诊断依据则是原因本身(危险因素)。

诊断依据依其在特定诊断中的重要程度分为主要依据和次要依据。

1.主要依据

主要依据是指形成某一特定诊断所应具有的一组症状和体征及有关病史,是诊断成立的必要条件。

2.次要依据

次要依据是指在形成诊断时,多数情况下会出现的症状、体征及病史,对诊断的形成起支持作用,是诊断成立的辅助条件。

例如,便秘的主要依据是"粪便干硬,每周排大便不到三次",次要依据是"肠鸣音减少,自述肛门部有压力和胀满感,排大便时极度费力并感到疼痛,可触到肠内嵌塞粪块,并感觉不能排空"。

(四)相关因素

相关因素是指造成服务对象健康状况改变或引起问题产生的情况。常见的相关因素包括以下几个方面。

1.病理生理方面的因素

病理生理方面的因素指与病理生理改变有关的因素。例如,"体液过多"的相关因素可能是右心衰竭。

2.心理方面的因素

心理方面的因素指与服务对象的心理状况有关的因素。例如,"活动无耐力"可能是由疾病后服务对象处于较严重的抑郁状态引起。

3.治疗方面的因素

治疗方面的因素指与治疗措施有关的因素(用药、手术创伤等)。例如,"语言沟通障碍"的相关因素可能是使用呼吸机时行气管插管。

4.情景方面的因素

情景方面的因素指环境、情景等方面的因素(陌生环境、压力刺激等)。例如,"睡眠形态紊乱"可能与住院后环境改变有关。

5.年龄因素

年龄因素指在生长发育或成熟过程中与年龄有关的因素。如婴儿、青少年、中年、老年各有不同的生理、心理特征。

三、护理诊断与合作性问题及医疗诊断的区别

(一)合作性问题—潜在并发症

在临床护理实践中,护士常遇到一些无法完全包含在 NANDA 制订的护理诊断中的问题,而这些问题也确实需要护士提供护理措施,因此,1983 年有学者提出了合作性问题的概念。她把护士需要解决的问题分为两类:一类经护士直接采取措施可以解决,属于护理诊断;另一类需要护士与其他健康保健人员尤其是医师共同合作解决,属于合作性问题。

合作性问题需要护士承担监测职责,以及时发现服务对象身体并发症的发生和情况的变化,但并非所有并发症都是合作性问题。有些可通过护理措施预防和处理,属于护理诊断;只有护士不能预防和独立处理的并发症才是合作性问题。合作性问题的陈述方式是"潜在并发症:××××"。如"潜在并发症:脑出血"。

(二)护理诊断与合作性问题及医疗诊断的区别

1.护理诊断与合作性问题的区别

护理诊断是护士独立采取措施能够解决的问题;合作性问题需要医师、护士共同干预处理,处理决定来自医护双方。对合作性问题,护理措施的重点是监测。

2.护理诊断与医疗诊断的区别

明确护理诊断和医疗诊断的区别对区分护理和医疗两个专业、确定各自的工作范畴和应负的法律责任非常重要。两者主要区别见表1-1。

表 1-1 护理诊断与医疗诊断的区别

项目	护理诊断	医疗诊断
临床判断的对象	对个体、家庭、社会的健康问题/生命过程反应的一种临床判断	对个体病理生理变化的一种临床判断
描述的内容	描述的是个体对健康问题的反应	描述的是一种疾病
决策者	护士	医疗人员
职责范围	在护理职责范围内进行	在医疗职责范围内进行
适应范围	适用于个体、家庭、社会的健康问题	适用于个体的疾病
数量	往往有多个	一般情况下只有一个
是否变化	随病情的变化	一旦确诊不会改变

(王玉玲)

第三节 护理计划

制订护理计划是如何解决护理问题的一个决策过程,计划是对患者进行护理活动的指南,是针对护理诊断制订具体护理措施来预防、减轻或解决有关问题。其目的是为了确认护理对象的护理目标及护士将要实施的护理措施,使患者得到合适的护理,保持护理工作的连续性,促进医护人员的交流和利于评价。制订计划包括四个步骤。

一、排列护理诊断的优先顺序

一般情况下,患者可以存在多个护理诊断,为了确定解决问题的优先顺序,根据问题的轻重缓急合理安排护理工作,需要对这些护理诊断包括合作性问题进行排序。

(一)排列护理诊断

一个患者可同时有多个护理问题,制订计划时应按其重要性和紧迫性排出主次,一般把威胁最大的问题放在首位,其他的依次排列,这样护士就可根据轻、重、缓、急有计划地进行工作,通常可按如下顺序排列。

1.首优问题

首优问题是指会威胁患者生命,需立即行动去解决的问题。如清理呼吸道无效、气体交换受阻等。

2.中优问题

中优问题是指虽不会威胁患者生命,但能导致身体上的不健康或情绪上变化的问题,如活动无耐力、皮肤完整性受损、便秘等。

3.次优问题

次优问题指人们在应对发展和生活中变化时所产生的问题。这些问题往往不是很紧急,如营养失调、知识缺乏等。

(二)排序时应该遵循的原则

(1)按马斯洛的人类基本需要层次论进行排列,优先解决生理需要。这是最常用的一种方法。生理需要是最低层次的需要,也是人类最重要的需要,一般来说,影响了生理需要满足的护理问题,对生理功能的平衡状态威胁最大的护理问题是需要优先解决的护理诊断。如与空气有关的"气体交换障碍""清理呼吸道无效"、与水有关的"体液不足"、与排泄有关的"尿失禁""潴留"等。

具体的实施步骤可以按以下方法进行:首先列出患者的所有护理诊断,将每一诊断归入五个需要层次,然后由低到高排列出护理诊断的先后顺序。

(2)考虑患者的需求。马斯洛的理论为护理诊断的排列提供了一个普遍的原则,但由于护理对象的复杂性、个体性,相同的需求对不同的人,其重要性可能不同。因此,在无原则冲突的情况下,可与患者协商,尊重患者的意愿,考虑患者认为最重要的问题予以优先解决。

(3)现存的问题优先处理,但不要忽视潜在的和有危险的问题。有时它们常常也被列为首要问题而需立即采取措施或严密监测。

二、制订预期目标

预期目标是指通过护理干预,护士期望患者达到的健康状态或在行为上的改变。其目的是指导护理措施的制订。预期目标不是护理行为,但能指导护理行为,并作为对护理效果进行评价的标准。每一个护理诊断都要有相应的目标。

(一)预期目标的制订

1.目标的陈述公式

时间状语+主语+(条件状语)+谓语+行为标准。

(1)主语:是指患者或患者身体的任何一部分,如体温、体重、皮肤等,有时在句子中省略了主语,但句子的逻辑主语一定是患者。

(2)谓语:指患者将要完成的行动,必须用行为动词来说明。

(3)行为标准:主语进行该行动所达到的程度。

(4)条件状语:指患者完成该行为时所处的特定条件。如"拄着拐杖"行走 50 m。

(5)时间状语:是指主语应在何时达到目标中陈述的结果,即何时对目标进行评价,这一部分的重要性在于限定了评价时间,可以督促护士尽心尽力地帮助患者尽快达到目标,评价时间往往需要根据临床经验和患者的情况来确定。

2.预期目标的种类

根据实现目标所需时间的长短可将护理目标分为短期目标和长期目标两大类。

(1)短期目标:指在相对较短的时间内要达到的目标(一般指一周内),适合于病情变化快、住院时间短的患者。

(2)长期目标:是指需要相对较长时间才能实现的目标(一般指一周以上甚至数月)。

长期目标是需要较长时间才能实现的,范围广泛;短期目标则是具体达到长期目标的台阶或需要解决的主要矛盾。如下肢骨折患者,其长期目标是"三个月内恢复行走功能",短期目标分别为:"第一个月借助双拐行走""第二个月借助手杖行走""第三个月逐渐独立行走"。短期目标与长期目标互相配合、呼应。

(二)制订预期目标的注意事项

(1)目标的主语一定是患者或患者的一部分,而不能是护士。目标是期望患者接受护理后发生的改变,达到的结果,而不是护理行动本身或护理措施。

(2)一个目标中只能有一个行为动词。否则在评价时,如果患者只完成了一个行为动词的行为标准就无法判断目标是否实现。另外行为动词应可观察和测量,避免使用含糊的不明确的词语;可运用下列动词:描述、解释、执行、能、会、增加、减少等,不可使用含糊不清、不明确的词,如了解、掌握、好、坏、尚可等。

(3)目标陈述的行为标准应具体,以便于评价。有具体的检测标准;有时间限度;由护患双方共同制订。

(4)目标必须具有现实性和可行性,要在患者的能力范围之内,要考虑其身体心理状况、智力水平、既往经历及经济条件。目标完成期限的可行性,目标结果设定的可行性。患者认可,乐意接受。

(5)目标应在护理工作所能解决范围之内,并要注意医护协作,即与医嘱一致。

(6)目标陈述要针对护理诊断,一个护理诊断可有多个目标,但一个目标不能针对多个护理诊断。

(7)应让患者参与目标的制订,这样可使患者认识到对自己的健康负责不仅是医护人员的责任,也是患者的责任,护患双方应共同努力以保证目标的实现。

(8)关于潜在并发症的目标,潜在并发症是合作性问题,护理措施往往无法阻止其发生,护士的主要任务在于监测并发症的发生或发展。潜在并发症的目标陈述为:护士能及时发现并发症的发生并积极配合处理。如"潜在并发症:心律失常"的目标是"护士能及时发现心律失常的发生并积极配合抢救"。

三、制订护理措施

护理措施是护士为帮助患者达到预定目标而制订的具体方法和内容。规定了解决健康问题的护理活动方式与步骤。是一份书面形式的护理计划,也可称为"护嘱"。

(一)护理措施的类型

护理措施可分为依赖性护理措施、协作性护理措施和独立性护理措施三类。

1.依赖性的护理措施

即来自医嘱的护理措施,它描述了贯彻医疗措施的行为。如医嘱"每晨测血压1次""每小时巡视患者1次"。

2.协作性护理措施

协作性护理措施是护士与他健康保健人员相互合作采取的行动。如患者出现"营养失调:高于机体的需要量"的问题时,为帮助患者达到理想体重的目标,需要和营养师一起协商、讨论,制订护理措施。

3.独立性护理措施

独立性护理措施是护士根据所收集的资料,凭借自己的知识、经验、能力,独立思考、判断后作出的决策,是在护理职责范围内。这类护理措施完全由护士设计并实施,不需要医嘱。如长期卧床患者存在的"有皮肤破损的危险",护士每天定时给患者翻身、按摩受压部位皮肤,温水擦拭等措施都是独立性护理措施。

(二)护理措施的构成

完整的护理措施计划应包括护理观察措施、行动措施、教育措施三部分。

例如,护理诊断胸痛:与心肌缺血、缺氧致心肌坏死有关。

护理目标:24小时内患者主诉胸痛程度减轻。

制订护理措施如下。

1.观察措施

(1)观察疼痛的程度和缓解情况。

(2)观察患者心律、心率、血压的变化。

2.行动措施

(1)给予持续吸氧,2～4 L/min。(依赖性护理措施)

(2)遵医嘱持续静脉滴注硝酸甘油15滴/分。(依赖性护理措施)

(3)协助床上进食、洗漱、大小便。(独立性护理措施)

3.教育措施

(1)教育患者绝对卧床休息。

(2)保持情绪稳定。

(三)制订护理措施应注意的注意事项

1.针对性

护理措施针对护理目标制订,一般一个护理目标可通过几项措施来实现,措施应针对目标制订,否则即使护理措施没有错误,也无法促使目标实现。

2.可行性

护理措施要切实可行,措施制订时要考虑以下几方面。①患者的身心问题:这也是整体护理中所强调的要为患者制订个体化的方案。措施要符合患者的年龄、体力、病情、认知情况及患者自己对改变目前状况的愿望等。如对老年患者进行知识缺乏的健康教育时,让患者短时间内记忆很多教育内容是困难的。护理措施必须是患者乐于接受的。②护理人员的情况:护理人员的配备及专业技术、理论知识水平和应用能力等是否能胜任所制订的护理措施。③适当的医院设施、设备。

3.科学性

护理措施应基于科学的基础上,每项护理措施都应有措施依据,措施依据来自护理科学及相关学科的理论知识。禁止将没有科学依据的措施用于患者。护理措施的前提是一定要保证患者的安全。

4.一致性

护理措施不应与其他医务人员的措施相矛盾,否则容易使患者不知所措,并造成不信任感,甚至可能威胁患者安全。制订护理措施时应参阅其他医务人员的病历记录、医嘱,意见不一致时应共同协商,达成一致。

5.指导性

护理措施应具体,有指导性,不仅使护理同一患者的其他护士很容易地执行措施,也有利于患者。如对于体液过多需进食低盐饮食的患者,正确的护理措施是:①观察患者的饮食是否符合低盐要求。②告诉患者和家属每天摄盐<5 g。含钠多的食物除咸味食品外,还包括发面食品、碳酸饮料、罐头食品等。③教育患者及家属理解低盐饮食的重要性,等等。

不具有指导性护理措施如:①嘱患者每天摄盐量<5 g。②嘱患者不要进食含钠多的食物。

四、护理计划成文

护理计划成文是将护理诊断、目标、护理措施以一定的格式记录下来而形成的护理文件。不仅为护理程序的下一步实施提供了指导,也有利于护士之间及护士与其他医务人员之间的交流。护理计划的书写格式,因不同的医院有各自具体的条件和要求,所以书写格式也是多种多样的。大致包括日期、护理诊断、目标、措施、效果评价几项内容,见表1-2。

表1-2 护理计划

日期	护理诊断	护理目标	护理措施	评价	停止日期	签名
2006—02—19	气体交换受阻	1.	1.			
		2.	2.			
			3.			
2006—02—22	焦虑	1.	1.			
		2.	2.			
			3.			

护理计划应体现个体差异性,一份护理计划只对一个患者的护理活动起作用。护理计划还应具有动态发展性,随着患者病情的变化,护理的效果而调整。

（王玉玲）

第四节 护 理 实 施

实施是为达到护理目标而将计划中各项措施付诸行动的过程。实施的质量如何与护士的专业知识、操作技能和人际沟通能力三方面的水平有关。实施过程中的情况应随时用文字记录下来。

实施过程包括实施前准备、实施和实施后记录三个部分,一般来讲,实施应发生于护理计划完成之后,但在某些特殊情况下,如遇到急诊患者或病情突变的住院患者,护士只能先在头脑中迅速形成一个初步的护理计划并立即采取紧急救护措施,事后再补上完整的护理计划。

一、实施前的准备

护士在执行护理计划之前,为了保证护理效果,应思考安排以下几个问题,即"五个 W"。

(一)"谁去做"

对需要执行的护理措施进行分类和分工,确定护理措施是由护士做,还是辅助护士做;哪一级别或水平的护士做;是一个护士做,还是多个护士做。

(二)"做什么"

进一步熟悉和理解计划,执行者对计划中每一项措施的目的、要求、方法和时间安排应了如指掌,以确保措施的落实,并使护理行为与计划一致。此外,护士还应理解各项措施的理论基础,保证科学施护。

(三)"怎样做"

(1)三分析所需要的护理知识和技术:护士必须分析实施这些措施所需要的护理知识和技术,如操作程序或仪器设备使用的方法,若有不足,则应复习有关书籍或资料,或向其他有关人员求教。

(2)明确可能会发生的并发症及其预防:某些护理措施的实施有可能对患者产生一定程度的损伤。护士必须充分预想可能发生的并发症,避免或减少对患者的损伤,保证患者的安全。

(3)如患者情绪不佳,合作性差,那么需要考虑如何使措施得以顺利进行。

(四)"何时做"

实施护理措施的时间选择和安排要恰当,护士应该根据患者的具体情况、要求等多方面因素来选择执行护理措施的时机,例如,健康教育的时间,应该选择在患者身体状况良好、情绪稳定的情况下进行以达到预期的效果。

(五)"何地做"

确定实施护理措施的场所,以保证措施的顺利实施。在健康教育时应选择相对安静的场所;对涉及患者隐私的操作,更应该注意选择环境。

二、实施

实施是护士运用操作技术、沟通技巧、观察能力、合作能力和应变能力去执行护理措施的过程。在实施阶段,护理的重点是落实已制订的措施,执行医嘱、护嘱,帮助患者达到护理目标,解决问题。在实施中必须注意既要按护理操作常规规范化地实施每一项措施,又要注意根据每个患者的生理、心理特征个性化地实施护理。

实施是评估、诊断和计划阶段的延续,需随时注意评估患者的病情及患者对护理措施的反应及效果,努力使护理措施满足患者的生理、心理需要、促进疾病的康复。

三、实施后的记录

实施后,护士要对其所执行的各种护理措施及患者的反应进行完整、准确的文字记录,即护理病历中的护理病程记录,以反映护理效果,为评价做好准备。

记录可采用文字描述或填表,在相应项目上打"√"的方式。常见的记录格式有 PIO 记录方式,PIO 即由问题(problem,P)、措施(intervention,I)、结果(outcome,O)组成。"P"的序号要与护理诊断的序号一致并写明相关因素,可分别采用 PES、PE、SE 三种记录方式。"I"是指与 P 相对应的已实施的护理措施。即做了什么,但记录并非护理计划中所提出的全部护理措施的罗列。"O"是指实施护理措施后的结果。可出现两种情况:一种结果是当班问题已解决;另一种结果是当班问题部分解决或未解决,若措施适当,由下一班负责护士继续观察并记录;若措施不适宜,则由下一班负责护士重新修订并制订新的护理措施。

记录是一项很重要的工作,其意义在于:①可以记录患者住院期间接受护理照顾的全部经过;②有利于其他医护人员了解情况;③可作为护理质量评价的一个内容;④可为以后的护理工作提供资料;⑤是护士辛勤工作的最好证明。

(刘　珍)

第五节　护　理　评　价

评价是有计划的、系统的将患者的健康现状与确定的预期目标进行比较的过程。评价是护理程序的第五步,但实际上它贯穿于整个护理程序的各个步骤,如评估阶段,需评估资料收集是否完全,收集方法是否正确;诊断阶段,需评价诊断是否正确,有无遗漏,是否是以收集到的资料为依据;计划阶段,需评价护理诊断的顺序是否合适,目标是否可行,措施是否得当;实施阶段,需评价措施是否得到准确执行,执行效果如何,等等。评价虽然位于程序的最后一步,但并不意味着护理程序的结束,相反,通过评价发现新问题,重新修订计划,而使护理程序循环往复地进行下去。

评价包括以下几个步骤。

一、收集资料

收集有关患者目前健康状态的资料,资料涉及的内容与方法同第二节评估部分的相应内容。

二、评价目标是否实现

评价的方法是将患者目前健康状态的资料与计划阶段的预期目标相比较,以判断目标是否实现。经分析可得出三种结果:①目标已达到;②部分达到目标;③未能达到目标。

例:预定的目标为"一个月后患者拄着拐杖行走 50 m",一个月后评价结果如下。

患者能行走 50 m——目标达到。

患者能行走 30 m——目标部分达到。

患者不能行走——目标未达到。

三、重审护理计划

对护理计划的调整包括以下几种方式。

(一)停止

重审护理计划时,对目标已经达到,问题已经解决的,停止采取措施,但应进一步评估患者可能存在的其他问题。

(二)继续

问题依然存在,计划的措施适宜,则继续执行原计划。

(三)修订

对目标部分实现或目标未实现的原因要进行探讨和分析,并重审护理计划,对诊断、目标和措施中不适当的内容加以修改,应考虑下述问题:收集的资料是否准确和全面;护理问题是否确切;所定目标是否现实;护理措施设计是否得当及执行是否有效,患者是否配合等。

护理程序作为一个开放系统,患者的健康状况是一个输入信息,通过评估、计划和实施,输出患者健康状况的信息,经过护理评价结果来证实计划是否正确。如果患者尚未达到健康目标,则需要重新收集资料、修改计划,直到患者达到预期的目标,护理程序才告停止。因此,护理程序是一个周而复始,无限循环的系统工程(图 1-1)。

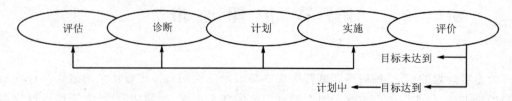

评估	诊断	计划	实施	评价
1.护理观的确立	1.分析、解释资料	1.排列护理诊断顺序	1.执行护理计划	1.收集资料
2.决定资料收集框架	2.找出存在的问题及原因	2.制订护理目标	2.完成护理记录	2.与护理目标比较
3.收集资料	3.确定护理诊断	3.选择护理措施		3.分析原因
4.核实资料		4.计划成文		4.修订计划

图 1-1　护理程序的循环过程

护理程序是一种系统地解决问题的程序,是护士为患者提供护理照顾的方法,应用护理程序可以保证护士给患者提供有计划、有目的、高质量、以患者为中心的整体护理。因此它不仅适用于医院临床护理、护理管理,同时它还适用于其他护理实践,如社区护理、家庭护理、大众健康教育等,是护理专业化的标志之一。

(温连玲)

第二章

临床疾病常见症状的护理

第一节　意　识　障　碍

意识障碍是指人体对外界环境刺激缺乏反应的一种精神状态。大脑皮质、皮质下结构、脑干网状上行激活系统等部位损害或功能抑制即可导致意识障碍。其可表现为觉醒下降和意识内容改变,临床上常通过患者的言语反应、对针刺的痛觉反应、瞳孔对光反应、吞咽反射、角膜反射等来判断意识障碍的程度。

一、分类

(一)以觉醒度改变为主的意识障碍

1.嗜睡

患者表现为睡眠时间过度延长,但能唤醒,醒后可勉强配合检查及回答问题,停止刺激后继续入睡。

2.昏睡

患者处于沉睡状态,正常外界刺激不能唤醒,需大声呼唤或较强烈的刺激才能觉醒,醒后可做含糊、简单而不完全的答话,停止刺激后很快入睡。

3.浅昏迷

意识大部分丧失,无自主运动,对声、光刺激无反应,对疼痛刺激尚可出现痛苦表情或肢体退缩等防御反应,角膜反射、瞳孔对光反射、眼球运动和吞咽反射可存在。

4.中度昏迷

患者对周围事物及各种刺激均无反应,对剧烈刺激可有防御反应,角膜反射减弱、瞳孔对光反射迟钝、无眼球运动。

5.重度昏迷

意识完全丧失,对各种刺激全无反应,深、浅反射均消失。

(二)以意识内容改变为主的意识障碍

1.意识模糊

患者表现为情感反应淡漠,定向力障碍,活动减少,语言缺乏连贯性,对外界刺激可有反应,但低于正常水平。

2.谵妄

谵妄是一种急性脑高级功能障碍,患者对周围环境的认识及反应能力均有下降,表现为认知、注意力、定向与记忆功能受损,思维推理迟钝,语言功能障碍,错觉、幻觉,睡眠觉醒周期紊乱等,可表现为紧张、恐惧和兴奋不安,甚至冲动和攻击行为。

其他特殊类型的意识障碍如去皮质综合征、无动性缄默症和植物状态等。

二、观察要点

(1)严密观察生命体征、瞳孔的大小及对光反应。

(2)应用格拉斯哥昏迷评分量表(GCS)了解昏迷程度,发现变化立即报告医师,并做好护理记录。

(3)观察有无恶心、呕吐及呕吐物量与性状,准确记录出入液量,预防消化道出血和脑疝发生。

三、护理措施

(一)日常生活护理

卧按摩床或气垫床,保持床单位整洁、干燥,减少对皮肤的机械性刺激,定时给予翻身、叩背,预防压疮;做好大小便护理,保持外阴清洁,预防尿路感染;注意口腔卫生,对不能经口进食者应每天口腔护理 2～3 次,防止口腔感染;对谵妄躁动者加床档,必要时做适当的约束,防止坠床、自伤、伤人;慎用热水袋,防止烫伤。

(二)保持呼吸道通畅

取侧卧位或平卧头偏向一侧,开放气道,取下活动性义齿,及时清除气管内分泌物,备好吸痰用物,随时吸痰,防止舌后坠、窒息、误吸或肺部感染。

(三)饮食护理

给予富含维生素、高热量饮食,补充足够的水分;鼻饲者应定时喂食,保证足够的营养供给;进食时到进食后 30 分钟抬高床头可防止食物反流。

(四)眼部护理

摘除隐形眼镜交家属保管。患者眼睑不能闭合时,遵医嘱用生理盐水滴眼后,给予涂眼药膏并加盖纱布。

四、指导要点

指导患者及其家属进行相应的意识恢复训练,如呼唤患者或与患者交谈、让患者听音乐等。

(高丽娟)

第二节 呼 吸 困 难

呼吸困难是指患者主观感觉空气不足、呼吸不畅;客观表现为呼吸用力,严重时可出现张口呼吸、鼻翼翕动、端坐呼吸甚至发绀,辅助呼吸肌参与呼吸运动,并且伴有呼吸频率、深度及节律异常。

一、分类

根据发生机制及临床特点,将呼吸困难归纳为以下 5 种类型。

(一)肺源性呼吸困难

主要是呼吸系统疾病引起的通气、换气功能障碍导致缺氧和(或)二氧化碳潴留。临床上分为以下几种。

1.吸气性呼吸困难

其特点为吸气时呼吸困难显著,重者出现胸骨上窝、锁骨上窝和肋间隙凹陷,即"三凹征";常伴有干咳及高调哮鸣,多见于喉水肿、气管异物、肿瘤或痉挛等引起上呼吸道机械性梗阻。

2.呼气性呼吸困难

其特点是呼吸费力,呼气时间延长,常常伴有哮鸣音,多见于支气管哮喘、慢性阻塞性肺疾病等。

3.混合性呼吸困难

吸气和呼气均感费力,呼吸频率增快,呼吸变浅,常常伴有呼吸音减弱或消失,常由重症肺炎、大量胸腔积液和气胸所致。

(二)心源性呼吸困难

最常见的病因是左心衰竭,亦见于右心衰竭、心包积液等,临床常见表现如下。

1.劳力性呼吸困难

患者常在体力活动时发生或加重,休息后缓解或消失,为左心衰竭最早出现症状。

2.夜间阵发性呼吸困难

患者在夜间已入睡后因突然胸闷、气急而憋醒,被迫坐起,呼吸深快。轻者数分钟后症状逐渐缓解,重者可伴有咳嗽、咳白色泡沫痰、气喘、发绀、肺部哮鸣音,称为心源性哮喘。

3.端坐呼吸

患者呼吸困难明显,不能平卧,而被迫采取高枕卧位、半卧位或坐位。

(三)中毒性呼吸困难

中毒性呼吸困难是指药物或化学物质抑制呼吸中枢引起的呼吸困难,如酸中毒时出现深而大的呼吸困难等。

(四)神经精神性呼吸困难

常引起呼吸变慢、变深,并伴有节律异常,如吸气突然终止、抽泣样呼吸等。精神性呼吸困难常见于癔症患者。

（五）血源性呼吸困难

重症贫血可因红细胞数量减少，血氧不足而引起气促，尤以活动后加剧；大出血或休克时因缺血及血压下降，刺激呼吸中枢而引起呼吸困难。

二、观察要点

（一）动态观察患者呼吸情况和伴随症状

判断患者呼吸困难的类型。

（二）监测血氧饱和度、动脉血气变化

有条件可监测血氧饱和度、动脉血气变化，若血氧饱和度降低到94％以下或病情加重，应及时处理。

（三）密切观察呼吸困难改善情况

密切观察呼吸困难改善情况，如发绀是否减轻，听诊肺部湿啰音是否减少。

三、护理措施

（一）体位

患者采取身体前倾坐位或半卧位，可使用枕头、靠背架或床边桌等支撑物，以自觉舒适为原则。避免过厚盖被或穿紧身衣服而加重胸部压迫感。

（二）保持呼吸道通畅

指导并协助患者进行有效的咳嗽、咳痰；每1～2小时协助翻身1次，并叩背使痰液排出；饮水、口服或雾化吸入祛痰药可湿化痰液，使痰液便于咳出或吸出。

（三）氧疗和机械通气的护理

根据呼吸困难的类型、严重程度不同，进行合理氧疗和机械通气。监测和评价患者的反应，安全管理机械通气系统，预防并发症，满足患者的基本需要。

（四）休息与活动

选择安静舒适、温湿度适宜的环境，合理安排休息和活动量，调整日常生活方式。若病情许可，改变运动方式和有计划地增加运动量，如室内走动、室外散步、快走、慢跑、打太极拳等，逐步提高活动耐力和肺活量。

（五）呼吸训练

指导患者做缓慢深呼吸、腹式呼吸、缩唇呼吸等，训练呼吸肌，延长呼气时间，使气体能完全呼出。

（六）心理护理

呼吸困难引起患者烦躁不安、恐惧，而这些不良情绪反应又可进一步加重病情。因而医护人员应评估患者的心理状况，安慰患者，使其保持情绪稳定，增强安全感。

四、指导要点

（1）指导患者采取舒适卧位，合理安排休息与活动。

（2）指导患者保持呼吸道通畅，合理氧疗和机械通气。

（3）指导患者做缓慢深呼吸、腹式呼吸、缩唇呼吸等。

（4）指导患者积极配合治疗和护理。

（刘　珍）

第三节　咯　　血

咯血是指喉及喉以下呼吸道任何部位出血经口排出者,分为大量咯血(>500 mL/d,或1次>300 mL)、中等量咯血(100~500 mL/d)、少量咯血(<100 mL/d)或痰中带血。常见原因是肺结核、支气管扩张症、肺炎和肺癌等。

一、观察要点

(1)患者的生命体征、神志、尿量、皮肤及甲床色泽,及时发现休克征象。

(2)咯血颜色和量,并记录。

(3)止血药物的作用和不良反应。

(4)窒息的先兆症状:如咯血停止、发绀、自感胸闷、心慌、大汗淋漓、喉痒有血腥味及精神高度紧张等情况。

二、护理措施

(一)休息

宜卧床休息,保持安静,避免不必要的交谈。静卧休息,可使少量咯血自行停止。大咯血患者应绝对卧床休息,减少翻身,协助患者取患侧卧位,头侧向一边,有利于健侧通气,对肺结核患者还可防止病灶扩散。

(二)心理护理

向患者做必要的解释,使其放松身心,配合治疗,鼓励患者将积血轻轻咯出。

(三)输液护理

确保静脉通路通畅,并正确计算输液速度。

(四)记录

准确记录出血量和每小时尿量。

(五)备齐急救药品及器械

备齐止血剂、强心剂、呼吸中枢兴奋剂等药物。此外应备开口器、压舌板、舌钳、氧气、电动吸引器等急救器械。

(六)药物应用

1.止血药物

注意观察用药不良反应。高血压、冠心病患者和孕妇禁用垂体后叶素。

2.镇静药

对烦躁不安者常用镇静药,如地西泮5~10 mg肌内注射。禁用吗啡、哌替啶,以免抑制呼吸。

3.止咳药

大咯血伴剧烈咳嗽时可少量应用止咳药。

19

(七)饮食

大咯血者暂禁食,小咯血者宜进少量凉或温的流质饮食,避免饮用浓茶、咖啡、乙醇等刺激性饮料。多饮水及多食富含纤维素食物,以保持大便通畅。便秘时可应用缓泻剂以防诱发咯血。

(八)窒息的预防及抢救配合

(1)咯血时嘱患者不要屏气,否则易诱发喉头痉挛。如出血引流不畅形成血块,可造成呼吸道阻塞。应尽量将血轻轻咯出,以防窒息。

(2)准备好抢救用品如吸痰器、鼻导管、气管插管和气管切开包。

(3)一旦出现窒息,应立即开放气道,上开口器立即清除口腔、鼻腔内血凝块,用吸引器吸出呼吸道内的血液及分泌物。

(4)迅速抬高患者床尾,取头低足高位。

(5)如患者神志清醒,鼓励患者用力咳嗽,并用手轻拍患侧背部促使支气管内淤血排出;如患者神志不清则应迅速将患者上半身垂于床边并一手托扶,另一手轻拍患侧背部。

(6)清除患者口、鼻腔内的淤血。用压舌板刺激其咽喉部,引起呕吐反射,使其能咯出阻塞咽喉部的血块,对牙关紧闭者用开口器及舌钳协助。

(7)如上述措施不能使血块排出,应立即用吸引器吸出淤血及血块,必要时立即行气管插管或气管镜直视下吸取血块。给予高浓度氧气吸入。做好气管插管或气管切开的准备与配合工作,以解除呼吸道阻塞。

三、指导要点

(1)告知患者注意保暖,预防上呼吸道感染。

(2)告知患者保持呼吸道通畅,注意引流与排痰。

(3)向患者讲解保持大便通畅的重要性。

(4)告知患者不要过度劳累,避免剧烈咳嗽。

(5)告知患者注意锻炼身体,增强抗病能力,避免剧烈运动。

(张力方)

第四节 呕 吐

呕吐是胃内容物返入食管,经口吐出的一种反射动作,分为恶心、干呕和呕吐3个阶段。恶心是一种可以引起呕吐冲动的胃内不适感,常为呕吐的前驱感觉,亦可单独出现,主要表现为上腹部特殊不适感,常常伴有头晕、流涎、脉搏缓慢、血压降低等迷走神经兴奋症状。呕吐可将胃内有害物质吐出,是机体的一种防御反射,具有一定保护作用,但大部分并非由此引起,且频繁而剧烈的呕吐可引起脱水、电解质紊乱等并发症。

一、分类

呕吐的病因很多,按发病机制可归纳如下。

（一）反射性呕吐

（1）胃炎、消化性溃疡并发幽门梗阻、胃癌。

（2）肝脏、胆囊、胆管、胰、腹膜的急性炎症。

（3）胃肠功能紊乱引起的心理性呕吐。

（二）中枢性呕吐

主要由中枢神经系统疾病引起，如颅内压升高、炎症、损伤等。

（三）前庭障碍性呕吐

前庭障碍性呕吐，如迷路炎和梅尼埃病等。

二、观察要点

（一）呕吐的特点

观察并记录呕吐次数，呕吐物的性质、量、颜色和气味。

（二）定时监测生命体征

定时监测生命体征、记录，直至稳定。血容量不足时可出现心率加快、呼吸急促、血压降低，特别是直立性低血压。持续性呕吐致大量胃液丢失而发生代谢性碱中毒时，患者呼吸变浅、变慢。

（三）注意水、电解质平衡

准确测量并记录每天的出入液量、尿比重、体重。观察患者有无失水征象，依失水程度不同，患者可出现软弱无力、口渴、皮肤黏膜干燥和弹性减低、尿量减少、尿比重升高，并可有烦躁、神志不清甚至昏迷等表现。

（四）监测各项化验指标

了解血常规、血细胞比容、血清电解质等变化。

三、护理措施

（一）呕吐处理

遵医嘱应用止吐药及其他治疗，促使患者逐步恢复正常的体力和饮食。

（二）补充水分和电解质

口服补液时，应少量多次饮用，以免引起恶心、呕吐。若口服补液未能达到所需补液量，需静脉输液以恢复机体的体液平衡状态。剧烈呕吐不能进食或严重水电解质失衡时，则主要通过静脉补液给予纠正。

（三）生活护理

协助患者进行日常活动。患者呕吐时应帮助其坐起或侧卧，使其头偏向一侧，以免误吸。吐毕给予漱口，更换污染衣物、被褥，开窗通风以去除异味。

（四）安全护理

告知患者突然起身可能出现头晕、心悸等不适。

（五）应用放松技术

常用深呼吸、交谈、听音乐、阅读等方法转移患者的注意力，以减少呕吐的发生。

（六）心理护理

耐心解答患者及家属提出的问题，消除其紧张情绪，特别是与精神因素有关的呕吐患者；消除紧张、焦虑会促进食欲和消化能力,增强对治疗的信心及保持稳定的情绪均有益于缓解症状。必要时使用镇静药。

四、指导要点

(1)指导患者呕吐时采取正确的体位。
(2)指导患者深呼吸,即用鼻吸气,然后张口慢慢呼气,反复进行。
(3)指导患者坐起时动作缓慢,以免发生直立性低血压。
(4)指导患者保持情绪平稳,积极配合治疗

（王　丹）

第五节　腹　　泻

腹泻是指正常排便形态改变,频繁排出松散稀薄的粪便甚至水样便。腹泻的发病机制为肠蠕动亢进、肠分泌增多或吸收障碍,多由饮食不当或肠道疾病引起,其他原因有药物、全身性疾病、过敏和心理因素等。小肠病变引起的腹泻粪便呈糊状或水样,可含有未完全消化的食物成分,大量腹泻易导致脱水和电解质丢失,部分慢性腹泻患者可发生营养不良。大肠病变引起的腹泻粪便可含脓血、黏液,病变累及直肠时可出现里急后重。

一、观察要点

(1)观察排便情况及伴随症状。
(2)动态观察体液平衡状态:严密观察患者生命体征、神志、尿量的变化;有无口渴、口唇干燥、皮肤弹性下降、尿量减少、神志淡漠等脱水表现;有无肌肉无力、腹胀、肠鸣音减弱、心律失常等低钾血症的表现;监测生化指标的变化。
(3)观察肛周皮肤:排便频繁时,观察肛周皮肤有无损伤、糜烂及感染。
(4)观察止泻药和解痉镇痛药的作用和不良反应。

二、护理措施

(一)休息与活动
急性起病、全身症状明显的患者应卧床休息,注意腹部保暖。

(二)用药护理
腹泻治疗以病因治疗为主,应用止泻药时应观察患者的排便情况,腹泻控制后应及时停药;应用解痉镇痛药如阿托品时,注意药物不良反应,如口干、视物模糊、心动过速等。

(三)饮食护理
食少渣、易消化饮食,避免生冷、多纤维、刺激性食物。急性腹泻应根据病情和医嘱,给予禁食、流质、半流质或软食。

(四)肛周皮肤护理
排便后应用温水清洗肛周,保持清洁干燥,必要时涂无菌凡士林或抗生素软膏保护肛周皮

肤,促进损伤处愈合。

(五)补充水分或电解质

及时遵医嘱给予液体、电解质和营养物质,以满足患者的生理需要量,补充额外丢失量,恢复和维持血容量。一般可经口服补液,严重腹泻、伴恶心与呕吐、禁食或全身症状显著者经静脉补充水分和电解质。注意输液速度的调节,老年人易因腹泻发生脱水,也易因输液速度过快引起循环衰竭,故老年患者尤其应及时补液并注意输液速度。

(六)心理护理

慢性腹泻治疗效果不明显时,患者往往对预后感到担忧,结肠镜等检查有一定痛苦,某些腹泻如肠易激惹综合征与精神因素有关,故应注意患者心理状况的评估和护理,鼓励患者配合检查和治疗,稳定患者情绪。

三、指导要点

(1)指导患者正确使用热水袋。

(2)指导患者进食少渣、易消化饮食。

(3)指导患者排便后正确护理肛周皮肤。

(4)指导患者积极配合治疗和护理过程。

(王 丹)

第三章

神经外科护理

第一节 面肌痉挛

面肌痉挛是指以一侧面神经所支配的肌群不自主地、阵发性、无痛性抽搐为特征的慢性疾病。抽搐多起于眼轮匝肌,临床表现:从一侧眼轮匝肌很少的收缩开始,缓慢由上向下扩展到半侧面肌,严重可累及颈肩部肌群。抽搐为阵发性、不自主痉挛,不能控制,情绪紧张、过度疲劳可诱发或加重病情。开始抽搐较轻,持续仅几秒,之后抽搐逐渐延长至几分钟,频率增多,严重者致同侧眼不能睁开,口角向同侧㖞斜,严重影响身心健康。女性患者多见,左侧多见,通常在青少年出现,神经外科常用手术方法为微血管减压术(MVD)。

一、护理措施

(一)术前护理

1.心理护理

充分休息,减轻心理负担,消除心理焦虑,并向患者介绍疾病知识、治疗方法及术后患者的康复情况,以及术后可能出现的不适和应对办法,使患者对手术做好充分的准备。

2.饮食护理

营养均衡,可进食高蛋白、低脂肪、易消化食物。

3.术前常规护理

选择性备皮(即术侧耳后向上、向下、向后各备皮约 5 cm,尤适用于长发女性,可以很好地降低因外貌改变造成的不良心理应激)、配血、灌肠、禁食、禁水。

(二)术后护理

(1)密切观察生命体征、意识、瞳孔变化。

(2)观察有无继发性出血。

(3)保持呼吸道通畅,如有恶心、呕吐,去枕头偏向一侧,以及时清除分泌物,避免吸入性肺炎。

(4)饮食:麻醉清醒 4 小时后且不伴恶心、呕吐,由护士亲自喂第一口水,观察有无呛咳,防止误吸。术后第一天可进流食,逐渐过渡至正常饮食。鼓励营养均衡,并适当摄取汤类食物,多饮水,以缓解低颅内压症状。

(5)体位:去枕平卧4～6小时,患者无头晕、恶心、呕吐等不适主诉,在主管医师协助下给患者垫薄软枕或毛巾垫。如术后头晕、恶心等明显低颅内压症状,要遵医嘱去枕平卧1～2天。术后2～3天可缓慢坐起,如头晕不适,立即平卧,反复锻炼至症状消失,在他人搀扶下可下床活动,注意避免跌倒。

(6)观察有无颅内感染、切口感染。观察伤口敷料,监测体温每天4次,了解有无头痛、恶心等不适主诉。

(7)手术效果观察:评估术后抽搐时间、强度、频率。部分患者术后面肌痉挛会立即消失,部分患者需要营养受损的神经,一段时间后方可消失。

(8)对患者进行健康宣教,告知完全恢复需要3个月时间,加强护患配合。

(9)术后并发症护理。①低颅内压反应:因术中为充分暴露手术视野需放出部分脑脊液,所以导致低颅内压。术后根据情况去枕平卧1～3天,如恶心、呕吐,头偏向一侧,防止误吸。每天补液1 500～2 000 mL,并鼓励患者多进水、汤类食物,促进脑脊液分泌。鼓励床上活动下肢,防止静脉血栓形成。②脑神经受累:因手术中脑神经根受损可致面部感觉麻木,不完全面瘫。不完全面瘫者注意口腔和眼部卫生,眼睑闭合不全者予抗生素软膏涂抹,饭后及时清理口腔,遵医嘱给予营养神经药物,并做好细致解释,健康指导。③听力下降:因术中损失相邻的听神经,所以导致同侧听力减退或耳聋。密切观察,耐心倾听不适主诉,以及时发现异常。遵医嘱使用营养神经药物,并注意避免使用损害听力的药物,保持安静,避免噪声。

(三)健康指导

(1)避免情绪激动,去除不安、恐惧、愤怒、忧虑等不利因素,保持心情舒畅。

(2)饮食清淡,多吃含水分、含纤维素多的食物;多食蔬菜、水果。忌烟、酒及辛辣刺激性强的食物。

(3)定期复查病情。

二、主要护理问题

(1)知识缺乏:与缺乏面肌痉挛相关疾病知识有关。

(2)自我形象紊乱:与不自主抽搐有关。

(3)有出血的可能:与手术有关。

(4)有体液不足的危险:与体液丢失过多有关。

(5)有感染的危险:与手术创伤有关。

(叶肖娜)

第二节 颅脑损伤

颅脑损伤在战时和平时都比较常见,占全身各部位伤的10%～20%,仅次于四肢伤,居第2位。但颅脑伤所造成的病死率则居第1位。重型颅脑伤患者病死率高达30%～60%。颅脑火器伤的阵亡率占全部阵亡率的 40%～50%，居各部位伤的首位。及早诊治和加强护理是提高颅脑伤救治效果的关键。

一、颅脑损伤的分类

(一)开放性颅脑损伤

1.火器性颅脑损伤

头皮伤、颅脑非穿透伤、颅脑穿透伤(非贯通伤、贯通伤、切线伤)。

2.非火器性颅脑损伤

锐器伤、钝器伤(头皮开放伤、颅骨开放伤、颅脑开放伤)。

(二)闭合性颅脑损伤

1.头皮伤

头皮挫伤、头皮血肿(头皮下血肿、帽状腱膜下血肿、骨膜下血肿)。

2.颅骨骨折

颅盖骨骨折(线形骨折、凹陷性骨折、粉碎性骨折)、颅底骨折(颅前窝、颅中窝、颅后窝骨折)。

3.脑损伤

原发性(脑震荡、脑挫裂伤、脑干伤)、继发性(颅内血肿、硬膜外血肿、硬膜下血肿、脑内血肿、多发性血肿)、脑疝。

二、头皮损伤

(一)头皮的解剖特点

(1)头皮分为 5 层：即表皮层、皮下层、帽状腱膜层、帽状腱膜下层及颅骨外膜层。①表皮层：含有汗腺、皮脂腺和毛囊，并长满头发，易藏污纳垢，易造成创口感染。②皮下层：具大量纵形纤维隔，紧密牵拉皮层与帽状腱膜层，使头皮缺乏收缩能力。③帽状腱膜层：坚韧并有一定张力，断裂时可使创口移开。④帽状腱膜下层：为疏松结缔组织，没有间隔，损伤时头皮撕脱，出血易感染，沿血管侵犯颅内。⑤颅骨外膜层：在骨缝处与骨缝相连，并嵌入缝内。

(2)头皮血供丰富，伤口愈合及抗感染能力较强，但伤时出血多，皮肤收缩力差，不易自止，出血过多，易发生出血性休克，年幼儿童更应提高警惕。

(二)临床表现

1.擦伤

擦伤是表皮层的损伤，仅为表皮受损脱落，有少量渗血或渗液，疼痛明显。

2.挫伤

除表皮局限擦伤外，损伤延及皮下层，可见皮下血肿、肿胀或有淤血，并发血肿。

3.裂伤

头皮组织断裂，帽状腱膜完整者，皮肤裂口小而浅；帽状腱膜损伤者，裂口可深达骨膜，多伴有挫伤。

4.头皮血肿

头皮血肿分为 3 种。①皮下血肿：一般局限于头皮伤部，质地硬，波动感不明显。②帽状腱膜下血肿：可以蔓及整个头部，不受颅缝限制，有波动感，严重出血可致休克。③骨膜下血肿：血肿边缘不超过颅缝，张力大，有波动感，常伴有颅骨骨折。

5.撕脱伤

大片头皮自帽状腱膜下撕脱,头皮自帽状腱膜下部分甚至整个头皮连同额肌、颞肌、骨膜一并撕脱,多为头皮强烈暴力牵拉所致。此撕脱伤,伤情重,可因大量出血,而发生休克。可缺血、感染、坏死,后果严重。

(三)治疗原则

(1)头皮损伤,出血不易自止,极小的裂伤,多需缝合。

(2)头皮表皮层损伤,易隐匿细菌,清创要彻底。

(3)头皮血肿,除非过大,一般加压包扎,自行吸收;血肿巨大,时间长不吸收,可在严密消毒下作穿刺,吸除血液,并加压包扎,一旦感染应切开引流。

(4)大片缺损者:①可酌情采用成形手术修复。②止痛、止血、加压包扎。③必要时给予输血,补液抗休克。④防治感染。

三、颅骨骨折

颅骨骨折分为颅盖和颅底骨折。其分界线为眉间、眶上缘、颧弓、外耳孔、上项线及枕外隆凸。分界线以上为颅盖,以下为颅底。颅骨骨折常反映脑损伤部位和程度。按解剖分类为颅盖骨折、颅底骨折和颅缝分离。按骨折形态分为线性骨折、粉碎性骨折、凹陷骨折和洞形骨折。

(一)颅盖骨折

1.临床表现

(1)线形骨折:骨折线长短不一,单发或多发,需 X 线摄片明确诊断,无并发损害时,常无特殊临床表现。

(2)凹陷骨折:颅骨内板或全颅板陷入颅内,成人者凹陷骨折片周围有环形骨折线,中心向颅内陷入。

(3)粉碎性骨折:由两条以上骨折线及骨折线相互交叉,将颅骨分裂为数块。

2.治疗原则

(1)骨折本身不需特殊处理。

(2)发生于婴幼儿,骨板薄而有弹性,无骨折线,在生长发育过程中可自行复位。

(3)一般凹陷骨折均需手术治疗,而骨片无错位或无凹陷者不需手术。

(二)颅底骨折

单纯颅底骨折比较少见,常由颅盖骨折延续而来。颅底骨折的诊断主要依靠临床表现。根据解剖部位分为颅前窝骨折、颅中窝骨折和颅后窝骨折。

1.临床表现

(1)颅前窝骨折:眼睑青紫肿胀,呈"熊猫眼",可有脑脊液鼻漏,常伴有额叶损伤和Ⅰ、Ⅱ对颅神经损伤。

(2)颅中窝骨折:颞肌下出血压痛、耳道流血,可有脑脊液耳漏或脑脊液鼻漏,常伴有颞叶损伤和Ⅲ~Ⅶ对颅神经损伤。

(3)颅后窝骨折:乳突皮下出血(Bottle 斑),咽后壁黏膜下出血,常伴有脑干损伤和第Ⅸ~Ⅻ对颅神经损伤。

2.治疗原则

(1)脑脊液漏,一般在伤后 3~7 天自行停止。若 2 周后仍不停止或伴颅内积气经久不消失时,应行硬膜修补术。脑脊液漏患者注意事项:严禁堵塞,冲洗鼻腔、外耳道。避免擤鼻等动作,以防逆行感染;保持鼻部与耳部清洁卫生;应用适量抗生素预防感染;禁忌腰穿。

(2)颅底骨折本身无须特殊处理,重点是预防感染。

(3)口鼻大出血,应及时行气管切开,置入带气囊的气管导管。鼻出血可行鼻腔填塞暂时压迫止血,有条件可行急症颈内外动脉血管造影及血管内栓塞治疗,闭塞破裂血管。

(4)颅神经损伤:视神经管骨折压迫视神经时,应争取在伤后 4~5 天开颅行视神经管减压术;大部分颅神经损伤为神经挫伤,属部分性损伤,应用促神经功能恢复药物如 B 族维生素、地巴唑、神经节苷脂等,配合针灸理疗,可以逐步恢复。完全性神经断裂恢复困难,常留有神经功能缺损症状。严重面神经损伤,可暂时缝合眼睑以防治角膜溃疡发生。吞咽困难及饮水呛咳者,置鼻饲管,长期不恢复时可做胃造瘘。

3.治愈标准

(1)软组织肿胀、淤血已消退。

(2)脑脊液漏已愈,无颅内感染征象。

(3)脑局灶症状和颅神经功能障碍基本消失。

四、脑损伤

(一)脑震荡

头部伤后,脑功能发生的短暂性障碍,称为脑震荡。

1.临床表现

(1)意识障碍:一般不超过 30 分钟。

(2)近事遗忘:清醒后不能叙述受伤经过,伤前不久之事也失去记忆,但往事仍能清楚回记。

(3)全身症状:醒后有头痛、耳鸣、失眠、健忘等症状,多于数天逐渐消失。

(4)生命体征:无明显改变。

(5)神经系统检查:无阳性体征,腰穿脑脊液正常。

2.治疗原则

(1)多数经过严格休息 7~14 天即可恢复正常工作,完全康复,无须特殊治疗处理。

(2)对症治疗:诉头痛者,可给罗通定、索米痛片等。有恶心呕吐可给异丙嗪,每次 12.5 mg,每天3 次;维生素 C 10 mg,每天 3 次。心情烦躁忧虑失眠者可服镇静剂,如阿普唑仑(佳静安定),每次 0.4 mg,每天 3 次。

(二)脑挫裂伤

脑挫裂伤为脑实质损伤,发生在着力部位称冲击伤,发生在对冲部位称对冲伤,两者可单独发生,也可同时存在。肉眼可见脑组织点状、片状出血及脑组织挫裂等。显微镜下皮层失去正常结构,神经元轴突碎裂,胶质细胞变性坏死及有点状或片状出血灶等。脑挫裂伤昏迷时间不超过12 小时,有轻度生命体征改变和神经系统阳性体征,而无脑受压症状者属中度脑损伤。广泛脑挫裂伤昏迷时间超过 12 小时,有较明显生命体征改变或脑受压症状者属重型脑损伤。

1.临床表现

(1)意识障碍:持续时间较长,甚至持续昏迷。

(2)生命体征改变:轻中度局灶性脑挫裂伤患者生命体征基本平稳,重度脑挫裂伤患者可发生明显的生命体征改变,急性颅内压增高的典型生命体征变化特点是"两慢一高",即呼吸慢、脉搏慢、血压升高。

(3)定位症状:伤灶位于脑功能区会出现偏瘫、失语及感觉障碍等。

(4)精神症状:多见于双侧额颞叶挫裂伤,表现为情绪不稳定、烦躁、易怒、骂人或淡漠、痴呆等。

(5)癫痫发作:多见于运动区挫裂伤。

(6)脑膜刺激征:由于蛛网膜下腔出血所致,表现为颈项强直、克氏征阳性,腰穿为血性脑脊液。

(7)颅内压增高症状:意识恢复后仍有头痛、恶心、呕吐及定向力障碍等。

(8)CT扫描:挫裂伤区呈点状、片状高密度区,常伴有脑水肿或脑肿胀、脑池和脑室受压、变形、移位等。

2.治疗原则

(1)保持呼吸道通畅,防治呼吸道感染。

(2)严密观察意识、瞳孔、颅内压、生命体征变化,有条件时对重症患者进行监护。

(3)伤后早期行CT扫描,病情严重时应该行动态CT扫描。

(4)头部抬高$15°\sim30°$。

(5)维持水电解质平衡。

(6)给予脱水利尿剂,目前最常用的药物包括20%甘露醇、呋塞米、人体清蛋白。用法:20%甘露醇每次$0.5\sim1.0$ g/kg,静脉滴注$2\sim3$次/天;呋塞米每次$20\sim40$ mg,静脉注射$2\sim3$次/天;人体清蛋白每次$5\sim10$ g,静脉滴注$1\sim2$次/天。

(7)应用抗自由基及钙通道阻滞剂,如大剂量维生素C $10\sim20$ mg/d,25%硫酸镁$10\sim20$ mL/d,尼莫地平$10\sim20$ mg/d等。

(8)防治癫痫,应用地西泮、苯妥英钠、苯巴比妥等药物。

(9)脑细胞活化剂,主要包括ATP、辅酶A、脑活素及胞磷胆碱。

(10)亚低温疗法,对于严重挫裂伤、脑水肿、脑肿胀患者宜采用正规亚低温疗法,使体温维持在$32\sim34$ ℃,持续1周左右,在降温治疗过程中,可给予适量冬眠药物和肌肉松弛药。

(11)病情平稳后及时腰穿,放出蛛网膜下腔积血,必要时椎管内注入氧气。

3.治愈标准

(1)神志清楚,症状基本消失,颅内压正常。

(2)无神经功能缺失征象,能恢复正常生活和从事工作。

4.好转标准

(1)意识清醒,但言语或智能仍较差。

(2)尚存在某些神经损害,如部分性瘫痪症状和体征,或尚存在某些精神症状。

(3)生活基本自理或部分自理。

(三)脑干损伤

脑干损伤是指中脑、脑桥、延髓部分的挫裂伤。脑干伤分原发性和继发性两种。原发性脑干伤是指外力直接损伤脑干,伤后立即发生,常由于脑干与天幕裂孔疝或斜坡相撞或脑干移位扭转牵拉所造成的损伤,也可能是直接贯通伤所致。继发性脑干伤是指伤后因继发性颅内血肿或脑水肿引起的颅内压增高致脑疝形成压迫脑干所致,临床主要表现为长时间昏迷和双侧锥体束征阳性。伤后立即出现明显脑干损伤症状或脑疝晚期,脑干损伤严重者,属特重型脑损伤。

1.临床表现

(1)意识障碍:通常表现为伤后立即昏迷,昏迷持续长短不一,可长达数月或数年,甚至植物生存状态。

(2)眼球和瞳孔变化:可表现为瞳孔大小不一,形态多变且不规则,眼球偏斜或眼球分离。

(3)生命体征改变:伤后出现呼吸循环功能紊乱或呼吸循环衰竭,中枢性高热或体温不升。

(4)双侧锥体束征阳性:表现为双侧肌张力增高,腱反射亢进及病理征阳性,严重者呈弛缓状态。

(5)出现去皮层或去大脑强直。

(6)各部分脑干损伤可出现以下不同特点:中脑损伤见瞳孔大小,形态多变且不规则,对光反应减弱或消失,眼球固定、四肢肌张力增高。损伤在红核以上呈上肢屈曲、下肢伸直的去皮层强直;桥脑损伤见双瞳孔极度缩小,光反应消失,眼球同向偏斜或眼球不在同一轴线上,损伤累及红核和前庭核间,则四肢张力均增高,呈伸直的去脑强直痉挛;延髓损伤突出表现为呼吸循环功能障碍。如呼吸不规则、潮式呼吸或呼吸停止;血压下降、心律不齐或心搏骤停。

(7)CT扫描:基底池、环池、四叠体池、四脑室受压变小或闭塞,可见脑干点状、片状密度增高区。

(8)MRI扫描:可见脑干肿胀,点状或片状出血等改变。

2.治疗

(1)严密观察意识,生命体征及瞳孔变化,有条件时在重症监护病房监护。

(2)保持呼吸道通畅,尽早行气管插管或气管切开。气管切开指征为:有颌面部伤、颅底骨折、合并上消化道出血、脑脊液漏较多;合并有严重胸部伤,尤其是多发性肋骨骨折和反常呼吸;昏迷较深,术后短时间内不能清醒;有慢性呼吸道疾病,呼吸道分泌物多不易咳出;术前有呕吐物或血液等气管内返流误吸。

(3)下列情况下应该行人工控制呼吸:$PaO_2 < 8.0$ kPa;$PaCO_2 > 6.0$ kPa;无自主呼吸或呼吸节律不规则,呼吸频率慢(< 10 次/分)或呼吸浅快(> 40 次/分);弥漫性脑损伤,颅内压 > 5.33 kPa,呈去脑或去皮层强直。

(4)维持水、电解质平衡,适当控制输入液体量和速度,防止高血糖,尽量少用含糖液体并加用胰岛素。

(5)脱水利尿,激素治疗,抗自由基和钙超载等处理方法同脑挫裂伤。

(6)预防消化道出血,早期行胃肠道减压,应用奥美拉唑、雷尼替丁等药物。

(7)亚低温治疗,体温宜控制在 32~34 ℃,维持 3~10 天,应用亚低温治疗时应该使用适量镇静剂和肌肉松弛药。

(8)预防肺部并发症:雾化吸入;注意翻身、拍背及吸痰;加强气管切开后的呼吸道护理,应用生理盐水、庆大霉素和糜蛋白酶等气管冲洗液定时适量冲洗,也可根据痰细菌培养和药敏试验配制气管冲洗液;根据痰细菌培养和药敏试验选用敏感抗生素治疗。

(9)中枢性高热处理:冰袋、冰帽降温;50%乙醇擦浴;退热剂:复方阿司匹林及吲哚美辛等;冬眠合剂:氯丙嗪 25 mg+异丙嗪 25 mg,肌内注射 1 次/6~8 小时;采用全身冰毯机降温,通常能收到肯定的退热效果。

(10)长期昏迷处理,目前常用的催醒和神经营养药物包括:吡硫醇、吡拉西坦、脑活素、胞磷胆碱及纳洛酮等,通常同时使用两种以上药物。另外高压氧是促进患者苏醒的行之有效的措施,一旦生命体征稳定,应该尽早采用高压氧治疗,疗程一般为 30 天。

3.治愈标准

同脑挫裂伤。

4.好转标准

(1)神志清醒,可存有智力障碍。

(2)尚遗有某些脑损害征象。

(3)生活尚不能自理。

(四)颅内血肿

颅脑损伤致使颅内出血,使血液在颅腔内聚集达到一定体积称为颅内血肿。一般幕上血肿量在 20 mL 以上,幕下血肿量 10 mL 以上,即可引起急性脑受压症状。颅内血肿引起脑受压的程度主要与血肿量、出血速度及出血部位有关。

1.分类

根据血肿在颅腔内的解剖部位可分为以下几种。

(1)硬脑膜外血肿:指血肿位于颅骨与硬脑膜之间,出血来源包括脑膜中动脉、板障血管、静脉窦及蛛网膜颗粒等,以脑膜中动脉出血最常见,多为加速伤,常伴有颅盖骨骨折。可出现中间清醒期。

(2)硬脑膜下血肿:指硬脑膜与蛛网膜之间的血肿,出血来源于脑挫裂伤血管破裂、皮层血管、桥静脉、静脉窦撕裂,多为减速伤,血肿常发生于对冲部位。通常伴有脑挫裂伤。

(3)脑内血肿:指脑伤后在脑实质内形成的血肿,常与对冲性脑挫裂伤和急性硬膜下血肿并存。多为减速伤,血肿常发生在对冲部位,均伴有不同程度脑挫裂伤。脑内血肿是一种较为常见的致命的,却又是可逆的继发性病变,血肿压迫脑组织引起颅内占位和颅内高压,若得不到及时处理,可导致脑疝,危及生命。

(4)多发性血肿:指颅内同一部位或不同部位形成两个或两个以上血肿。

(5)颅后窝血肿:由于颅后窝代偿容积很小,易发生危及生命的枕骨大孔疝。

(6)迟发性外伤性颅内血肿:是指伤后首次 CT 扫描未发现血肿,再次 CT 扫描出现的颅内血肿,随着 CT 扫描的普及,迟发性外伤性颅内血肿检出率明显增加。

根据血肿在伤后形成的时间可分为:特急性颅内血肿,伤后 3 小时形成;急性颅内血肿,伤后 3 小时~3 天形成;亚急性颅内血肿,伤后 3 天~3 周形成;慢性颅内血肿,伤后 3 周以上形成。

2.临床表现

(1)了解伤后意识障碍变化情况,昏迷程度和时间,有无中间清醒或好转期。

(2)颅内压增高症状:头痛、恶心、呕吐、视盘水肿等;生命体征变化,典型患者出现"二慢一高",即脉搏慢,呼吸慢,血压升高;意识障碍进行性加重。

(3)局灶症状:可出现偏瘫、失语、局灶性癫痫等,通常在伤后逐渐出现,与脑挫裂伤伤后立即出现上述症状有所区别。

(4)脑疝症状:一侧瞳孔散大,直接对光反应消失,对侧偏瘫,腱反射亢进及病理征阳性等,通常提示小脑幕切迹疝;双侧瞳孔散大,光反射消失及双侧锥体束征阳性,提示双侧小脑幕切迹疝晚期,病情危重;突然出现病理性呼吸困难,很快出现呼吸心搏停止,提示枕骨大孔疝。

3.诊断

(1)了解病史,详细了解受伤时间、原因及头部着力部位等。

（2）了解伤后意识变化情况，是否有中间清醒期。

（3）症状：头痛呕吐，典型"二慢一高"。

（4）局灶症状：可出现偏瘫、失语、局灶性癫痫等。通常在伤后逐渐出现，与脑挫裂伤伤后立即出现上述症状有所区别。

（5）X线检查：颅骨平片，为常规检查，颅骨骨折对诊断颅内血肿有较大的参考价值。CT扫描是诊断颅内血肿的首要措施，它具有准确率高、速度快及无损伤等优点，已成为颅脑损伤诊断的常规方法，对于选择治疗方案有重要意义。急性硬脑膜外血肿主要表现为颅骨下方梭形高密度影，常伴有颅骨骨折或颅内积气；急性硬膜下血肿常表现为颅骨下方新月形高密度影，伴有点状或片状脑挫裂伤灶；急性脑内血肿表现为脑高密度区，周围常伴有点状、片状高密度出血灶及低密度水肿区；亚急性颅内血肿常表现为等密度或混合密度影；慢性颅内血肿通常表现为低密度影。

（6）MRI扫描：对于急性颅内血肿诊断价值不如CT扫描。对亚急性和慢性颅内血肿特别是高密度血肿诊断价值较大。

4.治疗

（1）非手术治疗：适应证主要包括无意识进行性恶化；无新的神经系统阳性体征出现或原有神经系统阳性体征无进行性加重；无进行性加重的颅内压增高征；CT扫描显示除颞区外大脑凸面血肿量<30 mL，无明显占位效应（中线结构移位<5 mm），环池和侧裂池>4 mm，颅后窝血肿量<10 mL；颅腔容积压力反应良好。非手术治疗基本同脑挫裂伤，但需特别注意观察患者意识、瞳孔和生命体征变化，动态做头颅CT扫描观察。若病情恶化或血肿增大，应立即行手术治疗。

（2）手术治疗：适应证主要包括有明显临床症状和体征的颅内血肿；CT扫描提示明显脑受压的颅内血肿；幕上血肿量>30 mL，颞区血肿>20 mL，幕下血肿>10 mL；患者意识障碍进行性加重或出现再昏迷；颅内血肿诊断一旦明确应尽快手术，解除脑受压，并彻底止血；脑水肿严重者，可同时进行减压手术或去除骨瓣。

五、颅脑损伤的分型

目前国际上通用的是GCS，现成为国际上公认评判脑外伤严重程度的准绳，统一了对脑外伤严重程度的目标标准（表3-1）。根据GCS对昏迷患者检查睁眼、言语和运动反应进行综合评分。正常总分为15分，病情越重，积分越低，最低3分。总分越低表明意识障碍越重，伤情越重。总分在8分以下表明已达昏迷阶段。

表 3-1　脑外伤严重程度目标标准

项目	记分	项目	记分	项目	记分
睁眼反应		言语反应		运动反应	
正常睁眼	4	回答正确	5	按吩咐动作	6
呼唤睁眼	3	回答错乱	4	刺痛时能定位	5
刺痛时睁眼	2	词句不清	3	刺痛时躲避	4
无反应	1	只能发音	2	刺痛时肢体屈曲	3
		无反应	1	刺痛时肢体伸直	2
				无反应	1

我国的颅脑损伤分型大致划分为:轻型、中型、重型(其中包括特重型)。轻型 13～15 分,意识障碍时间在 30 分钟内;中型 9～12 分,意识模糊至浅昏迷状态,意识障碍时间在 12 小时以内;重型 5～8 分,意识呈昏迷状态,意识障碍时间大于 12 小时;特重型 3～5 分,伤后持续深昏迷。

(一)轻型(单纯脑震荡)

(1)原发意识障碍时间在 30 分钟以内。

(2)只有轻度头痛、头晕等自觉症状。

(3)神经系统和脑脊液检查无明显改变。

(4)可无或有颅骨骨折。

(二)中型(轻的脑挫裂伤)

(1)原发意识障碍时间不超过 12 小时。

(2)生命体征可有轻度改变。

(3)有轻度神经系统阳性体征,可有或无颅骨骨折。

(三)重型(广泛脑挫伤和颅内血肿)

(1)昏迷时间在 12 小时以上,意识障碍逐渐加重或有再昏迷的表现。

(2)生命体征有明显变化,即出现急性颅内压增高症状。

(3)有明显神经系统阳性体征。

(4)可有广泛颅骨骨折。

(四)特重型(有严重脑干损伤和脑干衰竭现象)

(1)伤后持续深昏迷。

(2)生命体征严重紊乱或呼吸已停止。

(3)出现去大脑强直,双侧瞳孔散大等体征。

六、重型颅脑损伤的急救和治疗原则

(一)急救

及时有效的急救,不仅使当时的某些致命威胁得到缓解,而且是抢救颅脑损伤患者是否能取得效果的关键。急救处置须视患者所在地点,所需救治器材及伤情而定。

1.维持呼吸道通畅

如患者受伤即来就诊或在现场急救,在重点了解受伤过程后,即刻观察呼吸情况,清除呼吸道梗阻,使呼吸道畅通,对颅脑伤严重者,在救治时应早做气管切开。

2.抗休克

在清理呼吸道同时,测量脉搏和血压,观察有无休克情况,如出现休克,应立即检查头部有无创伤、胸腹脏器及四肢有无大出血,以及时静脉补液。

3.止血

对活动性出血能及时止血者如头皮软组织出血,表浅可见,可即刻钳夹缝扎。

4.早期诊断治疗

患者昏迷加深,脉搏慢而有力,血压升高,则提示有颅内压增高,应尽早脱水治疗,限制摄入液量每天 1 500～2 000 mL,以葡萄糖水和半张(0.5%)盐水为主,不可过多,以免脑水肿加重。有 CT 的医院宜行 CT 扫描,确定有无颅内血肿,如有颅内血肿,应尽早手术治疗。

5.正确及时记录

正确记录内容包括受伤经过,初步检查所见,急救处理及患者的意识、瞳孔、生命体征、肢体活动等,为进一步抢救治疗提供依据。意识状态记录。①清醒:回答问题正确,判断力和定向力正确。②模糊:意识朦胧,可回答简单话但不一定确切,判断和定向力差。③浅昏迷:意识丧失,对痛刺激尚有反应,角膜反射、吞咽反射和病理反射均尚存在。④深昏迷:对痛的刺激已无反应,生理反射和病理反射均消失,可出现去脑强直,尿潴留或充溢性尿失禁。

如发现伤者由清醒转为嗜睡或躁动不安,或有进行性意识障碍加重时,应考虑可能有颅内血肿形成,要及时采取措施。

(二)治疗原则

1.最初阶段

(1)急救必须争分夺秒。

(2)解除呼吸道梗阻。

(3)及早清创,紧急开颅清除血肿。

(4)及早防治急性脑水肿。

(5)及时纠正水电解质平衡紊乱,防治感染。

2.第2阶段

第2阶段即过渡期,经过血肿清除、减压术与脱水疗法等治疗,脑部伤情初步趋向稳定,这个阶段,多数患者可能仍处于昏迷状态。

(1)加强支持疗法,如鼻饲营养,包括多种维生素及高蛋白食品;酌情应用促进神经营养与代谢的药物如脑活素等及中医中药。

(2)积极防治并发症,如肺炎、胃肠道出血、水与电解质平衡失调、肾衰竭等。

(3)在过渡期患者出现谵妄、躁动,精神症状明显者,酌情用冬眠、镇静药,保持患者安静。

3.第3阶段

第3阶段即恢复阶段,患者可能遗留精神障碍,神经功能缺损如失语、瘫痪等或处于长期昏睡状态,可采用体疗、理疗、新针、中西医药等综合治疗,以促进康复。

七、重型颅脑损伤的护理

(一)卧位

依患者伤情取不同卧位。

(1)低颅压患者适取平卧位,如头高位时则头痛加重。

(2)颅内压增高时,宜取头高位,以利颈静脉回流,减轻颅内压。

(3)脑脊液漏时,取平卧位或头高位。

(4)重伤昏迷患者取平卧、侧卧与侧俯卧位,以利口腔与呼吸道分泌物向外引流,保持呼吸道通畅。

(5)休克时取平卧或头低卧位,时间不宜过长,避免增加颅内淤血。

(二)营养的维持与补液

重型颅脑损伤的患者由于创伤修复、感染和高热等原因,机体消耗量增加,维持营养及水电解质平衡极为重要。

(1)伤后2~3天一般予以禁食,每天静脉输液量1 500~2 000 mL,不宜过多或过快,以免加重脑水肿与肺水肿。

(2)应用脱水剂甘露醇时应快速输入。

(3)出血性休克的患者宜先输血。严重脑水肿患者先用脱水剂后酌情输液,补液须缓慢,限制入液量,以免脑水肿加重。

(4)脑损伤患者输浓缩人血清蛋白与血浆,既能增高血浆蛋白,也有利于减轻脑水肿。

(5)长期昏迷,营养与水分摄入不足,可输氨基酸、脂肪乳剂、间断小量输血。

(6)准确记录出入量。

(7)颅脑伤可致消化吸收功能减退,肠鸣音恢复后,可用鼻饲给予高蛋白、高热量、高维生素和易于消化的流食,常用混合奶(每 1 000 mL 所含热量约 4.6 kJ)或要素饮食用输液泵维持。

(8)患者吞咽反射恢复后,即可试行喂食,开始少量饮水,确定吞咽功能正常后,可喂少量流质饮食,逐渐增加,使胃肠功能逐渐适应,防止发生消化不良或腹泻。

(三)呼吸系统护理

(1)保持呼吸道通畅,防止缺氧、窒息及预防肺部感染。

(2)氧疗:术后(或入监护室后)常规持续吸氧 3～7 天,中等浓度吸氧(氧流量 2～4 L/min)。

(3)观察呼吸音和呼吸频率、节律并准确描述记录。

(4)深昏迷或长期昏迷、舌后坠影响呼吸道通畅者,早期行气管切开术。

(5)做好切开后护理,监护室做好空气消毒隔离,保持一定温度和湿度(温度 22～25 ℃,相对湿度约 60%)。

(6)吸痰要及时,按无菌操作,吸痰要充分和有效,动作要轻,防止损伤支气管黏膜,一次性吸痰管可防止交叉感染。一人一盘,每吸一次戴无菌手套,气管内滴入稀释的糜蛋白酶＋生理盐水＋庆大霉素有利于黏稠痰液的排出。

(7)做好给氧,辅助呼吸:呼吸异常,可给氧或进行辅助呼吸,呼吸频率每分钟少于 9 次或超过 30 次,血气分析氧分压过低,二氧化碳分压过高,呼吸无力及呼吸不整等都是呼吸异常之征象。通过吸氧及浓度调整,使 PaO_2 维持在 1.3 kPa 以上,$PaCO_2$ 保持在 3.3～4 kPa。代谢性酸中毒者静脉补充碳酸氢钠,代谢性碱中毒者可静脉补生理盐水给予纠正。

(四)颅内伤情监护

重点是防治继发病理变化,在颅内血肿清除后脑水肿是颅脑损伤后最突出的继发变化,伤后 48～72 小时达到高峰,采用甘露醇或呋塞米＋血清蛋白交替使用。

1.意识的判断

(1)清醒:回答问题正确,判断力和定向力正确。

(2)模糊:意识朦胧,可回答简单问题但不一定确切,判断力和定向力差,患者呈嗜睡状。

(3)浅昏迷:意识丧失,对痛刺激尚有反应,角膜反射、吞咽反射和病理反射均尚存在。

(4)深昏迷:对痛的刺激已无反应,生理反射和病理反射均消失,可出现去脑强直、尿潴留或充溢性失禁。如发现患者由清醒转为嗜睡或躁动不安,或有进行性意识障碍时,可考虑有颅内压增高表现,可能有颅内血肿形成,要及时采取措施。尽早行 CT 扫描确定有否颅内血肿,对原发损伤的程度和继发性损伤的发生、发展均是最可靠的指标。避免过度刺激和连续护理操作,以免引起颅内压持续升高。

2.严密观察瞳孔(大小、对称、对光反射)变化

病情变化往往在瞳孔细微变化中发现,如瞳孔对称性缩小并有颈项强直、头剧痛等脑膜刺激征,常为伤后出现的蛛网膜下腔出血,可做腰椎穿刺放出 1~2 mL 脑脊液证实。如双侧瞳孔针尖样缩小、光反应迟钝,伴有中枢性高热、深昏迷则多为脑桥损害。如瞳孔光反应消失、眼球固定,伴深昏迷和颈项强直,多为原发性脑干伤。伤后伤侧瞳孔先短暂缩小继之散大,伴对侧肢体运动障碍,则往往提示伤侧颅内血肿。如一侧瞳孔进行性散大,光反射逐渐消失,伴意识障碍加重、生命体征紊乱和对侧肢体瘫痪,是脑疝的典型改变。如瞳孔对称性扩大、对光反射消失则患者已濒危。

3.生命体征对颅内继发伤的反映

颅脑损伤对呼吸功能的影响主要有:①脑损伤直接导致中枢性呼吸障碍。②间接影响呼吸道发生支气管黏膜下水肿出血。意识障碍者,呼吸道分泌物不能主动排出、咳嗽和吞咽功能降低,引起呼吸道梗阻性通气障碍。③可引起肺部充血、淤血、水肿和神经元性肺水肿致换气障碍,伤后脑细胞脆弱,血氧供给不足将加重脑细胞损害。呼吸功能障碍是颅脑外伤最常见的死亡原因,加强呼吸功能的监护对脑保护是至关重要的。

4.护理操作时避免引起颅内压变化

头部抬高 30°,保持中位,避免前屈、过伸、侧转(均影响脑部静脉回流),避免胸腹腔压升高,如咳嗽、吸痰、抽搐(胸腹腔内压增高可致脑血流量增高)。

5.掌握和准确执行脱水治疗

颅脑外伤的患者在抢救治疗中,常用的脱水剂有甘露醇,该药静脉快速注射后,血中浓度迅速增高,产生一时性血中高渗压,将组织间隙中水分吸入血管中,由于脱水剂在体内不易代谢,仍以原形经肾脏排泄而利尿能使组织脱水。颅脑外伤使用脱水剂后,可明显降低颅内压力,一般注射后 10 分钟可产生利尿,2~3 小时血中达到高峰,维持 4~6 小时。甘露醇脱水静脉滴注时要求 15~30 分钟内滴完,必要时进行静脉推注,以及时准确收集记录尿量。

(五)消化系统护理

重型颅脑损伤对消化系统的影响,一般认为可能有两个方面:一是由于交感神经麻痹使胃肠血管扩张、淤血,同时又由于迷走神经兴奋使胃酸分泌增加,损害胃黏膜屏障,导致黏膜缺血,局部糜烂。二是重型颅脑损伤均有不同程度缺氧,胃肠道黏膜也受累,缺氧水肿,影响胃肠道正常消化功能。对消化道功能监护主要是观察和防治胃肠道出血和腹泻,尤其是亚低温状态下,患者胃肠道蠕动恢复慢。伤后几天内应放置胃管,待肠鸣音恢复后给予胃肠道营养。

重型颅脑损伤,特别是丘脑下部损伤的患者,可并发神经源性应激性胃肠道出血。出血之前患者多有呼吸异常、缺氧或并发肺炎、呃逆,随之出现咖啡色胃液及柏油样便,多次大量柏油样便,可导致休克和衰竭。在处理上,要改善缺氧,稳定生命体征,记录出血情况,禁食,药物止血,如给予西咪替丁、酚磺乙胺、氨甲苯酸、云南白药等。必要时胃内注入少量去甲肾上腺素稀释液,对止血有帮助。同时采取抗休克措施、输血或血浆,注意水电解质平衡,对于便秘 3 天以上者可给缓泻剂,润肠剂或开塞露,必要时戴手套掏出干结大便块。

(六)五官护理

(1)注意保护角膜,由于外伤造成眼睑闭合不全,故要防止角膜干燥坏死。一般可戴眼罩,眼部涂眼药膏,必要时暂时缝合上下眼睑。

(2)脑脊液漏及耳漏,宜将鼻、耳血迹擦干净,禁用水冲洗,禁加纱条、棉球填塞。患者取半卧位或平卧位多能自愈。

(3)及时做好口腔护理,清除鼻咽与口腔内分泌物与血液。用 3% 过氧化氢或生理盐水或

0.1%呋喃西林清洗口腔 4 次/天,长期应用多种抗生素者,可并发口腔霉菌,发现后宜用制霉菌素液每天清洗 3～4 次。

(七)皮肤护理

昏迷及长期卧床,尤其是衰竭患者易发生压疮,预防要点如下。

(1)勤翻身,至少 1 次/2 小时,避免皮肤连续受压,采用气垫床、海绵垫床。

(2)保持皮肤清洁干燥,床单平整,大小便浸湿后随时更换。

(3)交接班时,要检查患者皮肤,如发现皮肤发红,只要避免再受压即可消退。

(4)昏迷患者如需应用热水袋,一定按常规温度 50 ℃,避免烫伤。

(八)泌尿系统护理

(1)留置导尿管,每天冲洗膀胱 1～2 次,每周更换导尿管。

(2)注意会阴护理,防止泌尿系统感染,观察尿液有无含血,重型颅脑伤者每天记尿量。

(九)血糖监测

高血糖在脑损伤 24 小时后发生较为常见,它可进一步破坏脑细胞功能,因此对高血糖的监测防治也是必需的。监测方法应每天采血查血糖,应用床边血糖监测仪和尿糖试纸监测血糖和尿糖 4 次/天,脑外伤术后预防性应用胰岛素 12～24 U 静脉滴注,每天 1 次。

护理要点是:①正确掌握血糖、尿糖测量方法。②掌握胰岛素静脉滴注的浓度,每 500 mL 液体中不超过 12 U,滴速<60 滴/分。

(十)伤口观察与护理

(1)开放伤或开颅术后,观察敷料有无血性浸透情况,以及时更换,头下垫无菌巾。

(2)注意是否有脑脊液漏。

(3)避免患侧伤口受压。

(十一)躁动护理

颅脑伤急性期因颅内出血,血肿形成,颅内压急剧增高,常引起躁动。此外,缺氧、休克兴奋期、尿潴留、膀胱过度膨胀、脑外伤恢复期也可有躁动。对患者躁动应适当将四肢加以约束,防止自伤、防止坠床,分析躁动原因针对原因加以处理。

(十二)高热护理

颅脑损伤患者出现高热时,急性期体温可达 38～39 ℃,经过 5～7 天逐渐下降。

(1)如体温持续不退或下降后又高热,要考虑伤口、颅内、肺部或泌尿系统并发感染。

(2)颅内出血,尤其脑室出血也常引起高热。

(3)因丘脑下部损伤发生的高热可以持续较长时间,体温可高达 41 ℃以上,部分患者因高热不退而死亡。

高热处理:①一般头部枕冰袋或冰帽,酌情应用冬眠药。②小儿及老年人应着重预防肺部并发症。③长期高热要注意补液。④冬眠低温是治疗重型颅脑伤、防治脑水肿的措施,也可用于高热降温。⑤目前我们采用亚低温,使患者体温降至 34 ℃左右,一般 3～5 天可自然复温。⑥冰袋降温时要外加包布,避免发生局部冻伤。⑦在降温时,观察患者需注意区别药物的作用与伤情变化引起的昏迷。

(十三)癫痫护理

颅骨凹陷骨折、急性脑水肿、蛛网膜下腔出血、颅内血肿、颅内压增高、高热等均可引起癫痫发作,应注意以下几点。

(1)防止误吸与窒息,有专人守护,将患者头转向一侧,上下牙之间加牙垫防舌咬伤。

(2)自主呼吸停止时,应立即行辅助呼吸。

(3)大发作频繁,连续不止,称为癫痫持续状态,可造成脑缺氧而加重脑损伤,一旦发现应及时通知医师做有效的处理。

(4)详细记录癫痫发作的形式与频度及用药剂量。

(5)癫痫持续状态用药,常用地西泮、冬眠药、苯妥英钠。

(6)癫痫发作和发作后不安的患者,要倍加防范,避免坠床而发生意外。

(十四)亚低温治疗的护理

亚低温治疗重型颅脑伤是近几年临床开展的有效新方法。大量动物实验研究和临床应用结果都表明,亚低温对脑缺血和脑外伤具有肯定的治疗效果,但亚低温保护的确切机制尚不十分清楚,可能包括以下几个方面。

(1)降低脑组织氧耗量,减少脑组织乳酸堆积。

(2)保护血-脑屏障,减轻脑水肿。

(3)抑制内源性毒性产物对脑细胞的损害作用。

(4)减少钙离子内流,阻断钙对神经元的毒性作用。

(5)减少脑细胞结构蛋白破坏,促进脑细胞结构和功能修复。

(6)减轻弥漫性轴索损伤,弥漫性轴索损伤是导致颅脑伤死残的主要病理基础,尤其是脑干网状上行激活系统轴索损伤是导致长期昏迷的确切因素。

亚低温能显著地控制脑水肿,降低颅内压,减少脑组织细胞耗能,减轻神经毒性产物过度释放等。目前临床常用半导体冰毯制冷与药物降温相结合方法,使患者肛温一般维持在 $30\sim 34\ ℃$,持续 $3\sim10$ 天。

亚低温治疗状态下护理要点如下所示。①生命体征监测:亚低温状态下会引起血压降低和心率缓慢,护理工作中应该严密观察患者心率、心律、血压等,尤其是儿童和老年患者及心脏病、高血压患者应该重视,采用床边监护仪连续监测。②降温毯置于患者躯干部,背部和臀部皮肤温度较低,血循环减慢,容易发生压疮,每小时翻身一次,避免长时间压迫,血运减慢而发生压疮。③防治肺部感染:亚低温状态下,患者自身抵抗力降低,气管切开后较易发生肺部感染。加强翻身叩背、吸痰,呼吸道冲洗时将冲洗液吸净是关键护理措施。

(十五)精神与心理护理

不论伤情轻重,患者都可能对脑损伤存在一定的忧虑,担心今后的工作能否适应、生活是否受影响。护士对患者从机体的代偿功能和可逆性多作解释,给患者安慰和鼓励,以增强自信心。对饮食、看书、学习等不宜过分限制,早期锻炼有利康复。因器质性损伤引起失语、瘫痪者,宜早期进行训练与功能锻炼。

(十六)康复催醒治疗的护理

目前认为颅脑伤患者伤后持续昏迷 1 个月以上为长期昏迷。长期昏迷催醒治疗应包括:预防各种并发症、使用催醒药物,减少或停用苯妥英钠和巴比妥类药物,交通性脑积水外科治疗等。

高压氧是目前用于长期昏迷患者催醒的行之有效的方法之一,颅脑伤昏迷患者一旦伤情平稳,应该尽早接受高压氧治疗,疗程通常 30 天左右。对于高热、高血压、心脏病和活动性出血的昏迷患者应该慎用此类治疗以防发生意外。

长期昏迷的正规康复治疗包括早期和后期康复治疗。早期康复治疗是指患者在伤后住院期间由医护人员所进行的康复治疗;后期康复治疗指是患者出院后转至康复中心,在康复体疗、心理等方面的医护人员指导下进行的康复训练和治疗。康复治疗的原则包括以下几点。

(1)从简单基本功能训练开始循序渐进。

(2)放大效应:如收录机音量适当放大,选用大屏幕电视机、放大康复训练器材和生活用具,选择患者喜爱的音像带等。

(3)反馈效应:在整个训练康复过程中,医护人员要经常给患者鼓励、称赞和指导性批评。有条件时将患者整个康复治疗过程进行录像定期放给患者看,使其感到康复的过程中,神经功能较前逐渐恢复,增强自信心。

(4)替代方法:若患者不能行走则教会患者如何使用各种辅助工具行走。

(5)重复训练:是在相当长的康复训练过程中,既要让患者反复训练以促进运动功能重建,又要不断改进训练方法和器材,才能不使患者产生厌倦情绪。迄今已经有大量随机双盲前瞻性临床观察结果表明,正规康复治疗对重型颅脑伤患者运动神经功能恢复明显优于未接受正规康复治疗患者明显。早期(<35天)较晚期(>35天)开始正规康复治疗的患者神经功能恢复快一倍以上。对正规康复治疗伤后7天内开始与7天以上开始者进行评分,前者明显高于后者。一般情况下,早期康复治疗疗程1~3个月,重残颅脑伤患者需要1~2年。

目前临床治疗颅脑伤患者智能障碍的主要药物包括三大类:儿茶酚胺类、胆碱能类和智能增强剂。近年来发现神经节苷脂和促甲状腺释放激素对颅脑伤患者智能的恢复也有促进作用。

颅脑伤患者伤后智能障碍主要临床表现为:记忆力障碍、语言障碍和计数能力障碍。记忆力障碍主要包括视觉记忆力障碍、听觉记忆力障碍、空间记忆力障碍和颞叶定向障碍,语言障碍主要包括阅读理解障碍、失认症、失写症、语言理解障碍、发音和拼音障碍等。近年来采用智能训练和药物结合治疗颅脑伤患者智能障碍已受到人们重视。智能康复训练加药物治疗有助于颅脑伤患者的智能恢复。然而,智能康复训练应与体能康复训练同期进行。目前我们的智能康复训练主要包括仪器工具训练、反复操作程度训练及帮助记忆力的技巧训练等。

康复期患者需加强心理护理:对于轻型患者应鼓励尽早自理生活、防止过度依赖医务人员。要鼓励他们树立战胜伤病的信心,清除"脑外伤后综合征"的顾虑。脑外伤后综合征是指脑外伤后患者所出现的临床精神神经症或主诉,主要包括头痛、眩晕、记忆力减退、软弱无力、四肢麻木、恶心、复视和听力障碍等。应该向患者作适当解释,让患者知道有些症状属于功能性的,可以恢复。对于遗留神经功能残疾病者的今后生活工作问题,偏瘫失语的锻炼等问题,应该积极向患者及家属提出合理建议和正确指导,帮助患者恢复,鼓励患者面对现实、树立争取完全康复的信心。

(叶肖娜)

第三节　脑　疝

当颅腔内某分腔有占位性病变时,该分腔的压力大于邻近分腔,脑组织由高压力区向低压力区移位,导致脑组织、血管及脑神经等重要结构受压或移位,产生相应的临床症状和体征,称为脑疝。

根据移位的脑组织及其通过的硬脑膜间隙和孔道,可将脑疝分为以下常见的三类。①小脑幕切迹疝:又称颞叶疝,为颞叶的海马回、钩回通过小脑幕切迹被推移至幕下。②枕骨大孔疝:又称小脑扁桃体疝,为小脑扁桃体及延髓经枕骨大孔被推挤向椎管内。③大脑镰下疝:又称扣带回疝,一侧半球的扣带回经镰下孔被挤入对侧分腔(图3-1)。

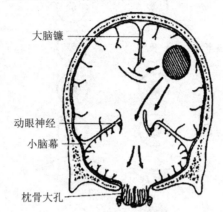

大脑镰
动眼神经
小脑幕
枕骨大孔

图3-1 大脑镰下疝(上)、小脑幕切迹疝(中)、枕骨大孔疝(下)

脑疝是颅内压增高症的危象和引起死亡的主要原因,常见的有小脑幕切迹疝和枕骨大孔疝。

一、病因与发病机制

(1)外伤所致各种颅内血肿,如硬膜外血肿、硬膜下血肿及脑内血肿。

(2)颅内脓肿。

(3)颅内肿瘤尤其是颅后窝、中线部位及大脑半球的肿瘤。

(4)颅内寄生虫病及各种肉芽肿性病变。

(5)医源性因素,对于颅内压增高患者,进行不适当的操作如腰椎穿刺,放出脑脊液过多过快,使各分腔间的压力差增大,则可促使脑疝形成。

发生脑疝时,移位的脑组织在小脑幕切迹或枕骨大孔处挤压脑干,使脑干受压移位导致其实质内血管受到牵拉,严重时基底动脉进入脑干的中央支可被拉断而致脑干内部出血,出血常为斑片状,有时出血可沿神经纤维走行方向达内囊水平。同侧的大脑脚受到挤压会造成病变对侧偏瘫,同侧动眼神经受到挤压可产生动眼神经麻痹症状。钩回、海马回移位可将大脑后动脉挤压于小脑幕切迹缘上致枕叶皮层缺血坏死。移位的脑组织可致小脑幕切迹裂孔及枕骨大孔堵塞,使脑脊液循环通路受阻,颅内压增高进一步加重,形成恶性循环,使病情迅速恶化。

二、临床表现

(一)小脑幕切迹疝

(1)颅内压增高:剧烈头痛,进行性加重,伴躁动不安,频繁呕吐。

(2)进行性意识障碍:由于阻断了脑干内网状结构上行激活系统的通路,随脑疝的进展,患者出现嗜睡、浅昏迷、深昏迷。

(3)瞳孔改变:脑疝初期由于患侧动眼神经受刺激导致患侧瞳孔变小,对光反射迟钝;随病情进展,患侧动眼神经麻痹,患侧瞳孔逐渐散大,直接和间接对光反射均消失,并伴上睑下垂及眼球外斜;晚期,对侧动眼神经因脑干移位也受到推挤时,则出现双侧瞳孔散大,对光反射消失,患者多处于濒死状态(图3-2)。

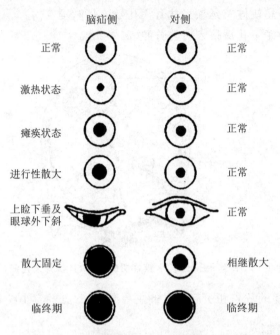

图 3-2 一侧颞叶钩回疝引起的典型瞳孔变化

（4）运动障碍：钩回直接压迫大脑脚，锥体束受累后，病变对侧肢体肌力减弱或麻痹，病理征阳性（图 3-3）。脑疝进展时可致双侧肢体自主活动消失，严重时可出现去皮质强直状，这是脑干严重受损的信号。

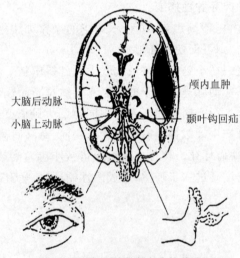

图 3-3 脑疝与临床病症的关系

动眼神经受压导致：同侧瞳孔散大，上睑下垂及眼外肌瘫痪；锥体束
受压导致：对侧肢体瘫痪，肌张力增加，腱反射活跃，病理反射阳性

（5）生命体征变化：若脑疝不能及时解除，病情进一步发展，则患者出现深昏迷，双侧瞳孔散大固定，血压骤降，脉搏快弱，呼吸浅而不规则，呼吸、心跳相继停止而死亡。

（二）枕骨大孔疝

枕骨大孔疝是小脑扁桃体及延髓经枕骨大孔被挤向椎管中，又称小脑扁桃体疝。由于颅后窝容积较小,对颅内高压的代偿能力也小,病情变化更快。患者常有进行性颅内压增高的临床表现:头痛剧烈,呕吐频繁,颈项强直或强迫头位;生命体征紊乱出现较早,意识障碍、瞳孔改变出现较晚。因脑干缺氧,瞳孔可忽大忽小。由于位于延髓的呼吸中枢受损严重,患者早期即可突发呼吸骤停而死亡。

三、治疗要点

关键在于及时发现和处理。

(一)非手术治疗

患者一旦出现典型的脑疝症状,应立即给予脱水治疗,以缓解病情,争取时间。

(二)手术治疗

确诊后,尽快手术,去除病因,如清除颅内血肿或切除脑肿瘤等;若难以确诊或虽确诊但病变无法切除者,可通过脑脊液分流术、侧脑室外引流术或病变侧颞肌下、枕肌下减压术等降低颅内压。

四、急救护理

(1)快速静脉输入甘露醇、山梨醇、呋塞米等强效脱水剂,并观察脱水效果。

(2)保持呼吸道通畅,吸氧。

(3)准备气管插管盘及呼吸机,对呼吸功能障碍者,行人工辅助呼吸。

(4)密切观察呼吸、心跳、瞳孔的变化。

(5)紧急做好术前特殊检查及术前准备。

(叶肖娜)

第四节 颅内压增高症

颅内压增高症是由于颅内任何一种主要内容物(血液、脑脊液、脑组织)容积增加或者有占位性病变时,其所增加的容积超过代偿限度所致。正常人侧卧位时,测定颅内压(ICP)为 $0.8\sim1.8$ kPa($6\sim13.5$ mmHg),>2.0 kPa(15 mmHg)为颅内压增高,$2.0\sim2.6$ kPa($15\sim20$ mmHg)为轻度增高,$2.6\sim5.3$ kPa($20\sim40$ mmHg)为中度增高,>5.3 kPa(40 mmHg)为重度增高。

一、病因与发病机制

引起颅内压增高的疾病很多,但发生颅内压增高的主要因素如下。

(一)脑脊液增多

(1)分泌过多,如脉络丛乳头状瘤。

(2)吸收减少:如交通性脑积水,蛛网膜下腔出血后引起蛛网膜粘连。

(3)循环交通受阻:如脑室及脑中线部位的肿瘤引起的梗阻性脑积水或先天性脑畸形。

(二)脑血液增多

(1)脑外伤后<24 小时的脑血管扩张、充血,以及呼吸道梗阻,呼吸中枢衰竭引起的二氧化

碳蓄积,高碳酸血症和丘脑下部、鞍区或脑干部位手术,使自主神经中枢或血管运动中枢受刺激引起的脑血管扩张充血。

(2)颅内静脉回流受阻。

(3)出血。

(三)脑容积增加

正常情况下颅内容积除颅内容物体积外有 $8\%\sim10\%$ 的缓冲体积即代偿容积。因此颅内容积很大,但代偿调节作用很小。常见脑水肿如下。①血管源性脑水肿:多见于颅脑损伤、脑肿瘤、脑手术后。②细胞毒性脑水肿:多见于低氧血症,高碳酸血症,脑缺血和缺氧。③渗透性脑水肿:常见于严重电解质紊乱(Na^+丢失)渗透压降低,水中毒。

(四)颅内占位病变

颅内占位病变常见于颅内血肿、颅内肿瘤、脑脓肿和脑寄生虫等。

二、临床表现

(一)头痛

头痛是颅内压增高最常见的症状,有时是唯一的症状。可呈持续性或间歇性,当用力、咳嗽、负重,早晨清醒时和较剧烈活动时加重,其原因是颅内压增高使脑膜、血管或神经受挤压、牵扯或炎症变化的刺激所致。急性和重度的颅内压增高可引起剧烈的头痛并常伴喷射性呕吐。

(二)恶心呕吐

多数颅内压增高患者都伴有恶心、不思饮食,重度颅内压增高可引起喷射性呕吐,呕吐之后头痛随之缓解,小儿较成人多见,其原因是迷走神经中枢和神经受刺激所引起。

(三)视力障碍和眼底变化

长期颅内压增高,使视神经受压,眼底静脉回流受阻。引起视神经萎缩造成视力下降、模糊和复视,眼底视盘水肿,严重者出现失明和眼底出血。

头痛、恶心和呕吐、视盘水肿为颅内压增高的三大主要症状。

(四)意识障碍

意识障碍是反映脑受压的可靠及敏感指标,当大脑皮质、脑干网状结构广泛受压和损害即可出现意识障碍。颅内压增高早期患者可出现烦躁、嗜睡和定向障碍等意识不清的表现,晚期则出现朦胧和昏迷。末期出现深昏迷。梗阻性脑积水所引起的颅内压增高一般无意识障碍。

(五)瞳孔变化

由于颅内压不断增高而引起脑移位,中脑和脑干移位压迫和牵拉动眼神经可引起瞳孔对光反射迟钝。瞳孔不圆,瞳孔忽大忽小,一侧瞳孔逐渐散大,光反射消失;末期出现双侧瞳孔散大、固定。

(六)生命体征变化

颅内压增高,早期一般不会出现生命体征变化,急性或重度的颅内压增高可引起血压增高,脉压增大,呼吸、脉搏减慢综合征。随时有呼吸骤停及生命危险。常见于急性脑损伤患者,而脑肿瘤患者则很少出现血压升高。

(七)癫痫发作

约有 20% 的颅内压增高患者发生癫痫,为局限性癫痫小发作,如口角、单侧上、下肢抽搐,或癫痫大发作,大发作时可引起呼吸道梗阻,加重脑缺氧、脑水肿而加剧颅内压增高。

(八)颅内高压危象(脑疝形成)

1.颞叶钩回疝

颞叶钩回疝即幕上肿瘤、水肿、血肿引起急剧的颅内压力增高,挤压颞叶向小脑幕裂孔或下方移位,同时压迫动眼神经、大脑后动脉和中脑,使脑干移位,产生剧烈的头痛、呕吐、血压升高,呼吸、脉搏减慢、不规则。很快进入昏迷,一侧瞳孔散大,光反射消失,对侧肢体偏瘫,去脑强直。此时如未进行及时的降颅压处理则会出现呼吸停止,双侧瞳孔散大、固定、血压下降、心跳停止。

2.枕骨大孔疝

枕骨大孔疝又称小脑扁桃体疝,主要是幕下肿瘤、血肿、水肿致颅内压力增高,挤压小脑扁桃体进入压力偏低的枕骨大孔,压迫延脑和颈 1~2 颈髓,患者出现剧烈头痛、呕吐、呼吸不规则、血压升高、心跳缓慢,随之很快出现昏迷、瞳孔缩小或散大、固定、呼吸停止。

三、护理

(一)护理目标

(1)了解引起颅内压增高的原因,以及时对症处理。

(2)通过监测及早发现病情变化,避免意识障碍发生。

(3)颅内压得到控制,脑疝危象得以解除。

(4)患者主诉头痛减轻,自觉舒适,头脑清醒,睡眠改善。

(5)体液恢复平衡,尿比重在正常范围,无脱水症状和体征。

(二)护理措施

(1)观察神志、瞳孔变化 1 次/小时。如出现神志不清及瞳孔改变,预示颅内压力增高,需及时报告医师进行降颅内压处理。

(2)观察头痛的程度,有无伴随呕吐,对剧烈头痛应及时对症降颅压处理。

(3)监测血压、脉搏、呼吸 1 次/1~2 小时,观察有无呼吸、脉搏慢,血压高即"两慢一高"征。

(4)保持呼吸道通畅:呼吸道梗阻时,因患者呼吸困难,可致胸腔内压力增高、$PaCO_2$ 增高致脑血管扩张、脑血流量增多进而使颅内压增高。护理时应及时清除呼吸道分泌物和呕吐物。抬高床头 15°~30°,持续或间断吸氧,改善脑缺氧,减轻脑水肿。

(5)如脱水治疗的护理:应用高渗性脱水剂,使脑组织间的水分通过渗透作用进入血循环再由肾脏排出,可达到降低颅内压的目的。常用 20% 甘露醇 250 mL,15~30 分钟滴完,2~4 次/天;呋塞米 20~40 mg,静脉或肌内注射,2~4 次/天。脱水治疗期间,应准确记录 24 小时出入液量,观察尿量、色,监测尿素氮和肌酐含量,注意有无水电解质紊乱和肝肾功能损害。脱水药物应严格按医嘱执行,并根据病情及时调整脱水药物的用量。

(6)激素治疗的护理:肾上腺皮质激素通过稳定血-脑屏障,预防和缓解脑水肿,改善患者症状。常用地塞米松 5~10 mg,静脉注射;或氢化可的松 100 mg 静脉注射,1~2 次/天;由于激素有引起消化道应激性溃疡出血、增加感染机会等不良反应,故用药的同时应加强观察,预防感染,避免发生并发症。

(7)颅内压监护。①监护方法:颅内压监护有植入法和导管法两种。植入法:将微型传感器植入颅内,传感器直接与颅内组织(硬脑膜外、硬脑膜下、蛛网膜下腔、脑实质等)接触而测压。导管法:以引流出的脑脊液或生理盐水充填导管,将传感器(体外传感器)与导管相连接,借导管内的液体与传感器接触而测压。两种方法的测压原理均是利用压力传感器将压力转换为与颅内压力大小成正比的电信号,再经信号处理装置将信号放大后记录下来。植入法中的硬脑膜外法及导管法中的脑室法优点较多,使用较广泛。②颅内压监护的注意事项:监护的零点参照点一般位于外耳道的位置,患者需平卧或头抬高 $10°\sim15°$;监护前注意记录仪与传感器的零点核正,并注意大气压改变而引起的"零点飘移";脑室法时在脑脊液引流期间每 $4\sim6$ 小时关闭引流管测压,了解颅内压真实情况;避免非颅内情况而引起的颅内压增高,如出现呼吸不畅、躁动、高热或体位不舒适、尿潴留时应及时对症处理;监护过程严格无菌操作,监护时间以 $72\sim96$ 小时为宜,防止颅内感染。③颅内压监护的优点:颅内压增高早期,由于颅内容积代偿作用,患者无明显颅内压增高的临床表现,而颅内压监护时可发现颅内压提高和基线不平稳;较重的颅内压升高[CP>5.3 kPa(40 mmHg)]时,颅内压监护基线水平与临床症状出现及其严重程度一致;有些患者临床症状好转,但颅内压逐渐上升,预示迟发性(继发性)颅内血肿的形成;根据颅内压监护使用脱水剂,可以避免盲目使用脱水剂及减少脱水剂的用量,减少急性肾衰竭及电解质紊乱等并发症的发生。

(8)降低耗氧量:对严重脑挫裂伤、轴索损伤、脑干损伤的患者进行头部降温,降低脑耗氧量。有条件者行冬眠低温治疗。①冬眠低温的目的:降低脑耗氧量,维持脑血流和脑细胞能量代谢,减轻乳酸堆积,降低颅内压;保护血-脑屏障功能,抑制白三烯 B_4 生成及内源性有害因子的生成,减轻脑水肿反应;调节脑损伤后钙调蛋白酶 II 活性和蛋白激酶活力,保护脑功能;当体温降至 $30℃$,脑的耗氧量约为正常的 55%,颅内压力较降温前低 56%。②降温方法:根据医嘱首先给予足量冬眠药物,如冬眠 I 号合剂(包括氯丙嗪、异丙嗪及哌替啶)或冬眠 II 号合剂(哌替啶、异丙嗪、双氢麦角碱),待自主神经充分阻滞,御寒反应消失,进入昏睡状态后,方可加用物理降温措施。物理降温方法可采用头部戴冰帽,在颈动脉、腋动脉、肱动脉、股动脉等主干动脉表浅部放置冰袋,此外还可采用降低室温、减少被盖、体表覆盖冰毯等方法。降温速度以每小时下降 $1℃$ 为宜,体温降至肛温 $33\sim34℃$,腋温 $31\sim33℃$ 较为理想。体温过低易诱发心律失常、低血压、凝血障碍等并发症;体温>$35℃$,则疗效不佳。③缓慢复温:冬眠低温治疗一般为 $3\sim5$ 天,复温应先停物理降温,再逐步减少药物剂量或延长相同剂量的药物维持时间直至停用;加盖被毯,必要时用热水袋复温,严防烫伤;复温不可过快,以免出现颅内压"反跳"、体温过高或中毒等。④预防并发症:定时翻身拍背、吸痰,雾化吸入,防止肺部感染;低温使心排血量减少,冬眠药物使外周血管阻力降低,在搬动患者或为其翻身时,动作应轻稳,以防发生直立性低血压;观察皮肤及肢体末端,冰袋外加用布套,并定时更换部位,定时局部按摩,以防冻伤。

(9)防止颅内压骤然升高:对烦躁不安的患者查明原因,对症处理,必要时给予镇静剂,避免剧烈咳嗽和用力排便;控制液体摄入量,成人每天补液量<$2\ 000$ mL,输液速度应控制在 $30\sim40$ 滴/分;保持病室安静,避免情绪紧张,以免血压骤升而增加颅内压。

(叶肖娜)

第五节　小脑扁桃体下疝畸形

一、疾病概述

小脑扁桃体下疝畸形又称 Chiari 畸形、Arnold-Chairi 畸形,是以颅后窝容积减小、小脑扁桃体向下进入椎管腔为主要病理学特征的先天性发育畸形,严重者除小脑扁桃体向下进入椎管腔外,小脑蚓部、下位脑干和第四脑室等亦随之下移,造成导水管和第四脑室变形,枕骨大孔与上颈椎管蛛网膜增厚、蛛网膜下腔狭窄等一系列变化。这些改变的结果可造成脑干和上颈髓受压、后组脑神经和上颈段脊神经根受牵拉和移位,以及脑脊液循环受阻、产生脑积水和脊髓空洞症等继发性改变。

(一)分型

1.Chiari 畸形 I 型

临床多以此型为主,小脑扁桃体下端变尖甚至呈舌状或钉状,由枕大孔向下疝入椎管内超过 5 mm,多疝至 C_1,可达 C_3。一般无延髓、四脑室变形和下疝。20%~40%合并脊髓空洞症,多数仅限于颈段;有临床症状者,脊髓空洞症的发生率达 60%~90%;可合并脑积水、颅颈交界区畸形如寰枕融合畸形或寰椎枕化。

2.Chiari 畸形 II 型

小脑扁桃体、下蚓部与四脑室下移并疝入椎管,四脑室变形,疝入颈部的四脑室扩张可呈泪滴状;延髓和脑桥明显伸长,延髓疝入颈椎管内。颅后窝内结构拥挤:可见顶盖鸟嘴样改变、天幕低位、小脑上疝形成的"小脑假瘤"征、枕大池极度变小、枕大孔扩大、扁平颅底等;几乎均合并显性或隐性脊椎裂,50%~90%合并脊髓空洞症、脑积水和其他脑畸形,与 I 型的鉴别要点为延髓和四脑室变形和下疝。

3.Chiari 畸形 III 型

III 型罕见,为 II 型伴有枕下部或高颈部脑或脊髓膨出,常合并脑积水。

4.Chiari 畸形 IV 型

IV 型非常罕见,为严重的小脑发育不全或缺如,脑干细小,颅后窝大部分充满脑脊液,但不向外膨出,该型后小脑发育不良。III、IV 型多于新生儿期发病。

(二)临床表现

1.无症状期

并非所有具有小脑扁桃体下疝畸形影像学特征的患者都会出现临床症状,有些患者可能终身不出现症状。当突向枕骨大孔下方的小脑扁桃体对脑干或上颈髓产生压迫,或由于小脑扁桃体长期在脑脊液搏动压力驱动下反复与周围组织摩擦,产生局部蛛网膜增厚、粘连,出现脑脊液循环受阻,并加重局部脑干受压后,即可能出现明显的临床症状,即进入症状期。

2.症状期

小脑扁桃体下疝畸形出现临床症状的年龄段多在 20 岁以后,儿童及青少年出现症状者较少。本病临床表现缺乏特异性,症状轻重似与小脑扁桃体下疝程度关系不大,主要取决于小脑扁桃体和枕骨大孔之间的比值。该比值除受疝入的小脑扁桃体的大小影响外,也受枕骨大孔区骨结构异常的影响。该比值越小,反映延髓颈髓受压程度就可能越重,而临床症状也相应较重。最常见的症状是枕下头痛,通常表现为颈项部疼痛,向上可放射到头顶甚至到眼眶后部,向下放射到颈部和肩胛部,常在用力、屏气、头位改变时加重。女性患者可在行经前的 1 周头疼加重。其次是眼部症状,表现为间断性眶后疼痛或压迫感、视力模糊、闪光、怕光、复视和视野缺损等,但神经眼科学检查往往正常。耳部症状也很常见,包括头晕、平衡障碍、眼球震颤、耳部压迫感、耳鸣、听力减退或听觉过敏、眩晕等。有头晕或眩晕的患者在检查时,可能有低频的神经性听力丧失,以及不同程度的前庭功能障碍。

3.其他临床表现

(1)延髓和颈髓受压症状:主要表现为四肢,尤其是下肢肌力下降,肌张力增高,出现病理反射等,在合并有颅底陷入症,尤其是延髓颈髓前方受压者,更易出现此种临床表现。

(2)小脑受压症状:多见于颅后窝容积过小者。

(3)后组脑神经功能障碍:表现为呛咳、吞咽困难和声音嘶哑等症状。

除以上表现外,小脑扁桃体下疝畸形的临床表现还取决于是否合并有其他继发改变,如脊髓空洞症、脑室系统梗阻,椎基底动脉供血不足等相应的临床表现。在Ⅱ型、Ⅲ型畸形,由于常在婴儿期出现症状,多表现为吞咽困难、进食后食物从口、鼻腔反流,出现误吸并发生肺炎等症状。这两型畸形还可合并有严重的其他器官畸形,如脑、脊髓等发育异常等,预后多较差。

(三)辅助检查

1.X线

普通X线检查不能直接发现是否存在小脑扁桃体下疝畸形,但可发现同时存在的颅颈交界区骨性异常。

2.CT

因枕骨大孔区骨结构解剖复杂,加上CT扫描对软组织的分辨率远不如MRI检查清晰,价值有限。

3.MRI

MRI主要表现为小脑扁桃体疝入到椎管内(正中矢状面小脑扁桃体下移超过枕骨大5 mm)、颅后窝容积减小、小脑延髓池变小或消失,延髓颈髓和第四脑室受压、变形,或向椎管方向移位等。另外,小脑扁桃体下疝畸形同时伴发的异常,如脑膜脑膨出、脑和脊髓发育异常、颅颈交界区骨性结构异常、脑积水,以及脊髓空洞症等,也能清晰地显示。

(四)手术治疗

1.手术适应证

无症状性小脑扁桃体下疝畸形不需治疗,但应密切随访。对症状期患者,尤其是儿童和青壮年,应采取较为积极的外科治疗态度。手术的目的在于早期解除延髓颈髓受压,扩大颅后窝容积、切除可能存在的颅颈交界区骨性压迫和纤维结缔组织粘连,疏通脑与脊髓蛛网膜下腔之间的脑脊液循环通路,重建正常的脑脊液循环,同时消除颅颈交界区的不稳定因素。另外,对无症状期小脑扁桃体下疝畸形经MRI检查提示存在脊髓空洞症的患者,也应积极进行手术干预,以阻止脊髓空洞症的进一步发展。

2.手术技术

其具体术式尚不统一,应根据不同病因采取不同术式。如何彻底解除枕大孔区压迫因素,恢复脑脊液循环通畅是衡量减压是否彻底的唯一指标。有颅后窝扩大重建术、枕大池重建术等。具体枕骨切除范围、是否打开硬膜及行硬膜的扩大修补、是否切除小脑扁桃体,以及对伴存的脊髓空洞症的处理等问题尚有争议。

(五)预后

小脑扁桃体下疝畸形的预后取决于多种因素,包括脑干受压时间、是否合并斜坡齿状突型颅颈交界区畸形、是否合并脊髓空洞症等。术后脑干受压症状常最先缓解,尤其是受压症状不严重者恢复更快。合并脊髓空洞症者,与脊髓空洞症相关的临床表现改善较慢,即使手术后脊髓空洞症消失,有的患者临床症状的消失仍不太理想。

二、护理

(一)入院护理

1.入院常规护理

(1)向患者介绍病房环境(医师办公室、护士站、卫生间、换药室、配餐室的位置)、护理用具的使用方法(床单位、呼叫器等)、物品的放置、作息时间及餐卡的办理等;介绍科主任、护士长、负责医师及责任护士。

(2)病房应安静、清洁舒适、空气新鲜洁净,每天通风换气 1~2 次,温度保持在 18~22 ℃,相对湿度50％~60％,以发挥呼吸道的自然防御功能,防止肺内感染。

(3)测量生命体征、体重,并通知医师接诊。

(4)了解患者高血压、糖尿病等既往史、家族史、过敏史、吸烟史等。

(5)协助清洁皮肤,更换患者服,修剪指(趾)甲、剃胡须,女性患者勿化妆及涂染指(趾)甲等。

2.常规安全防护教育

(1)对高龄、小儿、活动不便、使用镇静剂等有跌倒危险的患者,向家属交代清楚;及时填写预防跌倒告知书、跌倒或坠床风险评估表(对于风险评估分值≥25 分患者,应在床尾挂上"小心跌倒"的标识);指导患者穿防滑鞋;离床活动时避开湿滑处;地面有水迹处应设立防滑标牌;卧床时加用床挡;加强生活护理,协助患者打饭及如厕等,并做好交接班。

(2)对于有发生压疮危险的患者,采取有效的预防措施;如有入院前压疮应详细记录压疮的部位、面积、程度,向家属交代清楚;及时填写预防压疮告知书、压疮危险因素评估表,并做好交接班。

(3)对于意识障碍、高龄、幼儿、智力障碍、步态不稳、活动受限、贫血、感觉异常、听力下降等患者,以及时做好防烫伤的风险评估和相关措施。

3.健康指导

(1)常规健康指导:①指导患者次日晨采集血、尿等标本;告知各种检查的时间、地点及相关注意事项等。②对有吸烟嗜好者,应指导戒烟,避免呼吸道黏膜受尼古丁刺激而使呼吸道分泌物过多,术后易发生痰液阻塞气道,并增加肺部感染的机会。③对有饮酒嗜好者,应指导戒酒,避免酒精与药物发生反应引起不适症状。

(2)指导患者合理饮食,进高热量、高蛋白、低脂、低胆固醇、易消化及富含维生素的食物,如蛋类、奶类、肉类、新鲜的蔬菜和水果等,保证机体的需求,以增强机体对手术的耐受力。

(二)术前护理

(1)每 1~2 小时巡视患者,观察患者的生命体征、意识、瞳孔及肢体活动、感觉等情况,如有异常立即通知医师,以及时予以处置。

(2)术前落实相关化验、检查报告的情况,如有异常检查结果及时与医师沟通。

(3)根据医嘱进行治疗、处置,注意观察用药后反应。

(4)指导患者练习床上大小便;指导患者练习有效深呼吸、咳嗽、咳痰等。

(5)指导患者修剪指(趾)甲、剃胡须,女性患者勿化妆及涂染指(趾)甲。

(6)根据医嘱正确备血(复查血型),行药物过敏试验皮肤准备,术区皮肤异常需及时通知医师。

(7)指导患者术前 12 小时禁食,8 小时禁饮水,防止术中呕吐导致窒息;术前晚进半流质饮食,如米粥、面条等。

(8)指导患者注意休息,适度活动,避免着凉,保证良好的睡眠,必要时遵医嘱使用镇静催眠药。

(9)了解患者的心理状态,向患者讲解疾病相关知识,介绍同种疾病手术成功的例子,增强患者手术信心,减轻焦虑、恐惧的心理。

(三)手术当日护理

1.送手术前

(1)术晨为患者测量体温、脉搏、呼吸、血压;如有发热、血压过高、女性月经来潮等情况均应及时报告医师,以确定是否延期手术。

(2)协助患者取下义齿、项链、耳钉、手链、发夹等物品,并交由家属妥善保管。

(3)术区皮肤准备(剃除全部头发及颈部毛发、保留眉毛)后,协助患者更换清洁患者服。

(4)遵医嘱术前用药,携带术中用物,平车护送患者入手术室。

2.术后回病房

(1)每15~30分钟巡视患者,严密观察患者生命体征、瞳孔、意识、肢体活动及感觉平面等变化。若患者出现不能耐受的头痛及时通知医师,遵医嘱给予止痛药物。

(2)脊髓颈段手术后,易影响呼吸中枢,导致呼吸抑制。密切观察患者的呼吸情况,床旁备好气管切开包。若患者出现呼吸不规则、呼吸困难及口唇发绀时,应立即通知医师,做好气管切开的准备工作。

(3)若患者出现肢体麻木、肌力减弱或活动障碍、感觉异常时,应立即通知医师,以及时处理。

(4)遵医嘱行心电监测、血氧饱和度监测、氧气吸入、静脉输液等。观察输液部位有无肿胀、渗出。

(5)留置导尿管的护理:观察尿液的颜色、性状、量;每天2次会阴护理;每3~4小时夹闭尿管1次,锻炼膀胱收缩功能。

(6)术后6小时内给予去枕平卧位,颈部制动。6小时后可协助戴颈托,进行床上轴式翻身,以保证患者皮肤的完整性。

(7)术后24小时内禁食水,可行口腔护理,每天2次。清醒患者可口唇覆盖湿纱布,保持口腔湿润。

(8)妥善固定引流管,保持引流管引流通畅。床上翻身时,注意保护引流管不要打折、扭曲、受压,防止脱管。密切观察引流液的颜色、性状、量等情况并记录;注意观察切口敷料有无渗血、脱落,如有异常立即通知医师。

(9)麻醉清醒可以进行语言沟通的患者,向其讲解疾病术后相关知识,树立战胜疾病的信心;带有气管插管或语言障碍的患者,可进行肢体语言和书面卡片的沟通,疏导患者紧张、恐惧的情绪。

(10)加强皮肤护理,根据患者的肢体活动和感觉情况,每1~2小时协助患者轴式翻身,受压部位应予软枕垫高减压,以保证患者的舒适度。

(四)术后护理

1.术后第1天~第3天

(1)每1~2小时巡视患者,注意观察患者的生命体征、意识、瞳孔及肢体活动、感觉等变化。

（2）术后24小时如无恶心、呕吐等麻醉后反应，遵医嘱进食，由流质饮食逐步过渡到普通饮食。

（3）妥善放置引流袋。将引流袋置于头旁枕上或枕边，高度与头部创腔保持一致，以保证创腔内有一定的液体压力。

（4）妥善固定引流管，观察引流液的颜色、性状、量等情况并记录；观察切口敷料有无脱落、渗血及渗液，如有异常及时通知医师。

（5）指导患者多饮水、进行有效的咳嗽，保持呼吸道通畅。痰液黏稠不易咳出时，可遵医嘱行雾化吸入，每天2～3次，以清除呼吸道分泌物，防止肺内感染。

（6）肢体功能障碍的护理指导；肢体感觉障碍的护理指导。

（7）协助患者生活护理，如洗脸、刷牙、喂饭、大小便等。

（8）指导患者预防便秘。

（9）指导并协助患者定时床上轴式翻身（做好压疮风险评估），应注意颈部制动，保护受压皮肤，预防压疮，保证患者的舒适。

2.术后第4天～出院日

（1）拔除引流管后，注意观察患者的生命体征、意识、瞳孔等变化，切口敷料有无渗血、渗液及皮下积液等，每1～2小时巡视患者，如有异常及时通知医师。

（2）指导患者多饮水，进行有效的咳嗽，保持呼吸道通畅。痰液黏稠不易咳出时，可遵医嘱行雾化吸入，每天2～3次，以清除呼吸道分泌物，防止肺内感染。

（3）拔除留置导尿管后，指导患者听流水声、温毛巾敷下腹及按摩腹部，诱导自行排尿。排尿后，指导患者多饮水，以稀释尿液，起到自然冲洗尿道的作用，预防尿路感染。观察患者有无尿路刺激征，如有不适，应及时通知医师。

（4）若患者病情允许，可戴颈托在病室内进行离床活动。应告知患者避免头部过伸或大幅度转头，不要剧烈活动颈部，防止颈枕部关节脱位及损伤，避免损伤延髓，危及生命。离床活动时要有家属专人陪同，防止跌倒。

（5）肢体功能障碍的护理指导；肢体感觉障碍的护理指导。

（6）协助患者生活护理，如洗脸、刷牙、喂饭、大小便等。

（7）了解患者的心理活动，向患者讲解疾病相关知识。关心、体贴患者，尤其是有肢体功能障碍的患者，应鼓励和协助患者进行肢体功能锻炼，疏导焦虑、失落的情绪，增强战胜疾病、恢复生活自理能力的信心。

（8）根据医嘱进行治疗、处置，观察用药后反应。

（五）出院指导

（1）防止患者受伤，对有痛、温觉消失的患者，应防烫伤及冻伤，禁用热水袋及冰袋，冬天注意保暖；对有步态不稳者，应卧床休息，下床活动时有人陪护。

（2）指导缓解疼痛的方法，翻身时需注意卧位舒适，必要时使用止痛剂，但要防止产生依赖性。

（3）步态不稳者，采取预防跌倒的安全措施，家属24小时陪护。

（4）功能锻炼术应尽早进行，减轻肌肉萎缩、促进血液循环、防止静脉血栓。

（叶肖娜）

第六节 脊髓损伤

脊髓损伤为脊柱骨折或骨折脱位的严重并发症。损伤高度以下的脊神经所支配的身体部位的功能会丧失。直接与间接的外力对脊柱的重击是造成脊髓损伤的主要原因,常见的原因有交通事故、枪伤、刀伤、自高处跌落,或是被掉落的东西击中脊椎,以及现在流行的一些水上运动,诸如划水、冲浪板、跳水等,也都可能造成脊髓损伤。

一、护理评估

(一)病因分析

脊髓损伤是一种致残率高、后果严重的疾病,直接或间接暴力作用于脊柱和脊髓皆可造成脊髓损伤,间接暴力损伤比较常见,脊髓损伤的节段常发生于暴力作用的远隔部位,如从高处坠落,两足或臀部着地,或暴力作用于头顶、肩背部,而脊椎骨折发生在活动度较大的颈部和腰骶部,造成相应部位的脊髓损伤。脊柱骨折造成的脊髓损伤可分为屈曲型损伤、伸展型损伤、纵轴型损伤和旋转型损伤。

(二)临床观察

1.脊髓性休克期

脊髓损伤后,在损伤平面以下立即出现肢体的弛缓性瘫痪,肌张力减低,各种感觉和反射均消失,病理反射阴性,膀胱无张力,尿潴留,大便失禁,低血压[收缩压降至 9.3～10.7 kPa(70～80 mmHg)]。脊髓休克是损伤平面以下的脊髓节段失去高级中枢调节的结果,一般持续 2～4 周,再合并压疮或尿路感染时持续时间还可延长。

2.完全性的脊髓损伤

在损伤平面以下,各种感觉均消失,肢体弛缓性瘫痪,深浅反射均消失,括约肌功能亦消失,经 2～4 周脊髓休克过后,损伤平面以下肌张力增高,腱反射亢进,病理反射阳性,出现总体反射,即受刺激时,髋、膝关节屈曲,踝关节跖屈,两下肢内收,腹肌收缩,反射性排尿和阴茎勃起等,但运动、感觉和括约肌功能无恢复。

3.不完全性的脊髓损伤

在脊髓休克消失后,可见部分感觉、运动和括约肌功能恢复,但肌张力仍高,腱反射亢进,病理反射可为阳性。

4.脊髓瘫痪

(1)上颈段脊髓损伤:膈肌和肋间肌瘫痪,呼吸困难,四肢瘫痪,病死率很高。

(2)下颈髓段损伤:两上肢的颈髓受损节段神经支配区,呈下运动神经元损害的表现,该节段支配的肌肉萎缩,呈条状感觉减退区,二头肌或三头肌反射减退;即上肢可有下神经元和上神经元两种损害症状同时存在,而两下肢为上运动神经元损害,表现为痉挛性截瘫。

(3)胸段脊髓损伤:有一清楚的感觉障碍平面,脊髓休克消失后,损伤平面以下、两下肢呈痉挛性瘫痪。

(4)胸腰段脊髓损伤:感觉障碍平面在腹股沟韧带上方或下方,如为第 11～12 胸椎骨折,脊髓为腰段损伤,两下肢主要呈痉挛性瘫痪;第1~2腰椎骨折,脊髓骶节段和马尾神经上部损伤,两下肢主要呈弛缓性瘫痪,并由于直肠膀胱中枢受损,尿失禁,不能建立膀胱反射性,直肠括约肌松弛,大便亦失禁。

(5)马尾神经损伤:第3~5腰椎骨折,马尾神经损伤大多为不全性,两下肢大腿以下呈弛缓性瘫痪,尿便失禁。

(三)辅助诊断

1.创伤局部检查

了解损伤的原因,分析致伤方式,检查局部有无肿胀,压痛,有无脊柱后突畸形,棘突间隙是否增宽等。

2.神经系统检查

急诊患者反复多次检查,及时发现病情变化。

(1)感觉检查:以手接触患者损伤平面以下的皮肤,如患者有感觉,为不完全性脊髓损伤,然后分别检查触觉、痛觉、温冷觉和深部感觉,划出感觉障碍的上缘,并定时复查其上缘的变化。

(2)运动检查:了解患者肢体有无随意运动,记录肌力的等级,并重复检查,了解肌力变化的情况。

(3)反射检查:脊髓横断性损伤,休克期内所有深浅反射均消失,经2~4周休克消失后,腱反射亢进,病理反射阳性。

(4)括约肌功能检查:了解尿潴留和尿失禁,必要时做膀胱测压。肛门指诊,检查括约肌能否收缩或呈弛缓状态。

3.X线片检查

检查脊柱损伤的水平和脱位情况,较大骨折位置及子弹或弹片在椎管内滞留位置及有无骨折,并根据脊椎骨受损位置估计脊椎受损的程度。

4.CT检查

可显示骨折部位,有无椎管内血肿。

5.MRI检查

MRI检查是目前对脊柱脊髓检查最理想的手段,不仅能直接看到脊髓是否有损伤,还能够判定其损伤的程度、类型及治疗后的估计。同时可清晰地看到椎间盘以及脊椎损伤压迫脊髓的情况。

二、常见护理问题

(一)肢体麻痹及下半身瘫痪

因脊髓完全受损的部位不同,故肢体麻痹的范围也不同。

(1)第4颈椎以上损伤,会引起完全麻痹,即躯干和四肢麻痹。

(2)第1胸椎以上损伤,会引起不完全麻痹,上肢神经支配完全,但躯干稳定力较差,下肢完全麻痹。

(3)第6胸椎以下受伤,会造成下半身瘫痪。

(二)营养摄入困难

(1)在脊髓受损后48小时之内,胃肠系统的功能可能会减低。

（2）脊髓损伤后,患者可能会出现消化功能障碍,以至患者对食物的摄取缺乏耐力,易引起恶心、呕吐,且摄入的食物也不易消化吸收。

（三）排泄问题

1.排尿功能障碍

（1）尿潴留:在脊髓休克期膀胱括约肌功能消失,膀胱无收缩功能。

（2）尿失禁:脊髓休克过后,损伤平面以下肌张力增高,膀胱中枢受损不能建立反射性膀胱,尿失禁。

2.排便功能障碍

由于脊髓受损,直肠失去反射,以至大便排出失去控制或不由自主地排出大便,而造成大便失禁。

（四）焦虑不安

患者在受伤后,突然变成下半身麻痹或四肢瘫痪,患者会出现伤心、失望及抑郁等心理反应,而不能面对现实,或对医疗失去信心。

三、护理目标

（1）护士能及时观察患者呼吸、循环功能变化并给予急救护理。

（2）患者知道摆放肢体良肢位的重要性。

（3）患者有足够的营养供应。

（4）患者能规律排尿。

（5）减轻焦虑。

（6）预防并发症。

四、护理措施

（一）做好现场急救护理

对患者迅速及较准确地做出判断,有无合并伤及重要脏器损伤,并根据其疼痛、畸形部位和功能障碍情况,判断有无脊髓损伤及其性质、部位。对颈段脊髓损伤者,首要是稳定生命体征。高位脊髓损伤患者,多有呼吸浅,呼吸困难,应配合医师立即气管切开,气管内插管。插管时特别注意,有颈椎骨折时,头部制动,绝对不能使头颈部多动;气管插管时,宜采用鼻咽插管,借助纤维喉镜插管。

（二）正确运送患者,保持脊柱平直

现场搬运患者时至少要三人蹲在患者一侧,协调一致平起,防止脊柱扭转屈曲,平放在硬板单架上。对有颈椎骨折者,有一人在头顶部,双手托下颌及枕部,保持轻度向头顶牵引,颈部中立位,旁置沙袋以防扭转。胸腰段骨折者在胸腰部垫一软垫,切不可一人抱腋下,另一人抱腿屈曲搬动,而致脊髓损伤加重。

（三）定时翻身,给予适当的卧位

（1）脊髓损伤患者给其提供硬板床,加用预防压疮的气垫床。

（2）翻身时应采用轴线翻身,保持脊柱呈直线,两人动作一致,防止再次脊髓损伤。每隔2小时翻身1次。

（3）仰卧位:患者仰卧位时髋关节伸展并轻度外展。膝伸展,但不能过伸。踝关节背屈,脚趾伸展。在两腿之间可放一枕头,可保持髋关节轻度外展。肩应内收,中立位或前伸,勿后缩。肘关节伸展,腕背屈约45°。手指轻度屈曲,拇指对掌。患者双上肢放在身体两侧的枕头上,肩下垫枕头要足够高,确保两肩部后缩,亦可将两枕头垫在前臂或手下,使手的位置高于肩部,可以预防重力性肿胀。

(4)侧卧位:髋膝关节屈曲,两腿之间垫上软枕,使上面的腿轻轻压在下面的枕头上。踝背屈,脚趾伸展。下面的肩呈屈曲位,上肢放于垫在头下和胸背部的两个枕头之间,以减少肩部受压。肘伸展,前臂旋后。上面的上肢也是旋后位,胸壁和上肢之间垫一枕头。

(四)供给营养

(1)在脊髓损伤初期,先给患者静脉输液,并插入鼻胃管以防腹胀。

(2)观察患者肠蠕动情况,当肠蠕动恢复后,可经口摄入饮食。

(3)给予高蛋白、高维生素、高纤维素的食物,以及足够的水分。

(4)若患者长期卧床不动,应限制含钙的食物的摄取,以防泌尿道结石。

(5)若患者有恶心、呕吐,应注意防止患者发生吸入性肺炎。

(五)大小便的护理

(1)脊髓损伤后最初几天即脊髓休克期,膀胱呈弛缓性麻痹,患者出现急性尿潴留,应立即留置导尿管引流膀胱的尿液,导尿采用密闭式引流,使用抗反流尿袋。随时保持会阴部的清洁,每天消毒尿道口,定期更换尿管,以防细菌感染。

(2)患者出现便失禁及时处理,并保持肛周皮肤清洁、干燥无破损,在肛周涂皮肤保护剂。患者出现麻痹性肠梗阻或腹胀时,给予患者脐周顺时针按摩。可遵医嘱给予肛管排气或胃肠减压,必要时给予缓泻剂,使用热水袋热敷脐部。

(3)饮食中少食或不食产气过多的食物,如甜食、豆类食品等。指导患者食用含纤维素多的食物。鼓励患者多饮用热果汁。

(4)训练患者排便、排尿功能恢复。对痉挛性神经性膀胱患者的训练如下:定时喝一定数量的水,使膀胱充盈,定时开放尿管,引流膀胱内尿液。也可定期刺激膀胱收缩排出尿液,如轻敲患者的下腹部(耻骨上方)、用手刺激大腿内侧,以刺激膀胱收缩。间歇性导尿,即4个小时导尿1次,这种方法可以使膀胱有一定的充盈,形成排尿的生理刺激反应,这种冲动传到脊髓的膀胱中枢,可促进逼尿肌的恢复。

训练患者排便,应先确定患者患病前的排便习惯,并维持适当的高纤维素饮食与水分的摄取,以患者的习惯,选择一天中的一餐后,进行排便训练,因患者饭后有胃结肠反射,可在患者臀下垫便盆,教导患者有效地以腹部压力来引发排便,如无效,则可戴手套,伸入患者肛门口刺激排便,或再加甘油灌肠,每天固定时间训练。

(六)做好基础护理

患者脊髓受损后可出现四肢瘫或截瘫,生活自理能力缺陷,其一切生活料理均由护理人员来完成。每天定时翻身,变换体位,观察皮肤,保护皮肤完整性。保持床单位的平整。

(七)做好呼吸道管理

(1)$C_{1\sim4}$受损者,膈神经、横膈及肋间肌的活动均丧失,并且无法深呼吸及咳嗽,为了维持生命,而行气管切开,并使用呼吸机辅助呼吸。及时吸痰保持呼吸道通畅。

(2)在损伤后48小时应密切观察患者呼吸形态的变化,呼吸的频率和节律。

(3)监测血氧饱和度及动脉血气分析的变化,以了解其缺氧的情况是否加重。

(4)在病情允许的范围内协助患者翻身,并指导患者深呼吸与咳嗽,以预防肺不张及坠积性肺炎等并发症。

(八)观察神经功能的变化

(1)观察脊髓受压的征象,在受伤的24~36小时,每隔2~4小时就要检查患者四肢的肌力、肌张力、痛触觉等,以后每班至少检查1次。及时记录患者感觉平面、肌张力、痛温触觉恢复的情况。

(2)检查发现患者有任何变化时,应立即通知医师,以便及时进行手术减压。

(九)脊髓手术护理

1.手术前护理

(1)观察脊髓受压的情况,特别注意维持患者的呼吸。

(2)观察患者脊柱的功能,以及活动与感觉功能的丧失或恢复情况。

(3)做好患者心理护理,解除患者的恐惧、忧虑和不安的心理。

(4)遵医嘱进行术前准备,灌肠排除肠内粪便。可减少手术后的肿胀和压迫。

2.手术后护理

(1)手术后搬运患者时,应保持患者背部平直,避免不必要的震动、旋转、摩擦和任意暴露患者;如为颈椎手术,则应注意颈部的固定,戴颈托。

(2)颈部手术后,应该去掉枕头平卧。必要时使用沙袋固定头部,保持颈椎平直。

(3)观察患者的一般情况,如皮肤的颜色、意识状况、定向力、生命体征以及监测四肢运动、肌力和感觉。

(4)颈椎手术时,由于颈部被固定,不能弯曲。常使口腔的分泌物不易咳出,应及时吸痰保持呼吸道的通畅。

(5)观察伤口敷料是否干燥,有无出血,有无液体自伤口处渗出,观察术后应用止痛泵的效果。

(十)颅骨牵引患者护理

(1)随时观察患者有无局部肿胀或出血的情况。

(2)由于颅骨牵引时间过长,枕部及肩胛骨易发生压疮,可根据情况应用减压贴。

(3)定期检查牵引的位置、功效是否正确,如有松动,及时报告医师。

(4)牵引时使用便器要小心,不可由于使用便器不当造成牵引位置、角度及功效发生改变。

(十一)预防并发症护理

脊髓损伤后常发生的并发症是压疮、泌尿系统感染和结石、肺部感染、深静脉血栓形成和肢体挛缩。

1.压疮

采用诺顿评分定时评估患者皮肤情况,护士按照评分表中五项内容分别打分并相加。总分小于14分,可认为患者是发生压疮的高危人群,必须进行严格的压疮预防。可应用气垫床,定时翻身缓解患者的持续受压,对于危险区域的皮肤应用减压贴、透明贴、皮肤保护剂赛肤润,保持床单位平整、清洁,每班加强检查。

2.肺部护理

鼓励患者咳嗽,压住胸壁或腹壁辅助咳嗽。不能自行咳痰者进行气管内吸痰。变换体位、进行体位引流,雾化吸入。颈段脊髓损伤者,必要时行气管切开,辅助呼吸。

3.防深静脉血栓形成

深静脉血栓形成常发生在伤后 10～40 天,主要原因是血流缓慢。临床表现为下肢肿胀、胀痛、皮肤发红,亦可肢体温度降低。防治的方法有患肢被动活动,穿预防深静脉血栓的弹力袜。定期测下肢周径,发现肿胀,立即制动。静脉应用抗凝剂,亦可行彩色多普勒检查,证实为血栓者可行溶栓治疗,可用尿激酶或东凌克栓酶等。

4.预防痉挛护理

痉挛是中枢神经系统损害后出现的以肌肉张力异常增高为表现的综合征,痉挛可出现在肢体整体或局部,亦可出现在胸、背、腹部肌肉。有些痉挛对患者是有利的,比如:股四头肌痉挛有助于患者的站立和行走,下肢肌痉挛有助于防止直立性低血压,四肢痉挛有助于防止深静脉血栓形成。但严重的肌痉挛会给患者带来很大的痛苦,妨碍自主运动的恢复,成为功能恢复的主要障碍。痉挛在截瘫患者常表现为以伸肌张力异常增高的痉挛模式,持续的髋、膝、踝的伸展,最后出现跟腱缩短,踝关节旋前畸形及内收肌紧张。患者从急性期开始采用抗痉挛的良肢体位摆放,下肢伸肌张力增高将下肢摆放为屈曲位。对肢体进行主动运动和被动运动,主动运动:做痉挛肌的拮抗肌适度的主动运动,对肌痉挛有交替性抑制作用。被动运动与按摩:进行肌肉按摩,或温和地被动牵张痉挛肌,可降低肌张力,有利于系统康复训练。冷疗或热疗可使肌痉挛一过性放松。水疗温水浸浴有利于缓解肌痉挛。

(十二)康复护理

(1)在康复医师的指导下,给予患者日常生活活动训练,使患者能自行穿脱衣服、进食、盥洗、大小便、沐浴,以及开关门窗、电灯、水龙头等,增进患者自我照顾的能力。

(2)按照运动计划做肢体运动。颈椎以下受伤的患者,运用各种支具下床行走。

(3)指导患者及家属如何把身体自床上移到轮椅或床边的便器上。

(4)教导患者使用辅助的运动器材,例如,轮椅、助行器、手杖来加强自我照顾能力。

(十三)健康教育

患者和家属对突然遭受到脊髓外伤所带来的四肢瘫或截瘫事实不能接受,患者和家属都比较紧张,因此对患者和家属的健康教育就非常重要。

(1)教导患者需保持情绪稳定,向患者简单地解释所有治疗的过程。

(2)鼓励家属参加康复治疗活动。

(3)告知患者注意安全,以防发生意外。

(4)教导患者运动计划的重要性,并能切实执行。

(5)教导家属能适时给予患者协助及心理支持,并时常给予鼓励。

(6)教导患者及家属重视日常生活的照顾,预防并发症。

(7)定期返院检查。

五、评价

对脊髓损伤的患者,在提供必要的护理措施之后,应进行下列评价。

(1)患者的脊柱是否保持平直。

(2)患者的呼吸功能和循环功能是否维持在正常状态。

(3)是否提供足够的营养。

(4)是否为患者摆放良肢位,定时为患者翻身。

(5)患者的大小便排泄功能是否已经逐渐恢复正常,是否已经提供必要的协助和训练。

(6)患者是否经常保持皮肤清洁干燥,皮肤是否完整无破损。

(7)患者的运动、感觉、痛温触觉功能是否逐渐恢复。

(8)对脊髓手术的患者,是否提供了完整的手术前及手术后的护理。

(9)对患者是否进行了健康教育,患者接受的程度如何,是否掌握。

(10)对实施颅骨牵引的患者,是否提供了必要的牵引护理。

(11)在护理患者过程中是否避免了并发症的发生。

(12)患者及家属是否能够接受脊髓损伤这种心理冲击,是否提供了心理护理。

(叶肖娜)

第四章

泌尿外科护理

第一节 肾 损 伤

一、概述

肾脏位于腹腔后,在解剖关系上受周围组织的保护:前面有腹壁和腹腔脏器,后面有脊柱、肋骨和厚层肌肉,对于暴力具有一定的缓冲作用,因此不易受伤。肾损伤常伴有其他脏器的损伤。当人体受到枪弹伤、刀刺伤、交通事故或受到直接暴力、间接暴力的打击而导致的肾脏组织结构的异常改变称为肾损伤。肾损伤可分为闭合性和开放性损伤两大类,以闭合性损伤最为常见。肾损伤临床上分为肾挫伤、肾部分裂伤、肾全层破裂、肾蒂裂伤,以肾蒂裂伤最为凶险。

二、病因与受伤机制

(一)按受伤机制分类

1.根据伤口开放与否

可分为开放性肾损伤、闭合性肾损伤两种。

(1)开放性肾损伤:开放性肾损伤多见于战时腹部枪弹伤或刀扎伤,且多合并胸、腹及其他器官损伤。

(2)闭合性肾损伤:闭合性肾损伤占肾损伤的70%,包括直接暴力、间接暴力、自发性肾破裂(见图4-1)。直接暴力伤是由上腹部或肾区受到外力的直接撞击或受到挤压所致,为最常见的致伤原因,如交通事故、打击伤等。间接暴力伤是指运动中突然加速或减速、高处坠落后双足或臀部着地、强烈的冲击波等致使肾脏受到惯性震动移位。躯体突然猛烈地移动、用力过猛、剧烈运动的肌肉强烈收缩也可导致肾脏受伤。自发性肾破裂是指在无创伤或轻微的外力作用下发生的肾创伤。

2.根据病变部位

可分为肾实质、肾盂和肾血管破裂3种,可发生肾包膜下出血、肾周出血。

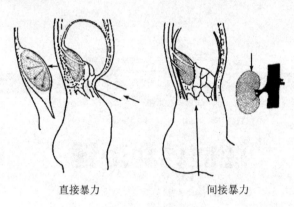

直接暴力   间接暴力

图 4-1 肾损伤机制

3.医源性肾损伤

医源性肾损伤是指在施行手术或施行内腔镜诊治时使肾脏受到意外的损伤。体外冲击波碎石亦可造成肾脏的损伤。

(二)按肾脏损伤的病理分类

见图 4-2。

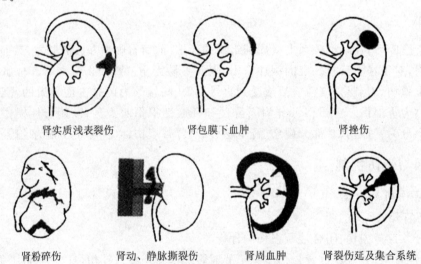

肾实质浅表裂伤   肾包膜下血肿   肾挫伤

肾粉碎伤 肾动、静脉撕裂伤 肾周血肿 肾裂伤延及集合系统

图 4-2 肾脏损伤的病理分类

1.肾挫伤

部分肾实质轻微损伤,形成肾实质内瘀斑、血肿或局部包膜下小血肿。肾被膜及肾盂肾盏完整,亦可涉及集合系统而有少量血尿。

2.肾裂伤

肾裂伤是肾脏实质的挫裂伤。肾被膜及肾盂可完整,仅表现为肾被膜下血肿。

3.肾全层裂伤

肾实质严重损伤时肾被膜及收集系统同时破裂,此时常伴有肾周血肿、严重血尿及尿外渗。如肾周筋膜破裂,外渗的血和尿液可沿后腹膜蔓延。

4.肾蒂损伤

肾蒂血管撕裂伤时可致大出血、休克。锐器刺伤肾血管可致假性动脉瘤、动静脉瘘或肾盂静脉瘘。

5.病理性肾破裂

轻度的暴力即可导致有病理改变的肾脏破裂,如肾积水、肾肿瘤、肾囊肿、移植肾的排斥期等。有时暴力甚至不被察觉,而被称为自发性肾破裂。

三、护理

(一)评估

对患者进行全面评估包括以下内容。

(1)健康史:了解受伤的时间、地点、暴力性质、部位。

(2)身体状况:如临床表现、合并伤、尿外渗、感染、特殊检查结果。

(3)心理和社会状况:如情绪、家庭状况。

(4)术后评估:如伤口引流、尿量、肾功能、心理状态、保健知识。

(二)临床表现

肾损伤的临床表现颇不一致。合并其他器官损伤时,肾损伤的症状可能不易被察觉。肾损伤的主要症状有休克、出血、血尿、疼痛、感染等。

1.休克

早期休克多因剧烈疼痛所致,后期与大量失血有关。其程度与伤势、失血量及有无其他器官合并伤有关。肾损伤出现休克症状,占30%~50%。休克程度多与出血速度、就诊时间、合并伤轻重和机体代偿能力有关。伤后数天出现的延迟性休克表示有持续性或再发性的大量出血,因此需要对伤员进行严密观察和及时处理。

2.血尿

血尿是肾损伤的主要症状之一,90%以上伤者有血尿,多数是肉眼血尿,也可为镜下血尿。血尿在肾损伤诊断中很重要,特别是血尿中有条索状血块者更有意义。一般说来,血尿程度与肾损伤的伤情并不完全一致。

3.疼痛及肿块

伤后出现同侧肾区及上腹部疼痛,轻重程度不一。一般为钝痛,腰痛多为腰部挫伤、肾被膜下出血或血尿渗入肾周围组织刺激腹膜后神经丛所引起。疼痛可局限于腰部、上腹,也可散布到全腹,或放射至肩部、髋区及腰骶部。由于肾周围局部肿胀饱满,肿块形成有明显的触痛和肌肉强直。肾损伤时由于血及外渗尿液积存于肾周,可形成一不规则的痛性肿块。

4.感染发热

血肿和尿外渗易继发感染,形成肾周围脓肿,局部压痛明显,并有全身中毒症状。

(三)辅助检查

1.尿液检查

血尿为诊断肾损伤的重要依据之一。对伤后不能自行排尿者,应进行导尿检查。血尿程度与肾损伤程度不成正比,对伤后无血尿者,不能忽视肾脏损伤的可能性。

2.影像学检查

X线检查对肾损伤的诊断极为重要,它包括腹部平片、排泄性尿路造影、逆行尿路造影、动脉造影及 CT 检查。

(1)腹部平片检查:应尽可能及早进行,否则可因肠胀气而遮蔽肾脏阴影轮廓。腹部平片可见肾阴影增大,腰大肌影消失,脊柱弯向伤侧等。这些都是肾周出血或尿外渗的征象。

(2)排泄性静脉肾盂造影检查:排泄性静脉肾盂造影可了解肾脏损伤的程度和范围。轻度肾挫伤可无任何表现,随着伤势加重,可表现肾盏变形,肾实质内不规则阴影,甚至伤肾不显影。多年来,排泄性静脉肾盂造影是诊断腹部钝性损伤有无泌尿系统合并伤的重要手段。对所有疑为肾损伤者均应予早期施行,不仅能显示损伤的范围,也可帮助了解对侧肾脏的功能是否正常,同时可以发现原来存在的病变。但由于创伤后影响检查操作的进行,有时肾脏分泌功能因严重损伤而减退或轻微外伤可能造成肾脏功能完全抑制或只排出少量对比剂,显影往往不够满意。为了提高准确性,采用大剂量静脉滴注对比剂行肾盂造影+断层摄影,其正确诊断率可达60%~85%。

(3)肾动脉造影检查:经大剂量静脉肾盂造影检查伤肾未显影,此类病例中有 40% 左右为肾蒂损伤。肾动脉造影可以发现肾实质和肾血管完整性的异常变化,如肾蒂损伤、肾内血管破裂或栓塞、肾内动静脉瘘、肾实质裂伤和包膜下血肿等。当然,无须对每个肾损伤患者施行这种检查,如果大剂量静脉尿路造影显示输尿管、肾盂、肾盏严重痉挛,以及肾实质或排泄系统轮廓紊乱,包括肾影增大、不显影或对比剂外溢、肾盏分节或扭曲变形等,同时临床有严重出血表现者应考虑施行肾动脉造影,以指导临床治疗。

(4)膀胱镜检查及逆行尿路造影术:虽能了解膀胱、输尿管情况及肾损伤程度,但可能造成继发感染并加重伤员的痛苦,故对严重外伤患者应慎重施行。

(5)CT 扫描:CT 扫描在发现肾损伤和判断其严重性方面比排泄性静脉肾盂造影更敏感。

(6)其他检查:B 超有助于了解对侧肾脏,也可以随访血肿的大小变化,亦可用于鉴别肝、脾包膜下血肿。核素肾扫描在急诊情况下敏感性较 CT 或动脉造影差,对肾损伤的诊断及分类价值不大。

(四)护理问题

1.组织灌注量改变

组织灌注量改变与肾损伤后出血或同时合并其他器官损伤有关。

2.疼痛

疼痛由于肾周软组织损伤、肾包膜张力增加、血和尿外渗刺激腹膜、手术切口所致。

3.有感染的危险

有感染的危险与损伤后血肿、尿外渗及免疫力低有关。

4.部分自理缺陷

部分自理缺陷与手术及卧床有关。

5.恐惧、焦虑

恐惧、焦虑与外伤打击、担心预后不良有关。

(五)护理措施

1.生活护理

(1)保守治疗及肾部分切除时,遵医嘱绝对卧床休息,卧床期间协助患者完成生活护理,做到"七洁",即皮肤、头发、指甲、会阴、口腔、手足、床单的干净整洁,使患者感到舒适。

(2)饮食要清淡,不吃易引起腹胀的食物,如牛奶、大豆等。

(3)保持管路的清洁,每天清洁尿道口1～2次,尿管定期更换,尿袋定期更换。

(4)保持排便通畅,多吃水果、蔬菜等粗纤维食物,必要时服润肠药。

2.心理护理

肾损伤后患者情绪紧张、恐惧,护士在密切观察病情的同时要向患者宣讲损伤后注意的问题,血尿是损伤后的临床表现之一,要严格按医嘱卧床休息,以免加重损伤。

3.治疗及护理配合

肾损伤的治疗分为非手术治疗和手术治疗。

(1)非手术治疗时的观察与护理配合:非手术治疗的适应证包括肾挫伤。轻型肾裂伤未合并胸、腹腔脏器损伤者,应采取非手术治疗。对重型肾裂伤中肾全层裂伤者亦有人主张采取非手术治疗。非手术治疗的护理配合包括:①密切监测生命体征的变化,积极预防、治疗失血性休克。②注意观察腹部体征变化,观察腰部肿块进展情况。③观察血尿的程度,判断血尿有无进行性加重。④动态监测血红蛋白及红细胞计数,估计出血情况。⑤输血、补液,扩充血容量,纠正水、电解质紊乱。⑥应用止血剂,达到有效止血目的。⑦预防及治疗感染,选择广谱的、对肾脏无损害的抗生素。⑧绝对卧床,加强基础护理,避免再次出血及感染等并发症发生,保守治疗期间随时做好手术准备。

(2)紧急救治的护理配合:对有严重休克的患者,首先进行紧急抢救,包括迅速输血、补液、镇静、止痛等措施详见图4-3。

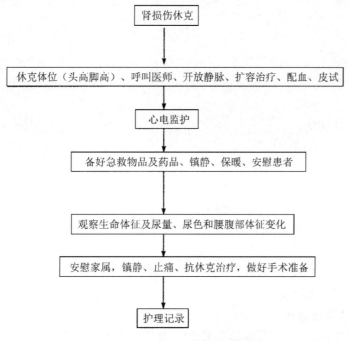

图 4-3 严重肾损伤抢救流程图

(3)肾损伤手术治疗的适应证:①开放性肾损伤。②严重休克经大量输血仍不能纠正。③肾区包块迅速增大。④检查证实为肾粉碎伤。⑤影像学检查证实为肾蒂伤。⑥检查证实为肾盂破裂。⑦合并腹腔脏器损伤。⑧经24～48小时非手术治疗无效者。

(4)肾损伤的手术治疗方法。①开放性肾损伤的处理:少数病例经检查证实为轻微肾实质损伤且未合并其他脏器损伤者可采用非手术治疗。重度肾裂伤的处理:包括肾重度裂伤和肾脏粉碎伤,此类损伤常合并腹腔脏器损伤,必须外科手术,进行肾部分切除或肾切除。②肾盂破裂的处理:此类伤较少见,手术探查。③蒂伤的处理:肾蒂损伤常由于出血严重、病情危急而来不及救治。对此类损伤一经确诊应立即手术探查,争取修复断裂或破裂的血管。④肾被膜下血肿的处理:肾被膜下血肿是轻型肾损伤中常见的一种临床类型。近年来,体外冲击波碎石后导致肾被膜下血肿也时有报道。小的肾被膜下血肿可自行吸收,一般不引起并发症。

(5)手术治疗的护理配合。①肾修补、肾部分切除手术的术后护理配合:手术后绝对卧床2周以上。持续心电监测,密切观察生命体征的变化。观察伤口引流的性质,准确记录24小时引流量。对1小时内引流量>100 mL,应警惕出血可能。准确记录24小时尿量,观察肾功能情况。观察伤口敷料渗出情况,及时换药、预防感染。合理使用抗生素。密切注意体温的改变和白细胞的变化,减少再出血的危险因素。倾听患者主诉,对伤口疼痛剧烈、局部肿胀明显者应警惕再出血可能。保持大便通畅;及时处理咳嗽、咳痰;避免腹压增加因素,减少诱发出血的可能。加强基础护理,预防肺部、尿路感染。②肾切除术后护理配合:密切观察生命体征变化。观察有无胸膜损伤表现,如胸痛、呼吸困难。术后补液原则:根据尿量多少决定补液量。正确合理使用抗生素。观察体温变化,预防术后感染。观察伤口渗出情况;观察引流液性质及引流量。准确记录24小时出入量;术后记录尿量3天;观察对侧肾功能。术后卧床1周,加强生活护理;加强尿管及引流管的护理,防止逆行感染。保持排便通畅,必要时使用通便药。指导患者对单侧肾脏的保护方法,做好健康指导。

四、并发症

(一)近期并发症
(1)继发性出血。
(2)尿性囊肿。
(3)残余血肿并发感染。
(4)形成脓肿。
(5)特发性血尿。

(二)远期并发症
高血压和肾积水。

五、健康教育

肾损伤修补术或肾部分切除术后,近1～3个月避免剧烈活动,注意有无腰部胀痛、血尿及尿量改变等情况,有不适要及时就诊。

(1)多饮水,保持尿路通畅。
(2)经常注意观察尿液颜色、肾局部有无胀痛,发现异常及时就诊。
(3)手术后1个月内不能从事重体力劳动,不做剧烈运动。
(4)血尿停止,肿块消失。5年内定期复查。

六、对单肾的保健常识

(1)避免今后再次受到肾脏创伤。

（2）在饮食方面避免进食刺激性强的食物。

（3）使用药物时选择对肾脏不良反应小的药物。

（4）随时观察血压的变化。

（5）观察尿量变化,定期检查肾脏功能情况。对出现的泌尿系统症状如腰痛、血尿等及时就诊,以及早治疗。再次手术时要提示医师曾经做过肾脏切除术。

（高艳丽）

第二节 输尿管损伤

一、概述

输尿管位于腹膜后间隙,位置隐蔽,一般由外伤直接引起输尿管损伤不常见,多见于医源性损伤,如手术损伤或器械损伤及放射性损伤。凡腹腔、盆腔手术后患者发生无尿、漏尿,腹腔或盆腔有刺激症状时均应想到输尿管损伤的可能。对怀疑输尿管损伤的患者,应进行系统的泌尿系统检查。妇科手术特别是宫外孕破裂、剖宫产等急诊手术或妇科肿瘤根治术中,输尿管被钳夹或误扎等医源性损伤最为常见。

二、护理评估

采集患者外伤史,盆腔、腹腔、腹膜后手术史,妇科手术史及泌尿系统手术史,如出现相应的症状应警惕输尿管损伤的可能。

(一)临床表现

手术损伤输尿管引起临床表现需根据输尿管损伤程度而定,术中发现输尿管损伤,立即处理可不留后遗症。倘若未被发现,多在3～5天起病。尿液起初渗在组织间隙里,临床上表现为高热、寒战、恶心、呕吐、损伤侧腰痛、肾肿大、下腹或盆腔内肿物、压痛及肌紧张等。

1.腹痛及感染症状

表现为腰部胀痛、寒战、局部触痛、叩击痛。若输尿管被误扎,多数病例数天内患侧腰部出现胀痛,并可出现寒战、发热,局部触痛、叩击痛并可扪及肿大的肾脏。若采用输尿管镜套石或碎石操作,不慎造成输尿管穿孔破损者,由于漏尿或尿液外渗可引起患侧腰痛及腹胀,继发感染后则出现寒战、发热,肾区压痛并可触及尿液积聚而形成的肿块。

2.尿瘘

尿瘘分急性尿瘘与慢性尿瘘两种。前者在输尿管损伤后当天或数天内出现伤口漏尿,腹腔积尿或阴道漏尿。后者以盆腔手术所致输尿管阴道瘘最常见。尿瘘形成前,多有尿外渗引起感染症状,常见伤后2～3周形成尿瘘。

3.无尿

双侧输尿管发生断裂或误扎,伤后即可无尿,应注意与创伤性休克所致急性肾衰竭的无尿鉴别。

4.血尿

输尿管损伤后可以出现肉眼或镜下血尿,但也可以尿液检查正常,一旦出现血尿,应高度怀疑有输尿管损伤。

(二)辅助检查

1.静脉肾盂造影

可显示患肾积水,损伤以上输尿管扩张、扭曲、成角、狭窄及对比剂外溢。

2.膀胱镜及逆行造影

可观察瘘口部位并与膀胱损伤鉴别,逆行造影对明确损伤部位、损伤程度有价值。

3.B超

可显示患肾积水和输尿管扩张。

4.CT

对输尿管外伤性损伤部位、尿外渗及合并肾损伤或其他脏器损伤有一定的诊断意义。

5.阴道检查

有时可直接观察到瘘口的部位。

6.体格检查

膀胱腹膜外破裂后尿外渗,下腹耻骨上区有明显触痛,有时可触及包块。膀胱腹膜内破裂后,若有大量尿液进入腹腔,检查有腹壁紧张、压痛、反跳痛及移动性浊音。

(三)护理问题

首先对患者进行心理评估,了解患者的身体和心理状态,患者主要存在以下护理问题。

1.疼痛

疼痛与尿外渗及手术有关。

2.舒适的改变

舒适的改变与术后放置支架管、造瘘管有关。

3.恐惧、焦虑

恐惧、焦虑与尿瘘、担心预后不良有关。

4.有感染的危险

有感染的危险与尿外渗及各种管路有关。

三、护理措施

(一)心理护理

输尿管损伤因为手术的损伤发生率较高,因此,心理护理显得尤为重要。要做到详细评估患者的心理状况及接受治疗的心理准备,与患者建立良好的护患关系,掌握患者的心理变化并给予相应的健康指导,减少医疗纠纷的发生。输尿管损伤后患者情绪紧张、恐惧,尤其是发生漏尿或无尿时,护士在密切观察病情的同时要向患者宣讲损伤后注意的问题,鼓励患者树立信心,保持平和的心态,积极配合治疗,减轻患者的焦虑。

(二)生活护理

(1)主动巡视患者,帮助患者完成生活护理,保持"七洁":皮肤、头发、指甲、会阴、口腔、手足、床单的干净整洁,使患者感到舒适。

(2)观察并保持各种管路的清洁通畅,正确记录引流液的颜色及量,尿袋、引流袋定期更换。

（3）关心患者,讲解健康保健知识。

（4）观察尿外渗的腹部体征,腹痛的程度;观察体温的变化,每天测量体温 4 次,并记录在护理病例中,发热时及时通知医师。

（5）观察 24 小时尿量,注意血尿情况,少尿、无尿要立即通知医师处理。

（6）饮食要均衡,富于营养,易消化。不吃易引起腹胀的食物,如牛奶、大豆等。保持排便通畅,必要时服润肠药。

（三）治疗及护理配合

输尿管损伤后治疗采取修复输尿管、保持通畅、保护肾功能的原则。及时采用双 J 管引流,有利于损伤的修复和狭窄的改善。

1.治疗方法

（1）外伤所致输尿管损伤,应首先注意处理其全身情况及有无合并其他脏器的损伤,断裂的输尿管应根据具体情况给予修补或吻合。除不得已时不宜摘除肾脏。

（2）器械所致的输尿管损伤往往为裂伤,保守治疗多可痊愈。如尿外渗症状不断加重,应及早施行引流术。

（3）手术时误伤输尿管应根据具体情况及时予以修补或吻合,如输尿管被结扎,应尽早松解结扎线,并在输尿管内安置导管保留数天。输尿管切开,可进行缝合修补,然后置管引流。输尿管被切断,则进行端端吻合,置管引流两周左右。输尿管在低位被切断可行输尿管膀胱吻合术。输尿管被钳夹,损伤轻微时按结扎处理;较重时,为防止组织坏死形成尿瘘,可切除损伤部分,进行端端吻合。若输尿管缺损太多,根据具体情况可以选择输尿管外置造瘘,肾造瘘,利用膀胱组织或小肠做输尿管成形手术。

2.保守治疗的护理配合

（1）密切监测生命体征的变化,记录及时准确。

（2）观察腹痛情况,不能盲目给予止痛剂。

（3）保持各种管路的清洁通畅,正确记录引流液的颜色及量,尿袋定期更换。

（4）备皮、备血、皮试,做好必要时手术探查的准备。

（5）正确记录 24 小时尿量,注意血尿情况,少尿、无尿要立即通知医师处理。

（6）嘱患者卧床休息,做好生活护理,保持排便通畅,必要时服润肠药。

3.手术治疗的护理

（1）输尿管断端吻合术后留置双 J 管,在此期间嘱患者多饮水,保证引流尿液通畅,防止感染,促进输尿管损伤的愈合。

（2）预防感染,术后留置导尿管,注意各引流管的护理,定期更换引流袋。更换引流袋应无菌操作,防止感染,尿道口护理每天 1～2 次。女性患者每天会阴冲洗。

（3）严密观察尿量,间接地了解有无肾衰竭的发生。

（4）高热的护理,给予物理降温,鼓励患者多饮水,及时更换干净衣服,必要时遵医嘱给予药物降温。

4.留置双 J 管的护理

（1）留置双 J 管可引起患侧腰部不适,术后早期多有腰痛,主要是插管引起输尿管黏膜充血、水肿及放置双 J 管后输尿管反流有关(图 4-4)。

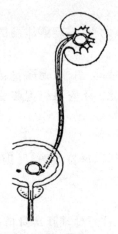

图 4-4 双 J 管置入

(2)患者出现膀胱刺激症状,主要由于双 J 管放置与不当或双 J 管下移,刺激膀胱三角区和后尿道所致。

(3)术后输尿管内放置双 J 管做内支架以利内引流,勿打折,保持通畅,同时防止血块聚集造成输尿管阻塞。

(4)要调整体位保持导尿管通畅,防止膀胱内尿液反流。

(5)观察尿液及引流状况。由于双 J 管置管时间长,且上下端盘曲刺激肾盂、膀胱黏膜易引起血尿。因此,术后要注意尿液颜色及尿量的变化。观察血尿颜色的方法是每天清晨留取标本,用无色透明玻璃试管,观察比较尿色。若患者突然出现鲜红尿液或肾区胀痛及腹部不适等症状,应及时报告医师。

(6)双 J 管于手术后 1～3 个月在膀胱镜下拔除。

四、健康教育

(1)输尿管损伤严重易引起输尿管狭窄,因此告之患者双 J 管需要定期更换直至狭窄改善为止。

(2)定期复查了解损伤愈合的情况及双 J 管的位置。若出现尿路刺激征、发热、腹痛、无尿等症状时,以及时就诊。

(3)拔除留置导尿管后,指导患者增加饮水量,增加排尿次数,不宜憋尿。不宜做剧烈运动。有膀胱刺激征患者应遵医嘱给予解痉药物治疗。

(靳海荣)

第三节 阴囊与睾丸损伤

一、概述

睾丸位于阴囊内、体表外,是男性最容易被攻击的部位。两者损伤常同时存在。闭合性损伤较多见,如脚踢、手抓、挤压、骑跨等。开放性损伤除战争年代外,平时较少,如刀刺、枪弹伤等。睾丸损伤的程度可以是挫伤、破裂、扭转、脱位,严重时睾丸组织完全缺失。阴囊皮肤松弛,睾丸血液回流丰富,损伤后极易引起血肿、感染。此外睾丸或其供应血管的严重损伤可导致睾丸萎缩,坏死,可能并发阳痿或其他性功能障碍。有阴茎损伤时要注意有无合并尿道损伤,阴囊皮肤撕脱伤应尽早清创缝合,若缺损过大可行植皮术。阴茎、阴囊损伤的治疗原则与一般软组织的损伤相似。睾丸损伤最常见,本节主要介绍阴囊及睾丸损伤的护理。

二、护理评估

(一)损伤的类型及临床表现

阴囊及睾丸损伤时常出现疼痛、肿胀,甚至晕厥、休克,有时可危及生命。

1.阴囊损伤

阴囊皮肤瘀斑、血肿,开放性损伤阴囊撕裂,睾丸外露。

2.睾丸损伤的类型及临床表现

(1)睾丸挫伤:睾丸肿胀、硬,剧痛与触痛。

(2)睾丸破裂:剧疼甚至昏厥,阴囊血肿,触痛明显,睾丸轮廓不清。

(3)睾丸脱位:指睾丸被挤压到阴囊以外的部位,如腹股沟管、股管、会阴等部位的皮下,局部剧痛、触痛,痛侧阴囊空虚。

(4)睾丸扭转:是指睾丸或精索发生扭转,造成睾丸急性缺血。近年报告此病在青少年中有逐渐增多趋势,睾丸下降不全或睾丸系带过长时容易发生扭转。临床表现为突然发作的局部疼痛,可以向腹股沟及下腹部放射,可伴有恶心及呕吐。其主要体征是阴囊皮肤局部水肿,患侧睾丸上缩至阴囊根部;睾丸轻度肿大并有触痛;附睾摸不清;体温轻度升高。不及时治疗,睾丸会发生缺血性坏死,颜色发黑,逐渐萎缩以致功能丧失。

(二)辅助检查

1.视诊

阴囊在体表外,损伤的部位、程度可以直接判断。

2.B超检查

彩色超声波检查可以判断睾丸及其血管损伤的程度,能鉴别睾丸破裂与睾丸挫伤,以及睾丸内血肿的存在,因而可为手术探查提供客观的检查依据。

(三)护理问题

1.疼痛

疼痛与外伤有关。

2.舒适改变

舒适改变与疼痛及手术后卧床有关。

3.部分生活自理缺陷

部分生活自理缺陷与外伤及手术有关。

4.知识缺乏

缺乏疾病相关知识。

三、护理措施

(一)生活护理

(1)做好基础护理,协助患者完成"七洁"。

(2)保持会阴部皮肤的清洁,避免排尿、排便污染。

(3)满足患者的护理需求,让患者感到舒适,遵医嘱应用止痛剂。

(4)加强病房管理,创造整洁安静的休养环境。

(二)心理护理

巡视患者或做治疗时多与患者交流,用通俗易懂的语言向患者讲解损伤的治疗及保健知识,缓解患者对突如其来的损伤产生的恐惧和焦虑,认真倾听患者主诉,以及时帮助患者解决问题,做好基础护理,满足患者的合理需求,向患者解释每项检查治疗的目的,使患者能积极配合治疗护理。

(三)治疗配合

1.阴囊闭合性损伤

阴囊无明显血肿时应动态观察,卧床休息,将阴囊悬吊,早期局部冷敷;血肿较大时应抽吸或切开引流,放置引流条以充分引流渗液、渗血,给予抗生素预防感染。

2.阴囊开放性损伤

局部彻底清创,除去异物还纳睾丸,注射破伤风抗毒素,给予抗生素预防感染。

3.睾丸损伤破裂

止痛,减轻睾丸张力,控制出血,当有精索动脉断裂或睾丸严重破裂无法修复时,可手术切除睾丸,阴囊放置引流条,减少局部感染。

4.睾丸扭转

睾丸固定术是可靠、有效的治疗方法,术中可将扭转的睾丸松解后,观察血液循环恢复情况,半小时以内,如果血液运行逐渐恢复,睾丸颜色逐渐变红,表示睾丸功能已经恢复,可以保留。如果手术中睾丸颜色呈黑紫色,则表示已经坏死,应该切除。

(四)护理措施

(1)患者卧床休息,注意观察伤口周围的渗出,以及时更换敷料,防止感染。

(2)观察生命体征变化,以及时发现出血倾向。

(3)遵医嘱给予止痛剂,缓解疼痛不适;给予抗生素治疗、预防感染。

(4)观察局部血运情况,保持导尿管和引流管的通畅,多饮水。

四、健康教育

(1)手术近期避免剧烈活动,禁房事。

(2)按时复诊,有不适及时来医院,不能随便用药。

(郝　丹)

第五章

内分泌科护理

第一节　甲状腺功能亢进症

甲状腺功能亢进症(简称甲亢)指由多种病因导致的甲状腺激素(TH)分泌过多,引起各系统兴奋性增高和代谢亢进为主要表现的一组临床综合征。其中以毒性弥漫性甲状腺肿(Graves病)最多见。

一、病因

(一)遗传因素
弥漫性毒性甲状腺肿是器官特异性自身免疫性疾病之一,有显著的遗传倾向。

(二)免疫因素
弥漫性毒性甲状腺肿的体液免疫研究较为深入。最明显的体液免疫特征为血清中存在甲状腺细胞促甲状腺激素(TSH)受体抗体。即甲状腺细胞增生,TH合成及分泌增加。

(三)环境因素
环境因素对本病的发生、发展有重要影响,如细菌感染、性激素、应激等,可能是该病发生和恶化的重要诱因。

二、临床表现

(一)一般临床表现
1.甲状腺激素分泌过多综合征

(1)高代谢综合征:多汗怕热、疲乏无力、体重锐减、低热和皮肤温暖潮湿。

(2)精神神经系统:焦躁易怒、神经过敏、紧张忧虑、多言好动、失眠不安、思想不集中和记忆力减退等。

(3)心血管系统:心悸、胸闷、气短,严重者可发生甲亢性心脏病。

(4)消化系统:常表现为食欲亢进,多食消瘦。重者可有肝功能异常,偶有黄疸。

(5)肌肉骨骼系统:部分患者有甲亢性肌病、肌无力和周期性瘫痪。

(6)生殖系统:女性月经常有减少或闭经。男性有勃起功能障碍,偶有乳腺发育。

(7)内分泌系统:早期血液中促肾上腺皮质激素(ACTH)及 24 小时尿 17-羟皮质类固醇升高,继而受过高 T_3、T_4 抑制而下降。

(8)造血系统:血淋巴细胞升高,白细胞计数偏低,血容量增大,可伴紫癜或贫血,血小板寿命缩短。

2.甲状腺肿

(1)弥漫性、对称性甲状腺肿大。

(2)质地不等、无压痛。

(3)肿大程度与甲亢轻重无明显关系。

(4)甲状腺上下可触及震颤,闻及血管杂音,为诊断本病的重要体征。

3.眼征

(1)单纯性突眼:眼球轻度突出,瞬目减少,眼裂增宽。

(2)浸润性突眼:眼球突出明显,眼睑肿胀,眼球活动受限,结膜充血水肿,严重者眼睑闭合不全、眼球固定、角膜外露而形成角膜溃疡、全眼炎,甚至失明。

(二)特殊临床表现

(1)甲亢危象:①高热(40 ℃以上);②心率快(>140 次/分);③烦躁不安、呼吸急促、大汗、恶心、呕吐和腹泻等,严重者可出现心力衰竭、休克及昏迷。

(2)甲状腺毒症性心脏病主要表现为心排血量增加、心动过速、心房颤动和心力衰竭。

(3)淡漠型甲状腺功能亢进症:①多见于老年患者,起病隐袭;②明显消瘦、乏力、头晕、淡漠、昏厥等;③厌食、腹泻等消化系统症状。

(4)T_3 型甲状腺毒症多见于碘缺乏地区和老年人,实验室检查:血清总三碘甲腺原氨酸(TT$_3$)与游离三碘甲腺原氨酸(FT$_3$)均增高,而血清总甲状腺素(TT$_4$)、血清游离甲状腺素(FT$_4$)正常。

(5)亚临床型甲状腺功能亢进症血清 FT$_3$、FT$_4$ 正常,促甲状腺激素(TSH)降低。

(6)妊娠期甲状腺功能亢进症:①妊娠期甲状腺激素结合球蛋白增高,引起 TT$_4$ 和 TT$_3$ 增高。②一过性甲状腺毒症。③新生儿甲状腺功能亢进症。④产后由于免疫抑制的解除,弥漫性毒性甲状腺肿易于发生,称为产后弥漫性毒性甲状腺肿。

(7)胫前黏液性水肿多发生在胫骨前下 1/3 部位,也见于足背、踝关节、肩部、手背或手术瘢痕处,偶见于面部,皮损大多为对称性。

(8)Graves 眼病(甲状腺相关性眼病)。

三、辅助检查

(一)实验室检查

检测血清游离甲状腺素(FT$_4$)、游离三碘甲腺原氨酸(FT$_3$)和促甲状腺激素(TSH)。

(二)影像学及其他检查

放射性核素扫描、CT 检查、B 超检查、MRI 检查等有助于甲状腺、异位甲状腺肿和球后病变性质的诊断,可根据需要选用。

四、处理原则和治疗要点

(一)抗甲状腺药物

口服抗甲状腺药物是治疗甲亢的基础措施,也是手术和^{131}I治疗前的准备阶段。常用的抗甲状腺药物包括硫脲类(丙硫氧嘧啶、甲硫氧嘧啶等)和咪唑类(甲巯咪唑、卡比马唑等)。

(二)^{131}I治疗甲亢

目的是破坏甲状腺组织,减少甲状腺激素产生。该方法简单、经济,治愈率高,尚无致畸、致癌、不良反应增加的报道。

(三)手术治疗

通常采取甲状腺次全切术,两侧各留下2～3g甲状腺组织。

五、护理评估

(一)病史

详细询问过去健康情况,有无甲亢家族史,有无病毒感染,应激因素,诱发因素,生活方式,饮食习惯,排便情况;查询上次住院的情况,药物使用情况,以及出院后病情控制情况;询问最近有无疲乏无力、怕热多汗、大量进食却容易饥饿、甲状腺肿大、眼部不适、高热的症状。

(二)身体状况

评估生命体征的变化,包括体温是否升高,脉搏是否加快,脉压是否增大等;情绪是否发生变化;有无体重下降,是否贫血。观察和测量突眼度;观察甲状腺肿大的程度,是否对称,有无血管杂音等。

(三)心理-社会评估

询问对甲状腺疾病知识的了解情况,患病后对日常生活的影响,是否有情绪上的变化,如急躁易怒,易与身边的人发生冲突或矛盾;了解所在社区的医疗保健服务情况。

六、护理措施

(一)饮食护理

(1)给予高蛋白、高维生素、矿物质丰富、高热量饮食。

(2)适量增加奶类、蛋类、瘦肉类等优质蛋白以纠正体内的负氮平衡,多摄取新鲜蔬菜和水果。

(3)多饮水,保证每天2 000～3 000 mL,以补充腹泻、出汗等所丢失的水分。若患者并发心脏疾病应避免大量饮水,以预防水肿和心力衰竭的发生。

(4)为避免引起患者精神兴奋,不宜摄入刺激性的食物及饮料,如浓茶、咖啡等。

(5)为减少排便次数,不宜摄入过多的粗纤维食物。

(6)限制含碘丰富的食物,不宜食海带、紫菜等海产品,慎食卷心菜、甘蓝等易致甲状腺肿的食物。

(二)用药护理

(1)指导患者正确用药,不可自行减量或停药。

(2)观察药物不良反应:①粒细胞缺乏症多发生在用药后2～3个月。定期复查血常规,如血白细胞计数低于3×10^9/L或中性粒细胞计数低于1.5×10^9/L,应考虑停药,并给予升白药物。

②如伴咽痛、发热、皮疹等症状须立即停药。③药疹较常见,可用抗组胺药控制,不必停药,发生严重皮疹时应立即停药,以免发生剥脱性皮炎。④发生肝坏死、中毒性肝炎、精神病、狼疮样综合征、胆汁淤滞综合征、味觉丧失等应立即停药进行治疗。

(三)休息与活动

评估患者目前的活动情况,与患者共同制订日常活动计划。不宜剧烈活动,活动时以不感疲劳为好,适当休息,保证充足睡眠,防止病情加重。如有心力衰竭或严重感染者应严格卧床休息。

(四)环境

保持病室安静,避免嘈杂,限制探视时间,告知家属不宜提供兴奋、刺激的信息,以减少患者激动、易怒的精神症状。甲亢患者因怕热多汗,应安排通风良好的环境,夏天使用空调,保持室温凉爽而恒定。

(五)生活护理

协助患者完成日常的生活护理,如洗漱、进餐、如厕等。对大量出汗的患者,加强皮肤护理,应随时更换浸湿的衣服及床单,防止受凉。

(六)心理护理

耐心细致地解释病情,提高患者对疾病的认知水平,让患者及其家属了解其情绪、性格改变是暂时的,可因治疗而得到改善,鼓励患者表达内心感受,理解和同情患者,建立互信关系。与患者共同探讨控制情绪和减轻压力的方法,指导和帮助患者正确处理生活中的突发事件。

(七)病情观察

观察患者精神状态和手指震颤情况,注意有无焦虑、烦躁、心悸等甲亢加重的表现,必要时使用镇静剂。

(八)眼部护理

采取保护措施,预防眼睛受到刺激和伤害。外出戴深色眼镜,减少光线、灰尘和异物的侵害。经常用眼药水湿润眼睛,避免过度干燥;睡前涂抗生素眼膏,眼睑不能闭合者用无菌纱布或眼罩覆盖双眼。指导患者当眼睛有异物感、刺痛或流泪时,勿用手直接揉眼睛。睡眠或休息时,抬高头部,使眶内液回流减少,减轻球后水肿。

七、健康指导

(一)疾病知识指导

为患者讲解有关甲亢的疾病知识,指导患者注意加强自我保护,上衣领宜宽松,避免压迫甲状腺,严禁用手挤压甲状腺以免 TH 分泌过多,加重病情。对有生育需要的女性患者,应告知其妊娠可加重甲亢,宜治愈后再妊娠。育龄女性在 ^{131}I 治疗后的 6 个月内应当避孕。妊娠期间监测胎儿发育。鼓励患者保持身心愉快,避免精神刺激或过度劳累,建立和谐的人际关系和良好的社会支持系统。

(二)患者用药指导

坚持遵医嘱按剂量、按疗程服药,不可随意减量或停药。对妊娠期甲亢患者,应指导其避免各种对母亲及胎儿造成影响的因素,宜选用抗甲状腺药物治疗,禁用 ^{131}I 治疗,慎用普萘洛尔。产后如需继续服药,则不宜哺乳。

(三)定期监测及复查

指导患者服用抗甲状腺药物,开始 3 个月,每周检查血常规 1 次,每隔 1～2 个月做甲状腺功能测定,每天清晨卧床时自测脉搏,定期测量体重。脉搏减慢、体重增加是治疗有效的标志。若出现高热、恶心、呕吐、不明原因腹泻、突眼加重等症状,警惕甲状腺危象可能,应及时就诊。指导患者出院后定期复查甲状腺功能、甲状腺彩超等。

(高艳丽)

第二节 甲状腺功能减退症

甲状腺功能减退症(简称甲减)是由各种原因导致的甲状腺激素合成和分泌减少(低甲状腺激素血症),或组织利用不足(甲状腺激素抵抗)而引起的全身性低代谢并伴各系统功能减退的综合征。其病理征表现为黏液性水肿。起病于胎儿或新生儿的甲减称为呆小病,常伴有智力障碍和发育迟缓。起病于成人者称成年型甲减。本节主要介绍成年型甲减。

一、病因

(一)自身免疫损伤

常见于自身免疫性甲状腺炎引起 TH 合成和分泌减少。

(二)甲状腺破坏

甲状腺切除术后、^{131}I 治疗后导致的甲状腺功能减退。

(三)中枢性甲减

由垂体外照射、垂体大腺瘤、颅咽管瘤及产后大出血引起的促甲状腺激素释放激素(TRH)和促甲状腺激素(TSH)产生和分泌减少所致。

(四)碘过量

可引起具有潜在性甲状腺疾病者发生甲减,也可诱发和加重自身免疫性甲状腺炎。

(五)抗甲状腺药物使用

硫脲类药物、锂盐等可抑制 TH 合成。

二、临床表现

甲减多病程较长、病情轻或早期可无症状,其临床表现与甲状腺激素缺乏的程度有关。

(一)一般表现

1.基础代谢率降低

体温偏低、怕冷、易疲倦、无力,水肿、体重增加,反应迟钝、健忘、嗜睡等。

2.黏液性水肿面容

面部虚肿、面色苍白或呈姜黄色,部分患者鼻唇增厚、表情淡漠、声音低哑、说话慢且发音不清。

3.皮肤及附属结构

皮肤苍白、干燥、粗糙少光泽,肢体凉。少数病例出现胫前黏液性水肿。指甲生长缓慢、厚脆,表面常有裂纹,毛发稀疏干燥、眉毛外 1/3 脱落。

(二)各系统表现

1.心血管系统

主要表现为心肌收缩力减弱、心动过缓、心排血量降低。久病者由于胆固醇增高,易并发冠心病,10%的患者伴发高血压。

2.消化系统

主要表现为便秘、腹胀、畏食等,严重者可出现麻痹性肠梗阻或黏液水肿性巨结肠。

3.内分泌生殖系统

主要表现为性欲减退,女性常有月经过多或闭经情况。

4.肌肉与关节

主要表现为肌肉乏力,暂时性肌强直、痉挛和疼痛等。

5.血液系统

主要表现为贫血。

6.黏液水肿性昏迷

主要表现为低体温(<35 ℃)、嗜睡、呼吸减慢、心动过缓、血压下降、四肢肌肉松弛、腱反射减弱或消失、血压明显降低,甚至发生昏迷、休克而危及生命。

三、辅助检查

(一)实验室检查

血常规检查、血生化检查、尿常规检查、甲状腺功能检查。

(二)影像学及其他检查

颈部 B 超检查、心电图检查、胸部 X 线检查、头 MRI 检查、头 CT 检查。

四、处理原则及治疗要点

(一)替代治疗

首选左甲状腺素钠片口服。替代治疗时,需从最小剂量开始用药,之后根据 TSH 目标调整剂量,逐渐纠正甲减而不产生明显不良反应,使血 TSH 和 TH 水平恒定在正常范围内。

(二)对症治疗

有贫血者补充铁剂、维生素 B_{12}、叶酸等。胃酸分泌过少者补充稀盐酸,与 TH 合用疗效好。

(三)亚临床甲减的处理

亚临床甲减引起的血脂异常可导致动脉粥样硬化,部分亚临床甲减也可发展为临床甲减。目前认为只要患者有高胆固醇血症、血清 TSH>10 mU/L,就需要给予左甲状腺素钠片进行替代治疗。

(四)黏液性水肿昏迷的治疗

(1)立即静脉补充 TH,清醒后改口服维持治疗。

(2)保持呼吸道通畅,吸氧,同时给予保暖。

(3)糖皮质激素持续静脉滴注,待患者清醒后逐渐减量、停药。根据需要补液。

(4)祛除诱因,治疗原发病。

五、护理评估

(一)病史

(1)详细了解患者患病的起始时间,有无诱因,发病的缓急,主要症状及其特点。

(2)评估患者有无进食异常或营养异常,有无排泄功能异常和体力减退等。

(3)评估患者有无失眠、瞌睡、记忆力下降、注意力不集中、畏寒、手足搐搦、四肢感觉异常或麻痹等症状。

(4)评估患者既往检查情况,是否遵从医嘱治疗,用药及治疗效果。

(5)询问患者家族有无类似疾病发生。

(二)身体状况

(1)观察有无体温降低、脉搏减慢等体征。

(2)观察患者有无记忆力减退、反应迟钝和表情淡漠等表现。

(3)观察患者皮肤有无干燥发凉、粗糙脱屑、毛发脱落和黏液性水肿等表现。

(4)有无畏食、腹胀和便秘等。

(5)有无肌肉乏力、暂时性肌强直、痉挛、疼痛等表现,有无关节病变。

(6)有无心肌收缩力减弱、心动过缓、心排血量下降等表现。

(三)心理-社会状况

(1)评估患者患病后的精神、心理变化。

(2)评估疾病对患者日常生活、学习或工作、家庭的影响,是否适应角色的转变。

(3)评估患者对疾病的认知程度。

(4)评估社会支持系统,如家庭成员、经济状况等能否满足患者的医疗护理需求。

六、护理措施

(一)心理护理

多与患者接触交流,鼓励患者表达其感受,交谈时语言温和,耐心倾听,消除患者的陌生感和紧张感。耐心向患者解释病情,消除紧张和顾虑,保持一个健康的心态,积极面对疾病,使其积极配合治疗,树立信心。

(二)饮食护理

给予高维生素、高蛋白质、低钠、低脂饮食。宜进食粗纤维食物,促进排便。桥本甲状腺炎所致的甲减应避免摄取含碘食物和药物,以免诱发严重的黏液性水肿。

(三)低体温护理

(1)保持室内空气新鲜,每天通风,调节室温在 22~24 ℃,注意保暖。可通过添加衣服、包裹毛毯,睡眠时加盖棉被,冬季外出时戴手套、穿棉鞋,以避免着凉。

(2)注意监测生命体征变化,观察有无体温过低、心律失常等表现,并给予及时处理。

(四)便秘护理

指导患者每天定时排便,养成规律的排便习惯。适当地按摩腹部,多进食富含粗纤维的蔬菜、水果、全麦制品。根据患者病情、年龄进行适度的运动,如慢走、慢跑,促进胃肠蠕动。

(五)用药护理

通常需要终身服药,从小剂量开始,逐渐加量至达到完全替代剂量。空腹或餐前 30 分钟口服,一般与其他药物分开服用。如用泻剂,观察排便的次数、量,有无腹痛、腹胀等麻痹性肠梗阻的表现。

(六)黏液水肿昏迷的护理

(1)应立即建立静脉通路,给予急救药物。

(2)保持呼吸道通畅,给予吸氧,必要时配合气管插管术或气管切开术。

(3)监测生命体征和动脉血气分析的变化,记录 24 小时出入液量。

(4)给予保暖,避免局部热敷,以免烫伤和加重循环不良。

七、健康指导

(一)疾病知识指导

讲解疾病发生原因及注意事项,如地方性缺碘者可采用碘化盐。药物引起者应调整剂量或停药。注意个人卫生,注意保暖,避免在人群集中的地方停留时间过长,预防感染和创伤。慎用催眠、镇静、止痛等药物。

(二)饮食原则

遵循高蛋白质、高维生素、低钠、低脂肪的饮食原则。

(三)药物指导

向其解释终身坚持服药的必要性。不可随意停药或更改剂量,否则可能导致心血管疾病,如心肌缺血、心肌梗死或充血性心力衰竭。替代治疗效果最佳的指标为血 TSH 恒定在正常范围内,长期行替代治疗者宜每 6~12 个月检测 1 次。对有心脏病、高血压、肾炎的患者,注意剂量的调整。服用利尿剂时,指导患者记录 24 小时出入量。

(四)病情观察

观察患者的症状和体征改善情况,如出现明显的药物不良反应或并发症,应及时给予处置。讲解黏液性水肿昏迷发生的原因及表现,若出现低血压、心动过缓、体温<35 ℃等,应及时就医。指导患者自我监测甲状腺激素服用过量的症状,如出现多食消瘦、脉搏>100 次/分、心律失常、体重减轻、发热、大汗、情绪激动等情况,及时报告医师。指导患者定期复查肝功能、肾功能、甲状腺功能、血常规、心电图等。

(五)定期复查甲状腺功能

药物治疗开始后 4~8 周或剂量调整后检测 TSH,TSH 恢复正常后每 6~12 个月检查 1 次甲状腺功能。监测体重,以了解病情控制情况,及时调整用药剂量。

(高艳丽)

第三节　腺垂体功能减退症

腺垂体功能减退症是由多种病因引起一种或多种腺垂体激素减少或缺乏所致的一系列临床综合征。腺垂体功能减退症可原发于垂体病变,或继发于下丘脑病变,表现为甲状腺、肾上腺、性腺等功能减退症和(或)蝶鞍区占位性病变。由于病因多,涉及的激素种类和数量多,故临床症状变化大,但补充所缺乏激素治疗后症状可快速缓解。

一、病因与发病机制

(一)垂体瘤

成人最常见的原因,大都属于良性肿瘤。肿瘤可分为功能性和无功能性。腺瘤增大可压迫正常垂体组织,引起垂体功能减退或功能亢进,并与腺垂体功能减退症同时存在。

(二)下丘脑病变

如肿瘤、炎症、浸润性病变(如淋巴瘤、白血病等)、肉芽肿(如结节病)等,可直接破坏下丘脑神经内分泌细胞,使释放激素分泌减少。

(三)垂体缺血性坏死

妊娠期垂体呈生理性肥大,血供丰富,若围产期前置胎盘、胎盘早期剥离、胎盘滞留、子宫收缩无力等引起大出血、休克、血栓形成,可使腺垂体大部分缺血坏死和纤维化,致腺垂体功能低下,临床称为希恩综合征。糖尿病血管病变使垂体供血障碍也可导致垂体缺血性坏死。

(四)蝶鞍区手术、放射治疗(简称放疗)和创伤

垂体瘤切除、术后放疗及乳腺癌做垂体切除治疗等,均可导致垂体损伤。颅底骨折可损毁垂体柄和垂体门静脉血液供应。鼻咽癌放疗也可损坏下丘脑和垂体,引起腺垂体功能减退。

(五)感染和炎症

细菌、病毒、真菌等感染引起的脑炎、脑膜炎、流行性出血热、梅毒或疟疾等均可损伤下丘脑和垂体。

(六)糖皮质激素长期治疗

可抑制下丘脑-垂体-肾上腺皮质轴,突然停用糖皮质激素后可出现医源性腺垂体功能减退,表现为肾上腺皮质功能减退。

(七)先天遗传性

腺垂体激素合成障碍可有基因遗传缺陷,转录因子突变可见于特发性垂体单一或多激素缺乏症患者。

(八)垂体卒中

垂体瘤内突然出血,瘤体骤然增大,压迫正常垂体组织和邻近视神经束,可出现急症危象。

(九)其他

自身免疫性垂体炎、空泡蝶鞍、颞动脉炎、海绵窦处颈内动脉瘤均可引起腺垂体功能减退。

二、临床表现

垂体组织破坏达95%临床表现为重度,75%临床表现为中度,破坏60%为轻度,破坏50%以下者不出现功能减退症状。促性腺激素、生长激素(GH)和催乳素(PRL)缺乏为最早表现;促甲状腺激素(TSH)缺乏次之;然后可伴有促皮质素(ACTH)缺乏。希恩综合征患者往往因围产期大出血休克而有全垂体功能减退症,即垂体激素均缺乏,但无占位性病变发现。腺垂体功能减退主要表现为相应靶腺(性腺、甲状腺、肾上腺)功能减退。

(一)靶腺功能减退表现

1.性腺(卵巢、睾丸)功能减退

性腺(卵巢、睾丸)功能减退常最早出现。女性多数有产后大出血、休克、昏迷病史,表现为产后无乳、绝经、乳房萎缩、性欲减退、不育、性交痛、阴道炎等。查体见阴道分泌物减少,外阴、子宫

和阴道萎缩,毛发脱落,尤以阴毛、腋毛为甚。成年男子表现为性欲减退、阳痿、无男性气质等,查体见肌力减弱、皮脂分泌减少、睾丸松软缩小、胡须稀少、骨质疏松等。

2.甲状腺功能减退

表现与原发性甲状腺功能减退症相似,但通常无甲状腺肿。

3.肾上腺功能减退

表现与原发性慢性肾上腺皮质功能减退症相似,所不同的是本病由于缺乏黑素细胞刺激素,故皮肤色素减退,表现为面色苍白、乳晕色素浅淡,而原发性慢性肾上腺功能减退症则表现为皮肤色素加深。

4.生长激素不足

成人一般无特殊症状,儿童出现生长障碍,表现为侏儒症。

(二)垂体内或其附近肿瘤压迫症群

最常见的为头痛及视神经交叉受损引起的偏盲甚至失明。

(三)垂体功能减退性危象

在全垂体功能减退症基础上,各种应激如感染、败血症、腹泻、呕吐、失水、饥饿、寒冷、急性心肌梗死、脑血管意外、手术、外伤、麻醉及使用镇静药、安眠药、降糖药等均可诱发垂体功能减退性危象(简称垂体危象)。临床表现:①高热型(体温>40 ℃)。②低温型(体温<30 ℃)。③低血糖型。④低血压、循环虚脱型。⑤水中毒型。⑥混合型。各种类型可伴有相应的症状,突出表现为消化系统、循环系统和神经精神方面的症状,如高热、循环衰竭、休克、恶心、呕吐、头痛、神志不清、谵妄、抽搐、昏迷等严重垂危状态。

三、医学检查

(一)性腺功能测定

女性有血雌二醇水平降低,没有排卵及基础体温改变,阴道涂片未见雌激素作用的周期性改变;男性见血睾酮水平降低或正常低值,精液检查精子数量减少,形态改变,活动度差,精液量少。

(二)甲状腺功能测定

游离 T_4、血清总 T_4 均降低,而游离 T_3、总 T_3 可正常或降低。

(三)肾上腺皮质功能测定

24 小时尿 17-羟皮质类固醇及游离皮质醇输出量减少;血浆皮质醇浓度降低,但节律正常;葡萄糖耐量试验显示血糖曲线低平。

(四)腺垂体分泌激素测定

如 FSH、LH、TSH、ACTH、GH、PRL 均减少。

(五)腺垂体内分泌细胞的储备功能测定

可采用 TRH、PRL 和 LRH 兴奋试验。胰岛素低血糖激发试验忌用于老年人、冠心病、惊厥和黏液性水肿的患者。

(六)其他检查

通过 X 线、CT、MRI 无创检查来了解、辨别病变部位、大小、性质及其对邻近组织的侵犯程度。肝、骨髓和淋巴结等活检,可用于判断原发性疾病的原因。

四、诊断要点

本病诊断须根据病史、症状、体征,结合实验室检查和影像学发现进行全面分析,排除其他影响因素和疾病后才能明确。

五、治疗

(一)病因治疗

肿瘤患者可通过手术、放疗或化学治疗(简称化疗)等措施缓解症状,对于鞍区占位性病变,首先必须解除压迫及破坏作用,减轻和缓解颅内高压症状;出血、休克而引起的缺血性垂体坏死,预防是关键,应加强产妇围产期的监护。

(二)靶腺激素替代治疗

需长期甚至终身维持治疗。①糖皮质激素:为预防肾上腺危象发生,应先补糖皮质激素。常用氢化可的松,20～30 mg/d,服用方法按照生理分泌节律为宜,剂量根据病情变化做相应调整。②甲状腺激素:常用左甲状腺素50～150 μg/d,或甲状腺干粉片40～120 mg/d。对于冠心病、老年人、骨密度低的患者,用药从最小剂量开始缓慢递增剂量,防止诱发危象。③性激素:育龄女性病情较轻者可采用人工月经周期治疗,维持第二性征和性功能;男性患者可用丙酸睾酮治疗,以改善性功能与性生活。

(三)垂体危象抢救

抢救过程见图 5-1。抢救过程中,禁用或慎用麻醉剂、镇静药、催眠药或降糖药等。

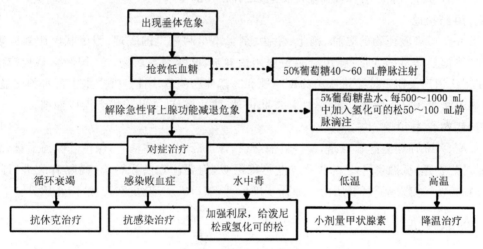

图 5-1　垂体危象抢救

六、护理诊断/问题

(一)性功能障碍

性功能障碍与促性腺激素分泌不足有关。

(二)自我形象紊乱

自我形象紊乱与身体外观改变有关。

(三)体温过低

体温过低与继发性甲状腺功能减退有关。

(四)潜在并发症

垂体危象。

七、护理措施

(一)安全与舒适管理

根据自身体力情况安排适当的活动量,保持情绪稳定,注意生活规律,避免感染、饥饿、寒冷、手术、外伤、过劳等诱因。更换体位时注意动作宜缓慢,以免发生晕厥。

(二)疾病监测

1.常规监测

观察有无视力障碍,脑神经压迫症状及颅内压增高征象。

2.并发症监测

严密观察患者生命体征、意识、瞳孔变化,一旦出现低血糖、低血压、高热或体温过低、谵妄、恶心、呕吐、抽搐甚至昏迷等垂体危象的表现,立即通知医师并配合抢救。

(三)对症护理

对于性功能障碍的患者,应安排恰当的时间与患者沟通,了解患者目前的性功能、性活动与性生活情况。向患者解释疾病及药物对性功能的影响,为患者提供信息咨询服务的途径,如专业医师、心理咨询师、性咨询门诊等。鼓励患者与配偶交流感受,共同参加性健康教育及阅读有关性健康教育的材料。女性患者若存在性交痛,推荐使用润滑剂。

(四)用药护理

向患者介绍口服药物的名称、剂量、用法、剂量不足和过量的表现;服甲状腺激素应观察心率、心律、体温及体重的变化;嘱患者避免服用镇静剂、麻醉剂等药物。应用激素替代疗法的患者,应使其认识到长期坚持按量服药的重要性和随意停药的危险性。严重水中毒水肿明显者,应用利尿剂应注意观察药物治疗效果,加强皮肤护理,防止擦伤,皮肤干燥者涂以油剂。

(五)垂体危象护理

急救配合:立即建立静脉通路,维持输液通畅,保证药物、液体输入;保持呼吸道通畅,氧气吸入;做好对症护理,低温者可用热水袋或电热毯保暖,但要注意防止烫伤;高热者应进行降温处理,如酒精擦浴、冰敷或遵医嘱用药。加强基础护理,如口腔护理、皮肤护理,防止感染。

八、健康指导

(一)预防疾病

保持皮肤清洁,注意个人卫生,督促患者勤换衣、勤洗澡。保持口腔清洁,避免到人多拥挤的公共场所。鼓励患者活动,减少皮肤感染和皮肤完整性受损的机会;告知患者要注意休息,保持心情愉快,避免精神刺激和情绪激动。

(二)管理疾病

指导患者定期复查,发现病情加重或有变化时及时就诊。嘱患者外出时随身携带识别卡,以便发生意外时能及时救治。

(三)康复指导

遵医嘱定时、定量服用激素,勿随意停药。若需要生育者,可在医师指导下使用性激素替代疗法,以期精子(卵子)生成。

(高艳丽)

第四节 皮质醇增多症

皮质醇增多症(又称库欣综合征)是由各种病因导致糖皮质激素(主要是皮质醇)分泌过多所致病症的总称,其中最多见者为垂体促肾上腺皮质激素(ACTH)分泌亢进所引起的临床类型,称为库欣病(Cushing 病)。

一、病因

(一)依赖性 ACTH 的皮质醇增多症

1.库欣病

最常见,约占皮质醇增多症的 70%,是指垂体性皮质醇增多症,由垂体促肾上腺皮质激素细胞瘤分泌大量 ACTH。

2.异位 ACTH 分泌综合征

垂体以外肿瘤分泌过量 ACTH,刺激肾上腺皮质增生分泌过多的皮质醇。

(二)不依赖 ACTH 的综合征

(1)肾上腺皮质腺瘤占皮质醇增多症的 15%～20%,多见于成人,男性相对多见。

(2)肾上腺皮质癌约占皮质醇增多症的 5% 以下,病情重,进展快。

(3)不依赖 ACTH 的双侧肾上腺小结节性增生,可伴或不伴 Carney 综合征。

(4)不依赖 ACTH 的双侧肾上腺大结节性增生。

二、临床表现

(1)向心性肥胖:满月脸,水牛背,多血质外貌,面圆而呈暗红色,颈、胸、腹、背部脂肪甚厚。疾病后期,因肌肉消耗,四肢显得瘦小。

(2)皮肤表现:皮肤薄,微血管脆性增加,轻微损伤即可引起瘀斑。手、脚、指(趾)甲、肛周常出现真菌感染。异位 ACTH 综合征者及较重库欣病患者皮肤色素沉着、颜色加深。

(3)代谢障碍:大量皮质醇促进肝糖原异生,使血糖升高,部分患者出现继发性糖尿病。大量皮质醇有潴钠、排钾作用,低血钾使患者乏力加重,部分患者因潴钠出现轻度水肿。同时病程长者可出现身材变矮、骨质疏松等。

(4)心血管表现:高血压常见,常伴有动脉硬化。长期高血压可并发左心室肥大、心力衰竭和脑血管意外。易发生动、静脉血栓,使心血管并发症发生率增加。

(5)感染:肺部感染多见。患者在感染后,炎症反应往往不显著,发热不明显,易于漏诊而造成严重后果。

(6)性功能障碍:女性患者大多出现月经减少、不规则或停经;痤疮常见;明显男性化(乳房萎缩、生须、喉结增大、阴蒂肥大)者少见。男性患者性欲可减退,睾丸变软、阴茎缩小。

(7)全身肌肉及神经系统:肌无力,下蹲后起立困难。不同程度的精神、情绪变化,严重者精神变态,个别可发生类偏狂。

三、辅助检查

(一)实验室检查

血、尿、粪便常规检查,血生化检查和血皮质醇检查。

(二)影像学及其他检查

肾上腺 B 超检查、CT 检查、MRI 检查,蝶鞍区断层摄片、鞍区 CT 检查及 MRI 检查,心电图及超声心动图检查和骨密度检查。

(三)地塞米松抑制试验

1.小剂量地塞米松抑制试验

尿 17-羟皮质类固醇不能降至对照值的 50% 以下,或尿游离皮质醇不能降至 55 nmol/24 h 以下者,表示不能被抑制。

2.大剂量地塞米松抑制试验

尿 17-羟皮质类固醇或尿游离皮质类固醇能降至对照组的 50% 以下者,表示被抑制。

(四)ACTH 兴奋试验

垂体性库欣病和异位 ACTH 综合征者常有反应,原发性肾上腺皮质肿瘤者多数无反应。

四、处理原则及治疗要点

根据不同病因行相应治疗。在病因治疗前,对病情严重的患者,宜先对症治疗以防止并发症的发生。

(一)库欣病

(1)经蝶窦切除垂体微腺瘤为治疗本病的首选疗法。

(2)如经蝶窦手术未能发现并摘除垂体微腺瘤或某种原因不能做垂体手术,对病情严重者,宜做一侧肾上腺全切,另一侧肾上腺大部分或全切除术,术后做激素替代治疗。

(3)对垂体大腺瘤患者,需做开颅手术治疗,尽可能切除肿瘤。

(4)影响神经递质的药物可做辅助治疗,对于催乳素升高者,可用溴隐亭治疗。

(5)必要时行双侧肾上腺切除术,术后行激素替代治疗。

(二)肾上腺腺瘤

手术切除可根治,术后需使用激素行替代治疗。在肾上腺功能逐渐恢复时,氢化可的松的剂量也随之递减,大多数患者于 6 个月至 1 年或更久可逐渐停用替代治疗。

(三)不依赖 ACTH 的小结节性或大结节性双侧肾上腺增生

行双侧肾上腺切除术,术后行激素替代治疗。

(四)异位 ACTH 综合征

应治疗原发性恶性肿瘤,视具体病情做手术、放疗和化疗。如能根治,皮质醇增多症可以缓解;如不能根治,则需要用肾上腺皮质激素合成阻滞剂。

五、护理评估

(一)病史

(1)详细了解患者患病的起始时间,有无诱因,发病的缓急,主要症状及其特点。

(2)评估患者有无进食异常或营养异常,有无排泄功能异常和体力减退等。

(3)评估患者有无失眠、瞌睡、记忆力减退、注意力不集中,有无下蹲后起立困难,肌无力症状等。

(4)评估患者既往检查情况,是否遵从医嘱治疗,用药及治疗效果。

(5)评估婚姻状况及生育情况,了解患者是否有性功能异常等问题。

(二)身体状况

(1)评估患者有无血压升高、向心性肥胖、满月脸等。

(2)评估患者有无皮肤、黏膜色素沉着、痤疮、多毛等。

(3)评估患者有无脊椎压缩变形、身材矮小、肌无力等。

(4)评估患者腹部皮肤有无紫纹。

(5)评估患者有无外生殖器发育异常。

(三)心理-社会状况

(1)评估患者患病后的精神、心理变化。

(2)评估疾病对日常生活、学习、工作和家庭的影响,是否适应患者角色的转变,对疾病的认知程度。

(3)评估社会支持系统,如家庭成员、经济状况等能否满足患者的医疗护理需求。

六、护理措施

(一)心理护理

讲解疾病的有关知识,给患者提供有关疾病的资料,向患者说明身体外形的改变是疾病发生、发展过程的表现,消除患者的紧张和焦虑情绪。经常巡视病房,了解患者的需要,帮助解决问题。多与患者接触和交流,鼓励患者表达其感受,交谈时语言要温和,耐心倾听。使患者正确认识疾病所导致的形体和外观改变,提高对形体改变的认识和适应能力,需要积极配合检查和治疗,帮助其树立自信心。

(二)饮食护理

给予低钠、高钾、高蛋白质、低碳水化合物、低热量的饮食,预防和控制水肿。鼓励患者摄取富含钙及维生素 D 的食物,如牛奶、紫菜、虾皮、坚果等以预防骨质疏松。鼓励患者多食柑橘类、枇杷、香蕉、南瓜等含钾高的食物。

(三)生活护理

保持病室环境清洁,避免患者暴露在污染的环境中,减少感染机会。保持室内适宜的温度和相对湿度。严格执行无菌操作,尽量减少侵入性治疗,以降低发生感染及交叉感染的危险。指导患者和家属学习预防感染的知识,如注意保暖,减少或避免到公共场所,以防上呼吸道感染。给予皮肤与口腔护理,协助患者做好个人卫生,避免皮肤擦伤和感染。长期卧床者宜定期翻身,注意保护骨隆突处,预防压疮发生。病重者做好口腔护理。

(四)安全护理

提供安全、舒适的环境,移除环境中不必要的家具或摆设,浴室应铺上防滑脚垫。避免剧烈运动,变换体位时动作宜轻柔,防止因跌倒或碰撞引起骨折。

七、健康指导

(一)疾病知识指导

指导患者在日常生活中注意预防感染,保持皮肤清洁,避免外伤、骨折等各种可能导致病情加重或诱发并发症的因素存在。

(二)药物指导

指导患者正确用药并掌握对药物疗效和不良反应的观察,了解激素替代治疗的有关注意事项,尤其是识别激素过量或不足的症状和体征,并告诫患者随意停用激素会引起致命的肾上腺危象。若发生虚弱、头晕、发热、恶心、呕吐等情况应立即就诊。

(三)定期复查

教会患者自我护理措施,适当从事力所能及的活动,以增强患者的自信心和自尊感,定期门诊复查。

(高艳丽)

第五节 糖 尿 病

糖尿病(diabetes mellitus,DM)是一组由多病因引起的以慢性高血糖为特征的代谢性疾病,是由胰岛素分泌和(或)作用缺陷所引起。糖尿病是常见病、多发病。

一、分型

(一)1型糖尿病

胰岛 β 细胞破坏,常导致胰岛素绝对缺乏。

(二)2型糖尿病

从以胰岛素抵抗为主伴胰岛素分泌不足到以胰岛素分泌不足为主伴胰岛素抵抗。

(三)其他特殊类型糖尿病

其他特殊类型糖尿病指病因相对比较明确,如胰腺炎、皮质醇增多症等引起的一些高血糖状态。

(四)妊娠期糖尿病

妊娠期糖尿病指妊娠期间发生的不同程度的糖代谢异常。

二、病因与发病机制

糖尿病的病因和发病机制至今未完全阐明。总的来说,遗传因素及环境因素共同参与其发病过程。胰岛素由胰岛 β 细胞合成和分泌,经血液循环到达体内各组织器官的靶细胞,与特异受体结合并引发细胞内物质代谢效应。该过程中任何一个环节发生异常,均可导致糖尿病。

(一)1型糖尿病

1.遗传因素

遗传因素在1型糖尿病发病中起重要作用。

2.环境因素

糖尿病可能与病毒感染、化学毒物和饮食因素有关。

3.自身免疫

有证据支持1型糖尿病为自身免疫性疾病。

4.1 型糖尿病的自然史

1 型糖尿病的发生发展经历以下阶段。

(1)个体具有遗传易感性,临床无任何异常。

(2)某些触发事件,如病毒感染引起少量 β 细胞破坏并启动自身免疫过程。

(3)出现免疫异常,可检测出各种胰岛细胞抗体。

(4)β 细胞数目开始减少,仍能维持糖耐量正常。

(5)β 细胞持续损伤达到一定程度时(通常只残存 10%～20% 的 β 细胞),胰岛素分泌不足,出现糖耐量降低或临床糖尿病,需用外源胰岛素治疗。

(6)β 细胞几乎完全消失,需依赖外源胰岛素维持生命。

(二)2 型糖尿病

1.遗传因素与环境因素

有资料显示遗传因素主要影响 β 细胞功能。环境因素包括年龄增加、现代生活方式改变、营养过剩、体力活动不足、子宫内环境及应激、化学毒物等。

2.胰岛素抵抗和 β 细胞功能缺陷

胰岛素抵抗是指胰岛素作用的靶器官对胰岛素作用的敏感性降低。β 细胞功能缺陷主要表现为胰岛素分泌异常。

3.糖耐量降低和空腹血糖调节受损

糖耐量降低是葡萄糖不耐受的一种类型。空腹血糖调节受损是指一类非糖尿病性空腹血糖异常,其血糖浓度高于正常,但低于糖尿病的诊断值。目前认为两者均为糖尿病的危险因素,是发生心血管病的危险标志。

4.临床糖尿病

一直沿用的糖尿病的诊断标准,参见表 5-1。

表 5-1　糖尿病诊断标准(WHO)

诊断标准	静脉血浆葡萄糖水平
(1)糖尿病症状＋随机血糖或	≥11.1 mmol/L
(2)空腹血浆血糖(FPG)或	≥7.0 mmol/L
(3)葡萄糖负荷后两小时血糖(2 小时 PG)	≥11.1 mmol/L
无糖尿病症状者,需改天重复检查,但不做第 3 次 OGTT	

注:空腹的定义是至少 8 小时没有热量的摄入;随机是指一天当中的任意时间而不管上次进餐的时间及食物摄入量。

三、临床表现

(一)代谢紊乱综合征

1."三多一少"

多饮、多食、多尿和体重减轻。

2.皮肤瘙痒

患者常有皮肤瘙痒,女性患者可出现外阴瘙痒。

3.其他症状

四肢酸痛、麻木、腰痛、性欲减退、月经失调、便秘和视物模糊等。

(二)并发症

1.糖尿病急性并发症

(1)糖尿病酮症酸中毒(diabetic ketoacidosis,DKA):为最常见的糖尿病急症,以高血糖、酮症和酸中毒为主要表现。DKA最常见的诱因是感染,其他诱因还包括胰岛素治疗中断或不适当减量、饮食不当、各种应激及酗酒等。临床表现为早期三多一少,症状加重;随后出现食欲缺乏、恶心、呕吐,多尿、口干、头痛、嗜睡,呼吸深快,呼气中有烂苹果味(丙酮);后期严重失水、尿量减少、眼球下陷、皮肤黏膜干燥、血压下降、心率加快、四肢厥冷;晚期出现不同程度意识障碍。

(2)高渗高血糖综合征:是糖尿病急性代谢紊乱的另一临床类型,以严重高血糖、高血浆渗透压、脱水为特点,无明显酮症酸中毒,患者常有不同程度的意识障碍或昏迷。本病起病缓慢,最初表现为多尿、多饮,但多食不明显或反而食欲缺乏;随病情进展出现严重脱水和神经精神症状,患者反应迟钝、烦躁或淡漠、嗜睡,逐渐陷入昏迷、出现抽搐,晚期尿少甚至尿闭,但无酸中毒样深大呼吸。与DKA相比,失水更为严重、神经精神症状更为突出。

(3)感染性疾病:糖尿病容易并发各种感染,血糖控制差者更易发生,病情也更严重。

(4)低血糖:一般将血糖≤2.8 mmol/L作为低血糖的诊断标准,而糖尿病患者血糖值≤3.9 mmol/L就属于低血糖范畴。低血糖有两种临床类型,即空腹低血糖和餐后(反应性)低血糖。低血糖的临床表现呈发作性,具体分为两类:①自主(交感)神经过度兴奋,表现为多有出汗、颤抖、心悸、紧张、焦虑、饥饿、流涎、软弱无力、面色苍白、心率加快、四肢冰凉和收缩压轻度升高等。②脑功能障碍,初期表现为精神不集中、思维和语言迟钝、头晕、嗜睡、视物不清、步态不稳,后可有幻觉、躁动、易怒、性格改变、认知障碍,严重时发生抽搐和昏迷。

2.糖尿病慢性并发症

(1)微血管病变:这是糖尿病的特异性并发症。微血管病变主要发生在视网膜、肾、神经和心肌组织,尤其以肾脏和视网膜病变最为显著。

(2)大血管病变:这是糖尿病最严重、突出的并发症,主要表现为动脉粥样硬化。动脉粥样硬化主要侵犯主动脉、冠状动脉、脑动脉、肾动脉和肢体外周动脉等。

(3)神经系统并发症:以周围神经病变最常见,通常为对称性,下肢较上肢严重,病情进展缓慢。患者常先出现肢端感觉异常,如呈袜子或手套状分布,伴麻木、烧灼、针刺感或如踏棉垫感,可伴痛觉过敏、疼痛;后期可有运动神经受累,出现肌力减弱甚至肌萎缩和瘫痪。

(4)糖尿病足:指与下肢远端神经异常和不同程度周围血管病变相关的足部溃疡、感染和(或)深层组织破坏,主要表现为足部溃疡、坏疽。糖尿病足是糖尿病最严重且需治疗费用最多的慢性并发症之一,是糖尿病非外伤性截肢的最主要原因。

(5)其他:糖尿病还可引起黄斑病、白内障、青光眼、屈光改变和虹膜睫状体病变等。牙周病是最常见的糖尿病口腔并发症。

在我国,糖尿病是导致成人失明、非创伤性截肢的主要原因;心血管疾病是使糖尿病患者致残、致死的主要原因。

四、辅助检查

(一)尿糖测定

尿糖受肾糖阈的影响。尿糖呈阳性只提示血糖值超过肾糖阈(大约10 mmol/L),尿糖呈阴性不能排除糖尿病可能。

(二)血糖测定

血糖测定的方法有静脉血葡萄糖测定、毛细血管血葡萄糖测定和 24 小时动态血糖测定 3 种。前者用于诊断糖尿病,后两种仅用于糖尿病的监测。

(三)口服葡萄糖耐量试验

当血糖高于正常范围而又未达到诊断糖尿病标准时,须进行口服葡萄糖耐量试验(OGTT)。OGTT 应在无摄入任何热量 8 小时后,清晨空腹进行,75 g 无水葡萄糖,溶于 $250\sim300$ mL 水中,$5\sim10$ 分钟饮完,空腹及开始饮葡萄糖水后 2 小时测静脉血浆葡萄糖。儿童服糖量按 1.75 g/kg 计算,总量不超过 75 g。

(四)糖化血红蛋白 A_1 测定

糖化血红蛋白 A_1 测定:其测定值者取血前 $8\sim12$ 周血糖的总水平,是糖尿病病情控制的监测指标之一,正常值是 $3\%\sim6\%$。

(五)血浆胰岛素和 C 肽测定

主要用于胰岛 β 细胞功能的评价。

(六)其他

根据病情需要选用血脂、肝功能、肾功能等常规检查,急性严重代谢紊乱时的酮体、电解质、酸碱平衡检查,心、肝、肾、脑、眼科及神经系统的各项辅助检查等。

五、治疗要点

糖尿病管理须遵循早期和长期、积极而理性、综合治疗和全面达标、治疗措施个体化等原则。国际糖尿病联盟(IDF)提出糖尿病综合管理 5 个要点(有"五驾马车"之称):糖尿病健康教育、医学营养治疗、运动治疗、血糖监测和药物治疗。

(一)健康教育

健康教育是重要的基础管理措施,是决定糖尿病管理成败的关键。每位糖尿病患者均应接受全面的糖尿病教育,充分认识糖尿病并掌握自我管理技能。

(二)医学营养治疗

医学营养治疗是糖尿病基础管理措施,是综合管理的重要组成部分。详见饮食护理。

(三)运动疗法

在糖尿病的管理中占重要地位,尤其对肥胖的 2 型糖尿病患者,运动可增加胰岛素敏感性,有助于控制血糖和体重。运动的原则是适量、经常性和个体化。

(四)药物治疗

1.口服药物治疗

(1)促胰岛素分泌剂。①磺脲类药物:其作用不依赖于血糖浓度。常用的有格列苯脲、格列吡嗪、格列齐特、格列喹酮和格列苯脲等。②非磺脲类药物:降血糖作用快而短,主要用于控制餐后高血糖。如瑞格列奈和那格列奈。

(2)增加胰岛素敏感性药物。①双胍类:常用的药物有二甲双胍。二甲双胍通常每天剂量 $500\sim1\,500$ mg,分 $2\sim3$ 次口服,最大剂量不超过每天2 g。②噻唑烷二酮类:也称格列酮类,有罗格列酮和吡格列酮两种制剂。

(3)α-葡萄糖苷酶抑制剂:作为 2 型糖尿病第一线药物,尤其适用于空腹血糖正常(或偏高)

而餐后血糖明显升高者。常用药物有阿卡波糖和伏格列波糖。

2.胰岛素治疗

胰岛素治疗是控制高血糖的重要和有效手段。

(1)适应证：①1型糖尿病。②合并各种严重的糖尿病急性或慢性并发症。③处于应激状态，如手术、妊娠和分娩等。④2型糖尿病血糖控制不满意，β细胞功能明显减退者。⑤某些特殊类型糖尿病。

(2)制剂类型：按作用快慢和维持作用时间长短，可分为速效、短效、中效、长效和预混胰岛素5类。根据胰岛素的来源不同，可分为动物胰岛素、人胰岛素和胰岛素类似物。

(3)使用原则：①胰岛素治疗应在综合治疗基础上进行。②胰岛素治疗方案应力求模拟生理性胰岛素分泌模式。③从小剂量开始，根据血糖水平逐渐调整。

(五)人工胰

人工胰由血糖感受器、微型电子计算机和胰岛素泵组成。目前尚未广泛应用。

(六)胰腺和胰岛细胞移植

治疗对象主要为1型糖尿病患者，目前尚局限于伴终末期肾病的患者。

(七)手术治疗

部分国家已将减重手术(代谢手术)推荐为肥胖2型糖尿病患者的可选择的治疗方法之一，我国也已开展这方面的治疗。

(八)糖尿病急性并发症的治疗

1.糖尿病酮症酸中毒

对于早期酮症患者，仅需给予足量短效胰岛素和口服液体，严密观察病情，严密监测血糖、血酮变化，调节胰岛素剂量。对于出现昏迷的患者应立即抢救，具体方法如下。

(1)补液：是治疗的关键环节。基本原则是"先快后慢，先盐后糖"。在1～2小时输入0.9%氯化钠溶液1 000～2 000 mL，前4小时输入所计算失水量的1/3。24小时输液量应包括已失水量和部分继续失水量，一般为4 000～6 000 mL，严重失水者可达6 000～8 000 mL。

(2)小剂量胰岛素治疗：每小时0.1 U/kg的短效胰岛素加入生理盐水中持续静脉滴注或静脉泵入。根据血糖值调节胰岛素的泵入速度，血糖下降速度一般以每小时3.9～6.1 mmol/L(70～110 mg/dL)为宜，每1～2小时复查血糖；病情稳定后过渡到胰岛素常规皮下注射。

(3)纠正电解质及酸碱平衡失调：①轻度酸中毒一般不必补碱。补碱指征为血pH$<$7.1，$HCO_3^-$$<$5 mmol/L。应采用等渗碳酸氢钠(1.25%～1.4%)溶液。补碱不宜过多、过快，以避免诱发或加重脑水肿。②根据血钾和尿量补钾。

(4)防治诱因和处理并发症：如休克、严重感染、心力衰竭、心律失常、肾衰竭、脑水肿和急性胃扩张等。

2.高渗高血糖综合征

治疗原则同DKA。严重失水时，24小时补液量可达6 000～10 000 mL。

3.低血糖

对轻至中度的低血糖，口服糖水或含糖饮料，进食面包、饼干、水果等即可缓解。重者和疑似低血糖昏迷的患者，应及时测定毛细血管血糖，甚至无须血糖结果，及时给予50%葡萄糖60～100 mL静脉注射，继以5%～10%葡萄糖液静脉滴注。另外，应积极寻找病因，对因治疗。

（九）糖尿病慢性并发症的治疗

1.糖尿病足

控制高血糖、血脂异常和高血压,改善全身营养状况和纠正水肿等;神经性足溃疡给予规范的伤口处理;给予扩血管和改善循环治疗;有感染出现时给予抗感染治疗;必要时行手术治疗。

2.糖尿病高血压

血脂紊乱和大血管病变,要控制糖尿病患者血压<17.3/10.7 kPa(130/80 mmHg);如尿蛋白排泄量达到1 g/24 h,血压应控制低于16.7/10.0 kPa(125/75 mmHg)。低密度脂蛋白胆固醇(LDL-C)的目标值为<2.6 mmol/L。

3.糖尿病肾病

早期筛查微量蛋白尿及评估GFR。早期应用血管紧张素转化酶抑制剂或血管紧张素Ⅱ受体拮抗剂,除可降低血压外,还可减轻微量清蛋白尿,延缓GFR下降速度。

4.糖尿病视网膜病变

定期检查眼底,必要时尽早使用激光进行光凝治疗。

5.糖尿病周围神经病变

早期严格控制血糖并保持血糖稳定是糖尿病神经病变最重要和有效的防治方法。在综合治疗的基础上,采用多种维生素及对症治疗可改善症状。

六、护理措施

（一）一般护理

1.饮食护理

应帮助患者制订合理、个性化的饮食计划,并鼓励和督促患者坚持执行。

(1)制订总热量。①计算理想体重(简易公式法):理想体重(kg)=身高(cm)-105。②计算总热量:成年人休息状态下每天每千克理想体重给予热量105~126 kJ,轻体力劳动126~147 kJ,中度体力劳动147~167 kJ,重体力劳动>167 kJ。儿童、孕妇、乳母、营养不良、消瘦及伴有消耗性疾病者应酌情增加,肥胖者酌减,使体重逐渐恢复至理想体重的±5%左右。

(2)食物的组成和分配。①食物组成:总的原则是高碳水化合物、低脂肪、适量蛋白质和高纤维的膳食。碳水化合物所提供的热量占饮食总热量的50%~60%,蛋白质的摄入量占供能比的10%~15%,脂肪所提供的热量不超过总热量的30%,饱和脂肪酸不应超过总热量的7%,每天胆固醇摄入量宜<300 mg。②确定每天饮食总热量和碳水化合物、脂肪、蛋白质的组成后,按每克碳水化合物、蛋白质产热16.7 kJ,每克脂肪产热37.7 kJ,将热量换算为食品后制订食谱,可按每天三餐分配为1/5、2/5、2/5或1/3、1/3、1/3。

(3)注意事项。①超重者,禁食油炸、油煎食物,炒菜宜用植物油,少食动物内脏、蟹黄、蛋黄、鱼子、虾子等含胆固醇高的食物。②每天食盐摄入量应<6 g,限制摄入含盐高的食物,如加工食品、调味酱等。③严格限制各种甜食:包括各种糖果、饼干、含糖饮料、水果等。为满足患者口味,可使用甜味剂。对于血糖控制较好者,可在两餐之间或睡前加水果,例如,苹果、梨、橙子等。④限制饮酒量,尽量不饮白酒,不宜空腹饮酒。每天饮酒量≤1份标准量(1份标准量为:啤酒350 mL或红酒150 mL或低度白酒45 mL,各约含乙醇15 g)。

2.运动护理

(1)糖尿病患者运动锻炼的原则:有氧运动、持之以恒和量力而行。

（2）运动方式的选择：有氧运动为主，如散步、慢跑、快走、骑自行车、做广播体操、打太极拳和球类活动等。

（3）运动量的选择：合适的运动强度为活动时患者的心率达到个体 60％ 的最大氧耗量，简易计算方法为：心率＝170－年龄。

（4）运动时间的选择：最佳运动时间是餐后 1 小时（以进食开始计时）。每天安排一定量的运动，至少每周 3 次。每次运动时间 30～40 分钟，包括运动前作准备活动和运动结束时的整理运动时间。

（5）运动的注意事项：①不宜空腹时进行，运动过程应补充水分，携带糖果，出现低血糖症状时，立即食用。②运动过程中出现胸闷、胸痛、视物模糊等应立即停止运动，并及时处理。③血糖＞14 mmol/L，应减少活动，增加休息。④随身携带糖尿病卡以备急需。⑤运动时，穿宽松的衣服，棉质的袜子和舒适的鞋子，可以有效排汗和保护双脚。

（二）用药护理

1.口服用药的护理

指导患者正确服用口服降糖药，了解各类降糖药的作用、剂量、用法、不良反应和注意事项。

（1）口服磺脲类药物的护理：①协助患者于早餐前 30 分钟服用，每天多次服用的磺脲类药物应在餐前 30 分钟服用。②严密观察药物的不良反应。最主要的不良反应是低血糖，护士应教会患者正确识别低血糖的症状及如何及时应对和选择医疗支持。③注意药物之间的协同与拮抗。水杨酸类、磺胺类、保泰松、利血平、β 受体阻滞剂等药物与磺脲类药物合用时会产生协同作用，增强后者的降糖作用；噻嗪类利尿剂、呋塞米、依他尼酸、糖皮质激素等药物与磺脲类药物合用时会产生拮抗作用，降低后者的降糖作用。

（2）口服双胍类药物的护理：①指导患者餐中或餐后服药。②如出现轻微胃肠道反应，给予患者讲解和指导，以减轻患者的紧张或恐惧心理。③用药期间限制饮酒。

（3）口服 α-葡萄糖苷酶抑制剂类药物的护理：①应与第一口饭同时服用。②本药的不良反应有腹部胀气、排气增多或腹泻等症状，在继续使用或减量后消失。③服用该药时，如果饮食中淀粉类比例太低，而单糖或啤酒过多则疗效不佳。④出现低血糖时，应直接给予葡萄糖口服或静脉注射，进食淀粉类食物无效。

（4）口服噻唑烷二酮类药物的护理：①每天服用 1 次，可在餐前、餐中、餐后任何时间服用，但服药时间应尽可能固定。②密切观察有无水肿、体重增加等不良反应，缺血性心血管疾病的风险增加，一旦出现应立即停药。③如果发现食欲缺乏等情况，警惕肝功能损害。

2.使用胰岛素的护理

（1）胰岛素的保存：①未开封的胰岛素放于冰箱 4～8 ℃冷藏保存，勿放在冰箱门上，以免震荡受损。②正在使用的胰岛素在常温下（≤28 ℃）可使用 28 天，无须放入冰箱。③运输过程尽量保持低温，避免过热、光照和剧烈晃动等，否则可因蛋白质凝固变性而失效。

（2）胰岛素的注射途径：包括静脉注射和皮下注射。注射工具有胰岛素专用注射器、胰岛素笔和胰岛素泵。

（3）胰岛素的注射部位：皮下注射胰岛素时，宜选择皮肤疏松部位，如上臂三角肌、臀大肌、大腿前侧、腹部等。进行运动锻炼时，不要选择大腿、臂部等要活动的部位注射。注射部位要经常更换，如在同一区域注射，必须与上次注射部位相距 1 cm 以上，选择无硬结的部位。

（4）胰岛素不良反应的观察与处理：①低血糖反应。②变态反应表现为注射部位瘙痒，继而出现荨麻疹样皮疹,全身性荨麻疹少见。处理措施包括更换高纯胰岛素,使用抗组胺药及脱敏疗法,严重反应者中断胰岛素治疗。③注射部位皮下脂肪萎缩或增生时,采用多点、多部位皮下注射和及时更换针头可预防其发生。若发生则停止注射该部位后可缓慢自然恢复。④胰岛素治疗初期可发生轻度水肿,以颜面和四肢多见,可自行缓解。⑤部分患者出现视物模糊,多为晶状体屈光改变,常于数周内自然恢复。⑥体重增加以老年2型糖尿病患者多见,多引起腹部肥胖。护士应指导患者配合饮食、运动治疗控制体重。

(5)使用胰岛素的注意事项:①准确执行医嘱,按时注射。对40 U/mL和100 U/mL两种规格的胰岛素,使用时应注意注射器与胰岛素浓度的匹配。②长、短效或中、短效胰岛素混合使用时,应先抽吸短效胰岛素,再抽吸长效胰岛素,然后混匀,禁忌反向操作。③注射胰岛素时应严格无菌操作,防止发生感染。④胰岛素治疗的患者,应每天监测血糖2~4次,出现血糖波动过大或过高,及时通知医师。⑤使用胰岛素笔时要注意笔与笔芯是否匹配,每次注射前确认笔内是否有足够的剂量,药液是否变质。每次注射前安置新针头,使用后丢弃。⑥用药期间定期检查血糖、尿常规、肝功能、肾功能、视力、眼底视网膜血管、血压及心电图等,了解病情及糖尿病并发症的情况。⑦指导患者配合糖尿病饮食和运动治疗。

(三)并发症的护理

1.低血糖的护理

(1)加强预防:①指导患者应用胰岛素和胰岛素促分泌剂,从小剂量开始,逐渐增加剂量,谨慎调整剂量。②指导患者定时定量进餐,如果进餐量较少,应相应减少药物剂量。③指导患者运动量增加时,运动前应增加额外的碳水化合物的摄入。④乙醇能直接导致低血糖,应指导患者避免酗酒和空腹饮酒。⑤容易在后半夜及清晨发生低血糖的患者,晚餐适当增加主食或含蛋白质较高的食物。

(2)症状观察和血糖监测:观察患者有无低血糖的临床表现,尤其是服用胰岛素促分泌剂和注射胰岛素的患者。对老年患者的血糖不宜控制过严,一般空腹血糖≤7.8 mmol/L,餐后血糖≤11.1 mmol/L即可。

(3)急救护理:一旦确定患者发生低血糖,应尽快给予糖分补充,解除脑细胞缺糖状态,并帮助患者寻找诱因,给予健康指导,避免再次发生。

2.高渗高血糖综合征的护理

(1)预防措施:定期监测血糖,应激状况时每天监测血糖。合理用药,不要随意减量或停药。保证充足的水分摄入。

(2)病情监测:严密观察患者的生命体征、意识和瞳孔的变化,记录24小时出入液量等。遵医嘱定时监测血糖、血钠和渗透压的变化。

(3)急救配合与护理:①立即开放两条静脉通路,准确执行医嘱,输入胰岛素,按照正确的顺序和速度输入液体。②绝对卧床休息,注意保暖,给予患者持续低流量吸氧。③加强生活护理,尤其是口腔护理、皮肤护理。④昏迷者按昏迷常规护理。

3.糖尿病足的预防与护理

(1)足部观察与检查:①每天检查双足1次,视力不佳者,亲友可代为检查。②了解足部有无感觉减退、麻木、刺痛感;观察足部的皮肤温度、颜色及足背动脉搏动情况。③注意检查趾甲、趾间、足底皮肤有无红肿、破溃、坏死等损伤。④定期做足部保护性感觉的测试,常用尼龙单丝测试。

(2)日常保护措施:保持足部清洁,避免感染,每天清洗足部1次,10分钟左右;水温适宜,不能烫脚;洗完后用柔软的浅色毛巾擦干,尤其是脚趾间;皮肤干燥者可涂护肤软膏,但不要太油,不能常用。

(3)预防外伤:①指导患者不能赤足走路,外出时不能穿拖鞋和凉鞋,不能光脚穿鞋,禁忌穿高跟鞋和尖头鞋,防止脚受伤。②应帮助视力不好的患者修剪趾甲,趾甲修剪与脚趾平齐,并锉圆边缘尖锐部分。③冬天不要使用热水袋、电热毯或烤灯保暖,防止烫伤,同时应注意预防冻伤。夏天注意避免蚊虫叮咬。④避免足部针灸、修脚等,防止意外感染。

(4)选择合适的鞋袜:①指导患者选择厚底、圆头、宽松、系鞋带的鞋子;鞋子的面料以软皮、帆布或布面等透气性好的面料为佳;购鞋时间最好是下午,需穿袜子试穿,新鞋第 1 次穿 20～30 分钟,之后再延长穿鞋时间。②袜子选择以浅色、弹性好、吸汗、透气及散热好的棉质袜子为佳,大小适中、无破洞和不粗糙。

(5)促进肢体血液循环:①指导患者步行和进行腿部运动(如提脚尖,即脚尖提起、放下,重复20 次。试着以单脚承受全身力量来做)。②避免盘腿坐或跷二郎腿。

(6)积极控制血糖,说服患者戒烟:足溃疡的教育应从早期指导患者控制和监测血糖开始。同时告知患者戒烟,因吸烟会导致局部血管收缩而促进足溃疡的发生。

(7)及时就诊:如果伤口出现感染或久治不愈,应及时就医,进行专业处理。

(四)心理护理

糖尿病患者常见的心理特征有:否定、怀疑、恐惧紧张、焦虑烦躁、悲观抑郁、轻视麻痹、愤怒拒绝和内疚混乱等。针对以上特征,护理人员应对患者进行有针对性的心理护理。糖尿病患者的心理护理因人而异,但对每一个患者,护士都要做到以和蔼可亲的态度进行耐心细致、科学专业的讲解。

(1)当患者拒绝承认患病事实时,护士应耐心主动地向患者讲解糖尿病相关的知识,使患者消除否定、怀疑、拒绝的心理,并积极主动地配合治疗。

(2)有轻视、麻痹心理的患者,应耐心地向患者讲解不重视治疗的后果及各种并发症的严重危害,使患者积极地配合治疗。

(3)指导患者学习糖尿病自我管理的知识,帮助患者树立战胜疾病的信心,使患者逐渐消除上述心理。

(4)寻求社会支持,动员糖尿病患者的亲友学习糖尿病相关知识,理解糖尿病患者的困境,全面支持患者。

(高艳丽)

第六节 痛 风

痛风是由于单钠尿酸盐沉积在骨关节、肾脏和皮下等部位,引发的急、慢性炎症与组织损伤,与嘌呤代谢紊乱和(或)尿酸排泄减少所导致的高尿酸血症直接相关。其临床特点为高尿酸血症、反复发作的痛风性急性关节炎、间质性肾炎和痛风石形成,严重者可导致关节畸形及功能障碍,常伴有尿酸性尿路结石。根据病因可分为原发性及继发性两大类,其中原发性痛风占绝大多数。

一、病因与发病机制

由于地域、民族、饮食习惯的不同,高尿酸血症的发病率也明显不同。其中原发性痛风属遗传性疾病,由先天性嘌呤代谢障碍所致,多数有阳性家族史。继发性痛风可由肾病、血液病、药物及高嘌呤食物等多种原因引起。

(一)高尿酸血症的形成

痛风的生化标志是高尿酸血症。尿酸是嘌呤代谢的终产物,血尿酸的平衡取决于嘌呤的生成和排泄。高尿酸血症的形成原因如下。①尿酸生成过多:当嘌呤核苷酸代谢酶缺陷和(或)功能异常时,引起嘌呤合成增加,尿酸升高,这类患者在原发性痛风中不足 20%。②肾对尿酸排泄减少:这是引起高尿酸血症的重要因素,在原发性痛风中 80%~90%的个体有尿酸排泄障碍。事实上尿酸的排泄减少和生成增加常是伴发的。

(二)痛风的发生

高尿酸血症只有 5%~15%发生痛风,部分患者的高尿酸血症可持续终身但却无痛风性关节炎发作。当血尿酸浓度过高或在酸性环境下,尿酸可析出结晶,沉积在骨关节、肾脏及皮下组织等,引起痛风性关节炎、痛风肾及痛风石等。

二、临床表现

痛风多见于 40 岁以上的男性,女性多在绝经期后发病,近年发病有年轻化趋势,常有家族遗传史。

(一)无症状期

本期突出的特点为仅有血尿酸持续性或波动性升高,无任何临床表现。一般从无症状的高尿酸血症发展至临床痛风需要数年,有些甚至可以终身不出现症状。

(二)急性关节炎期

急性关节炎期常于夜间突然起病,并可因疼痛而惊醒。初次发病往往为单一关节受累,继而累及多个关节。以第一跖趾关节为好发部位,其次为足、踝、跟、膝、腕、指和肘。症状一般在数小时内进展至高峰,受累关节及周围软组织呈暗红色,明显肿胀,局部发热,疼痛剧烈,常有关节活动受限,大关节受累时伴有关节腔积液。可伴有体温升高、头痛等症状。

(三)痛风石及慢性关节炎期

痛风石是痛风的特征性临床表现,典型部位在耳郭,也可见于反复发作的关节周围。外观为大小不一、隆起的黄白色赘生物,表面薄,破溃后排出白色豆渣样尿酸盐结晶,很少引起继发感染。关节内大量沉积的痛风石可导致骨质破坏、关节周围组织纤维化及继发退行性变等,临床表现为持续的关节肿痛、畸形、关节功能障碍等。

(四)肾脏改变

肾脏改变主要表现在两个方面。①痛风性肾病:早期表现为尿浓缩功能下降,可出现夜尿增多、低分子蛋白尿和镜下血尿等。晚期发展为慢性肾功能不全、高血压、水肿、贫血等。少数患者表现为急性肾衰竭,出现少尿甚至无尿,尿中可见大量尿酸晶体。②尿酸性肾石病:有 10%~25%的痛风患者出现肾尿酸结石。较小者呈细小泥沙样结石并可随尿液排出,较大的结石常引起肾绞痛、血尿、排尿困难及肾盂肾炎等。

三、辅助检查

（1）尿尿酸测定：经过5天限制嘌呤饮食后，24小时尿尿酸排泄量超过3.57 mmol（600 mg），即可认为尿酸生成增多。

（2）血尿酸测定：男性血尿酸正常值为208～416 μmol/L，女性为149～358 μmol/L，绝经后接近男性。男性及绝经期后女性血尿酸＞420 μmol/L，绝经前女性＞360 μmol/L，可诊断为高尿酸血症。

（3）滑囊液或痛风石内容物检查：偏振光显微镜下可见双折光的针形尿酸盐结晶。

（4）X线检查：急性关节炎期可见非特异性软组织肿胀；慢性关节炎期可见软骨缘破坏，关节面不规则，特征性变化为穿凿样、虫蚀样圆形或弧形的骨质透亮缺损。

（5）CT与MRI：CT扫描受损部位可见不均匀的斑点状高密度痛风石影像；MRI的T_1和T_2加权图像呈斑点状低信号。

四、治疗要点

痛风防治原则：控制高尿酸血症，预防尿酸盐沉积；控制急性关节炎发作；预防尿酸结石形成和肾功能损害。

（一）无症状期的处理

一般无须药物治疗，积极寻找病因及相关因素。如一些利尿剂、体重增加、饮酒、高血压、血脂异常等。适当调整生活方式，以降低血尿酸水平。此期的患者需定期监测血尿酸水平。

（二）急性关节炎期的治疗

此期治疗目的是迅速终止关节炎发作。①非甾体抗炎药：为急性痛风关节炎的一线药物，代表药物有吲哚美辛、双氯芬酸、依托考昔。②秋水仙碱：为痛风急性关节炎期治疗的传统药物，其机制是抑制致炎因子释放，对控制痛风急性发作具有非常显著的疗效，但不良反应较大。③糖皮质激素：上述两类药无效或禁忌时用，一般尽量不用。

（三）间歇期及慢性关节炎期的治疗

主要治疗目的是降低血尿酸水平。抑制尿酸合成的药物有别嘌醇等；促进尿酸排泄的药物有丙磺舒、磺吡酮、苯溴马隆等；碱性药物有碳酸氢钠等，目的是碱化尿液。

（四）继发性痛风的治疗

除治疗原发病外，对于痛风的治疗原则同前面阐述。

五、护理措施

（一）一般护理

改变生活方式，饮食应以低嘌呤食物为主，鼓励多饮水，每天饮水量至少在1 500 mL，最好＞2 000 mL。限制烟酒，坚持运动和控制体重等。

（二）病情观察

观察关节疼痛的部位、性质、间隔时间等。观察受累关节红肿热痛的变化和功能障碍。观察有无过度疲劳、受凉、潮湿、饮酒、饱餐、精神紧张、关节扭伤等诱发因素。有无痛风石体征，结石的部位，有无溃破，有无症状。观察药物疗效及不良反应，及时反馈给医师，调整用药。卧床患者做好口腔、皮肤护理，预防压疮发生。观察患者体温的变化，有无发热。监测血尿酸、尿尿酸、肾功能的变化。

(三)关节疼痛的护理

急性发作时应卧床休息,抬高患肢,避免受累关节负重。也可在病床上安放支架支托盖被,减少患部受压。也可给予25%硫酸镁于受累关节处湿敷,消除关节的肿胀和疼痛。如痛风石溃破,则要注意保持受损部位的清洁,避免发生感染。

(四)用药护理

指导患者正确用药,观察药物的疗效,及时发现不良反应并反馈给医师,给予处理。

1.秋水仙碱

口服给药常有胃肠道反应,若患者一开始口服即出现恶心、呕吐、水样腹泻等严重的消化道反应,可静脉给药。但是静脉给药可能发生严重的不良反应,如肝损害、骨髓抑制、弥散性血管内凝血(DIC)、脱发、肾衰竭、癫痫样发作甚至死亡。应用时要密切观察患者状态,一旦出现不良反应立即停药。此外,静脉给药时要特别注意切勿外漏,以免引起组织坏死。

2.非甾体抗炎药

要注意有无活动性消化道溃疡或消化道出血的发生。

3.别嘌醇

除有可能出现皮疹、发热、胃肠道反应外,还可能出现肝损害、骨髓抑制等,要密切关注。对于肾功能不全者,使用别嘌醇宜减量。

4.丙磺舒、磺吡酮、苯溴马隆

可能出现皮疹、发热、胃肠道反应等。

5.糖皮质激素

要观察其疗效,是否出现"反跳"现象。

(五)健康指导

给予患者健康指导及心理指导,讲解疾病相关知识,提高患者防病治病的意识,提高治疗依从性。

(1)培养良好的生活习惯,肥胖的患者要减轻体重,避免劳累、受凉、感染、外伤等诱发因素。

(2)限制进食高嘌呤食物,多饮水,尤其是碱性水,多食碱性食物,有助于尿酸的排出。

(3)适度活动与保护关节:急性期避免运动。运动后疼痛超过1小时,则暂时停止此项运动。不要长时间持续进行重体力劳动或工作,可选择交替完成轻、重不同的工作。不时改变姿势,使受累关节保持舒适,若局部红肿,应尽可能避免活动。

(4)促进局部血液循环,可通过局部按摩、泡热水澡等促进局部血液循环,避免尿酸盐结晶形成。

(5)自我观察病情,如经常用手触摸耳郭及手足关节,检查是否有痛风石形成。

(6)定期复查血尿酸及门诊随访。

(高艳丽)

第七节 肥 胖 症

肥胖症指体内脂肪堆积过多和(或)分布异常、体重增加,是包括遗传和环境因素在内的多种因素相互作用所引起的慢性代谢性疾病。肥胖症分单纯性肥胖症和继发性肥胖症两大类。临床上无明显内分泌及代谢性病因所致的肥胖症,称单纯性肥胖症。若作为某些疾病的临床表现之一,称为继发性肥胖症,约占肥胖症的 1%。据估计,在西方国家成年人中,约有半数人超重和肥胖。

一、病因与发病机制

病因未明,被认为是包括遗传和环境因素在内的多种因素相互作用的结果。总的来说,脂肪的积聚是由于摄入的能量超过消耗的能量。

(一)遗传因素

肥胖症有家族聚集倾向,但遗传基础未明,也不能排除共同饮食、活动习惯的影响。

(二)中枢神经系统

体重受神经系统和内分泌系统双重调节,最终影响能量摄取和消耗的效应器官而发挥作用。

(三)内分泌系统

肥胖症患者均存在血中胰岛素升高,高胰岛素血症可引起多食和肥胖。

(四)环境因素

通过饮食习惯和生活方式的改变,如坐位生活方式、体育运动少、体力活动不足使能量消耗减少、进食多、喜甜食或油腻食物,使摄入能量增多。

(五)其他因素

1.与棕色脂肪组织(BAT)功能异常有关

可能由于棕色脂肪组织产热代谢功能低下,使能量消耗减少。

2.肥胖症与生长因素有关

幼年起病者多为增生型或增生肥大型,肥胖程度较重,且不易控制;成年起病者多为肥大型。

3.调定点说

肥胖者的调定点较高,具体机制仍未明了。

二、临床表现

肥胖症可见于任何年龄,女性较多见。多有进食过多和(或)运动不足,肥胖家族史。引起肥胖症的病因不同,其临床表现也不相同。

(一)体型变化

脂肪堆积是肥胖的基本表现。脂肪组织分布存在性别差异,通常男性型主要分布在腰部以上,以颈项部、躯干部为主,称为苹果型。女性型主要分布在腰部以下,以下腹部、臀部、大腿部为主,称为梨型。

(二)心血管疾病

肥胖患者血容量、心排血量均较非肥胖者增加而加重心脏负担,引起左心室肥厚、扩大;心肌脂肪沉积导致心肌劳损,易发生心力衰竭。由于静脉回流障碍,患者易发生下肢静脉曲张、栓塞性静脉炎和静脉血栓形成。

(三)内分泌与代谢紊乱

常有高胰岛素血症、动脉粥样硬化、冠心病等,且糖尿病发生率明显高于非肥胖者。

(四)消化系统疾病

胆石症、胆囊炎发病率高,慢性消化不良、脂肪肝、轻至中度肝功能异常较常见。

(五)呼吸系统疾病

由于胸壁肥厚,腹部脂肪堆积,使腹压增高、横膈升高而降低肺活量,引起呼吸困难。严重者导致缺氧、发绀、高碳酸血症,可发生肺动脉高压和心力衰竭。还可引起睡眠呼吸暂停综合征及睡眠窒息。

(六)其他

恶性肿瘤发生率升高,如女性子宫内膜癌、乳腺癌;男性结肠癌、直肠癌、前列腺癌发生率均升高。因长期负重易发生腰背及关节疼痛。皮肤皱褶易发生皮炎、擦烂、并发化脓性或真菌感染。

三、医学检查

肥胖症的评估包括测量身体肥胖程度、体脂总量和脂肪分布,其中后者对预测心血管疾病危险性更为准确。常用测量方法如下。

(一)体重指数(BMI)

测量身体肥胖程度,BMI=体重(kg)/身长(m)^2,是诊断肥胖症最重要的指标。我国成年人BMI值≥24为超重,≥28为肥胖。

(二)腰围(WC)

目前认为测定腰围更为简单可靠,是诊断腹部脂肪积聚最重要的临床指标。WHO建议男性WC>94 cm、女性WC>80 cm为肥胖。中国肥胖问题工作组建议,我国成年男性WC≥85 cm、女性WC≥80 cm为腹部脂肪积蓄的诊断界限。

(三)腰臀比(WHR)

反映脂肪分布。腰围测量髂前上棘和第12肋下缘连线的中点水平,臀围测量环绕臀部的骨盆最突出点的周径。正常成人WHR男性<0.90,女性<0.85,超过此值为中央性(又称腹内型或内脏型)肥胖。

(四)CT或MRI

计算皮下脂肪厚度或内脏脂肪量。

(五)其他

身体密度测量法、生物电阻抗测定法、双能X线(DEXA)吸收法测定体脂总量等。

四、诊断要点

目前国内外尚未统一。根据病史、临床表现和判断指标即可诊断。在确定肥胖后,应鉴别单纯性或继发性肥胖症,并注意肥胖症并非单纯体重增加。

五、治疗

治疗要点:减少热量摄取、增加热量消耗。

(一)行为治疗

教育患者采取健康的生活方式,改变饮食和运动习惯,并自觉地长期坚持。

(二)营养治疗

控制总进食量,采用低热卡、低脂肪饮食。对肥胖患者应制订能为之接受、长期坚持下去的个体化饮食方案,使体重逐渐减轻到适当水平,再继续维持。

(三)体力活动和体育运动

体力活动和体育运动与医学营养治疗相结合,并长期坚持,尽量创造多活动的机会、减少静坐时间,鼓励多步行。运动方式和运动量应适合患者具体情况,注意循序渐进,有心血管并发症和肺功能不好的患者必须更为慎重。

(四)药物治疗

长期用药可能产生药物不良反应及耐药性,因而选择药物必须十分慎重,减重药物应根据患者个体情况在医师指导下应用。

(五)外科治疗

外科治疗仅用于重度肥胖、减重失败,又有能通过体重减轻而改善的严重并发症者。对伴有糖尿病、高血压和心肺功能疾病的患者应给予相应监测和处理。可选择使用吸脂术、切脂术和各种减少食物吸收的手术,如空肠回肠分流术、胃气囊术、小胃手术或垂直结扎胃成形术等。

(六)继发性肥胖

应针对病因进行治疗。

六、护理诊断/问题

(一)营养失调

高于机体需要量与能量摄入和消耗失衡有关。

(二)身体形像紊乱

身体形像紊乱与肥胖对身体外形的影响有关。

(三)有感染的危险

与机体抵抗力下降有关。

七、护理措施

(一)安全与舒适管理

肥胖症患者的体育锻炼应长期坚持,并提倡进行有氧运动,包括散步、慢跑、游泳、跳舞、打太极拳、球类活动等,运动方式根据年龄、性别、体力、病情及有无并发症等情况确定。

1.评估患者的运动能力和喜好

帮助患者制定每天活动计划并鼓励实施,避免运动过度和过猛。

2.指导患者固定每天运动的时间

每次运动30～60分钟,包括前后10分钟的热身及整理运动,持续运动20分钟左右。如出现头昏、眩晕、胸闷或胸痛、呼吸困难、恶心、丧失肌肉控制能力等应停止活动。

(二)饮食护理

1.评估

评估患者肥胖症的发病原因,仔细询问患者单位时间内体重增加的情况,饮食习惯,了解患者每天进餐及次数,进食后感觉和消化吸收情况,排便习惯。有无气急、行动困难、腰痛、便秘、怕热、多汗、头晕、心悸等伴随症状及其程度。是否存在影响摄食行为的精神心理因素。

2.制定饮食计划和目标

与患者共同制定适宜的饮食计划和减轻体重的具体目标,饮食计划应为患者能接受并长期坚持的个体化方案,护士应监督和检查计划执行情况,使体重逐渐减轻(每周降低0.5～1 kg)

直到理想水平并保持。

（1）热量的摄入：采用低热量、低脂肪饮食，控制每天总热量的摄入。

（2）采用混合的平衡饮食，合理分配营养比例，进食平衡饮食：饮食中蛋白质占总热量的15％～20％，碳水化合物占50％～55％，脂肪占30％以下。

（3）合理搭配饮食：饮食包含适量优质蛋白质、复合糖类（如谷类）、足量的新鲜蔬菜（400～500 g/d）和水果（100～200 g/d）、适量维生素及微量营养素。

（4）养成良好的饮食习惯：少食多餐、细嚼慢咽、蒸煮替代煎炸、粗细搭配、少脂肪多蔬菜、多饮水、停止夜食及饮酒、控制情绪化饮食。

（三）疾病监测

定期评估患者营养状况和体重的控制情况，观察生命体征、睡眠、皮肤状况，动态观察实验室有关检查的变化。注意热量摄入过低可引起衰弱、脱发、抑郁甚至心律失常，应严密观察并及时按医嘱处理。对于焦虑的患者，应观察焦虑感减轻的程度，有无焦虑的行为和语言表现；对于活动无耐力的患者，应观察活动耐力是否逐渐增加，能否耐受日常活动和一般性运动。

（四）用药护理

对使用药物辅助减肥者，应指导患者正确服用，并观察和处理药物的不良反应。①服用西布曲明患者可出现头痛、口干、畏食、失眠、便秘、心率加快，血压轻度升高等不良反应，故禁用于冠心病、充血性心力衰竭、心律失常和脑卒中的患者。②奥利司他主要不良反应为胃肠胀气、大便次数增多和脂肪便。由于粪便中含有脂肪多而呈烂便、脂肪泻、恶臭，肛门常有脂滴溢出而容易污染内裤，应指导患者及时更换，并注意肛周皮肤护理。

（五）心理护理

鼓励患者表达自己的感受；与患者讨论疾病的治疗及预后，增加战胜疾病的信心；鼓励患者自身修饰；加强自身修养，提高自身的内在气质；及时发现患者情绪问题，及时疏导，严重者建议心理专科治疗。

八、健康指导

（一）预防疾病

加强患者的健康教育，特别是有肥胖家族史的儿童，妇女产后及绝经期，男性中年以上或病后恢复期尤应注意。说明肥胖对健康的危害，使其了解肥胖症与心血管疾病、高血压、糖尿病、血脂异常等密切相关。告知肥胖患者体重减轻5％～10％，就能明显改善以上与肥胖相关的心血管病危险因素及并发症。

（二）管理疾病

向患者宣讲饮食、运动对减轻体重及健康的重要性，指导患者坚持运动，并养成良好的进食习惯。

（三）康复指导

运动要循序渐进并持之以恒，避免运动过度或过猛，避免单独运动；患者运动期间，不要过于严格控制饮食；运动时注意安全，运动时有家属陪伴。

（高艳丽）

第八节 尿 崩 症

尿崩症(DI)是指精氨酸升压素(AVP)[又称抗利尿激素(ADH)]严重缺乏或部分缺乏(称中枢性尿崩症),以及肾脏对 AVP 不敏感,致肾远曲小管和集合管对水的重吸收减少(称肾性尿崩症),从而引起多尿、烦渴、多饮与低密度尿为特征的一组综合征。正常人每天尿量仅1.5 L左右。任何情况使 ADH 分泌不足或不能释放,或肾脏对 ADH 不反应都可使尿液无法浓缩而有多尿,随之有多饮。尿崩症可发生于任何年龄,但以青少年为多见,男性多于女性,男女之比为 2∶1。

一、病因分类

(一)中枢性尿崩症

任何导致 AVP 合成、分泌与释放受损的情况都可引起本症的发生,中枢性尿崩症的病因有原发性、继发性与遗传性 3 种。

1.原发性

病因不明者占 1/3～1/2。此型患者的下丘脑视上核与室旁核内神经元数目减少,Nissil 颗粒耗尽。AVP 合成酶缺陷,神经垂体缩小。

2.继发性

中枢性尿崩症可继发于下列原因导致的下丘脑-神经垂体损害,如颅脑外伤或手术后、肿瘤等;感染性疾病,如结核、梅毒、脑炎等;浸润性疾病,如结节病、肉芽肿病;脑血管病变,如血管瘤;自身免疫性疾病,有人发现患者血中存在针对下丘脑 AVP 细胞的自身抗体;Sheehan 综合征等。

3.遗传性

一般症状轻,可无明显多饮多尿。临床症状包括尿崩症、糖尿病、视神经萎缩和耳聋,是一种常染色体隐性遗传疾病,常为家族性,患者从小多尿,本症可能因为渗透压感受器缺陷所致。

(二)肾性尿崩症

肾脏对 AVP 产生反应的各个环节受到损害导致肾性尿崩症,病因有遗传性与继发性两种。

1.遗传性

呈 X 连锁隐性遗传方式,由女性遗传,男性发病,多为家族性。近年已把肾性尿崩症基因即 G 蛋白耦联的 *AVP-V2R* 基因精确定位于 X 染色体长臂端粒 Xq28 带上。

2.继发性

肾性尿崩症可继发于多种疾病导致的肾小管损害,如慢性肾盂肾炎、阻塞性尿路疾病、肾小管性酸中毒、肾小管坏死、淀粉样变、骨髓瘤、肾脏移植与氮质血症。代谢紊乱如低钾血症、高钙血症也可导致肾性尿崩症。多种药物可致肾性尿崩症,如庆大霉素、头孢唑林、诺氟沙星、阿米卡星、链霉素、大剂量地塞米松、过期四环素、碳酸锂等。应用碳酸锂的患者中 20%～40%可致肾性尿崩症,其机制可能是锂盐导致了细胞 cAMP 生成障碍,干扰肾脏对水的重吸收。

二、诊断要点

(一)临床特征

(1)大量低密度尿,尿量超过 3 L/d。

(2)因鞍区肿瘤过大或向外扩展者,常有蝶鞍周围神经组织受压表现,如视力减退、视野缺失。

(3)有渴觉障碍者,可出现脱水、高钠血症、高渗状态、发热、抽搐等,甚至脑血管意外。

(二)实验室检查

(1)尿渗透压:为 50～200 mOsm/L,明显低于血浆渗透压,血浆渗透压可高于 300 mOsm/L(正常参考值为 280～295 mOsm/L)。

(2)血浆抗利尿激素值:降低(正常基础值为 1～1.5 pg/mL),尤其是禁水和滴注高渗盐水时仍不能升高,提示垂体抗利尿激素储备能力降低。

(3)禁水试验:最常用的诊断垂体性尿崩症的功能试验。方法为试验前测体重、血压、尿量、尿密度、尿渗透压。以后每 2 小时排尿,测尿量、尿密度、尿渗透压、体重、血压等,至尿量无变化、尿密度及尿渗透压持续两次不再上升为止。抽血测定血浆渗透压,并皮下注射抗利尿激素(水剂)5 U,每小时再收集尿量,测尿密度、尿渗透压 1～2 次。一般需禁水 8 小时以上。如有血压下降、体重减轻 3 kg 以上时,应终止试验。

三、鉴别要点

(一)精神性多饮性多尿

有精神刺激史,主要表现为烦渴、多饮、多尿、低密度尿,与尿崩症极相似,但 AVP 并不缺乏,禁水试验后尿量减少,尿密度增高,尿渗透压上升,注射升压素后尿渗透压和尿密度变化不明显。

(二)糖尿病多饮多尿

糖尿病为高渗性利尿,尿糖阳性,尿密度高,血糖高。

(三)高钙血症

甲旁亢危象时血钙增高。尿钙增高,肾小管对抗利尿激素反应下降,产生多饮多尿,亦是高渗利尿,尿密度增高。

(四)其他

如慢性肾功能不全、肾上腺皮质功能减退。

四、治疗

(一)中枢性尿崩症

1.病因治疗

针对各种不同的病因积极治疗有关疾病,以改善继发于此类疾病的尿崩症病情。

2.药物治疗

轻度尿崩症患者仅需多饮水,如长期多尿,每天尿量大于 4 000 mL 时因可能造成肾脏损害而致肾性尿崩症,需要药物治疗。

(1)抗利尿激素制剂。①1-脱氨-8-右旋精氨酸血管升压素(DDAVP):为目前治疗尿崩症的首选药物,可由鼻黏膜吸入,每天 2 次,每次 10～20 μg(儿童患者为每次 5 μg,每天 1 次),肌内注射制剂每毫升含 4 μg,每天 1～2 次,每次 1～4 μg(儿童患者每次 0.2～1 μg)。②鞣酸升压素油剂注射液:每毫升油剂注射液含 5 U,从 0.1 mL 开始肌内注射,必要时可加至 0.2～0.5 mL。疗效持续 5～7 天。长期应用 2 年左右可因产生抗体而减效,过量则可引起水潴留,导致水中毒。故因视病情从小剂量开始,逐渐调整用药剂量与间隔时间。③粉剂升压素:每次吸入 20～50 mg,每 4～6 小时 1 次。长期应用可致萎缩性鼻炎,影响吸收或过敏而引起支气管痉挛,疗效亦减弱。④赖氨酸血管升压素粉剂:为人工合成粉剂,由鼻黏膜吸入,疗效持续 3～5 小时,每天吸入 2～3 次。长期应用亦可发生萎缩性鼻炎。⑤神经垂体后叶素水剂:每次 5～10 μg,每天 2～3 次,皮下注射。作用时间短,适用于一般尿崩症,注射后有头痛、恶心、呕吐及腹痛不适等症状,故多数患者不能坚持用药。⑥抗利尿素纸片:每片含 AVP 10 μg,可于白天或睡前舌下含化,使用方便,有一定的疗效。⑦神经垂体后叶素喷雾剂:赖氨酸血管升压素与精氨酸血管升压素均有此制剂,疗效与粉剂相当,久用亦可致萎缩性鼻炎。

(2)口服治疗尿崩症药物。①氢氯噻嗪:小儿每天 2 mg/kg,成人每次 25 mg,每天 3 次,或 50 mg,每天 2 次,服药过程中应限制钠盐摄入,同时应补充钾(每天 60 mg 氯化钾)。②氯磺丙脲:每次 0.125～0.25 g,每天 1～2 次,一般每天剂量不超过 0.5 g。服药 24 小时后开始起作用,4 天后出现最大作用,单次服药 72 小时后恢复疗前情况。③氯贝丁酯:用量为每次 0.5～0.75 g,每天 3 次,24～48 小时迅速起效,可使尿量下降,尿渗透压上升。④卡马西平:为抗癫痫药物,其抗尿崩作用机制大致同氯磺丙脲,用量每次 0.2 g,每天 2～3 次,作用迅速,尿量可减至 2 000～3 000 mL,不良反应为头痛、恶心、疲乏、眩晕、肝损害与白细胞计数降低等。⑤吲达帕胺:为利尿、降压药物,其抗尿崩作用机制可能类似于氢氯噻嗪。用量为每次 2.5～5 mg,每天 1～2 次。用药期间应监测血钾变化。

(二)肾性尿崩症

由药物引起的或代谢紊乱所致的肾性尿崩症,只要停用药物,纠正代谢紊乱,就可以恢复正常。如果为家族性的,治疗相对困难,可限制钠盐摄入,应用噻嗪类利尿剂、前列腺素合成酶抑制剂(如吲哚美辛),上述治疗可将尿量减少 80%。

五、护理措施

按内科及本系统疾病的一般护理常规。

(一)病情观察

(1)准确记录患者尿量、尿比重、饮水量,观察液体出入量是否平衡,以及体重变化。

(2)观察饮食情况,如食欲缺乏以及便秘、发热、皮肤干燥、倦怠、睡眠不佳等症状。

(3)观察脱水症状,如头痛、恶心、呕吐、胸闷、虚脱、昏迷。

(二)对症护理

(1)对于多尿、多饮者应给予扶助与预防脱水,根据患者的需要供应水。

(2)测尿量、饮水量、体重,从而监测液体出入量,正确记录,并观察尿色、尿比重等及电解质、血渗透压情况。

(3)患者因夜间多尿而失眠、疲劳以及精神焦虑等,应给予护理照料。

(4)注意患者出现的脱水症状,一旦发现要尽早补液。

(5)保持皮肤、黏膜的清洁。

(6)有便秘倾向者及早预防。

(7)药物治疗及检查时,应注意观察疗效及不良反应,嘱患者准确用药。

(三)一般护理

(1)患者夜间多尿,白天容易疲倦,要注意保持安静舒适的环境。

(2)在患者身边经常备足温开水。

(3)定时测血压、体温、脉搏、呼吸及体重,以了解病情变化。

(四)健康指导

(1)患者由于多尿、多饮,要嘱患者在身边备足温开水。

(2)注意预防感染,尽量休息,适当活动。

(3)指导患者记录尿量及体重变化。

(4)准确遵医嘱给药,不得自行停药。

(5)门诊定期随访。

(高艳丽)

第六章

感染科护理

第一节　流行性感冒

一、疾病概述

(一)概念和特点

流行性感冒简称流感,是由流感病毒引起的急性呼吸道传染病。临床主要表现为急起高热、全身酸痛、乏力,多伴相对较轻的呼吸道症状。该病潜伏期短,传染性强,传播迅速,最大特点是极易发生变异,尤其是甲型流感病毒。

流感病毒不耐热,对紫外线及常用消毒剂均敏感。对干燥及寒冷有相当耐受力,可在真空干燥或-20 ℃以下长期保存。

传染源主要是流感患者和隐性感染者,主要经飞沫传播,也可通过病毒污染的茶具、食具、毛巾等间接传播。人群普遍易感,感染后可产生一定免疫力。由于流感病毒不断发生变异,故易重新感染而反复发病。极易引起流行和大流行,流行情况与人口密集程度有关。

(二)发病机制与相关病理生理

病毒复制导致细胞病变是发病的主要机制,但很少发生病毒血症。当病毒侵袭全部呼吸道,导致流感病毒性肺炎。其病理特征为纤毛上皮细胞脱落,黏膜下有灶性出血、水肿和白细胞浸润。肺泡内有纤维蛋白与水肿液。肺泡出血,肺泡间质增厚,肺泡与肺泡管中可有透明膜形成。

(三)临床特点

1.单纯型流感

此型最常见。急起高热,头痛、肌痛、全身不适等。上呼吸道症状较轻或不明显,少数可有腹泻水样便,发热3天后消退。

2.肺炎型流感(流感病毒性肺炎)

年老体弱者、原有基础疾病或免疫受抑制患者感染流感,病情可迅速加重,出现高热、全身衰竭、烦躁不安、剧烈咳嗽、血性痰液、呼吸急促、发绀等一系列肺炎表现。

(四)辅助检查

1.血常规检查

白细胞计数正常或减少,分类正常或淋巴细胞相对增多,嗜酸性粒细胞消失。如继发细菌性感染,可有白细胞计数显著增多。

2.病原学检查

(1)鼻黏膜印片检查抗原或免疫荧光抗体技术检测病毒抗原。

(2)病毒分离。

(3)核酸检测。

3.血清学检查

取病后 3 天内和 2 周后双份血清做补体结合试验或血凝抑制试验,抗体滴度有 4 倍或以上升高者,可以确诊。

(五)治疗原则

(1)卧床休息和支持治疗。

(2)高热者可用解热镇痛药物,酌情选用安乃近、苯巴比妥等。

(3)抗病毒治疗应用金刚烷胺和甲基金刚烷胺,奥司他韦(商品名:达菲),可抑制病毒复制。

(4)积极防治继发性细菌感染。

二、护理评估

(一)流行病学史评估

评估是否为流感高发季节,发病前有无流感患者接触史;有无流感疫苗注射史。

(二)一般评估

1.生命体征

流感患者高热,体温可达 39~40 ℃,伴畏寒;心率加快;呼吸加快;肺炎型流感可出现血压下降。

2.患者主诉

评估患者有无寒战、头痛、咽痛、全身酸痛、鼻塞、流涕、干咳、食欲减退等症状。

3.相关记录

记录生命体征、出入量、咳嗽、咳痰的情况、皮肤情况等。

(三)身体评估

1.头颈部

观察有无急性面容,典型流感可见结膜充血,咽喉红肿,肺炎性流感可见口唇发绀。

2.胸部

单纯型流感肺部可闻及干啰音。肺炎型流感肺部可闻及湿啰音,叩诊呈浊音。

3.腹部

患者出现瑞氏综合征时可触及肝大,一般见于儿童。

(四)心理-社会评估

患者在疾病治疗过程中的心理反应与需求,对预防疾病相关知识的需求。

(五)辅助检查结果评估

1.血常规检查

白细胞计数有无减少,淋巴细胞有无相对增多,嗜酸性粒细胞有无消失。

2.病原学检查

咽拭子或痰液病毒分离是否阳性。

3.X线检查

X线检查有无肺部散在絮状阴影。

（六）常用药物治疗效果的评估

评估服用金刚烷胺有无中枢神经系统变态反应,例如,头晕、嗜睡、失眠和共济失调等神经精神症状。

三、护理诊断/问题

（一）体温过高

体温过高与病毒感染有关。

（二）气体交换受损

气体交换受损与病毒性肺炎或合并细菌性肺炎有关。

（三）头痛

头痛与病毒感染有关。

四、护理措施

（一）隔离要求

流感流行时,按标准预防和呼吸道飞沫传播隔离患者。

（二）休息和活动

急性期应卧床休息,协助患者做好生活护理。

（三）营养与饮食

发热期应多饮水,给予易消化、营养丰富的富含维生素的流质或半流质饮食。伴呕吐或腹泻严重者,应适当增加静脉营养的供给。

（四）病情观察

观察患者的生命体征,有无高热不退、呼吸急促、发绀、血氧饱和度下降;观察有无咳嗽、咳痰,咳嗽的性质、时间、诱因、节律、音色;痰液的性状、量等。协助采集血液、痰液或呼吸道分泌物标本,以明确诊断或发现继发性细菌感染。

（五）对症护理

患者体温过高时,采取有效的降温措施;患者有咳嗽、咳痰、胸闷、气急、发绀等肺炎症状时,应协助其取半卧位,予以吸氧,必要时吸痰,并报告医师及时处理。必要时,予以呼吸机辅助呼吸。

（六）健康教育

（1）室内每天进行空气消毒或开窗通风换气,患者使用过的食具应煮沸,衣物、手帕等可用含氯消毒液消毒或阳光下曝晒 2 小时。房间用过氧乙酸熏蒸或其他方法终末消毒。

（2）预防流行性感冒:平时应注意锻炼身体,增强机体的抵抗力。流感流行季节要根据天气变化增减衣服。在流感流行时,应尽可能减少公众集会和集体娱乐活动,尤其是室内活动,以防止疫情扩散。房间要经常通风换气,保持清洁。接种疫苗是预防流感的基本措施,应在每年流感流行前的秋季进行,可获得 60%～90% 的保护效果。

（3）告诉患者如果出现下列任何一种情况,请速到医院就诊:①高热。②频繁的咳嗽、咳痰。③胸闷、呼吸急促。

五、护理效果评估

（1）患者咳嗽、咳痰症状好转。

（2）患者体温恢复正常。

（王玉玲）

第二节　流行性脑脊髓膜炎

一、概述

流行性脑脊髓膜炎是脑膜炎奈瑟菌引起的急性化脓性脑膜炎。带菌者和流行性脑脊髓膜炎患者是本病的主要传染源,本病隐性感染率高,感染后细菌寄生于人鼻咽部。病原菌主要经咳嗽、打喷嚏借飞沫由呼吸道直接传播。该病主要临床表现是突发高热、剧烈头痛、频繁呕吐,皮肤黏膜瘀点、瘀斑及脑膜刺激征,严重者可有败血症休克和脑实质损害,常可危及生命。部分患者暴发起病,可迅速死亡。早诊断,就地住院隔离治疗,密切监护,是治疗本病的基础。一旦高度怀疑,应尽早、足量应用细菌敏感并能够透过血-脑屏障的抗菌药物。

二、护理

（一）一般护理

（1）执行内科一般护理常规。

（2）休息与体位:绝对卧床休息,颅内高压的患者需抬高头部。呕吐取卧位,头偏向一侧,防止误吸。

（3）高热护理:以物理降温为主,药物降温为辅。

（4）皮肤护理:密切观察瘀点、瘀斑的部位、范围、程度、进展情况。注意保护瘀斑处皮肤,不使其破溃,其局部不宜穿刺,皮肤破溃发炎继发感染处要定期换药。

（二）隔离预防措施

在标准预防的基础上,执行飞沫和接触隔离。隔离至症状消失后 3 天,但不少于发病后 7 天。

（三）饮食护理

遵医嘱给予高热量、高蛋白、高维生素、易消化的流质或半流质饮食,不能进食者给予鼻饲或静脉输液治疗。并做好留置胃管的护理。

（四）用药护理

（1）病原治疗:一旦高度怀疑流脑,遵嘱在 15～30 分钟给予抗菌治疗。应用抗生素过程中,观察药物疗效及变态反应。

（2）颅内高压患者应用甘露醇静脉滴注治疗应在 15～30 分钟滴入,观察呼吸、心率、血压、瞳孔的变化,颅内高压及脑膜刺激征表现有无改善,并详细记录 24 小时出入量。

（3）抗休克治疗：①扩充血容量及纠正酸中毒治疗，严格遵医嘱执行，掌握"先盐后糖、先快后慢"的原则；②在扩充血容量和纠正酸中毒基础上，使用血管活性药物，常用药物为山莨菪碱，用药过程中密切观察血压、面色及四肢温度等。

（4）抗弥散性血管内凝血治疗：遵医嘱尽早应用肝素，注意用药剂量、间隔时间，密切观察有无出血倾向。

（五）并发症护理

潜在并发症惊厥、脑疝及呼吸衰竭。当患者出现意识障碍、烦躁不安、剧烈头痛、喷射性呕吐、血压升高等征象时，提示颅内压增高。当患者出现呼吸频率和节律出现异常、瞳孔对光反射迟钝或消失、两侧瞳孔不等大等圆时，提示有脑疝发生的可能。应及时通知医师，配合抢救。治疗护理操作集中进行，尽量减少搬动患者，避免惊厥发生。颅内压增高者行腰椎穿刺前应先脱水治疗，以免诱发脑疝，穿刺后去枕平卧6小时。

（六）病情观察

（1）密切观察患者的生命体征变化，高热采取物理降温及镇静剂，将体温控制在38.5℃以下，防止惊厥的发生。

（2）密切观察患者中枢神经系统症状，如剧烈头痛、喷射性呕吐、烦躁不安及意识改变等。

（3）密切观察患者有无暴发型流脑的发生，该型流脑病情变化迅速，病势凶险，治疗不及时可于24小时危及生命。①休克型：表现急起寒战、高热、严重者体温不升、头痛、呕吐、瘀点、瘀斑、面色苍白、皮肤发花、四肢厥冷、脉搏细速、呼吸急促等。应尽早应用抗生素，吸氧，平卧位，注意保暖，建立静脉通道，补充血容量、纠正酸中毒、保护重要脏器功能，观察用药反应，备齐各种抢救药物配合抢救。②脑膜脑炎型：表现为脑膜及脑实质损伤症状，高热、头痛、呕吐、意识障碍，并迅速出现昏迷。颅内压增高、脑膜刺激征等。遵医嘱尽早应用抗生素、脱水剂，予以吸痰、保持呼吸道通畅，吸氧，使用呼吸兴奋剂，必要时气管插管，使用呼吸机治疗，切忌胸外按压。③混合型：先后或同时出现休克型和脑膜脑炎型症状。

（七）健康指导

（1）疾病预防指导：流行季节前对流行区6个月至15岁的易感人群应用脑膜炎球菌多糖体菌苗进行疫苗接种；流行季节注意环境和个人卫生，注意室内通风换气，勤晒衣被和消毒儿童玩具；避免携带儿童到人多拥挤的公共场所；患者和带菌者为传染源，主要经飞沫传播。密切接触的儿童，应医学观察7天，并用复方磺胺甲噁唑预防用药。

（2）由于流行性脑脊髓膜炎可引起脑神经损害、肢体运动障碍、失语、癫痫等后遗症，指导家属坚持切实可行的功能锻炼、按摩等，以提高患者的生活质量。

（王玉玲）

第三节　流行性乙型脑炎

一、概述

流行性乙型脑炎是由乙型脑炎病毒引起的脑实质炎症为主要病变的中枢神经系统急性传染

病。本病经蚊叮咬传播,常流行于夏秋季,主要分布于亚洲,是人畜共患的自然疫源性疾病,人与许多动物(猪、马、羊、鸡、鸭、鹅等)都可成为本病的传染源,人被乙脑病毒感染后,可出现短暂的病毒血症,但病毒数量少、且持续时间短,所以不是本病的主要传染源。猪的感染率高,感染后病毒数量多,病毒血症期长,且饲养面广,更新率快,因此猪是本病主要的传染源。病毒通常在蚊—猪—蚊等动物间循环。一般在人类流行前 1～2 个月,先在家禽中流行。该病临床上以高热、意识障碍、抽搐、病理反射及脑膜刺激征为特征,严重者可有呼吸衰竭,病死率高,部分患者可留有严重后遗症。目前尚无特效的抗病毒治疗药物,应采取积极的对症和支持治疗,维持体内水和电解质平衡,密切观察病情变化,重点处理好高热、抽搐、脑水肿和呼吸衰竭等危重症状,降低病死率和减少后遗症的发生。

二、护理

(一)一般护理

1.病室环境

病房使用防蚊设备,隔离至体温正常。保持病室环境安静,光线柔和、温湿度适宜、通风良好,防止声音、强光刺激。

2.对症护理

(1)高热:应以物理降温为主,药物降温为辅。物理降温包括冰敷额部、枕部和体表大血管部位,如腋下、颈部及腹股沟等处。药物降温应适当小剂量应用退热药,防止用药量过大致大量出汗而引起循环衰竭。注意降温不易过快过猛。

(2)意识障碍:加床挡防止坠床,必要时予以约束。

(3)惊厥或抽搐:是病情严重的表现,严重者可发生全身强直性抽搐,均伴有意识障碍。积极去除诱因,高热所致以降温为主;呼吸道分泌物多者,给予吸痰,保持呼吸道通畅,并给予吸氧,取侧卧位,头偏向一侧;舌后坠阻塞呼吸道,使用舌钳拉出后坠舌体,并使用简易口咽通气道;脑实质炎症所致使用地西泮、水合氯醛及苯巴比妥钠等镇静药物;脑水肿所致者予以脱水治疗。为避免诱发惊厥和抽搐发生,各种治疗护理尽量集中进行。

3.加强患者生活护理

做好眼、鼻、口腔、皮肤清洁护理,定时翻身、拍背、体位引流、吸痰,防止肺部感染和压疮发生,保持二便通畅。

(二)饮食护理

保持充足水分,1 000～2 000 mL/d,早期清淡流质饮食,恢复期予以高蛋白、高维生素、高热量饮食,昏迷及吞咽困难者予以鼻饲流质饮食,并做好留置胃管的护理。

(三)用药护理

按医嘱正确给药,评估用药效果。

(1)重型患者静脉补液,但不宜过多,以免加重脑水肿。

(2)持续高热伴反复抽搐患者采用亚冬眠疗法,具有降温、镇静、止痉作用。该类药物可抑制呼吸中枢及咳嗽反射,故用药过程中,应避免搬动患者,保持呼吸道通畅,密切观察生命体征变化。

(3)脑水肿患者遵医嘱早期足量使用 20%甘露醇静脉滴注,应注意 15～30 分钟滴入,并详细记录出入量。

（4）脑实质炎症使用地西泮等镇静药物治疗时，应密切观察呼吸节律及频率变化。

（5）血管扩张剂可改善微循环、减轻脑水肿、解除脑血管痉挛和兴奋呼吸中枢。常用药物有东莨菪碱、阿托品、酚妥拉明等，密切观察用药反应。

（四）并发症护理

常见并发症有支气管肺炎、肺不张、败血症、尿路感染及压疮等，加强护理，定期翻身、拍背，严格执行消毒隔离措施。

（五）病情观察

（1）密切观察患者体温、脉搏、呼吸、血压变化，高热持续时间。

（2）密切观察患者意识障碍程度、持续时间长短。

（3）密切观察患者有无惊厥、抽搐等，发作次数、发作持续时间、抽搐部位和方式。

（4）密切观察患者有无呼吸衰竭、颅内高压及脑疝等表现。观察呼吸频率、节律、幅度的改变，观察瞳孔大小、对光反射等。

（六）健康指导

（1）疾病预防指导加强对家畜的管理，人畜居住地分开，应消灭蚊滋生地，灭过冬蚊和早春蚊。

（2）保护易感人群：对初次进入流行区人员进行疫苗接种。

（3）向患者和（或）家属提供保护性护理及日常生活护理相关知识，提高患者生活质量。

（4）恢复期患者仍有瘫痪、失语、痴呆等神经精神症状者，鼓励患者坚持康复训练和治疗，指导家属相应的护理措施及康复疗法，如语言、智力、吞咽和肢体功能锻炼，还可结合理疗、推拿按摩、高压氧及中药等治疗，使残疾降到最低程度。

（王玉玲）

第四节 结核性胸膜炎

一、病因和发病机制

由于胸液结核分枝杆菌培养的阳性率在 25% 以下，传统认为结核性胸膜炎的发病主要是由于结核分枝杆菌的菌体蛋白引起迟发型变态反应导致胸腔积液，但现在发现胸膜活检有 50%～80% 的病例胸膜上有典型结核结节形成，胸膜组织结核分枝杆菌培养的阳性率也在 50% 以上。故目前认为结核性胸膜炎的发病是胸膜在遭受结核杆菌感染后产生针对其抗原成分的变态反应。结核性胸膜炎可以是结核分枝杆菌的原发感染，也可以是继发于肺结核的胸膜病变。胸膜下的干酪样病灶脱落进入胸膜腔是原发性结核性胸膜炎的起始病理过程。而继发性结核性胸膜炎一般都有肺实质的结核病灶。

结核分枝杆菌抗原进入胸膜腔，激发 CD4$^+$ T 淋巴细胞介导的迟发型变态反应，T 辅助细胞 1(Th1)表达以 INF-γ 为主的细胞因子，对抗 Th2 介导（以 IL-4 为代表）的免疫反应，活化巨噬细胞和 NK 细胞，杀灭进入胸膜腔的结核分枝杆菌。同时炎症反应过程中胸膜毛细血管充血、渗出、炎症细胞浸润致胸膜通透性增高，加上淋巴回流损伤，导致大量液体在胸膜腔集聚，引起胸腔积液。

慢性结核性脓胸出现的机会非常少,可以见于以下情况:①原发的结核病灶,破溃入胸腔的病灶很大;②膈下结核或者淋巴结核直接破溃入胸腔;③血行播散;④继发于肺叶切除术或者人工气胸后残腔内充填

二、病理和病理生理

早期胸膜充血、水肿,白细胞浸润,随后淋巴细胞浸润占优势。胸膜表面有少量纤维蛋白渗出,如炎症反应轻微,不出现浆液性渗出即为干性胸膜炎;如炎症反应剧烈,即从毛细血管渗出血浆集聚于胸膜腔中,自微量至数升,形成胸腔积液。由于大量纤维素蛋白沉着于胸膜,胸腔积液吸收过程中可形成包裹性积液和广泛胸膜增厚。

干性胸膜炎对肺功能影响不大,肺尖部局限性胸膜粘连对肺功能影响不明显,下胸部胸膜粘连,肋膈角闭塞,呼吸时膈肌活动减低,致肺活量减低。渗出性胸膜炎对肺功能的影响主要取决于胸腔积液的量。少量积液不影响肺脏的扩张及呼吸运动,肺功能可无改变。大量积液压迫肺脏,减少呼吸面积,限制膈肌活动,肺活量减低。严重胸膜增厚者,可呈限制性通气功能障碍。

结核性脓胸常有肉芽组织增生及大量纤维组织形成胸膜增厚,胸膜纤维层瘢痕机化,甚至钙化。若有支气管胸膜瘘,则肺脏大部萎缩。有时脓液溃入胸壁形成冷脓肿产生瘘管,长期流脓不愈。肺功能一般显示限制性通气功能障碍,若对侧肺脏发生代偿性肺气肿,则可有残气量及残气量占肺总量百分比增加,形成混合性通气功能障碍。

三、临床表现

起病时常有轻中度发热、干咳及其他结核毒性症状。干性胸膜炎主要症状为胸痛,多发生于胸廓扩张度最大的部位,如腋侧胸下部。疼痛性质为剧烈尖锐的针刺样痛,深呼吸及咳嗽时更甚,浅呼吸、平卧和患侧卧位,胸痛可减轻,故呼吸常急促表浅。渗出性胸膜炎起始时有胸痛,待渗液增多时,壁层与脏层胸膜分开,胸痛即减轻。大量胸腔积液者可出现气急、胸闷,积液愈多,症状也愈明显。急性大量渗出性积液时可有端坐呼吸、发绀。

体检患侧呼吸运动受限制,呼吸音减低。干性及少量渗出性胸膜炎腋侧下胸部常有恒定的胸膜摩擦音,吸气及呼气期均可闻及,听诊器紧压胸壁时摩擦音增强,咳嗽后摩擦音不变;渗出性胸膜炎胸液量较多时病侧呼吸运动度减弱,叩诊浊音,听诊呼吸音减低或消失;大量渗液时气管、心脏移向健侧。

急性结核性脓胸毒性症状重,伴有支气管胸膜瘘时,则咳出大量脓痰(即脓性胸液),有时呈血性。慢性者多不发热,但贫血及消瘦较明显。体征大致与渗出性胸膜炎相似。胸壁局部可有压痛,甚至轻度水肿。慢性者胸廓塌陷,肋间隙变窄,呼吸运动减弱,叩诊实音,听诊呼吸音减低,气管移向患侧,常伴有杵状指(趾)。

四、影像学检查

干性胸膜炎胸部 X 线检查可无异常,当渗液量达 300 mL 以上时,可见肋膈角变钝;典型胸腔积液的表现为下胸部见外高内低上缘呈下凹的均匀致密阴影,大量积液时患侧全为致密阴影,纵隔移向健侧。肺底与膈间的积液或包裹性积液常规 X 线不易鉴别。

B 超探测胸腔积液远较 X 线灵敏,可测出肋膈角少量积液,并可估计胸腔积液的深度和积液量,提示积液穿刺部位,对包裹性积液的穿刺尤其重要。

CT 是发现胸腔积液最敏感的方法,可以发现极少量的积液,并能鉴别胸膜增厚和包裹性积液,对鉴别包裹性积液和肺内或纵隔巨大囊性肿块较 X 线和 B 超优越。

五、实验室检查和辅助检查

胸腔穿刺抽液检查对诊断结核性胸膜炎十分重要。胸液一般呈草黄色、透明或混浊的液体,少数也可呈淡红或深褐色的血性液体,含大量纤维蛋白,放置后形成胶冻样凝块。

胸液 pH 在 7.30~7.40(鲜有超过 7.40),但大约有 20% 的患者<7.30,80%~85% 的胸液糖 >3.33 mmol/L(60 mg/dL),大约 15% 的患者<1.67 mmol/L(30 mg/dL)。比重 1.018 以上,蛋白定量>30 g/L,镜检有核细胞 $0.1~1.0×10^9$/L,病程前两周,分类以中性粒细胞为主,后转为淋巴细胞。结核性脓胸的脓液性状和普通脓胸相似,胸液中白细胞总数 $10~15×10^9$/L 或更多,以中性粒细胞为主,pH<7.2,糖<1.11 mmol/L(20 mg/mL),LDH>1 000 IU/L。

胸液离心沉淀后行涂片检查结核菌的阳性率在 5% 以下,胸液结核杆菌培养阳性需要 10~100 条结核分枝杆菌,因此胸腔积液培养的阳性率在 12%~70%,绝大多数的报道在 30% 以下。传统认为结核性胸膜炎痰抗酸杆菌检查阳性率很低,但有研究表明即使胸片没有发现病灶的结核性胸膜炎,导痰后痰结核杆菌培养的阳性率也高达 55%。

腺苷脱氨酸酶(adenosine deaminase,ADA)是嘌呤代谢过程中的一个酶,在淋巴细胞特别是 T 淋巴细胞中含量丰富。自 1978 年首次用于诊断结核性胸膜炎,ADA 在结核性胸膜炎的诊断中被广泛应用,一般 ADA>70 IU/L 高度怀疑结核性胸膜炎,ADA<40 IU/L 作为除外诊断,40 个研究的荟萃分析表明,ADA 诊断结核性胸膜炎的敏感性为 47.1%~100%,特异性 0~100%,差异主要在于不同的检测方法和临界值的设定。在发达国家,由于发病率低,ADA 的阳性预测值只有 15%,而在结核高发的发展中国家,ADA 作为一种简单、快速、便宜的方法,其敏感性和特异性可以高达 95% 和 90%。但在以淋巴细胞为主的胸液如类风湿关节炎、淋巴瘤、肺泡细胞癌、间皮瘤、支原体衣原体肺炎也可增高。ADA 有两个同工酶,ADA1 产生于淋巴细胞和单核细胞,ADA2 主要由单核巨噬细胞产生,结核性胸膜炎时 ADA2 的增高更加有意义。

IFN-γ 主要由 $CD4^+$ T 细胞产生,因此用来诊断结核性胸膜炎有很高的特异性,研究表明其敏感性在 78%~100%,特异性在 95%~100%。新的荟萃分析总结了 24 个临床试验,表明 IFN-γ 诊断结核性胸膜炎敏感性为 89%,特异性为 97%。许多研究显示 IFN-γ 测定要优于 ADA。其他可以引起胸液 IFN-γ 增高的疾病是血液系统肿瘤和脓胸。

用 PCR 方法检测胸液中结核分枝杆菌的 DNA,可以检出至少 20 个结核分枝杆菌,一系列的研究表明敏感性在 20%~90%,特异性在 78%~100%,主要和胸腔积液中结核分枝杆菌的数量和检测的技术有关。用 PCR 检测胸膜活检组织,可达 90% 的敏感性和 100% 的特异性。

经皮胸膜活检曾经是诊断结核性胸膜炎的金标准,活检胸膜组织表现为肉芽肿性炎症、干酪样坏死、抗酸染色阳性,胸膜活检有 50%~97% 显示为肉芽肿,组织培养分枝杆菌的阳性率在 39%~80%。胸膜活检显示为肉芽肿的其他疾病有结节病、真菌感染、类风湿关节炎、诺卡菌病,诊断时需要排除。

胸腔镜是诊断不明原因胸腔积液的最好方法,通过胸腔镜能够鉴别结核性胸腔积液和恶性肿瘤,电视胸腔镜则优势更加明显,典型结核性胸膜炎可以看到壁层胸膜黄白色的小结节,胸膜面红肿充血,并可见纤维渗出粘连。通过胸腔镜活检可以进行病理检查和结核分枝杆菌的病原检查。

六、诊断和鉴别诊断

典型的结核性胸膜炎根据临床表现和胸液检查不难诊断,但由于结核菌培养需时长而且阳性率低,加上国内没有普遍开展胸液 ADA、IFN-γ 的检测和胸膜活检,结核性胸膜炎的诊断主要依据临床治疗反应,容易过诊和误漏诊,需大力提倡 ADA、IFN-γ 的检测和胸膜活检。

结核性胸膜炎需与各种原因引起的胸腔积液鉴别。

(一)癌性胸腔积液

肺部恶性肿瘤、乳腺癌、淋巴瘤、消化道和妇科肿瘤常可转移至胸腔引起胸腔积液,多缓慢起病,通常无发热,胸液增长速度较快,转移至壁层胸膜可以有持续性胸痛。胸液常呈血性,胸液中红细胞数多超过 $100×10^9/L$,胸液内肿瘤标志如癌胚抗原 CEA 部分增高,胸液 ADA 和 IFN-γ 低。胸液引流后胸部 CT 检查多可以发现肺内的转移性结节和纵隔淋巴结肿大,其他部位转移也可以有相应的病史和症状以资鉴别。胸液离心沉淀发现恶性细胞可确诊。

(二)肺炎旁胸腔积液

40%的肺炎患者可以并发胸腔积液称为肺炎旁胸腔积液,肺炎旁胸腔积液一般同时有肺炎的急性起病症状,全身症状明显,血白细胞常常增多。胸液检查细胞计数 $5～10×10^9/L$,中性粒细胞 90%以上,胸液 pH 和葡萄糖常常降低,LDH 通常较高,部分患者的胸液呈脓性,胸液涂片或培养有助于诊断。

(三)风湿性疾病引起的胸腔积液

系统性红斑狼疮、类风湿关节炎合并胸腔积液时,起病也以发热为主,胸腔积液为渗出性积液,多以淋巴细胞为主,胸腔积液 ADA 增高,容易与结核性胸膜炎混淆。但风湿性疾病一般有关节、皮肤和全身表现,引起胸液一般为双侧,胸腔积液的量在中等以下,多发生于风湿性疾病的活动期,随着风湿性疾病的控制胸腔积液可以消退,SLE 患者胸液中抗核抗体多阳性,类风湿关节炎胸液中糖很低或无糖是其特征。

七、治疗

(一)抗结核治疗

一旦诊断为结核性胸膜炎,应进行正规抗结核治疗,如不经治疗,65%的患者在 5 年内发展为活动性肺结核,部分患者甚至可能进展为结核性脓胸。抗结核治疗的方案参照痰菌阳性的肺结核方案,可以用 $2HRZE(S)/4HR$,或 $2H_3R_3Z_3E_3/4H_3R_3$。由于结核性脓胸腔内药物浓度远较血液中为低,结核分枝杆菌在较低浓度下可能诱导耐药,因此结核性脓胸可以考虑脓腔内注入对氨基水杨酸钠 4～8 g,异烟肼 400～600 mg 或链霉素 0.5～1 g。

(二)胸腔穿刺引流

不仅是诊断需要,也是治疗结核性胸膜炎的必要手段。由于高达 50%的患者在开始治疗后的 6～12 个月出现胸膜增厚,胸腔抽液有助于减少纤维蛋白沉着和胸膜增厚,使肺功能免遭损害。一般主张大量胸液时要求每周抽液 2～3 次,直至胸液完全吸收。也有报道一旦诊断明确,胸腔置入猪尾导管,一次性把胸腔积液引流干净,可以减少胸膜粘连。结核性脓胸须反复胸穿抽脓,或置管冲洗,一般每周抽脓2～3 次,每次用生理盐水或 2%碳酸氢钠冲洗脓腔。

(三)糖皮质激素治疗

由于结核性胸膜炎大部分患者在治疗后都有胸膜增厚和粘连,因此减轻炎症反应、减少胸膜粘连的治疗一直在探索,糖皮质激素是应用最多的方法,但其作用一直受到争议。Cochrane 系统综述了 6 个临床试验 633 个患者,资料显示糖皮质激素治疗能减少胸膜增厚和第 4 周的残留积液,但不能降低死亡率、改善肺功能、减轻胸膜粘连和第 8 周的残留积液。而不良反应要多于对照组,在 HIV 患者还发现卡波西肉瘤的风险增加。虽然目前的循证证据并不支持糖皮质激素的应用,但随机对照的样本量还是偏小,尚需要进一步临床试验来验证。许多专家认为对于毒性症状严重、胸腔积液量多的患者,在使用抗结核药物和胸腔穿刺的同时加用糖皮质激素可以减轻机体的变态反应和炎症反应使胸液迅速吸收,减少胸膜粘连增厚。通常用泼尼松 20~30 mg/d,分 3 次口服。体温正常、全身毒性症状消除、胸液吸收或明显减少时,逐渐减量至停用,疗程 4~6 周。但由于国内结核性胸膜炎的诊断许多时候仅仅是临床诊断,需要通过抗结核治疗反应来确认诊断,糖皮质激素的应用尤需慎重。

八、护理常规

结核性胸膜炎是临床上常见的一型结核病(属 Ⅳ 型结核),是由于结核分枝杆菌直接感染,和(或)胸膜对结核分枝杆菌感染产生高度变态反应而发生炎症,为最常见的一种胸膜炎症性疾病。可同时伴有或无明显的肺内结核病灶。依照临床经过和病理改变可分为干性胸膜炎、渗出性胸膜炎、结核性脓胸三种类型。其症状主要表现为发热、盗汗、乏力、食欲减退等全身中毒症状和胸膜炎症及胸腔积液所致胸痛、咳嗽和呼吸困难。目前治疗主要包括抗结核药物化疗、肾上腺皮质激素的应用、胸腔穿刺抽液及胸腔内注药、外科手术治疗。

(一)一般护理

(1)执行内科一般护理常规。

(2)协助患者采取舒适卧位,半卧位或患侧卧位,有利于呼吸和缓解疼痛。

(3)根据患者的临床症状执行相应的护理常规,如发热、咳嗽、咳痰、胸痛、呼吸困难等。

(二)饮食护理

指导患者进食高热量、高蛋白、富含维生素、易消化的食物,多食肉类、蛋类、牛奶、水果、新鲜蔬菜等,以满足机体需要,增强机体修复能力和抵抗力。戒烟酒及刺激性食物。

(三)用药护理

(1)抗结核药物护理详见"肺结核护理常规"。

(2)糖皮质激素治疗。糖皮质激素具有抗感染、抗中毒、抗过敏的作用,可改善结核中毒症状,降低变态反应,减少胸膜渗出,促进胸腔积液吸收,减少胸膜粘连或胸膜肥厚。大量胸腔积液在有效抗结核治疗的前提下,可加用糖皮质激素治疗,常用泼尼松 30~40 mg/d,晨顿服。待胸腔积液明显吸收后逐渐减量,总疗程 6~8 周。用药过程中密切观察患者结核中毒症状和胸腔积液的反跳回升情况。

(3)对慢性结核性胸膜炎有脓胸倾向及包裹性积液病例可行胸腔内给药,胸腔内注入的药品有抗结核药物、激素、尿激酶等。尿激酶作为一种蛋白水解酶,能直接激活纤溶酶原,使之成为纤溶酶,有效降解纤维蛋白,裂解纤维分隔,从而降低胸腔积液黏稠性,利于胸腔积液充分引流,易于抽出、吸收,防止和减轻胸膜增厚粘连。胸腔内注药后需注意协助患者转动身体使药物在胸腔内混匀并与胸膜充分接触。

(四)病情观察

(1)注意观察患者有无胸痛、咳嗽、发热等症状及程度,以及呼吸的频率、深浅度,呼吸困难的程度;必要时给予氧气吸入,监测血氧饱和度。

(2)行胸腔穿刺抽液过程中,密切观察患者的精神状况、呼吸、脉搏、血压、刺激性咳嗽等情况,以及早发现胸膜反应并及时进行处理。观察胸腔积液的颜色、性质等。

(3)胸腔穿刺抽液后密切观察患者生命体征,有无复张性肺水肿的表现,注意穿刺部位有无渗血、渗液。

(4)密切观察胸腔注入药物后的反应,如发热、胸痛等。

(五)并发症护理

1.胸膜反应

在行胸腔穿刺抽液的过程中,观察患者有无连续性咳嗽、头晕、胸闷、面色苍白、出冷汗、心悸、脉搏细数、血压下降等"胸膜反应"的表现;一旦发生应配合医师做好抢救工作,立即停止抽液,给予患者平卧,氧气吸入,必要时遵医嘱皮下注射1:1 000肾上腺素0.5 mL,保暖,密切观察意识、脉搏、血压变化,防止休克的发生。

2.复张性肺水肿

大量胸腔积液者,一次抽液的量过多或闭式引流的速度过快可引起复张性肺水肿。表现为:短时间出现呼吸困难,剧烈咳嗽、咳出大量白色或粉红色泡沫样痰或液体,呼吸急促浅表;SpO_2早期下降不稳定,继而持续下降,一旦发现,应:①立即停止引流,通知医师;②给予氧气吸入或面罩吸氧;③保持呼吸道通畅,采用患侧向上的侧卧位,以利于排痰,必要时给予吸痰;④严重者,协助行气管插管和气管切开者,选用呼吸末正压机械通气;⑤遵医嘱给予静脉补液,维持血容量等。

(六)健康指导

(1)参照"肺结核护理常规"。

(2)进行呼吸功能锻炼,在胸膜炎恢复期进行缓慢的腹式呼吸,减少胸膜粘连的发生,提高通气量。

(王玉玲)

第五节　支气管结核

支气管结核是发生在气管、支气管黏膜或黏膜下层的结核病,因此也称支气管内膜结核。

支气管结核在抗结核化疗前时代发病率很高。Auerbach曾报道对1 000例肺结核尸体解剖,发现有41.0%患者有支气管结核。黄家驷曾报道,肺结核患者中42.7%有支气管结核。但是在抗结核化疗时代,支气管结核的发病率较前明显减少。有学者报道对1 000例结核病患者尸检中发现支气管结核者仅42例,占4.2%。值得指出的是,支气管结核的发病率与病例选择有明显关系。如果对结核患者无选择性地进行支气管镜检查,则支气管结核的发病率低,如选择有支气管结核症状的患者做检查,则发病率高。支气管结核的发病率又与肺结核病情有关,重症结核、有空洞者及痰结核菌阳性的肺结核患者,支气管结核的发病率较轻症、无空洞,痰菌阴性者高了3倍。另据国外统计,支气管结核发病率农村高于城郊,城郊高于城市,这可能与农村重症结核患者较多,且治疗不规则有关。

支气管结核女性多于男性,男女比例为1:4.2,各年龄组均可发生。多数支气管结核继发于肺结核,以 20～29 岁年龄组占多数,少数继发于支气管淋巴结结核,以儿童及青年为多。近年由于肺结核患病趋向老年化,老年患支气管结核有增加的趋势。

一、发病机制及病理

(一)发病机制

支气管结核均为继发性,多数继发于肺结核,少数继发于支气管淋巴结结核,经淋巴和血行播散引起支气管内膜结核者极少见。

1.结核菌接触感染

此为支气管结核最常见的感染途径。气管、支气管是呼吸通道,结核患者含有大量结核菌的痰液通过气管,或空洞、病灶内的含结核菌的干酪样物质通过引流支气管时,直接侵及支气管黏膜,或经黏液腺管口侵及支气管壁。

2.邻近脏器结核病波及支气管

肺实质结核病进展播散时波及支气管,肺门及纵隔淋巴结发生结核性干酪样坏死时,可浸润穿破邻近支气管壁,形成支气管结核或支气管淋巴瘘,个别脊柱结核患者的椎旁脓肿可波及气管、支气管,形成脓肿支气管瘘。

3.淋巴血行感染

结核菌沿支气管周围的淋巴管、血管侵及支气管,病变首先发生在黏膜下层,然后累及黏膜层,但这种淋巴血行感染的发生机会较少。

(二)病理改变

支气管结核早期组织学改变为黏膜表面充血、水肿,分泌物增加,黏膜下形成结核结节和淋巴细胞浸润。此种改变与一般非特异性炎症不易区别。当病变继续发展,可产生支气管黏膜萎缩及纤维组织增生,当病变发生干酪样坏死时,可形成深浅不一、大小不等的结核性溃疡,底部充满肉芽组织,表面覆以黄白色干酪样物,肉芽组织向管腔内生长,可造成管腔狭窄或阻塞。

通过合理有效的抗结核治疗,随着炎症消退,溃疡愈合,少数狭窄或阻塞的支气管可获得缓解,但多数随着支气管壁弹性组织破坏和纤维组织增生,狭窄或阻塞情况反而加重,引起肺不张、肺气肿、张力性空洞及支气管扩张等并发症。

当气管支气管旁淋巴结干酪样坏死时,淋巴结可发生破溃穿透支气管壁,形成支气管—淋巴瘘,瘘孔多为单发,亦可数个同时或相继发生。干酪样物排空后,淋巴结可形成空洞,成为排菌源泉。

二、临床表现

支气管结核患者的临床症状视病变范围、程度及部位有所不同。

(一)咳嗽

几乎所有的支气管结核患者都有不同程度的咳嗽。典型的支气管结核的咳嗽是剧烈的阵发性干咳。镇咳药物不易制止。

(二)喘鸣

支气管结核时,黏膜可发生充血、水肿、肥厚等改变,常造成局部的管腔狭窄,气流通过狭窄部时,便会发生喘鸣。发生于小支气管狭窄所致的喘鸣,只有用听诊器才能听到,发生于较大支气管的喘鸣,患者自己就能听到。

(三)咯血

气管、支气管黏膜有丰富的血管供血。支气管结核时,黏膜充血,毛细血管扩张,通透性增加。患者剧烈咳嗽时,常有痰中带血或少量咯血,溃疡型支气管结核或支气管淋巴瘘患者可因黏膜上的小血管破溃而发生少量或中等量咯血,个别患者发生大咯血。

(四)阵发性呼吸困难

呼吸困难程度因病情而异。有支气管狭窄的患者,如有黏稠痰液阻塞了狭窄的管腔,患者可发生一时性的呼吸困难。当痰液咳出后,支气管通畅,呼吸困难即可解除。淋巴结内干酪样物质突然大量破入气管内腔时,可导致严重呼吸困难,甚至可发生窒息。

三、各项检查

(一)纤维支气管镜检查

纤维支气管镜检查是诊断支气管结核的主要方法。支气管镜不但能直接窥视支气管黏膜的各种病理改变,而且通过活检、刷检、灌洗等检查手段,可获得病因学诊断的依据。但是支气管镜检查时支气管结核的发现率各学者的报告有很大的差别。造成这种情况的原因很多,其中一个很重要的原因是不同学者对纤维支气管镜下支气管结核诊断标准的认识和理解常有很大的不同。例如,同样的支气管黏膜充血、水肿、不同医师可能作出不同的诊断。因此每个进行支气管镜检查的医师应当认真考虑自己在支气管镜检查时所采用的诊断标准,其正确性到底如何?最好的鉴定办法是肺切除标本病理检查和(或)支气管黏膜活体组织检查与支气管镜诊断做对照。北京市结核病研究所气管镜室曾对208例患者进行了肺切除标本病理检查与气管镜诊断的对照研究,结果显示,支气管镜诊断正确率为62.9%,诊断不正确者37.1%,其中结核误诊率为4.3%,而结核漏诊率为32.8%。分析漏诊的原因主要为:支气管结核的结核病变位于黏膜下,而黏膜完全正常,因此支气管镜无法发现病变(占有28.9%);黏膜及黏膜下均有结核病变,但黏膜病变是微小结核结节,而主要病变位于黏膜下层(占13.2%);仅黏膜有微小、局限的结核结节(占57.9%)。国内外文献曾有学者称这种支气管镜难以发现的微小黏膜或黏膜下结核病变为"隐性支气管结核"。

支气管结核的纤支镜所见通常可分为以下五种类型。

1.浸润型

表现为局限性或弥漫性黏膜下浸润。急性期黏膜高度充血、水肿、易出血,慢性期黏膜苍白、粗糙呈颗粒状增厚,软骨环模糊不清,可产生不同程度的狭窄,黏膜下结核结节或斑块常呈黄白色乳头状隆起突入管腔,可破溃坏死,也可痊愈而遗留瘢痕。

2.溃疡型

可继发于浸润型支气管结核或由支气管淋巴结核溃破而引起,黏膜表面有散在或孤立的溃疡,溃疡底部有肉芽组织,有时溃疡被一层黄白色干酪样坏死物覆盖,如坏死物质阻塞管腔或溃疡底部肉芽组织增生,常可引起管腔阻塞。

3.增殖型

主要是增生的肉芽组织呈颗粒状或菜花状向管腔凸出,易出血,可发生支气管阻塞或愈合而形成瘢痕。

4.纤维狭窄型

纤维狭窄型为支气管结核病变的愈合阶段。支气管黏膜纤维性病变,常造成管腔狭窄,严重者管腔完全闭塞。

5.淋巴结支气管瘘

(1)穿孔前期:支气管镜下可见局部支气管因淋巴结管外压迫而管壁膨隆,管腔狭窄,局部黏膜充血、水肿或增厚。

(2)穿孔期:淋巴结溃破入支气管腔,形成瘘孔,支气管腔除有管外压迫外,局部黏膜可见小米粒大小的白色干酪样物质冒出,犹如挤牙膏状,用吸引器吸除干酪样物后,随着咳嗽又不断有干酪样物从此处冒出,瘘孔周围黏膜可有严重的充血水肿。

(3)穿孔后期:原瘘孔处已无干酪样物冒出,呈光滑的凹点,周围黏膜大致正常,有时瘘孔及周围黏膜有黑灰色炭疽样物沉着,呈现"炭疽样"瘘孔,此种陈旧性瘘孔可持续数年不变。

(二)X线检查

1.直接影像

胸部透视或X线平片不易显示气管、支气管结核。断层摄影可能显示支气管内有肉芽、息肉。管腔狭窄等改变。支气管造影术不但可以清晰显示上述改变,有时还可显示溃疡性病变及淋巴结支气管瘘。

2.间接影像

胸部X线检查发现张力性空洞、肺不张、局限性阻塞性肺气肿、不规则支气管播散病变,提示可能有支气管结核。

四、诊断

根据病史、症状、体征、X线胸片及痰结核菌检查,多数患者可以确诊支气管结核。对于尚不能确诊的病例,可做纤维支气管镜检查,必要时通过活检、刷检及支气管灌洗等检查进一步明确诊断。

凡是原因不明的咯血、咳嗽持续2周以上或胸部经常出现局限性或一侧性哮鸣音,或胸片上出现肺不张、肺门浸润、肺门肿块影、肺门附近张力性空洞或不规则支气管播散病灶者,应做痰涂片检查和进一步的选择性X线检查,除外支气管结核。

原因不明的下列患者应做纤维支气管镜检查以了解有无支气管结核存在:①剧烈干咳或伴有少量黏稠痰超过1个月,胸片上无活动性病灶,抗生素、平喘药治疗无效者;②反复咯血超过1个月,尤其是肺门有钙化灶者;③经常出现局限性或一侧性哮鸣音者;④反复在肺部同一部位发生炎症者;⑤肺不张者。

五、治疗

(一)全身抗结核治疗

无论是单纯的或并发于肺结核的气管、支气管结核均应进行有效的、合理的全身抗结核药物治疗。

(二)局部治疗

由于支气管黏膜有丰富的血运供应,因此全身治疗时,支气管黏膜多能达到有效的药物浓度,因此局部治疗并不是必需的。但如经一定时期的常规抗结核药物治疗而效果不够理想,病变仍较严重,或临床症状明显时,可并用下述局部治疗。

1.雾化吸入

可选用局部刺激性较小的药物,如异烟肼 0.2 g 和链霉素 0.25～0.5 g 溶于生理盐水 3～5 mL进行雾化吸入,每天 1～2 次,疗程 1～2 个月。

2.支气管镜下治疗

深而广泛的溃疡型和肉芽肿型支气管结核,可在全身化疗的同时配合纤支镜下局部给药治疗,每周1 次,纤支镜下用活检钳或刮匙,分次清除局部干酪样坏死物和部分肉芽组织,局部病灶黏膜下注入利福霉素每次 125 mg,8～12 次为 1 个疗程。

3.其他

近年来,对于瘢痕狭窄型支气管内膜结核,国内外开展安置镍钛合金支气管支架的治疗方法,对于缓解阻塞性炎症及肺不张,改善肺功能有一定疗效。

六、护理

(1)支气管结核患者治疗时间长,应多与患者沟通,讲解支气管内膜结核的治疗护理过程,使患者对疾病有初步的认识,积极配合治疗和护理。

(2)同种患者入住一室,出入戴口罩,室内每天用含氯消毒液消毒一次,紫外线照射 30 分钟。严格探视制度,以免传染。

(3)活动期卧床休息,病室环境保持安静清洁,阳光充足,空气流通。恢复期患者可参加户外活动和适当体育锻炼。

(4)进食高蛋白、高热量、高维生素、富含钙质的食物。如牛奶、鸡蛋、豆腐、鱼、肉、新鲜蔬菜、水果等。

(5)提醒和督促患者按时服药,在解释药物不良反应时强调药物的治疗效果,让患者了解不良反应发生的可能性小,一旦发生只要及时处理,大部分不良反应可以完全消失。

(6)当患者建立起按时服药习惯后应予以鼓励,反复强调为争取痊愈必须坚持规则、全程化疗。

(7)雾化吸入治疗的患者,说明治疗的目的及注意事项,使患者乐意接受治疗。

(8)手术治疗的患者,按外科手术护理常规执行。

七、健康教育

(1)嘱患者咳嗽或打喷嚏时用二层餐巾纸遮住口鼻,然后将餐巾纸放入袋中直接焚毁。或将痰吐入带盖的痰缸内加入含氯消毒液浸泡。接触痰液后用流动水清洗双手。

(2)嘱患者每天开窗通风,早晚刷牙,饭后漱口,勤更衣,勤洗澡。衣物、被褥、书籍等污染物可采取在烈日下曝晒 2～3 小时等方法进行杀菌处理。

(3)督导患者坚持规则、全程化疗,注意药物不良反应。一旦出现反应及时随诊,听从医师的处理。

(4)雾化吸入治疗的患者用药时间长,应教会患者雾化吸入器的正确使用方法、注意事项、故障的处理等。

(5)定期随诊,接受有关检查,追踪时间至少 1 年。

(王玉玲)

第六节 肺 结 核

肺结核是由结核分枝杆菌感染引起的肺部慢性传染性疾病。排菌患者为重要传染源,病原菌通过呼吸道传播感染,当机体抵抗力降低时发病。可累及全身多个脏器,以肺部感染最为常见。发病以青壮年居多,男性多于女性。结核病为全球流行的传染病之一,为传染疾病的主要死因,在我国仍属于需要高度重视的公共卫生问题。

一、病因及发病机制

(一)结核菌

肺炎致病菌为结核分枝杆菌,又称抗酸杆菌。可分为人型、牛型、非洲型和鼠型 4 类,引起人类感染的为人型结核分枝杆菌,少数为牛型菌感染。结核菌抵抗力强,在阴湿处能生存 5 个月以上,但在烈日暴晒下 2 小时,5%～12%甲酚(来苏水)接触 2～12 小时,70%乙醇接触 2 分钟,或煮沸 1 分钟,即被杀死。该病原菌有较强的耐药性,最简单灭菌方法是将痰吐在纸上直接焚烧。

(二)感染途径

肺结核通过呼吸道传染,患者随地吐痰,痰液干燥后随尘埃飞扬;病原菌也可通过飞沫传播,免疫力低下者吸入传染源喷出的带菌飞沫可发病。少数患者可经饮用未消毒的带菌牛奶引起消化道传染。其他感染途径少见。

(三)人体反应性

机体对入侵结核菌的反应有两种。

1.免疫力

机体对结核菌的免疫力分非特异性和特异性免疫力两种。后者通过接种卡介苗或感染结核菌后获得免疫力。机体免疫力强可不发病或病情较轻,免疫力低下者易感染发病,或引发原病灶重新发病。

2.变态反应

结核菌入侵 4 周后,机体针对致病菌及其代谢产物所发生的变态反应,属Ⅳ型(迟发型)变态反应。

(四)结核感染及肺结核的发生发展

1.原发性结核

初次感染结核,病菌毒力强、机体抵抗力弱,病原菌在体内存活并大量繁殖引起局部炎性病变,称为原发病灶。可经淋巴引起血行播散。

2.继发性结核

原发病灶遗留的结核分枝杆菌重新活动引起结核病,属内源性感染;由结核分枝杆菌再次感染而发病,由于机体具备特异性免疫力,一般不引起局部淋巴结肿大和全身播散,但可导致空洞形成和干酪性坏死。

(五)临床类型

1.Ⅰ型肺结核(原发性肺结核)

Ⅰ型肺结核多发生于儿童或边远山区、农村初次进入城市的成人。初次感染肺结核即发病,以上叶底部、中叶或下叶上部多见,X线典型征象为哑铃型阴影。通常病灶逐渐自行吸收或钙化。

2.Ⅱ型肺结核(血行播散型肺结核)

Ⅱ型肺结核分急性、慢性或亚急性血行播散型肺结核。成人多见,结核病灶破溃,致病菌短时间内大量进入血液循环可引起肺内广泛播散引起急性病征,X线显示肺内病灶细如粟米、均匀散布于两肺。若机体免疫力强,少量致病菌经血分批侵入肺部,形成亚急性或慢性血行性播散型肺结核。

3.Ⅲ型肺结核(浸润型肺结核)

Ⅲ型肺结核包括干酪性肺炎和结核球两种特殊类型。以成人多见,抵抗力降低时,原发病灶重新活动,引起渗出和细胞浸润,是最常见的继发性肺结核。病灶多位于上肺野,X线显示渗出和浸润征象,可有不同程度的干酪样病变和空洞形成。

4.Ⅳ型肺结核(慢性纤维空洞型肺结核)

Ⅳ型肺结核为各种原因使肺结核迁延不愈,症状起伏所致,属于肺结核晚期,痰中常有结核菌,为结核病的重要传染源。X线显示单或双侧肺有厚壁空洞,伴明显胸膜肥厚。由于肺组织纤维收缩,肺门向上牵拉,肺纹理呈垂柳状阴影,纵隔向患侧移位,健侧呈代偿性肺气肿。

5.Ⅴ型肺结核(结核性胸膜炎)

Ⅴ型肺结核多见于青少年,结核菌累及胸膜引起渗出性胸膜炎。X线显示病变部位均匀致密阴影,可随体位变换而改变。

二、临床表现

(一)症状与体征

1.全身症状

起病缓慢,病程长。常有午后低热、面颊潮红、乏力、食欲缺乏、体重减轻、盗汗等结核毒性症状。当肺部病灶急剧进展播散时,可出现持续高热。妇女可有月经失调、结节性红斑。

2.呼吸系统症状

干咳或有少量黏液痰。继发感染时,痰呈黏液性或脓性。痰中偶有干酪样物,约1/3患者有痰血或不同程度咯血。少数患者可出现大量咯血。胸痛、干酪样肺炎或大量胸腔积液者,可有发绀和渐进性呼吸困难。病灶范围大而表浅者可有实变体征,叩诊呈浊音。大量胸腔积液局部叩诊浊音或实音。锁骨上下及肩胛间区可闻及湿啰音。慢性纤维空洞型肺结核及胸膜增厚者可有胸廓内陷,肋间变窄,气管偏移等。

(二)并发症

可并发自发性气胸、脓气胸、支气管扩张、慢性肺源性心脏病等。

三、辅助检查

(一)血常规检查

活动性肺结核有轻度白细胞计数升高,红细胞沉降率增快,急性粟粒型肺结核时白细胞计数可减少,有时出现类白血病反应的血常规。

(二)结核菌检查

痰中查到结核菌是确诊肺结核的主要依据。涂片抗酸染色镜检快捷方便,痰菌量较少可用集菌法。痰培养、聚合酶链反应(PCR)检查更为敏感。痰菌检查阳性,提示病灶为开放性有传染性。

(三)影像学检查

胸部 X 线检查可早期发现肺结核。常见肺结核 X 线检查表现:有纤维钙化的硬结病灶者呈高密度、边缘清晰的斑点、条索或结节;浸润性病灶则呈现出低密度、边缘模糊的云雾状阴影;X 线征象呈现出较高密度、浓淡不一,有环形边界的透光空洞者,提示干酪样病灶。胸部 CT 检查可发现微小、隐蔽性病变。

(四)结核菌素(简称结素)试验

用于测定人体是否感染过结核菌。常用 PPD 试验,方法为:取 0.1 mL 纯结核菌素(5 单位)稀释液,常规消毒后于左前臂屈侧中、上 1/3 交界处行皮内注射,48 小时后观察皮肤硬结的直径,<5 mm 为阴性,5~9 mm 为弱阳性,10~19 mm 为阳性反应,超过 20 mm。以上或局部发生水疱与坏死者为强阳性反应。

我国城镇居民的结核感染率高,5 单位阳性表示已有结核感染,若 1 单位皮试强阳性提示体内有活动性结核病灶。成人结素试验阳性表示曾感染过结核菌或接种过卡介苗,并不一定患病;反之,则提示未感染过结核菌,或感染初期机体变态反应尚未建立。机体免疫功能低下或受抑制,可显示结素试验阴性。

(五)其他检查

纤维支气管镜检查对诊断有重要价值。

(六)诊治结果的描述和记录

描述内容包括肺结核类型、病变范围、痰菌检查、治疗史等。

1.肺结核类型的记录

血行播散型肺结核应注明"急性"或"慢性";继发性肺结核应注明"浸润型"或"纤维空洞"。

2.病变范围的描述

按左、右侧,以第 2 肋和第 4 肋下缘内侧端为分界线又分为上、中、下肺野。

3.痰菌检查结果的描记

分别用"(一)"或"(十)"描述;痰涂片、痰集菌和痰培养检查分别用"涂""集""培"表示,患者无痰或未查痰,应注明"无痰"或"未查"。

4.治疗史的描记

可分为"初治""复治"。初治指未开始抗结核治疗;正进行标准化疗疗程未满;不规则化疗未满 1 个月者。复治则指初治失败;规则满疗程用药后痰菌复阳性;不规范化疗超过 1 个月;慢性排菌者。

以上条件符合其中任何 1 条即为初治或复治。

5.并发症或手术情况描述

并发症如"自发性气胸、肺不张"等;并存病如"糖尿病"等以及手术情况。

描述举例:右侧浸润型肺结核涂(十),初治,支气管扩张、糖尿病。

四、诊断要点

根据患者症状体征和病史,结合体格检查、痰结核菌检查及胸部 X 线检查结果可做出诊断。确诊后应进一步明确肺结核是否处于活动期,有无排菌等,以确定是否属于传染源。

(1)经确定为活动性病变必须给予治疗。活动性病变胸片可显示有中心溶解和空洞或播散病灶。无活动性肺结核胸片显示钙化、硬结或纤维化,痰检查不排菌,无肺结核症状。

(2)肺结核转归的综合判断。①进展期:新发现的活动性病变;病变较前增多、恶化;新出现空洞或空洞增大;痰菌转阳性。凡有其中任何 1 条,即属进展期;②好转期:病变较前吸收好转;空洞缩小或闭合;痰菌减少或转阴。凡具备其中 1 条,即为好转期;③稳定期:病变无活动性,空洞关闭,痰菌连续 6 个月均为阴性者(每月至少查 1 次),若有空洞存在者,则痰菌连续阴性 1 年以上。

五、治疗要点

治疗原则为监督患者全程化疗,加强支持疗法,根治病灶,达痊愈目的。

(一)抗结核化疗

化疗对疾病控制起关键作用,凡为活动性肺结核患者均需化疗。

(1)化疗原则:治疗强调早期、规律、全程、联合和适量用药,即肺结核一经确诊立即给予化疗,根据病情及药物特点,联合使用两种以上的药物,以增强疗效,减少耐药性的产生。严格遵医嘱按时按量用药,指导患者执行治疗方案,途中无遗漏或间断,坚持完成规定疗程,以达彻底杀菌和减少疾病复发的目的。

(2)常规用药见表 6-1。

表 6-1　常用抗结核药物剂量、不良反应和注意事项

药名	每天剂量(g)	间歇疗法(g/d)	主要不良反应	注意事项
异烟肼 (H,INH)	0.3 空腹顿服	0.6~0.8 2~3 次/周	周围神经炎、偶有肝功能损害、精神异常、皮疹、发热	避免与抗酸药同服,注意消化道反应,肢体远端感觉及精神状态,定期查肝功能
利福平 (R,REP)	0.45~0.6 空腹顿服	0.6~0.9 2~3 次/周	肝、肾功能损害、胃肠不适、腹泻	体液及分泌物呈橘黄色,监测肝脏毒性及变态反应,会加速口服避孕药、茶碱等药物的排泄,降低药效
链霉素 (S,SM)	0.75~1.0 一次肌内注射	0.75~1.0 2 次/周	听神经损害,眩晕、听力减退、口唇麻木、发热、肝功能损害、痛风	进行听力检查,了解有无平衡失调及听力改变,了解尿常规及肾功能变化
吡嗪酰胺 (Z,PZA)	1.5~2.0 顿服	2~3 2~3 次/周	可引起发热、黄疸、肝功能损害、痛风	警惕肝脏毒性,注意关节疼痛、皮疹反应,定期监测 ALT 及血清尿酸,避免日光过度照射
乙胺丁醇 (E,EMB)	0.75~1.0 顿服	1.5~2.0 3 次/周	视神经炎	检查视觉灵敏度和颜色的鉴别力
对氨基水杨酸钠 (P,PAS)	8~12 分 3 次饭后服	10~12 3 次/周	胃肠道反应、变态反应、肝功能损害	定期查肝功能,监测不良反应的症状和体征

(3)化疗方法:两阶段化疗法。开始1~3个月为强化阶段,联合应用2种或2种以上的抗生素,迅速控制病情,至痰菌检查阴性或病灶吸收好转后,维持治疗或称巩固期治疗,疗程为9~15个月。①间歇疗法:有规律用药,每周2~3次,由于用药后结核菌生长受抑制,当致病菌重新生长繁殖时再度高剂量用药,使病菌最终被消灭。此法与每天给药效果相同,其优点在于可减少用药的次数,节约经费,减少药物毒性作用。一般主张在巩固期采用。②顿服:即一次性将全天药物剂量全部服用,使血药浓度维持相对高峰,效果优于分次口服。

(4)化疗方案:应根据病情轻重、痰菌检查和细菌耐药情况,结合药源供应和个人经济条件等,选择化疗方案。分长程和短程化疗。①长程化疗为联合应用异烟肼、链霉素及对氨基水杨酸钠,疗程为12~18个月。常用方案为2HSP/10HP、2HSE/16H_3E_3,即前2个月为强化阶段,后10个月为巩固阶段,H_3E_3表示间歇用药,每周3次。其中英文字母为各种药物外文缩写,数字为用药疗程"月",下标数字代表每周用药的次数。②短程化疗总疗程为6~9个月,联合应用2个或2个以上的杀菌剂。常用方案有2SHR/4HR、2HRZ/4HR、2HRZ/4H_3R_3等,短程化疗与标准化疗相比,患者容易接受和执行,因而已在全球推广。

(二)对症治疗

(1)毒性症状:轻度结核毒性症状会在有效治疗1~3周消退,重症者可酌情加用肾上腺糖皮质激素对症治疗。

(2)胸腔积液:胸腔积液过多引起呼吸困难者,可行胸腔穿刺抽液,每次抽液量不超过1 L,抽液速度不宜过快,操作中患者出现头晕、心悸、四肢发凉等胸膜反应时,应立即停止操作,让患者平卧,密切观察血压变化,必要时皮下注射肾上腺素,防止休克。

(三)手术治疗

肺结核以内科治疗为主,手术适用于合理化疗无效,多重耐药的厚壁空洞、大块干酪灶、支气管胸膜瘘和大咯血非手术治疗无效者。

六、护理评估

(一)健康史

患者既往健康状况,有无结核病史,了解患病及治疗经过,有无接受正规治疗,有无传染源接触史,有无接受卡介苗注射,有无长期使用激素或免疫抑制药,居住环境如何,日常活动与休息、饮食情况等。

(二)身体状况

测量生命体征,了解全身有无盗汗、乏力、午后低热及消瘦等中毒症状,有无咳嗽、咳痰、呼吸困难及咯血,咯血量的大小等。

(三)心理及社会因素

了解患者及家属对疾病的认知及态度,有无心理障碍,经济状况如何,家庭支持程度如何,需要何种干预。

(四)实验室及其他检查

痰培养结果,X线胸片及血常规检查是否异常。

七、护理诊断及合作性问题

(一)知识缺乏
知识缺乏与缺乏疾病预防及化疗方面的知识。

(二)营养失调
营养失调与长期低热消耗增多及摄入不足有关。

(三)活动无耐力
活动无耐力与长期低热、咳嗽，体重逐渐下降有关。

(四)社交孤立
社交孤立与呼吸道隔离沟通受限及健康状况改变有关。

八、护理目标

(1)加强相关知识宣教，提高患者及家属对疾病的认知、治疗依从性增加。

(2)患者体重增加，恢复基础水平，清蛋白、血红蛋白值在正常范围内。

(3)进行适当的户外活动，无气促疲乏感。

(4)能描述新的应对行为所带来的积极效果，能尽快恢复健康与人沟通和交流。

九、护理措施

(一)一般护理
室内保持良好的空气流通。肺结核活动期，有咯血、高热等重症者，应卧床休息，症状轻者适当增加户外活动，保证充足的睡眠，做到劳逸结合。盗汗者及时擦汗和更衣，避免受凉。

(二)饮食护理
供给高热量、高蛋白、高维生素、富含钙质饮食，促进机体康复。成人每天蛋白质为 $1.5\sim2.0$ g/kg，以优质蛋白为主。适量补充矿物质和水分，如铁、钾、钠和水分。注意饮食调配，患者不需忌口，食物应多样化，荤素搭配，色、香、味俱全，刺激患者食欲。患者在化疗期间尤其注意营养的补充。每周测量体重 1 次。

(三)用药护理
本病疗程长，短期化疗不少于 $6\sim10$ 个月。应提供药物治疗知识，强调早期、联合、适量、规律、全程化疗的重要性，告知耐药产生与加重经济负担等不合理用药的后果，使患者理解规范治疗的重要意义，提高用药的依从性。督促患者按时按量用药，告知并密切观察药物疗效及药物不良反应，如有胃肠不适、眩晕、耳鸣、巩膜黄染等症状时，应及时与医师沟通，不可擅自停药。

(四)咯血的护理
患者大咯血出现窒息征象时，立即协助其取头低足高位，头偏一侧，快速清除气道和口咽部血块，及时解除呼吸道阻塞。必要时气管插管、气管切开或气管镜直视下吸出血凝块。

(五)消毒隔离
痰涂片阳性的肺结核患者住院治疗期间须进行呼吸道隔离，要求病室光线充足，通风良好，定时进行空气消毒。患者衣被要经常清洗，被褥、书籍在烈日下暴晒 6 小时以上。餐具要专用，经煮沸或消毒液浸泡消毒，剩下饭菜应煮沸后弃掉。注意个人卫生，打喷嚏时应用纸巾遮掩口鼻，纸巾焚烧处理；不要随地吐痰，痰液吐在有盖容器中，患者的排泄物、分泌物应消毒后排放。

减少探视,避免患者与健康人频繁接触,探视者应戴口罩。患者外出应戴口罩,口罩要每天煮沸清洗。医护人员与患者接触可戴呼吸面罩、接触患者应穿隔离衣、戴手套。处置前、后应洗手。传染性消失应及时解除隔离措施。

(六)心理护理

结核病是慢性传染病,病程长,恢复慢,在工作、生活等方面对患者乃至整个家庭产生不良影响,患者情绪变化呈多样性,护士及家属应主动了解患者的心理状态,应给予良好的心理支持,督促患者按要求用药,告知不规则用药的后果,使患者树立战胜疾病的信心,安心休息,积极配合治疗。一般情况下,痰涂片阴性和经有效抗结核治疗 4 周以上,无传染性或仅有极低传染性者,鼓励患者回归家庭和社会,以消除隔离感。

十、护理评价

(1)患者治疗的依从性是否提高,能否自觉按时按量服药。

(2)营养状况如何,饮食摄入量是否充足,体重有无改变。

(3)日常活动耐受水平是否有改变。

(4)是否有孤独感,与周围环境的关系如何。

十一、健康教育

(1)加强疾病传播知识的宣教,普及新生儿接种卡介苗制度,疾病的高危人群应定期到医院体检或进行相应预防性处理。

(2)培养良好的卫生习惯,不随地吐痰和凌空打喷嚏,同桌共餐应使用公筷。

(3)注意营养,忌烟酒,避免疲劳,增强体质,预防呼吸道感染。

(4)处于传染活动期的患者,应进行隔离治疗。

(5)全程督导结核患者坚持化疗,避免复发,定期复查肝功能和胸片。

(王玉玲)

第七节　病毒性肝炎

一、概述

病毒性肝炎是由多种病毒引起的,以肝脏损害为主的一组全身性传染病。目前按病原明确分类的甲型、乙型、丙型、丁型、戊型五型肝炎病毒。各型病毒性肝炎临床表现相似,以疲乏、厌油、肝功能异常为主,部分患者出现黄疸。甲型和戊型肝炎主要表现为急性感染,经粪-口途径传播。乙型、丙型、丁型肝炎多呈慢性感染,少数患者可发展为肝硬化或肝细胞癌,主要经血液、体液等胃肠外途径传播,乙型肝炎因含乙型肝炎病毒体液及血液进入机体而获得感染,主要通过母婴传播及血液、体液传播,血液中乙型肝炎病毒含量较高,微量的血液进入人体即可造成感染。丙型肝炎病毒在体液中含量较少,且为 RNA 病毒,外界抵抗力较低,其传播途径较乙型肝炎局限,主要通过输血及血制品、注射、针刺、血液透析、生活密切接触、性传播、母婴传播等。

各型肝炎的治疗原则均以充足的休息、营养为主,辅以适当的药物,避免饮酒、过劳和使用损害肝脏的药物。

二、护理

(一)一般护理

(1)执行内科一般护理常规。

(2)休息与活动:急性肝炎症状明显及黄疸期应卧床休息,恢复期可逐渐增加活动量,以活动后不疲乏为度;慢性肝炎或病情较重者应卧床休息,病情轻者可适当活动,以活动后不疲乏为度;重型肝炎应绝对卧床休息,实施重症监护,密切观察病情变化。

(二)隔离预防措施

在标准预防的基础上,执行接触隔离。

(三)饮食护理

(1)急性肝炎急性期宜进食清淡、易消化、富含维生素的流质或半流质。黄疸消退期,食欲好转,可逐渐增加饮食,少食多餐,宜进食适当高蛋白、高维生素、高热量、易消化的饮食。

(2)慢性肝炎宜进食适当的高蛋白、高热量、高维生素易消化的饮食。

(3)重型肝炎早期饮食避免油腻,宜清淡易消化,以碳水化合物为主,控制蛋白质摄入,恢复期逐渐给予适当蛋白、高维生素易消化食物。

(四)用药护理

(1)急性肝炎以一般治疗及对症治疗为主,但药物不宜过多,以免加重肝脏的负担。除急性丙型肝炎外,其他均不进行抗病毒治疗,因急性丙型肝炎容易转为慢性,早期应用抗病毒治疗可降低转换率,常用药物有长效干扰素、利巴韦林。

干扰素主要诱导宿主产生细胞因子起作用,在多个环节抑制病毒复制。干扰素常见变态反应有类流感综合征,通常在注射后 2～4 小时发生;骨髓抑制作用,表现为粒细胞和血小板计数减少,一般中性粒细胞绝对数≤$0.5×10^9$/L,或血小板计数≤$30×10^9$/L,则应停药,血象恢复后重新恢复治疗;神经精神症状,如焦虑、抑郁、兴奋及易怒等,出现抑郁及精神症状应立即停药并密切监护;失眠和脱发,视情况可不停药;诱发自身免疫性疾病,如甲状腺炎、溶血性贫血、1 型糖尿病等,应及时停药。故用药期间密切观察药物的疗效及不良反应的发生,如发热、胃肠道反应、肝肾及甲状腺功能损害、血象改变及神经精神症状等。

(2)慢性肝炎遵医嘱应用改善和恢复肝功能、免疫调节、抗纤维化及抗病毒治疗等药物。①改善和恢复肝功能:降酶药物如甘草提取物(甘草酸、甘草苷等)、垂盆草等,部分患者停药后出现 ALT 反跳现象,故显效后逐渐减量至停药为宜;退黄药物如丹参、茵栀黄、门冬氨酸钾镁、前列腺素 E_1、腺苷蛋氨酸等。用药过程中密切观察消化道症状及黄疸变化。②免疫调节:如胸腺素等。③抗纤维化药物:主要有丹参、冬虫夏草及核仁提取物等。④抗病毒治疗:目的是抑制病毒复制,改善肝功能;减轻肝组织病变,减少或延缓肝硬化的发生。主要包括核苷类似物和干扰素类抗病毒药物两种。a.核苷类似物作用于乙型肝炎病毒的聚合酶区,通过取代病毒复制过程中延长聚合酶链所需的结构相似的核苷,终止链的延长,从而抑制病毒复制。常用药物有恩替卡韦、阿德福韦酯、替比夫定、拉米夫定等。嘱患者定时服药、定期监测和随访,不能自行停药,停药必须在医师的监测和指导下完成。阿德福韦酯在较大剂量时有一定肾毒性,用药期间应定期监测血清肌酐和血磷值。替比夫定常见不良反应有头晕、头痛、疲劳、腹泻、恶心、皮疹、血淀粉酶升高、脂肪酶升高等。拉米夫定耐受性良好,随用药时间的延长患者发生病毒耐药变异比例增高,故应密切观察患者的临床症状及体征。b.应用干扰素类抗病毒药物治疗,见急性肝炎干扰素治疗。

(五)并发症护理

(1)肝性脑病:密切观察患者有无神经、精神症状,如性格改变、烦躁不安、嗜睡、昏迷等。注意去除和避免诱发因素,如高蛋白饮食、大量放腹水、上消化道出血等。予以低蛋白饮食,保持大便通畅,遵医嘱应用清除肠内含氨物质及降血氨药物。

(2)上消化道出血:密切监测生命体征、精神和意识状态;观察皮肤和甲床色泽,肢体温度等;观察呕吐物和粪便性质、颜色和量,详细记录 24 小时出入量。禁食禁水,遵医嘱予以药物治疗。

(3)肝肾综合征:密切观察患者有无少尿或无尿、氮质血症、电解质平衡失调症状。预防和消除诱发因素,如大量放腹水、大量利尿及严重感染等。详细记录 24 小时出入量,遵医嘱用药,避免应用肾损害药物,观察用药疗效。

(4)感染重型肝炎易发生难以控制的感染,以胆道、腹膜及肺多见,应加强护理,严格执行消毒隔离措施。

(六)病情观察

(1)密切观察体温、脉搏、呼吸、血压、神经、精神症状(嗜睡、性格改变、烦躁不安、昏迷等)。

(2)密切观察患者乏力、消化道症状,如食欲减退、恶心、厌油、腹水、肝区痛、中毒性鼓肠、肝臭等。

(3)密切观察患者黄疸变化,如尿色、巩膜及皮肤黄疸情况。

(4)密切观察患者有无出血倾向,牙龈、注射部位及消化道出血等。

(5)密切观察患者有无肝肾综合征表现,如尿少、电解质及酸碱平衡紊乱等。

(七)健康指导

(1)疾病预防知识:甲、戊型肝炎经粪-口途径传播,做好个人卫生,其排泄物用含氯消毒液浸泡消毒,隔离期为发病日起 21 天;防止乙、丙、丁型肝炎通过血液、体液传播,乙型肝炎急性期隔离至 HBsAg 阴转,丙型肝炎隔离至 ALT 恢复正常或血清 HCV-RNA 阴转。血液、体液传播疾病应避免与他人共用牙具、剃须刀等用品。若性伴侣为 HBsAg 阳性者,应接种乙肝疫苗。

(2)饮食指导:病毒性肝炎急性期宜进食清淡、易消化、富含维生素的流质或半流质,恢复期逐渐恢复高蛋白、高热量、高维生素易消化饮食,但要避免长期过高热量饮食,以免引起脂肪肝,戒烟酒。

(3)休息与活动:急性期卧床休息、恢复期逐渐增加活动量,以不疲劳为度。

(4)讲解慢性肝炎的诱发因素,指导患者及家属正确对待疾病,保持乐观情绪。生活规律,劳逸结合。

(5)用药指导:嘱患者遵医嘱服药,不滥用药物,特别是对肝脏有损害的药物。向患者讲解抗病毒药物治疗的重要性,以及药物的作用及变态反应,明确用药剂量和使用方法,漏服药物或自行停药可能导致的风险。

(6)出院后定期复查,出现乏力、食欲缺乏、恶心及黄疸等症状及时就诊。

(王玉玲)

第七章

精神科护理

第一节 强 迫 症

强迫症是一种以强迫症状及强迫行为为主要临床症状的神经症,其共同特点:①患者意识到这种强迫观念、意向和动作是不必要的,但不能靠主观意志加以控制。②患者为这些强迫症状所苦恼和不安。③患者可仅有强迫观念和强迫动作,或既有强迫观念又有强迫动作,强迫动作可认为是为了减轻焦虑不安而做出来的准仪式性活动。④患者自知力保持完好,求治心切。女性发病率略高,通常在青少年期发病,也有起病于儿童时期。一般而言,强迫症预后不良,部分患者能在 1 年内缓解。病情超过 1 年者通常呈持续波动的病程表现,可长达数年。

一、病因与发病机制

(一)遗传因素

该症有一定的家族遗传倾向。研究表明强迫症患者中 A 型血型较高,而 O 型血型较低。家系调查表明,强迫症患者的一级亲属中焦虑障碍发病危险率明显高于对照组,但患强迫症的危险率并不高于对照组。患者组父母的强迫症状危险率明显高于对照组父母,单卵双生子中的同病率高于双卵双生子。

(二)生化因素

有人认为强迫症患者 5-羟色胺能神经系统活动减弱导致强迫症产生,用增加 5-羟色胺生化递质的药物可治疗强迫症。

(三)器质性因素

现代脑影像学研究发现,强迫症患者可能存在涉及额叶和基底节的神经回路的异常。

(四)社会-心理因素

行为主义理论认为强迫症是一种对特定情境的习惯性反应,患者认为强迫行为和强迫性仪式动作可减轻焦虑,从而导致了重复的仪式行为的发生。生活事件和个体的人格特征(强迫型人格)在疾病的发生中也起了一定的作用。如工作环境的变化、处境困难、担心意外或家庭不和、性生活困难、怀孕、分娩造成的紧张等压力源的存在,可促发强迫症状。患者往往表现为墨守成规、优柔寡断、过分仔细、做事古板、苛求完美、力求准确的个性特征。但亦有部分患者没有强迫性格。

二、临床表现

(一)强迫观念

强迫观念多表现为同一意念的反复联想,患者明知多余,但欲罢不能,这些观念可以是毫无意义的。

1.强迫怀疑

患者对自己行为的正确性产生疑虑,虽然明知这种怀疑没有必要,但却无法摆脱。如患者离家后怀疑屋门是否锁好、煤气是否关闭、电灯是否熄灭。在此基础上,患者出现强迫行为,总是疑虑不安,常驱使自己反复查对才能放心,严重时可以影响工作及日常生活。

2.强迫性穷思竭虑

对于日常生活中的琐事或自然现象,明知毫无必要,但无休止地思索。如患者反复思考"天为什么会下雨""先有鸡还是先有蛋"等,但更多的则是日常生活中遭遇某种事情后出现。

3.强迫联想

患者看到或在脑子里出现一个观念或一个词语时,便不由自主联想到另一观念或词语,而大多是对立性质的,此时叫强迫性对立思维。如看到"温暖"即想到"寒冷",看见"安全"便想到"危险",造成内心紧张。

4.强迫表象

患者头脑里反复出现生动的视觉体验(表象),常具有令人厌恶的性质,无法摆脱。

5.强迫回忆

患者对于经历过的事情,不由自主地反复显现于脑海中,虽然明知无任何实际意义,但却无法摆脱。

(二)强迫意向

在某些场合下,患者出现一种与当时情况相违背的念头,而且被这种意向纠缠。患者明知这是违背自己意愿的,但却无法控制其出现。如患者见到墙壁上的电插座,就产生"触摸"的冲动;站在高楼上,就有"跳下去"的冲动。但是患者决不采取行动,患者意识到这种冲动的不合理,事实上也不曾出现过这一动作,但冲动的反复出现却使患者焦虑不安、忧心忡忡,以致患者回避这些场合,损害社会功能。

(三)强迫行为

1.强迫性洗涤

因害怕不清洁而偎患某种传染病,患者接触某物后反复洗手,明知手已洗干净,无须再洗,但却无法控制。

2.强迫性检查

常常表现为核对数字是否有误,检查门、窗、煤气炉是否关好,如患者将门锁上后,担心未锁紧,用钥匙打开验证,每开一次都证明确实已锁牢,但仍不放心,如此反反复复数十次,患者甚感痛苦。

3.强迫性计数

与强迫联想有关的不可克制的计数。患者不自主地计数一些事物,如计数自己的脚步、路边楼房的玻璃窗、公路旁边的标志灯。患者自知无任何意义,但无法控制。

4.强迫性仪式动作

强迫性仪式动作是某种并无实际意义的程序固定的刻板的动作或行为,但患者欲罢不能。此种仪式性动作往往对患者有特殊的意义,象征着吉凶祸福,患者完成这种仪式从而使内心感到安慰。如患者进门时先进二步,再退一步,表示能逢凶化吉;进门时要完成一套动作表示他孩子的病就能逢凶化吉,自己明知毫无意义,但如不做到则焦虑不安。

5.强迫性迟缓

临床少见,这些患者可能否认有任何强迫观念,缓慢的动机是努力使自己所做的一切都非常完美。由于以完美、精确、对称为目标,所以常常失败,因而增加时间。患者往往不感到焦虑。

三、诊断标准

(1)符合神经症的诊断标准,并以强迫症状为主,至少有下列 1 项:①以强迫思想为主,包括强迫观念、回忆或表象,强迫性对立观念、穷思竭虑、害怕丧失自控能力等。②以强迫行为(动作)为主,包括反复洗涤、核对、检查或询问等。③上述的混合形式。

(2)患者称强迫症状起源于自己内心,不是被别人或外界影响强加的。

(3)强迫症状反复出现,患者认为没有意义,并感到不快,甚至痛苦,因此试图抵抗,但不能奏效。

(4)社会功能受损。

(5)符合症状标准至少已 3 个月。

(6)排除其他精神障碍的继发性强迫症状,排除脑器质性疾病特别是基底节病变的继发性强迫症状。

五、护理诊断

(一)焦虑

焦虑与强迫症状有关。

(二)睡眠障碍

睡眠障碍与强迫观念有关。

(三)社交障碍

社交障碍与强迫症状所致活动受限有关。

(四)保持健康能力改变

保持健康能力改变与强迫行为有关。

(五)生活自理能力下降

生活自理能力下降与强迫行为有关。

(六)有皮肤完整性受损的危险

有皮肤完整性受损的危险与强迫行为有关。

六、护理措施

(一)心理护理

护士应与患者建立良好的护患关系,给予患者支持,使患者获得安全感和信任感,能主动与医护人员配合。在患者接受症状和相互信任的基础上,让患者参与护理计划的制订,使患者感到被关注和信任,减少焦虑情绪和无助感。帮助患者进行放松训练或进行生物反馈治疗,消除精神紧张及精神压力,转移注意力。用行为训练,如厌恶疗法等消除强迫行为及强迫思维。在患者的病情有所改善时,及时予以肯定和鼓励,让患者对疾病的康复抱有乐观的态度。

(二)生活护理

1.睡眠障碍

评估患者的睡眠状况并记录,做好交班。为患者创造良好的睡眠环境,维持病室的安静。白天督促患者多参加文娱活动,指导患者养成良好的睡眠习惯。必要时遵医嘱给予患者适量的催眠药物。

2.保持皮肤黏膜完整

每天详细评估患者洗涤处皮肤的情况,了解其损伤的程度,并做交班记录。洗涤时选择性质温和、刺激性小的肥皂,注意水温不能过热或过冷。临睡前,在皮肤上涂上护肤的营养霜或药膏。为患者制订每天的活动计划,督促患者多参加文娱活动,转移注意力。尽可能避免让患者在有水的地方停留过长的时间,以减少患者洗涤的次数和时间。对症状顽固者应适当限定其活动范围和施行必要的保护。

(三)安全护理

在疾病久治不愈、反复发作的情况下,患者可产生悲观厌世的情绪,严重者可出现自杀观念和行为。首先应与患者建立有效的沟通,了解患者的内心体验,及时、准确地掌握患者的情绪变化,并采取必要的防范措施。注意沟通技巧,避免使用中伤性的语言和使用粗暴的行为去制止患者的强迫动作和行为。以支持心理治疗为主,坚定患者的治疗信心。观察患者有无反常行为和语言,对有强烈自杀企图和行为的患者进行保护性约束时,要向患者讲清保护的目的,避免患者误解为是对他的惩罚而出现极端的行为反应。

七、健康教育

(一)患者

介绍强迫症的有关知识。教导患者采取顺应自然的态度,学习应付各种压力的积极方法和技巧。进行自我控制训练和放松训练,学会用合理的行为模式代替原有的不良行为模式,减少强迫症状和焦虑情绪。转移注意力,多关注日常生活、学习和工作,多参加体育锻炼。

(二)家属

帮助家属了解疾病知识和患者的心理状态,正确对待患者。教家属配合患者实施自我控制的强化技能,协助患者安排生活和工作。

(陈 洁)

第二节 品行障碍

品行障碍是以显著而持久、重复出现的行为模式为特点,这些行为模式通常具有社交紊乱、攻击或对抗的色彩。这些行为模式迥异于儿童常见的幼稚性调皮捣蛋或青春期的反抗行为,严重背离人们对与该年龄相称的社会性预期。孤立的反社会或者犯罪行为模式才是真正的问题所在。国内调查发现患病率为 $1.45\%\sim7.35\%$，男女之比为 $9:1$，患病高峰年龄为 13 岁。可能由生物学因素、家庭因素和社会环境因素相互作用引起。

一、临床表现

临床形式表现多样，但主要有下列几点。

(一)反社会性行为

反社会性行为是指一些不符合道德规范及社会准则的行为。表现为偷窃钱物、勒索或抢劫他人钱财;强迫与别人发生性关系，或有猥亵行为;对他人故意进行躯体虐待或伤害;故意纵火;经常撒谎、逃学、离家出走，不顾父母的禁令而经常在外过夜;参与社会上的犯罪团伙，一起从事犯罪行为等。

(二)攻击性行为

攻击性行为表现为对他人或财产的攻击，如经常挑起或参与斗殴，采用打骂、折磨、骚扰及长期威胁等手段欺负他人;虐待弱小、残疾人和动物;故意破坏他人或公共财物等。

(三)对立违抗性行为

对立违抗性行为是指对成人，尤其是对家长的要求或规定不服从、违抗。表现为不是为了逃避惩罚而经常说谎，暴怒或好发脾气，喜欢怨恨和责怪他人，好记仇或心存报复，与成人争吵、与父母或老师对抗，故意干扰别人，违反校规或集体纪律，不接受批评等。

(四)合并问题

常合并多动、情绪抑郁或焦虑、情绪不稳或易激惹，也可伴有发育障碍，如语言表达和接受能力差、阅读困难、运动不协调、智商偏低等。品行障碍患儿一般以自我为中心，喜欢招人注意，好指责或支配别人，为自己的错误辩护，自私，缺乏同情心。

二、诊断要点

ICD-10 关于品行障碍的常见分类以及诊断要点如下。

(一)局限于家庭的品行障碍

本诊断要求患儿在家庭环境以外没有显著的品行紊乱，家庭以外的社会交往也在正常范围内，大多由患儿与某一位或几位核心家庭成员的关系恶化而引起。

(二)未社会化的品行障碍

与同伴玩不到一块是本障碍与社会化的品行障碍的关键区别，这个区别比所有其他区别都更重要。与同伴关系不良主要表现为被其他儿童孤立和排斥，或不受欢迎;在同龄人中缺乏亲密朋友，也不能与同龄人保持持久、交心和相互的关系;与成人的关系倾向于不和谐、敌意和怨恨。

(三)社会化的品行障碍

鉴别本障碍的关键特征是患儿与其他同龄人有着持久良好的友谊。与有权威的成人关系常常不好，但与其他人却可有良好的关系，情绪紊乱通常很轻。

(四)对立违抗性障碍

本型品行障碍特别见于 9 岁或 10 岁以下的儿童。定义为具有显著的违抗、不服从和挑衅行为，但没有更严重的触犯法律或他人权利的社会紊乱性或攻击性活动。

四、护理评估

(一)健康史
询问患儿既往的健康状况,有无较正常儿童易于罹患某些疾病。

(二)生理功能
与同龄孩子比较,躯体发育指标如身高、体重有无异常;有无躯体畸形和功能障碍;有无饮食障碍;有无营养失调及睡眠障碍;有无受伤的危险(跌倒,摔伤);有无容易感染等生理功能下降。

(三)心理功能
1.情绪状态

有无焦虑、抑郁、恐惧、情绪不稳、易激惹或淡漠迟钝等异常情绪,有无自卑心理。

2.认知功能

有无注意力、记忆和智能方面的障碍。

3.行为活动

患儿的主要异常行为有哪些,严重程度如何,哪些是最需要解决的行为问题。

(四)社会功能
1.生活自理能力

有无穿衣、吃饭、洗澡,大小便不能自理等。

2.环境的适应能力

学习能力,有无现存或潜在的学习困难;语言能力,有无言语沟通困难;自我控制与自我保护能力,有无现存或潜在的自我控制力、自我防卫能力下降;社交活动,有无人际交往障碍,是否合群。

(五)其他
有无家庭养育方式不当、父母不称职、家长对疾病有无不正确的认知;有无现存的或潜在的家庭矛盾和危机;家庭能否实施既定的治疗方案;是否伴随有多动障碍、违拗障碍、情绪障碍及发育障碍。

五、护理诊断/问题

(一)社会交往障碍
社会交往障碍与反社会性行为、攻击性行为、对立违抗性行为有关。

(二)语言沟通障碍
语言沟通障碍与疾病所致行为与社会要求不相一致、不被社会所接受有关。

(三)个人应对无效
个人应对无效与社会交往障碍、语言沟通障碍有关。

(四)有暴力行为的危险
有暴力行为的危险与社会交往障碍、语言沟通障碍、反社会性行为、攻击性行为、对立违抗性行为等有关。

(五)自我概念紊乱
自我概念紊乱与疾病所致多动、情绪抑郁或焦虑、情绪不稳或易激惹等有关。

(六)知识缺乏

知识缺乏与缺乏心理方面的相关知识有关。

(七)焦虑、恐惧

焦虑、恐惧与个人行为不能自主控制、又不能被社会所接受和理解有关。

(八)父母角色冲突

父母角色冲突与语言沟通障碍、反社会性行为、攻击性行为、对立违抗性行为有关。

(九)执行治疗方案无效

执行治疗方案无效与疾病所致遵医行为缺陷、不能按医嘱准确执行方案有关。

(十)生活自理能力缺陷

生活自理能力缺陷与疾病所致生活自理能力下降有关。

(十一)睡眠形态紊乱

睡眠形态紊乱与疾病所致情绪抑郁、焦虑、情绪不稳或易激惹有关。

六、护理目标

(1)行为更符合道德规范和社会准则。

(2)情绪稳定,破坏性、攻击性行为减少。

(3)患儿的社交能力、学习能力、人际关系得到改善。

(4)患儿的家庭关系得到改善。

七、护理措施

(一)生活、安全及生理方面的护理

培养良好的生活规律,从日常生活小事中培养患儿遵纪守法的习惯。

(二)心理护理

以耐心、关爱、同情、包容的态度与患儿建立良好的护患关系,取得患儿的信任和合作。讲解疾病的性质,使患儿对自己的病态行为有正确的认识。以支持、肯定和给予希望的语言与患儿交流,使患儿树立起战胜疾病的信心。

(三)行为矫正训练

主要有行为治疗和认知行为治疗两种方式。可采用个别治疗和小组治疗的形式,小组治疗的环境对患儿学会适当的社交技能更为有效。最好是家长、老师及医护人员在一起讨论,制定认识统一的治疗方案,切忌在患儿面前表现出不同的意见和争执。进行行为矫正技术应注意以下几点。

(1)将精力集中在处理主要问题上。

(2)行为指令要明确而不含糊,使患儿易于理解和执行。

(3)父母、照料者和老师要统一规则。

(4)奖罚结合:奖励的东西最好不是钱物,而是患儿喜欢而又无害的活动。较常用的阳性强化方式是周末推迟就寝时间,适当延长玩耍时间或给予一个选择就餐方式的机会。典型的阴性强化是关在房子里或不准看电视。

(5)对攻击行为不明显的患儿可以应用忽视技术,对患儿的病态行为不表现出情感反应,使患儿感觉得不到注意而减少负性强化。

(四)认知疗法

对冲动性行为有效,要点包括让患儿学习如何去解决问题;学会预先估计自己的行为所带来的后果,克制自己的冲动行为;识别自己的行为是否恰当,选择恰当的行为应对方式。

(五)督促服药

对需要服药者,应让家长和患儿理解药物治疗的好处和可能的不良反应,消除他们的顾虑,配合医师治疗;告知家长应经常与医师保持联系,定期接受咨询。

八、护理评价

(1)患儿的饮食、睡眠等生理状况是否改善。

(2)患儿伴随的病态症状是否控制,如注意缺陷、多动障碍、抑郁、焦虑、情绪不稳等。

(3)患儿不良行为是否改善,反社会行为、冲动行为、对立违拗行为是否减少或消除。

(4)患儿社会功能是否有改善,包括社会交往能力、学习能力、社会适应能力、与周围环境的接触、伙伴关系等。

(5)家庭功能是否改善,家庭参与、配合的程度是否提高,家庭态度和教养方式是否变得合理,家属对疾病的性质是否有正确理解等。

九、健康指导

包括对父母的训练和对老师的训练,提高家长的识别和处理能力,正确认识疾病和协调家庭关系,老师应协助家长观察患儿表现,强化其在家庭中所取得的成绩,提高识别和处理问题的能力。强化不导致品性障碍的保护因素,消除不利于品行障碍恢复的因素,如增强患儿的社交能力,减少患儿的应激,避免负性强化,限制看与暴力、物质滥用、性行为有关的电视和杂志等。

十、预后及预防

影响预后的因素很多,如智商、家庭状况,随访研究显示少数患儿预后较好,多数预后不良,如辍学率高、就业率低、社会经济地位低等,部分患儿的行为问题持续到成年期,致使成年期在就职、婚姻、人际关系等方面出现困难,其中约半数发展为成年期违法犯罪或人格障碍。

在预防方面,首先是在家庭养育管教上,提高父母的文化教育素质,以改善和加强儿童、少年的家庭教育。双亲要善于教育和引导,使孩子得以顺利地逐渐地完善社会化过程,使孩子学会社会规范、行为准则,树立正确的是非和道德观念,学会正确处理个人与他人、个人与家庭和社会的关系,把孩子培养成一个有益于社会的人。

(陈 洁)

第三节 癫痫所致精神障碍

癫痫是一种常见的神经系统疾病,是由于大脑神经元异常放电而引起的大脑功能失常的临床综合征,具有突然发作和反复发作的特点。按照癫痫发作的国际分类,癫痫可分为部分性发作和全面性发作。按病因不同,分为原发性癫痫和继发性癫痫。Conlonp 报道 1/3 以上的癫痫患者可出现各种精神障碍。

一、病因与发病机制

原发性癫痫原因不明,可能与遗传因素有较密切的关系;继发性癫痫多由脑部疾病或全身性疾病所引起,如脑血管病、颅脑外伤、脑膜炎等。其发病机制尚未完全明确。神经系统具有复杂的调节兴奋和抑制的机制,通过反馈活动,任何一组神经元的放电频率不会过高,也不会无限制地影响其他部位,以维持神经元细胞膜电位的稳定。不论是何种原因引起的癫痫,其电生理改变是一致的,即发作时大脑神经元出现异常的、过度的同步性放电。其原因为兴奋过程的亢进,抑制过程的衰减和(或)神经膜的变化。脑内最重要的兴奋性递质为谷氨酸和天门冬氨酸,其作用是使钠离子和钙离子进入神经元,在发作前,病灶中发现这两种递质都显著增加。

二、临床表现

癫痫所致精神障碍可分为发作前、发作时、发作后以及发作间歇期精神障碍。

(一)癫痫发作前精神障碍

表现为前驱症状或先兆,主要包括自主神经功能改变症状,如腹胀、流涎、脸色苍白或潮红等,患者出现咀嚼、咂嘴、吞咽动作等。认知改变,如强迫思维、梦样状态等。情感改变,如恐惧、焦虑、紧张、易激惹、抑郁、欣快等。

(二)癫痫发作时的精神障碍

1.精神性发作

精神性发作包括各种精神症状,如错觉、幻觉、视物变形、似曾相识症、旧事如新症、强制性回忆、强制性思维、焦虑、恐惧等。但是,就每个患者而言,仅出现其中几种症状。

2.自动症

这是一种无目的、反复发作、突然终止的运动和动作,持续时间一般为 $1\sim5$ 分钟,事后不能回忆。发作时表现为无意识的重复动作,如咀嚼、伸舌、吞咽、咂嘴、摸索、走动、吐痰、扮鬼脸等;有时患者也能完成较为复杂的动作,如开门外出、整理床铺、搬运物体等看似有目的性的动作,但就其整体而言缺乏同一性,与周围环境不相适应。事后患者往往对发作期间的事情完全遗忘。

3.神游症

实际上它是一种持续时间较长的、更为罕见的自动症,历时可达数小时甚至数天,它和自动症的区别在于癫痫性神游症时意识障碍程度较轻、异常行为更为复杂、持续时间更长。而且,神游症时患者对当时周围的环境有一定的感知能力,可在相当长一段时间内从事复杂、协调的活动,如购物、付款、简单交谈等。

4.朦胧状态

在意识清晰度下降的情况下伴有意识范围缩小,可出现幻觉或错觉;会出现焦虑、恐惧情绪,以及攻击或逃避行为。

(三)癫痫发作后精神障碍

典型的表现就是谵妄状态的逐渐消失,此期持续时间从几分钟到几小时。

(四)癫痫发作间期精神障碍

此期是指在癫痫病程中发作间歇期出现的一组精神障碍,主要包括以下几种。

1.慢性精神分裂症样精神病

通常在癫痫发作许多年后发生,多见于颞叶癫痫。患者意识清晰,但出现偏执性妄想和幻觉(尤其是幻听),也可表现为思维紊乱,如思维贫乏和病理性赘述等。表现酷似精神分裂症,不同的是患者的情感表达和社会接触保持完好,同时也较少出现紧张综合征。

2.情感障碍

以焦虑和抑郁为主,躁狂较少见,也可出现周期性恶劣心境,患者在无明显诱因的情况下会突然出现情绪低落、紧张、苦闷、易激惹,甚至出现攻击性行为。情感障碍的患者自杀危险性增加。

3.人格障碍

约半数的癫痫患者会出现人格改变。主要特征是任性、固执、行为异常,有冲动、攻击行为,情绪不稳定,思维贫乏。

4.智能障碍

少数癫痫患者会出现记忆衰退,不能集中注意力,判断力下降,但大多数患者的智能障碍是轻度的,随着科学的进步以及临床治疗效果的提高,成年患者因癫痫发作而出现进行性智能减退者已少见。

三、诊断要点

有原发性癫痫的证据,且精神症状发生和病程与癫痫有关。临床症状不典型的患者可进行重复性脑电图检查,脑部 CT、MRI 及 SPECT 检查,必要时还可试用抗癫痫药物作诊断性治疗。

四、治疗要点

治疗目的是去除病因,预防发作,综合性治疗对所有癫痫患者都非常重要。治疗方法包括药物治疗和手术治疗。

(一)药物治疗

药物治疗是目前治疗的主要手段,可减少和控制发作。应根据发作类型和治疗效果选择适当药物,如苯妥英钠、卡马西平、苯巴比妥、丙戊酸钠等,先自小量开始,逐渐加大直至获得最佳疗效而又能耐受的剂量,并要坚持长期治疗,至完全控制癫痫发作达 3 年后才可考虑逐渐减药,减药过程亦需用 1～2 年,切忌短期停药或突然停药。

(二)手术治疗

外科手术治疗可切除癫痫病灶,破坏癫痫发作性放电的传导径路以及抑制癫痫发作的强化机构。不是首选治疗方法,目前多在经几年药物治疗后才考虑。

五、护理

(一)护理评估

采用交谈、观察、身体检查及查询病历记录、诊断报告等方式,收集患者目前健康状况的主、客观资料。

1.意识方面评估

意识障碍的程度。

2.身体方面评估

患者营养状态、睡眠形态以及排泄情况等。

3.认知方面评估

患者目前精神状况,是否有幻觉、妄想、判断力差以及缺乏对疾病的认识。

4.情绪方面评估

了解患者是否情绪波动大,是否经常出现躁动不安、生气及愤怒。

5.社会方面评估

家庭是否有遗传病史,与家人、朋友的关系,是否能胜任社会及婚姻角色功能,经济状况、社会及个人的支持资源如何。

(二)护理诊断

1.有窒息危险

有窒息危险与癫痫发作时的意识丧失有关。

2.有受伤危险

有受伤危险与癫痫发作时的抽搐有关。

3.有暴力行为危险

有暴力行为危险与思维、感知、情感障碍有关。

4.知识缺乏

知识缺乏与患者本身对疾病的了解少有关。

5.气体交换受损

气体交换受损与癫痫发作时牙关紧闭、呼吸肌痉挛有关。

6.突发性意识障碍

突发性意识障碍与癫痫发作时短暂性的大脑功能障碍有关。

(三)护理目标

(1)患者能够保持良好的意识水平,意识清楚或意识障碍无进一步加重。

(2)患者能够减少或不发生外伤的危险,在照顾者看护或协助下很少有外伤发生。

(3)照顾者和周围人不发生受伤、患者所处环境不受破坏。

(4)患者能从口摄入足够的营养,或增加摄入营养品的品种和数量,在得到治疗、护理的帮助下,能够获得食物。

(5)患者能够在进食和饮水后,不发生误吸和噎食的危险。有的患者能叙述进食、吸水时应该注意的事项。

(6)患者能够自诉与其情感状态有关的感受,认识产生自杀观念及其行为的后果。接受护理人员或照顾者的护理帮助与支持。

(7)患者表现合作并能理解不合作的后果。患者能够在鼓励和提醒下接受治疗和护理,或患者不拒绝治疗和护理。

(四)护理措施

1.安全和生活护理

(1)避免各种诱发因素:癫痫的诱因有很多,如疲劳、饥饿、饮酒、情绪激动、便秘、睡眠不佳、惊吓、强烈的声光刺激、突然停药、减药、感冒、发热等,护理人员应了解癫痫患者的诱发因素,避免各种诱发因素,预防癫痫发作。

（2）先兆的预防：每个患者在每次癫痫发作前的先兆大致相同,如流涎、脸色苍白或潮红、幻嗅、恐惧、抑郁、欣快等。当患者出现先兆症状时,应立即将患者安置于病床上,防止跌伤,密切观察,一般几秒钟后患者就会有意识丧失和各种发作的表现。

（3）饮食护理：患者饮食宜清淡、无刺激、富营养的食物,保持大便通畅,避免饥饿或过饱,戒除烟、酒、咖啡。

（4）建立良好的生活习惯：患者应按时作息,劳逸结合,保持充足睡眠,避免过度劳累、紧张和情绪激动,如长时间地看电视、看恐怖电影、玩游戏机等。

（5）安全护理：患者入院时应安置在易于观察到的床位,床铺不能太高,以免抽搐时落地跌伤,床垫应用木板,以免抽搐时损害腰部。病房不能有危险物品,入院后应除去义齿和眼镜,如有松动的牙齿最好应拔除,以免患者在抽搐发作时牙齿脱落跌进气管中。患者在发作停止后,应卧床休息,专人护理,并及时通知医师给予处置。

2.用药护理

（1）遵医嘱服药：坚持长期有规律服药,督促及监护患者服下,切忌突然停药、减药、漏服药及自行换药,以免发展成难治性癫痫或诱发癫痫持续状态。

（2）注意观察药物的治疗效果：如癫痫发作是否缓解,精神症状有否减轻。并注意观察药物的不良反应,如是否有心、肾功能损害,是否引起共济失调、头晕、出血、牙龈增生等,如果发现应及时报告医师,给予适当处理。

（3）定期复查：一般于首次服药后 5～7 天复查抗癫痫药物的血药浓度,每 3 个月至半年抽血检查 1 次,每月检查血常规和每季检查肝、肾功能 1 次,以了解抗癫痫药物的血药浓度、脑电图变化和药物不良反应。

3.心理护理

癫痫所致精神障碍的患者非常敏感别人对自己的态度,情绪容易波动,易激惹,会感到周围人对自己疏远、冷淡、歧视,从而产生自卑心理,导致情绪低落、消极悲观,因此心理护理非常重要。

（1）向患者解释疾病的特点,使患者认识到疾病的本质,帮助患者树立战胜疾病的信心。

（2）在与患者交往时,对患者提出来的各种问题要认真倾听,对于其合理要求一定要满足,对于不合理的要求,不能简单地拒绝或不理睬,甚至训斥患者,而应给患者耐心解释和劝慰,以免患者产生情绪低落。

（3）对于爱挑剔的患者,在分配食物或其他物品时要注意公平,使患者满意。在处理患者间冲突时,要合理公正,以免引起患者的不满而伺机报复。对于患者表现好的地方要及时表扬,如患者做得不好,也应少批评,增加正性强化,减少负性强化,使患者心理平衡。

（4）护理人员在与患者交流沟通时,要对患者尊重,态度诚恳、和善,语气恰当而委婉,不能流露出歧视与粗暴,使患者切实感觉到护理人员对自己的尊重。

4.对症护理

（1）发作时：癫痫患者有发作先兆时应立即平卧,防止摔伤。发作时,应将患者头偏向一侧,防止唾液及胃内容物进入呼吸道。立即在患者磨牙间放置缠有纱布的压舌板或牙垫,防止舌咬伤。松开患者领带、衣扣和裤带,及时清除口鼻腔分泌物,必要时用舌钳将舌拖出,防止舌后坠阻塞呼吸道,以利呼吸道通畅,防止窒息。并适度扶住患者的手脚,以防自伤和碰伤,切勿用力按压肢体,以免发生骨折或脱白。

（2）恢复期：如果患者在抽搐停止后肌肉仍处于松弛状态、意识尚未完全恢复，应卧床休息。如果此时患者躁动不安则应加以保护。如果患者有大小便失禁，应及时更换衣裤、床单。

（3）癫痫所致精神障碍的护理：患者受幻觉及妄想的支配，往往出现冲动攻击行为，故应将患者安置在易于观察的病房，发现异常及时处置。当患者出现情绪暴躁、多疑、易激惹、固执时，护理人员应将患者与其他兴奋的患者分开管理，以免发生冲突及受到激惹。

（4）癫痫大发作及癫痫持续状态的护理：应密切观察患者的生命体征及瞳孔变化，做好记录，并交班，如有异常应及时报告医师。准备好各种急救物品和药品，如气管切开包、吸痰器、开口器、舌钳、氧气等，一旦需要能及时抢救。

（五）健康指导

（1）帮助患者养成良好的生活习惯，作息规律，劳逸结合，避免过度劳累、睡眠不足等，保持情绪稳定，避免过度兴奋、紧张或悲伤。

（2）饮食宜清淡，不吃过咸、辛辣食物，戒除烟、酒、咖啡。

（3）患者及家属均应了解疾病的诱发因素，如疲劳、饥饿、饮酒、情绪激动、便秘、睡眠不佳、惊吓、强烈的声光刺激等，尽量避免各种诱发因素，预防癫痫发作。

（4）癫痫是一种慢性病，规律、持续性、正确地服药非常重要，患者应按医嘱规律服药，不可随意增减或撤换。

（5）适当地参加体力和脑力活动，外出时随身携带诊疗卡，出院后及时回归社会，不要因为自卑感而孤独离群。

（6）禁止进行带有危险的活动，如攀高及从事高空作业、水上作业、驾驶以及在炉火旁或高压电机旁作业等。

（7）定期来院复查，如有问题则应随时来院就诊。

（六）护理评价

（1）患者的意识障碍减轻或消除情况。

（2）患者自理能力的恢复情况。

（3）睡眠情况。

（4）营养状况。

（5）自我保护情况。

（陈　洁）

第四节　注意缺陷多动障碍

注意缺陷多动障碍又称多动症，以在需要认知参与的活动中难以保持注意力的集中，缺乏对冲动行为的控制以及不分场合的多动为核心临床表现的神经发育性障碍。由于诊断标准不统一和诊断工具的差异，该障碍的患病率在各个国家和地区之间差异比较大，一般报道为 $3\%\sim5\%$，近半数 4 岁以前起病，男性多于女性。

一、临床表现

(一)注意障碍

注意障碍是此病的最主要症状,表现出与其年龄不相称的注意力不集中,容易因外界刺激而分心,做事往往有始无终,或不断从一种活动转向另一种活动。活动中不注意规矩和细节,交谈时心不在焉,做事丢三落四,经常遗失随身物品,忘记日常的生活安排。

(二)活动过度

活动过度是此病的突出症状,表现为与儿童年龄或所处场合不相称的活动过多、小动作过多和语言过多,不能较长时间静坐,常常在座位上扭来扭去。手常闲不住,凡是能碰到的东西都要碰一下,因喜欢招惹别人,常与同学争吵或打架。缺乏控制力,做事不计后果,在危险场所行事鲁莽,无视社会规范,如强行打断或加入别人的活动,因而不受欢迎。情绪常不稳定,易发脾气。

(三)冲动控制能力差

冲动控制能力差是此病的第三大主要症状,表现为耐力差,不能等待,遇事容易冲动,在集体活动或比赛中不能遵守游戏规则,不能静等按顺序轮流进行活动或游戏,总是插队抢先,被老师认为是不守纪律或不遵守规则,经常干扰别人的活动,往往与同伴发生冲突,不受人欢迎,平时行动鲁莽,在采取行动前缺乏思考、不顾后果、凭一时兴趣或冲动行事,而造成不良后果。

(四)其他表现

学习困难、品行不佳、社交受阻、情绪调节不良。

二、诊断要点

ICD-10 的诊断标准比美国 DSM-Ⅳ偏严格,ICD-10 要求在注意缺陷以及多动、冲动各项领域均需要具备至少一定数量的症状,而现行 DSM 系统则要求在注意缺陷或多动、冲动领域至少分别具有 6 条以上症状。因此,ICD-10 多动性障碍不能再进一步分类为临床亚型,而根据现行 DSM 系统,则可进一步划分为注意缺陷为主型、多动冲动为主型或混合型 3 类,国内更为普遍地接受后者的观念。但两者均强调引人注目的注意缺陷或行为多动与冲动至少持续 6 个月以上。

(一)ICD-10 关于多动性障碍的症状学诊断标准

1.注意障碍

下列注意缺陷的症状至少具有 6 条,持续时间至少 6 个月,达到适应不良的程度,并且患儿的发育水平不一致。

(1)常常不能仔细地注意细节,或在做功课或其他活动中出现漫不经心的错误。

(2)在完成任务或做游戏时常常无法保持注意。

(3)别人对他(她)讲话时,常常显得没注意听。

(4)常常无法遵守指令,无法完成功课、日常或工作中的义务。

(5)组织任务或活动的能力常常受损。

(6)常常回避或极其厌恶需要保持精神努力的任务,如家庭作业。

(7)常常丢失某种物品,如笔、玩具等。

(8)常易被外界刺激吸引过去。

(9)在日常活动中常常忘记事情。

2.多动

下列多动症状至少有 3 条,至少持续 6 个月。

(1)双手或双脚常常不安稳,或坐着时动来动去。

(2)在课堂上或其他要求保持坐位的场合离开位子。

(3)常常在不适当的场合奔跑或登高爬梯。

(4)游戏时常常不适当地喧哗,或难以安静地参与集体活动。

(5)表现出持久的运动过分,社会环境或别人的要求都无法改变。

3.冲动性

下列冲动性症状至少具备两条,持续时间至少 6 个月。

(1)常在提问未完时,抢先说出答案。

(2)在游戏或有组织的场合常不能排队按顺序等候。

(3)经常打扰或干涉他人。

(4)常说话过多,不能对社会规则作出恰当的反应。

(二)DSM-Ⅳ关于注意缺陷多动障碍的症状学诊断标准

DSM-Ⅳ关于注意缺陷多动障碍的症状学诊断标准只需满足注意缺陷或多动冲动症状的任何一类症状就可以。

1.注意缺陷

必须具备至少 6 项症状,且持续 6 个月以上,并且显著影响适应或与发育水平不一致。

(1)粗心大意。

(2)难以在活动过程中保持注意力。

(3)不留心听讲。

(4)做事不能坚持。

(5)做事缺乏组织性。

(6)遗漏重要物件。

(7)容易分心。

(8)日常生活中比较健忘。

(9)逃避或讨厌需要集中注意力才能完成的任务。

2.多动或冲动症状

必须具备至少 6 项症状,持续 6 个月以上,并且显著影响适应或与发育水平不一致。

(1)在座位上扭来扭去或手脚动个不停。

(2)不能安心坐下。

(3)过于活跃地奔跑或攀爬。

(4)不能安静地游戏或做事。

(5)忙忙碌碌,就像装了马达。

(6)言语过多。

(7)回答问题时;不假思索地脱口而出。

(8)不能按序排队。

(9)插嘴,打扰他人。

四、护理评估

(一)生理方面

患儿的身体状况。

(二)活动方式

将患儿与同年龄、同性别、同智龄的儿童比较,他的活动是否增多;观察患儿在什么环境中活动多,活动的性质是否具有危险性等。

(三)注意力评估

注意力是否集中,是否主动注意减弱,被动注意增强而易受外界刺激分心,上课时是否能专心听讲、完成作业,有无学习困难,学习成绩是否很差。

(四)情绪状态

有无情绪不稳、冲动、激惹或反应迟钝、平淡;或情感脆弱,情绪极易波动。

(五)交往状况

在无智力障碍的情况下与同龄儿童的交往情况及相处关系,能否有耐心好好和同学游戏,并遵守游戏规则。

五、护理诊断/问题

(一)社会交往障碍

社会交往障碍与注意障碍、活动过度、冲动控制能力差有关。

(二)语言沟通障碍

语言沟通障碍与注意障碍、冲动控制能力不够有关。

(三)个人应对无效

个人应对无效与注意障碍、冲动控制能力差有关。

(四)有暴力行为的危险

有暴力行为的危险与冲动控制能力差有关。

(五)生活自理缺陷

生活自理缺陷与注意缺陷、社交受阻、情绪调节不良有关。

(六)父母角色冲突

父母角色冲突与疾病所致个人角色缺失有关。

(七)执行治疗方案无效

执行治疗方案无效与疾病所致维护个人健康能力,遵医行为降低有关。

六、护理目标

(1)患儿在上课学习时能集中注意力,学习能力逐步改善,遵守纪律。

(2)患儿在一些特殊的缺陷方面建立起自信。

(3)患儿在社会交往中掌握一些技巧,社交能力逐步改善。

(4)能有效减少或避免患儿攻击行为。

(5)患儿的个人生活自理能力逐步改善。

(6)患儿的家庭功能改善。

(7)患儿父母的角色冲突减轻或消除。

七、护理措施

(1)制定合理的作息时间,培养良好的生活规律,保证充足的睡眠,从每件小事培养患儿专心的习惯。

(2)组织患儿参加一些需要精力的活动同时强调注意安全,如登山、打球、跑步等,以发泄患儿多余的精力。

(3)督促患儿按时服药,观察药物疗效与不良反应。

(4)经常了解患儿的心理状态,了解有无心理应激或烦躁,帮助患儿有效的应付心理压力。

(5)家长教育:向家长讲解有关疾病知识;教育家长面对现实,要意识到在培养、教育、管理上要花更多精力和时间,不要过高要求孩子。与家长一起帮助患儿消除可能有的心理压力与烦恼。要求家长平时要密切保持与老师的联系,随时了解患儿在学校的情况,家长、老师、同学、医护人员共同合作来帮助孩子。

八、护理评价

(1)患儿注意缺陷是否改善,听课、做作业等时是否能集中注意力。

(2)患儿异常活动水平是否改善,行为多动是否明显减少或消失。

(3)患儿社会功能是否改善,如社会交往、适应能力及同伴关系是否改善,攻击冲动等不良行为是否改善。

(4)患儿的不良情绪如焦虑、恐惧、发脾气等是否减少或消除。

(5)患儿家庭功能是否增强,家庭参与、配合培训的程度是否提高,家庭养育态度和方式是否合理,家属认识和处理疾病的能力是否加强。

九、健康指导

(一)对疾病认知的指导

改变家长和老师把患儿当成是不服管教的坏孩子这一错误认识,教育他们用赞扬、鼓励的正性强化方式代替单纯的惩罚教育。

(二)干预措施指导

让家长学会如何解决家庭问题,学会如何与患儿相处,如何共同制定明确的奖惩协定,如何使用阳性强化方式鼓励患儿的良好行为,如何使用惩罚方式消除患儿的不良行为等。

1.确定训练目标

训练目标要从患儿实际出发,简单明了,循序渐进,不要拿他们与正常孩子比较,挫伤患儿的自尊心。

2.增加交流沟通

家长应给患儿解释的机会,让患儿把不满和意见都讲出来,然后一起分析讨论,对的加以肯定,错的加以纠正,使孩子懂得事情可以通过沟通而获得解决,使患儿体会到民主、平等、被重视的感觉,这样有利于改善患儿与家长的关系,减少对立,配合治疗。

3.合理安排时间

多动症儿童做事没有头绪,父母每天要帮助孩子安排游戏、活动和学习的内容,合理分配好时间,使孩子意识到每天该做的事一件也不能少。患儿精力旺盛,可适当安排郊游、跑步、踢球等安全而又消耗体力的活动,给患儿过多的精力以发泄的渠道。

4.培养学习兴趣

对学习困难者,要积极鼓励、耐心辅导,消除其自卑情绪,培养学习兴趣,切忌讽刺挖苦与歧视贬低,树立患儿的自信心。对任何一点进步都要及时表扬鼓励,以求保持。

5.注意言传身教

家长要加强自身修养,身教重于言教。凡要求孩子做到的,家长首先要做到;家长不要将自己的不良情绪发泄到孩子身上;不能单纯依靠药物治疗或老师和医师的教育来对待孩子;家庭成员之间要融洽相处而不要相互指责,为患儿提供一个有利于疾病康复的环境。

6.沟通

建立家长、老师和医护人员治疗联盟互相沟通信息,共同商量制定解决问题的办法。

(三)学校教育

应使学校教师了解疾病的性质,学会观察评估患儿的病态表现,了解针对这类患儿的教育训练方法,避免歧视、体罚或其他粗暴的教育方法,恰当运用表扬和鼓励方式提高患儿的自信心和自觉性,通过语言或中断活动等方式否定患儿的不良行为,课程安排要考虑到给予患儿充分的活动时间。

十、预后及预防

随着多种治疗方法的应用,儿童多动的预后是较乐观的。此病的发展与预后受家族遗传因数、个体自身因素和环境等多方面影响,包括智力水平高低、不良的家庭与社会心理因素、父母精神状况等,以及是否合并品行障碍或对立违抗性障碍、认知功能损害、学习困难、各种情绪障碍等。一般来说,有严重注意障碍、智商偏低、学习困难、品行障碍者预后差,早期发现并早期干预者预后较好。

做好婚前检查、孕期保健,监测遗传疾病、做好围产期保健、避免围产期并发症、防治和尽早治疗中枢神经系统疾病是预防的重要措施。

(陈　洁)

第五节　儿童少年期情绪障碍

儿童少年期的情绪障碍分为两类,一类与成人相同,如广泛性焦虑、惊恐发作等;另一类仅特发于童年期。特发于童年期的情绪障碍主要因社会心理因素所致,与儿童的发育和境遇有一定关系,表现为焦虑、恐惧、强迫或害羞等异常情绪,患儿自身感到痛苦或影响了他们的日常生活和学习,病程多短暂,与成人期神经症无内在联系或连续性。据国内调查,女性较男性为多,城市患病率高于农村。

一、临床表现及常见类型

(一)儿童分离性焦虑障碍

儿童分离性焦虑障碍是指儿童与他所依恋的对象分离时产生过度的焦虑情绪,依恋对象多是母亲,也可是祖父母、父亲、其他抚养者或照管者。大多 6 岁以前起病,表现过分担心依恋对象可能遇到伤害,或者会一去不复返;过分担心当依恋对象不在身边时自己会走失或会出现其他不良后果;或因害怕分离而不想或拒绝上学,每次分离时出现头痛、恶心、呕吐等躯体症状;也可表现为在分离时或分离后出现烦躁不安、发脾气、哭喊、痛苦、淡漠或社会性退缩。平时没有依恋对象陪同时不外出活动,夜间没有依恋对象在旁时不愿上床就寝,或反复出现与分离有关的噩梦,以至多次惊醒。

(二)儿童恐惧症

学龄前儿童多见,表现为对日常生活中某些并不具有危险性的事物或情境产生过分害怕,或对虽有一定危险性的事物或情境所表现的恐惧大大超过了客观存在的危险程度。恐惧对象有两大类:恐惧身体损伤,如怕死、怕出血等;恐惧自然对象,如怕黑暗、怕动物等。接近恐惧对象时,出现恐惧情绪和回避行为,影响正常生活。

(三)儿童社交恐惧障碍

儿童对新环境、陌生人产生恐惧、焦虑情绪和回避行为,表现紧张不安、过分害羞、尴尬,对自己的行为过分关注,或感到痛苦和身体不适,或出现哭闹、不语、退缩等行为,但与家人或熟悉者在一起时社交关系良好。

(四)选择性缄默症

选择性缄默通常发生在 3～5 岁,即正常的语言发育完成后。该障碍临床上突出鲜明地特征表现为患儿在家庭或特别熟悉的环境下能够开口说话,而且表达流畅,但在学校或碰见生人的场合则缄默不语。通常可以预期患儿在哪些场合能说话,哪些场合不能说话。

二、诊断要点

(一)儿童分离性焦虑障碍

儿童与其依恋对象分离时产生的过度焦虑情绪。

1.症状标准

至少有下列表现中的 3 项。

(1)过分担心依恋对象可能遇到伤害,或害怕依恋对象一去不复返。

(2)过分担心自己会走失、被绑架、被杀害或住院,以致与依恋对象离别。

(3)因不愿离开依恋对象而不愿上学或拒绝上学。

(4)非常害怕一人独处,或没有依恋对象陪同绝不外出,宁愿待在家里。

(5)没有依恋对象在身边时不愿意或拒绝上床就寝。

(6)反复做噩梦,内容与离别有关,以致夜间多次惊醒。

(7)与依恋对象分离前过分担心,分离时或分离后出现过度的情绪反应,如烦躁不安、哭喊、发脾气、痛苦、淡漠或退缩。

(8)与依恋对象分离时反复出现头痛、恶心、呕吐等躯体症状,但无相应躯体疾病。

(二)严重标准

日常生活和社会功能受损。

(三)病程标准

起病于 6 岁前,符合症状标准和严重标准已经 1 个月以上。

(四)排除标准

不是由于广泛性发育障碍、精神分裂症、儿童恐惧症及具有焦虑症状的其他疾病所致。

(二)儿童恐惧症

儿童不同发育阶段的特定恐惧情绪。

1.症状标准

对日常生活中的一般客观事物和情境产生过分的恐惧情绪,出现回避、退缩行为。

2.严重标准

日常生活和社会功能受损。

3.病程标准

符合症状标准和严重标准已经 1 个月以上。

4.排除标准

不是由于广泛性发育障碍、精神分裂症、心境障碍、癫痫所致精神障碍以及广泛性发育障碍等疾病所致。

四、护理评估

(1)一般资料包括学校年级、在校成绩、在校品行情况、老师评语、伙伴关系,以及所在的家庭背景、父母职业和养育方式等。

(2)疾病的主要临床表现、起病形式与病期、病程特点等,以及其他可能存在的相关疾病和需要鉴别的临床症状。

(3)生长发育史、母亲孕期和生产史、既往史、个人史和家族史。

(4)一般表现:接触情况、日常生活。

(5)情绪障碍包括焦虑、抑郁、恐惧、害怕等;社交情况等。

(6)排除知觉障碍、思维障碍、记忆障碍和智力障碍。

(7)情绪和行为症状:主要留意患儿的语言、认知水平、情绪、社会行为及异常行为等表现。

五、护理诊断/问题

(一)焦虑

焦虑与患儿情绪障碍有关。

(二)恐惧

恐惧与患儿对日常生活中某些并不具有危险性的事物或情境产生过分害怕有关。

(三)社会交往障碍

社会交往障碍与患儿交往时紧张不安,过分害羞、尴尬,对自己的言行过分关注有关。

(四)个人应对无效

个人应对无效与疾病所致过度的焦虑、恐惧情绪、自我调节障碍有关。

(五)知识缺乏

知识缺乏与患儿缺乏同龄儿的相关知识有关。

(六)自我形象紊乱

自我形象紊乱与患儿缺乏独立性,过分担心依恋对象、分离时表现烦躁不安、发脾气、哭喊、痛苦、淡漠或社会性退缩行为有关。

(七)执行治疗方案无效

执行治疗方案无效与患儿情绪障碍、遵医行为下降有关。

(八)父母角色冲突

父母角色冲突与患儿情绪障碍、个人角色适应困难有关。

六、护理目标

(1)患儿不再过分担心依恋对象可能遇到伤害或一去不复返。

(2)患儿不再过分担心自己会走失、被绑架、被杀害或住院。

(3)患儿愿意上学或外出跟同伴玩耍。

(4)患儿在没有依恋对象在身边时不再害怕一人独处。

(5)患儿没有依恋对象在身边时愿意上床就寝。

(6)睡眠质量得到改善,做噩梦的现象减少。

(7)患儿情绪反应得到改善并逐渐恢复正常。

七、护理措施

(1)以耐心、关爱、同情及温和的态度接触患儿,取得患儿的信任,与患儿交朋友,使其愿意将自己的痛苦与烦恼向你倾诉。耐心倾听患儿诉说自己的内心体验,对他们的痛苦表示同情和理解,指导他们如何去适应环境,增强克服情绪障碍的信心。

(2)消除能导致孩子出现异常情绪的人为因素。尽量消除环境中的不利因素,防止太多的环境变迁与刺激,对环境中有可能发生变化时提前告诉患儿。与学校联系,了解患儿在学校的困难,解除患儿的精神压力,恢复其自信心。

(3)严格执行各项医嘱,督促服药,协助医师开展各项心理行为治疗,包括家庭治疗、认知疗法、支持性心理治疗,针对焦虑行为可采用系统脱敏疗法、消退法、暴露疗法、放松训练等。针对儿童社交恐惧症患者还可在采用暴露疗法的基础上,给予心理教育、社交训练和角色扮演等治疗。

八、护理评价

(1)患儿的饮食、睡眠及其他生理功能是否正常。

(2)患儿的病态情绪是否改善。焦虑、恐惧及抑郁症状是否消失,伴随的异常行为是否改善。

(3)患儿的社会功能是否增强。对外界的兴趣范围是否扩大,社会交往能力是否改善,社会适应能力是否改善,与周围环境的接触是否恰当,伙伴关系是否改善等。

(4)家庭配合治疗的程度是否提高,家庭不良的养育态度与方式是否纠正。

九、健康指导

指导家庭成员如何培养孩子有一个健康开朗、独立自信的性格;改变家庭成员的不良教养方式,如过分的指责和过分的包容等,尽量给予患儿更多感情上的交流和支持,使家庭气氛和睦等;向患儿家长宣传有关儿童精神卫生的知识,使家长了解孩子最常见的问题。

十、预后及预防

绝大多数患儿病程短暂,经过科学规范的综合治疗后,预后良好。但如果不重视康复治疗、不注意心理的调节与引导,预后也将受到影响。

　　良好的学习环境和和睦的家庭以及父母的正确教养方式是预防儿童情绪障碍的重要因素。改变家庭成员的不良教养方式,如过分的指责和过分的包容等,尽量给予患儿更多感情上的交流和支持,融洽家庭气氛等;向患儿家长宣传有关儿童精神卫生的知识,使家长了解孩子最常见的问题。向患儿家长宣教主要的心理治疗方法,有支持性心理治疗、家庭治疗和行为治疗,在支持性心理治疗中应当耐心倾听患者诉说自己的内心体验,对患者的痛苦适当地表示同情,指导患者去适应环境,增强克服情绪障碍的信心。其次,尽量消除环境中的不利因素,防止太多的环境变迁。指导患者的父母尽量给予患儿更多感情上的交流和支持。对于特定性恐惧障碍和社交焦虑障碍可选用暴露治疗、系统脱敏治疗等行为治疗方法,游戏治疗适用于年幼患者。

（陈　洁）

第八章

急诊科护理

第一节 概　　述

急诊护理的重点是处理急性病的发病最初阶段和对危重病抢救全过程的护理工作。对急诊患者迅速、准确、有效地实施急诊护理措施，不仅能使患者的生命转危为安，为患者进行进一步全面治疗赢得时间，同时也为患者的康复打下了基础，在急诊抢救过程中护理质量的优劣对于保证抢救的顺利进行、防止和减少并发症、降低病死率、提高抢救成功率，具有极其重要的意义。

急诊护理的要点如下。①预检分诊：详细了解病情，迅速做出判断。②急诊抢救：立即采取有效救护措施，维持患者生命。③病情观察与监护：充分估计到可能发生的病情变化，密切监察病情，做好应急准备。

急诊救护的范围：心搏骤停，休克，急性创伤，重要脏器衰竭，意外事故，各种危象，严重水电解质、酸碱失衡，各专科危重急诊。

一、预检分诊

危重急诊必须护送到指定救护地点，一面予以紧急处理，一面立即通知有关医护人员进行抢救，做到先抢救后挂号。

检诊时对患者做到以下几点。①看：精神、神态、步态、面色、表情等。②问：主要病史和接触史；症状和相关症状；听取主诉。③查：根据不同病史查体温、脉搏、呼吸、血压、瞳孔和必要的初步体格检查及化验，并在病历卡上做有关记录。④安排就诊：根据预检印象进行分科挂号，安排患者到有关科室就诊。⑤登记：一般患者先登记后诊治，紧急情况危及生命者，如严重创伤、各种意外等先抢救后登记。登记内容包括姓名、性别、年龄、工作单位和住址、就诊时间和初步诊断。

预检分诊要点。①应由观念强、态度和蔼、具有高度责任心和丰富临床经验的护士担任预检工作。②检诊者应熟悉急诊范围，对各种常见急诊症状有鉴别诊断能力，扼要了解病情，重点观察体征，进行必要检查，迅速做出判断，按轻重缓急分科处置。③遇有成批患者时，应立即通知有关科主任及医教部，组织抢救工作；对烈性传染病等按传染病报告制度及时汇报；涉及刑事、民事纠纷的患者应向公安、保卫部门报告。

（一）急诊范围

急诊范围主要包括以下几方面。①突发高热，体温超过 38.5 ℃。②急性外伤：如脑外伤、骨折、脱臼、撕裂伤、软组织挫伤、烧伤等在 24 小时内未经治疗者。③急性腹痛：如阑尾炎、胃及十二指肠穿孔、肠梗阻、胆道感染、尿路结石发作、嵌顿性疝、宫外孕、临产等。④急性大出血：如外伤性出血、咯血、吐血、便血、妇科出血、鼻出血、可疑内出血等。⑤急性心力衰竭、心律失常、心动过速、心动过缓、心肌梗死。⑥晕厥、昏迷、休克、抽搐、梅尼埃病发作者、高血压、血压超过 24.0/14.2 kPa 以上，急性肢体运动障碍及瘫痪。⑦窒息、面色青紫、呼吸困难、中暑、溺水、触电、濒死、假死。⑧耳道、鼻道、咽部、眼内、气管、支气管及食道中有异物者。⑨急性感染：如中耳炎、乳腺炎、丹毒、蜂窝织炎等，体温超过 38 ℃。⑩急性过敏性疾病、严重哮喘、急性喉炎等。⑪各种急性中毒（含食物中毒）。⑫急性尿潴留、泌尿系统严重感染、眼观或镜观血尿。⑬眼睛急性疼痛、红肿、突然视力障碍、急性青光眼、电光性眼炎、眼外伤、角膜溃疡等。⑭烈性传染病可疑者。⑮发病突然、症状剧烈、发病后迅速恶化者。

（二）常见急诊首诊分科标准

1.腹痛

急性腹痛是急腹症的主要表现，腹痛部位一般明确，常有明显压痛、反跳痛和肌紧张、腹式呼吸受限等。包括内、外、妇、儿、传染各科多种疾病。

（1）内科急腹症：①先发热后腹痛或开始腹痛即出现"热"；②腹痛较缓，位置不明确，按压腹部或经呕吐、排便、排气后，疼痛有所好转；③可有压痛，但较轻微，位置不固定，无明显腹膜刺激征，扪不到包块或肿物；④腹式呼吸正常，或发病时就出现呼吸增快。

（2）外科急腹症：①腹痛是首要症状，发作时无体温升高，随后才有发热；②腹痛突然、剧烈、进展快、改变体位疼痛缓解不明显。部位明确恒定，拒按；③有明显腹膜刺激征；④腹部触及包块或肿物；⑤腹式呼吸明显抑制或消失；⑥白细胞计数常增加。

常见急性炎症：急性穿孔、急性梗阻、急性绞窄、腹腔内出血等急腹症及腹痛剧烈伴发热或黄疸均为外科范围。

（3）妇产科急腹症：①腹痛伴阴道出血；②腹痛，有停经史，伴有出血，低血压休克倾向者。

（4）传染科急腹症腹痛伴腹泻。

2.头痛

头痛是颅内外各种性质的疼痛症状。主要有血管性头痛、脑血管病性头痛、颅内压力改变性头痛、头面部神经痛、癫痫性头痛及颅脑外伤、颅内感染、五官疾病、颅骨和椎骨病变、全身性及中毒性疾病、精神和情绪改变等引起的头痛。

（1）内科：头痛伴发热或高血压、结核性、化脓性脑膜炎。

（2）外科：颅脑外伤、颅内占位。

（3）传染科：流脑、乙脑。

（4）神经科：头痛剧烈不发热、血压不高、病毒性、霉菌性脑炎。

（5）耳鼻喉科：耳源性脑炎、急性上颌窦炎、急性鼻窦炎、急性中耳炎等伴发的头痛。

3.眩晕

眩晕是机体对于空间关系的定向感觉障碍。表现为旋转、摇晃、移动、倾斜或头昏、头胀、头重脚轻等，常伴随有眼球震颤、听觉障碍、颅内压增高等体征。

（1）耳鼻喉科：眩晕伴有耳鸣、恶心、呕吐、视物旋转、听力下降等由耳鼻喉科诊治。

（2）神经科:除耳鼻喉科的眩晕外均属神经科诊治。

4.外伤

根据受伤部位及伤情划分就诊科室。

（1）骨科:①四肢、脊椎骨折、骨盆骨折;②四肢大面积或严重软组织损伤;③手外伤。

（2）眼科:眼、眉部外伤。

（3）口腔科:口腔、颌面部外伤。

（4）耳鼻喉科:耳、鼻部外伤。

（5）普外科:除上述情况者。

5.消化道出血

因炎症、机械、血管、肿瘤等因素及全身疾病或消化系统邻近组织病变所致消化系统出血,表现为呕血、黑便或便血等症状,出血量大时出现休克征象。

（1）内科:①胃、十二指肠溃疡出血;②食道静脉曲张破裂出血(有肝炎、肝硬化病史者);③全身性疾病引起出血。

（2）外科:①急性外伤引起出血;②有肝硬化、门静脉高压(做过手术者);③有胃、十二指肠或肠癌手术者;④明确肝癌者;⑤肝、胆道感染出血者。

6.昏迷

昏迷是指各种原因引起的意识障碍,患者呼之不应,各种反射减弱或消失,严重者生命体征常有改变。

（1）内科:CO 中毒昏迷、有机磷中毒昏迷、安眠药及其他口服药物中毒昏迷、糖尿病昏迷、高渗性高血糖非酮症性昏迷、低血糖昏迷、肝硬化肝昏迷、尿毒症昏迷、中暑昏迷等。

（2）外科:有外伤史或电击伤史昏迷、颅内肿瘤昏迷者。

（3）神经科:有癫痫史或原因不明的昏迷、脑血管意外、脑梗死。

（4）妇产科:妊娠期昏迷(除外心、肝、肾病史)。

（5）传染科:流脑、乙脑等疑有传染病昏迷者、急性肝病昏迷。

7.泌尿系统疾病

（1）外科:血尿、急性尿潴留无明显内科、神经科原发病者、急性损伤、肾绞痛、急性淋病。

（2）妇科:尿潴留为产后或妊娠期者。

（3）内科:除上述情况的泌尿系统疾病。

8.过敏性疾病

（1）内科有过敏症状而无皮疹者。

（2）皮肤科有过敏症状并有皮疹者。

9.脑血管意外

（1）内科:①风心病脑栓塞者;②陈旧性脑血管疾病病情稳定出现肺部感染者。

（2）神经科:脑出血、脑血管痉挛、脑梗死、急性脑血管病合并肺部感染者。

10.破伤风病

（1）骨科:破伤风病有骨折者。

（2）外科:破伤风病无骨折者。

（3）小儿科:新生儿破伤风。

11.便血

(1)外科:便鲜血无痢疾样症状。

(2)传染科:便血伴有痢疾样症状。

12.其他

(1)溺水、自溢由内科处置。

(2)刎颈有气管伤者由耳鼻喉科处置;有血管损伤、食管伤者由外科处置。

(3)肢体瘫痪:非脑血管意外、无外伤史者由神经科诊治。

(4)恶性肿瘤晚期:行过手术者由手术科室首诊;未行手术者,按原发病部位划分科室。

(5)化脓性扁桃体炎由耳鼻喉科首诊。

二、急诊抢救

急诊科是抢救急诊危重患者的重要阵地。其救治对象多为突发性急危患者,病种复杂,病情多变,若不及时救护,稍有延误便会影响治疗结果,甚至危及患者生命。急诊抢救以"急"为中心,对病情紧急的患者及时诊治、处理,对生命受到威胁的患者应立即组织人力、物力,按科学的抢救程序进行及时、有效的抢救。

(一)急诊抢救护理常规

1.正确分诊

正确分诊是争取时间,获得抢救成功的第1关。急诊分诊工作一般在预检室进行。由有一定临床经验的急诊科护士(师)担任预检分诊工作。预检分诊中要区别急诊与急救。一般急诊按一看、二问、三检查、四分诊原则进行检诊。护士应详细了解病史和体征,根据需要测试体温、脉搏、呼吸、血压、瞳孔、神志等,并根据需要进行血、尿、粪常规化验。综合分析病情,迅速做出判断,检诊后分科挂号,按轻重缓急依次安排就诊;发现危重患者给予急救,立即送入抢救室,边检诊边护送,简单扼要了解病史,围绕重点进行体检,根据病情立即组织人力、物力实施抢救。要求做到先抢救后挂号。遇有传染病或可疑传染病应分到隔离室或传染科就诊。急诊预检分诊正确率应在96%以上。

预检护士应主动出迎救护车,尽快对重危患者预检分诊,有条件的急诊科应设导医服务;开展以患者为中心达到高效、畅通、规范的救护。

2.严密观察病情

细致的病情观察,可以为早期确诊提供依据;又可及时发现严重并发症的征象;还可以在患者发生病情急骤变化时,为抢救患者生命赢得宝贵时间。观察护士应具备丰富的专业知识、高度的责任心和观察入微的注意力,才能及时发现和掌握情况,做出正确的判断和应答。观察的内容主要有意识状态、生命体征、局部症状、急诊用药反应、心理状况等方面,要求正确掌握观察方法、密切观察病情变化,随时做好应急准备。对应用各种监护仪进行观察抢救的患者,要严密观察监护仪的示波结果,注意机器的运转是否正常,若发生故障应首先观察和处理患者,保证患者抢救工作的连续性,然后再查明故障原因进行排除。对患者的观察应是连续的过程,应不分昼夜地进行,并要做好观察记录。班班交接。

3.积极配合抢救

正确及时实施救护措施和执行治疗计划是赢得抢救成功的保证。参加抢救的护理人员必须具有高度的责任观念,精湛的操作技术,牢固的专业理论、良好的工作作风和健康的身体素质。

在抢救患者过程中,患者病情危急,用药复杂,抢救措施甚多。护士除了应熟练掌握急救技能及熟悉急救仪器,药品的使用外,还应注意以下几点。

(1)及时实施预见性救护措施:当患者病情凶险,护士在医师未到达前即应对病情有初步的判断和了解,并立即给予正确的护理处理。如气管插管、面罩给氧、建立静脉通道、采取血标本、备血、插管洗胃等;一般在抢救室应设置有常见急症的救护程序或救护流程图或抢救预案,以指导抢救工作顺利开展。

(2)协调抢救工作:抢救中应组织严密,分工明确,医护密切配合。对涉及多专科的抢救患者,护士要及时与有关科室取得联系,并做好配合工作。如有需要临床辅助科检查的项目,应尽早通知,以及时取样检查,尽快获得结果。需要手术者,应立即行术前准备,并通知手术室。

(3)正确执行医嘱:认真执行医嘱,严格"三查七对"。对抢救过程中的口头医嘱,在执行前先复诵一遍,经医师认可后再操作,并及时记录。可按听、问、看、补等顺序进行(即听清医嘱、再问一遍、看清药名、及时补记)。抢救中所用药物的空袋(瓶)或安瓿留下,待抢救结束核实后方可弃之。

(4)管理好抢救现场:抢救室内保持空气新鲜,抢救物品必须做到"四定"。抢救患者时注意维持秩序,使抢救工作忙而不乱,抢救结束后,以及时清理和补充。

(5)加强护理和记录:在抢救过程中不可忽视基础护理和心理护理。对清醒者必须给予鼓励和解释,争取患者的合作。要及时清除污物,保持呼吸道通畅,保护好皮肤,预防各种并发症。并要做好详细完整的抢救记录,重大抢救专人负责,记录后签全名,以表示重视和负责。

(二)严重多发伤的救护

严重多发伤多由车祸、高处坠落、地震、工伤事故、爆炸伤、火器伤等所致。严重多发伤损伤者创伤范围广泛,失血量较大,生理紊乱严重,伤情变化快,抢救开始几分钟的处置正确与否可能会关系到损伤者的存亡,故抢救人员必须争分夺秒对伤情做出快速判断,并采取有效急救措施,在救护过程中,复苏、伤情判断和紧急处理三者同时进行,为挽救患者生命必须抓紧时间。

1.临床特点

(1)所有严重的多发伤都伴有一系列复杂的全身反应,相互影响,使创伤反应持久、显著,随时危及患者生命。

(2)受伤范围广,伤势重,伤情变化迅速,并发症多,致残率高,感染机会多。

(3)创伤出血量大,休克发生率高,可重叠存在低血容量性休克与心源性休克,早期易发生低氧血症。

(4)多内脏器官损伤或出血可迅速导致患者死亡。

(5)易漏诊,损伤者的表面可见组织的毁损常掩盖了内脏损伤,开放伤掩盖了闭合伤的伤情或浅表伤掩盖了深部创伤,延误了及时诊断。

(6)有些需多科室抢救的损伤者,要避免因强调分而治之或相互推诿致使一些严重的多发伤损伤者失去抢救机会。

2.抢救

高效、快速的救护是为严重多发创伤的濒死损伤者赢得抢救时机的关键。

(1)重视现场和转运途中的急救。尽量缩短院前救护时间,以最快速度、最短的时间将损伤者送到能进行确定性救治的医院。在急救现场及转运途中应尽早、不间断地实施有效的救护措施。

（2）充分了解受伤经过，分析受伤机理。全面考虑，分清主次，掌握抢救程序，危急者先进行抢救，做到早期确诊，以及时处置。

（3）判断生命体征。迅速判断有无危及生命的紧急情况，并优先处理威胁损伤者生命的伤情。如影响循环或呼吸系统的伤情应优先处理。合并有脑、腹或胸部伤并均处于紧急情况时，应分别同时给予适当处理。有休克者尽快给予抗休克治疗。

（4）及时掌握有无多系统损伤的问题，迅速对损伤者进行全面有重点的检查。可用"CRASH-PLAN"挤压伤计划的字母顺序检诊。为防止抢救过程的漏诊，急救措施实施后还应重复检诊。一旦发现多系统损伤应抓住救治时机，采用确定性救治方案，如怀疑有腹腔脏器伤时应反复进行床旁 B 超和腹腔诊断性穿刺，在抗休克的同时做好术前准备工作。

（5）预先制定治疗计划和抢救分工制度（表 8-1）。

表 8-1　急诊护士抢救配合分工制度

配合人员数	主要任务	抢救程序
1	根据基本生命支持及高级生命支持，有条不紊地按计划进行。根据伤情判断选择相应的救护措施	建立静脉通道、备血，保持呼吸道通畅，给氧、皮试、导尿，采用监测手段遵医嘱进行各种治疗和护理
2	甲：负责循环系统及记录	甲：建立静脉通道、备血、皮试；负责抢救记录工作
	乙：负责呼吸系统及联络	乙：保证呼吸道通畅、给氧；负责对外联络
3	甲：负责循环系统，进行各种治疗	甲：建立两个以上静脉通道、备血、采集化验标本；协助实施止血措施、配合进行各种检查；执行所有口头医嘱
	乙：负责呼吸系统，观察病情及抢救记录	乙：清除呼吸道梗阻、保持其通畅，吸痰、给氧、人工呼吸、气管插管或切开；观察生命体征；完整记录抢救记录单
	丙：负责对外联络，保证物资供应	丙：术前准备工作，如剃头、备血、皮试等；对外联络、提血、补充急救药品及物品

（6）规范的救护程序——VIPC 顺序。①V——Ventilation：保持患者呼吸通畅和充分给氧，纠正低氧血症。必要时可采用气管插管、环甲膜穿刺、气管切开术等方法保持气道通畅，采用呼吸机辅助呼吸。②I——Infusion：立即扩充血容量，输液输血，改善微循环，以及时、有效地恢复循环血量。采用迅速建立有效静脉通道，遵循早期、快速、足量补充容量的原则扩容，输入液体总量按失血量 2～3 倍的液体输入，并尽早应用全血。早期患者除颅脑伤外应强调扩容的速率，可借助输液泵快速补液。成人 30 分钟内可输入平衡液 2 000～3 000 mL。③P——Pulsation：对心泵功能监测。监测心电变化及血流动力学变化情况。及时发现和纠正心源性休克。④C——Contral bleeding：紧急控制出血。对外出血伤口敷料加压包扎、钳夹止血、止血带结扎等方法，对疑有内出血患者应警惕脑、胸、腹三腔损伤性大出血，可行胸、腹腔穿刺或腹腔灌洗以确诊并制定止血措施，必要时行紧急开颅、开胸、开腹探查或选用动脉内阻塞止血法。

3.救护要点

（1）具备对紧急手术的判断能力：对严重颅脑伤，一侧或两侧瞳孔散大者；胸腹腔内大出血，肝脾破裂，经抢救后血压不升或升后复降者；心脏外伤，心包填塞者；骨盆粉碎性骨折，腹膜后血肿增大；伴有多发伤不能搬动，重度休克需要紧急手术止血者等进行初步判断，做好现场手术准备工作。

（2）能熟练配合各种急诊手术：抢救性外科手术的原则是首先抢救生命，其次保全功能。一般根据损伤确定手术顺序，常为胸、腹、颅脑、泌尿、四肢外伤，若两处损伤均危及患者生命时可分组同时进行手术。

（3）掌握并熟练运用急救技术：在抢救过程中，伤情估计和抢救工作同时进行。如判断呼吸功能不全者应立即采取保持呼吸道通畅的措施，改善缺氧状态。当患者出现反常呼吸时，应立即行气管插管和人工呼吸，有张力性气胸者立即做胸腔闭式引流术。对严重出血性休克患者应迅速止血(有明显外出血可压迫出血的近心端)、扩容(快速建立 2 个以上有效通道)、吸氧、留置导尿管、适时应用抗休克裤等措施。

（4）密切观察病情变化：可采用一看、二摸、三听、四问的方法，尽快了解患者的主要生命体征情况；并通过视、触、叩、听做出全身伤情的估计，根据细小变化特征，做出预见性的救护措施。如患者出现口渴、脸色苍白伴腹部受伤时应立即建立静脉通道、给氧、做好腹腔穿刺准备，必要时导尿管，做好术前准备。

（5）对严重多发伤应按抢救预案有计划地进行抢救，每次治疗、检查、救护措施都应有计划地进行，尽量减少搬动患者次数。

（6）抢救或手术后监测与护理：严重多发伤经急诊抢救或手术处理后，应进入重症监护室，对呼吸、循环、肝、肺、肾功能进行全面系统的连续监测，以防病情恶化及可能发生的并发症，为机体的修复进行综合治疗。

（三）大批急诊患者抢救的护理

在平时或战时都会遇到大批的抢救患者。如集体食物中毒、瓦斯爆炸、塌方、煤气中毒、交通事故、地震、灾害等突发事件，需在短时间内接受大量的救护任务。无论是在战场、创伤或意外事故现场还是对成批损伤者的紧急救护，都是非常重要的。

1.临床特点

（1）由于突发事件发生后，造成大批损伤者或患者，加上救护人员、围观者等，造成抢救场所人员众多且杂乱。因此维持良好的救护秩序是保证抢救顺利进行的条件之一。

（2）意外事故所造成的患者病情复杂。不少患者病情危重、变化迅速、进展快，短时间内可危及生命。

（3）成批患者的病情常轻重不一。某些伤病表面看起来较严重(如患者有明显外出血、患者大声呻吟或叫喊等)，易引起医护人员的重视，而不声不响的患者(有的病情危重或休克、反应淡漠)，或早期尚未充分暴露症状的患者不被重视而延误抢救。

2.成批患者的抢救

关键是有完整的救治系统，权威性的组织指挥，具有相当救护能力的救护人员。首先要组织好抢救人员，分类分组，明确分工，统一指挥，密切配合，有条不紊地进行现场及急诊科室的救护工作。

（1）建立急救网络：做到组织、人员、技术、思想、物质五落实。随时做好在接到救护信号后迅速奔赴事故现场或救治地点开展救护工作的准备。

（2）救护人员到达现场或救治地点后，应根据患者的伤情及人数多少分成若干救护小组进行工作。如预检分诊组、复苏组、轻伤组、转运组等。各组应指定一名负责人。

（3）预检成批损伤者时，应由有经验的救护人员根据患者的生命体征及伤病情，准确迅速将患者按轻重缓急分组分类进行救护和处置。根据患者病情的轻重，决定抢救的先后次序并通知医疗机构做全面救治的准备。对危及生命的患者应就地抢救，等平稳后转送。对轻患者也须仔细观察一定时间后才能离开。

3.急诊科(室)的抢救

(1)接到成批抢救信息后,边向上级领导汇报,边做好各种抢救准备工作(包括人员、物品、场地等),并由专人统一指挥抢救。

(2)迅速协调各科室人员参加抢救工作。如手术室做好手术准备,检验科、血库、药房、放射科等辅助科室做好保障工作,担架员做好运送工作,科领导负责组织、指挥维持救护秩序等工作。

(3)若有大批外伤者,应将各类患者分类入室进行抢救和处置,其救护原则同严重多发伤的救护原则。

(4)急诊科(室)救护人员必须分工明确,协同作战、忙而不乱、快速准确地开展救护工作。并严密观察每一个患者的全身反应,避免误漏诊。

(四)一般创伤的救护

1.闭合性损伤的救护

应检查深部组织或脏器有无损伤。对皮下血肿,可压迫包扎,伤后数小时内不可热敷,24小时后可以热敷;早期血肿也可穿刺抽吸后加压包扎,切忌切开引流,以防继发感染。

2.开放性损伤的救护

(1)擦伤:去掉擦伤表面异物,可用软刷刷洗后再用生理盐水冲洗,最后用1‰氯己定消毒液冲洗,表层涂以红汞,必要时可采用暴露方法。

(2)刺伤及穿通伤:去除异物及坏死组织,只作清创,不进行缝合。

(3)切割伤、撕裂伤及挫伤:根据污染程度、损伤种类、部位及伤后经历时间来决定清创术后伤口一期缝合的适应证(伤后6小时内可行一期缝合;被人或动物咬伤的伤口原则上不进行一期缝合)。

(4)伤口一期缝合处理的步骤:初步止血(一般压迫止血);剃毛和冲洗伤口(剃去伤口周围毛发,创口用无菌纱布以肥皂和生理盐水洗刷或冲洗);暴露创面,常规消毒,局部麻醉,以无菌镊子去除异物,检查伤口深度、宽度及有无肌腱、血管或神经损伤;创面经氯己定液消毒和冲洗后,用手术刀、剪刀或镊子将坏死组织、异物清除,修整创缘(面部、眼睑、口唇、手、指、阴茎等要少去组织),缝合皮肤(缝合时不留无效腔,皮缘应紧密对合,皮肤缺损大时,可游离植皮或作皮瓣移植,缝合前对明显的出血点应结扎止血);无菌纱布包扎固定伤口,四肢创伤者,应抬高患肢以减轻肿胀和疼痛。

(5)开放伤术后处理及拆线:若留置引流管(条),应在术后24～48小时内去掉。术后2～3天检查伤口。拆线时间应根据愈合情况,全身状态及局部因素来确定。一般面部伤口拆线时间在缝合后3～5天,头皮、躯干、手指等伤口为7～14天,足趾伤口为10～14天。

(6)抗生素和破伤风抗毒素的应用:常规破伤风抗毒素1 500 IU(皮试阴性后)肌内注射。伤口污染严重、被人或动物咬伤和可疑有异物残留时,可用抗生素预防感染。

(五)烧伤的救护

1.急救处理

去除致伤因素、处理严重合并伤(症)、镇静止痛、保护创面、补充液体及迅速护送。

(1)新鲜烧伤者,应立即使之离开火源并脱去衣服;若20%以下Ⅰ～Ⅱ度烧伤,可用自来水冷敷烧伤皮肤,口服含盐饮料等。

(2)头面部烧伤者,应保持呼吸道通畅,疑有吸入性烧伤或呼吸道烧伤时尽快行气管插管或环甲膜穿刺(切开)或气管切开术等。

(3)烧伤面积大于 20％者,应立即建立静脉通道、备血、留置导尿管。

(4)烧伤体表以干净大单或消毒敷料覆盖创面后护送。所有烧伤患者均常规注射破伤风抗毒素。

2.严重程度的估计

(1)烧伤面积的估计:大面积烧伤的计算用新九分表,小面积烧伤可用手掌法计算(患者手指并拢,每手掌面积相当于体表面积的 1％)。

(2)烧伤深度的估计:一般采用三度四分法来估计,即Ⅰ度、Ⅱ度(分浅Ⅱ度和深Ⅱ度)和Ⅲ度烧伤。

(3)烧伤严重程度的分类。①轻度烧伤:总面积在 10％以下的Ⅱ度烧伤。②中度烧伤:总面积为 11％～30％,或Ⅲ度烧伤面积在 10％以下。③重度烧伤:总面积为 31％～50％或Ⅲ度烧伤面积为 10％～20％,或面积虽不足 30％但有下列情况之一者:全身病情较重或已有休克者;有复合伤、合并伤或化学中毒者;中重度吸入性烧伤。④特重烧伤:总面积在 50％以上或Ⅲ度烧伤在 20％以上者。

3.休克的防治

(1)液体疗法。一般胶体和晶体溶液的比例为 1：(1～2)。补液量可用下式计算:

伤后第一个 24 小时补液量(mL):Ⅱ、Ⅲ度烧伤面积(90)×体重(kg)×1.5 mL(胶体液和电解质液)＋2 000～3 000(基础水分)。

胶体液和电解质溶液的分配,一般为 1：2 的比例;如果Ⅱ度烧伤面积超过 70％或Ⅲ度烧伤面积超过 50％者,可按 1：1 的比例补给。估计补液总量的半量应在烧伤后 6～8 小时补给,伤后第 2 个和第 3 个 8 小时各补给总量的 1/4 量。

伤后第二个 24 小时补液量:胶体液和电解质量按第 1 个 24 小时实际补液量的半量补充,基础水分量不变。

(2)留置导尿管、测定中心静脉压、根据患者尿量、血压、脉搏、脉压、末梢循环状态及中心静脉压来调整输液量。

4.烧伤局部创面清创处理

剃除毛发、肥皂水清洗创面周围的正常皮肤,用无菌水或消毒液冲洗创面,用棉花或纱布轻拭污垢或异物,切忌洗刷或擦洗。浅Ⅱ度完整水泡皮予以保留,已脱落或深度创面上的水泡皮均予以清除。吸干创面后可选用 1％磺胺嘧啶银霜等抗感染药物涂于患处,酌情予以包扎或暴露。酸碱烧伤均应用大量清水冲洗创面,持续冲洗时间不少于半小时,创面是否需用中和剂处置应视创面情况而定,最好采用暴露疗法。

(袁立娟)

第二节 常用的急救技术

危重患者的急救技术是急救成功的关键,它直接影响到患者的生命安全和生命质量。护理人员必须熟练掌握常用的急救技术,保证急救工作及时、准确、有效地进行。

一、吸氧法

氧气疗法是指通过给氧,增加吸入空气中氧的浓度,提高肺泡内的氧浓度,进而提高动脉血氧分压(PaO_2)和动脉血氧饱和度(SaO_2),增加动脉血氧含量(CaO_2),纠正各种原因造成的缺氧状态,促进组织的新陈代谢,维持机体生命活动的一种治疗方法。其是临床常用的急救技术之一。

(一)缺氧的分类

根据发病原因不同,缺氧可分为 4 种类型。不同类型的缺氧具有不同的血氧变化特征,氧疗的效果也不尽相同。

1.低张性缺氧

低张性缺氧是指由于吸入气体中氧分压过低、肺泡通气不足、气体弥散障碍、静脉血分流入动脉而引起的缺氧。主要特点是 CaO_2 降低,SaO_2 降低,组织供氧不足。常见于慢性阻塞性肺疾病、呼吸中枢抑制、先天性心脏病等。

2.血液性缺氧

血液性缺氧是指由于血红蛋白数量减少或性质改变使血红蛋白携氧能力降低而引起的缺氧。主要特点是 CaO_2 降低,PaO_2 一般正常。常见于严重贫血、一氧化碳中毒、高铁血红蛋白症、输入大量库存血等。

3.循环性缺氧

循环性缺氧是指由于动脉血灌注不足、静脉血回流障碍引起的缺氧。主要特点是 PaO_2、SaO_2、CaO_2 均正常,而动-静脉氧压差增加。常见于休克、心力衰竭、大动脉栓塞等。

4.组织性缺氧

组织性缺氧是指由于组织细胞生物氧化过程障碍,利用氧能力降低而引起的缺氧。主要特点是 PaO_2、SaO_2、CaO_2 均正常,而静脉血氧含量和氧分压较高,动-静脉氧压差小于正常。常见于氰化物中毒、组织损伤、大量放射线照射等。

以上四种类型的缺氧中,氧疗对低张性缺氧的疗效最好,吸氧能提高 PaO_2、SaO_2、CaO_2,使组织供氧增加。氧疗对心功能不全、严重贫血、一氧化碳中毒、休克等患者也有一定的疗效。

(二)缺氧的症状和程度判断及给氧的标准

1.判断缺氧程度

对缺氧程度的判断,除患者的临床表现外,主要根据血气分析检查结果来判断(表 8-2)。

表 8-2　缺氧的症状和程度判断

程度	发绀	呼吸困难	神志	血气分析			
				氧分压(PaO_2)		二氧化碳分压($PaCO_2$)	
				kPa	mmHg	kPa	mmHg
轻度	轻	不明显	清楚	6.6~9.3	50~70	>6.6	>50
中度	明显	明显	正常或烦躁不安	4.6~6.6	35~50	>9.3	>70
重度	显著	严重,三凹征明显	昏迷或半昏迷	4.6 以下	35 以下	>12.0	>90

注:动脉血气分析正常值 PaO_2 为 10.7~13.3 kPa,$PaCO_2$ 为 4.7~6.0 kPa,SaO_2 为 95%。

2.给氧指征

(1)轻度缺氧:一般不需要给氧,如果患者有呼吸困难可给予低流量的氧气(1~2 L/min)。

(2)中度缺氧:须给氧。当患者 $PaO_2 < 6.7$ kPa(50 mmHg),均应给氧。对于慢性阻塞性肺疾病并发冠心病患者,其 $PaO_2 < 8.0$ kPa(60 mmHg)时即需要给氧。

(3)重度缺氧:是给氧的绝对适应证。

(三)氧气疗法的种类及适用范围

动脉血二氧化碳分压($PaCO_2$)是评价通气状态的指标,是决定以何种方式给氧的重要依据。

1.低浓度氧疗

低浓度氧疗又称控制性氧疗,吸氧浓度低于 40%,用于低氧血症伴二氧化碳潴留的患者。例如慢性阻塞性肺疾病和慢性呼吸衰竭的患者,呼吸中枢对二氧化碳增高的反应很弱,呼吸的维持主要依靠缺氧刺激外周化学感受器;如果给予高浓度的氧气吸入,低氧血症迅速解除,同时也解除了缺氧兴奋呼吸中枢的作用,因此可导致呼吸进一步抑制,加重二氧化碳的潴留,甚至发生二氧化碳麻醉。

2.中等浓度氧疗

中等浓度氧疗吸氧浓度为 40%~60%,主要用于有明显通气/灌注比例失调或显著弥散障碍的患者,特别是血红蛋白浓度很低或心排血量不足者,如肺水肿、心肌梗死、休克等。

3.高浓度氧疗

高浓度氧疗吸氧浓度在 60% 以上,应用于单纯缺氧而无二氧化碳潴留的患者,如心肺复苏后的生命支持阶段、成人型呼吸窘迫综合征等。

(四)供氧装置

供氧装置有氧气筒、氧气压力表和管道氧气装置(中心供氧装置)。

1.氧气筒装置

(1)氧气筒为柱形无缝钢筒,筒内可耐高压达 14.7 MPa,容纳氧气约6 000 L。

(2)总开关:在筒的顶部,可控制氧气的放出。使用时,将总开关向逆时针方向旋转 1/4 周,即可放出足够的氧气,不用时可按顺时针方向将总开关旋紧。

(3)氧气筒装置气门:在氧气筒颈部的侧面,有一气门与氧气表相连,是氧气自筒中输出的途径。

2.氧气表装置

(1)组成:由以下几部分组成。①压力表:从表上的指针能测知筒内氧气的压力,以 MPa 或 kgf/cm^2(非法定计量单位,1 kgf/$cm^2 \approx 0.1$ MPa)表示。压力越大,则说明氧气储存量越多。②减压器:是一种弹簧自动减压装置,可将来自氧气气筒内的压力降至 0.2~0.3 MPa,使流量平衡,保证安全,便于使用。③流量表:可以测知每分钟氧气的流出量,用 L/min 表示,以浮标上端平面所指刻度读数为标准。④湿化瓶:用于湿润氧气,以免呼吸道黏膜被干燥的气体所刺激。瓶内装入 1/3~1/2 的冷开水,通气管浸入水中,出气管和鼻导管相连。湿化瓶应每天换水一次。⑤安全阀:由于氧气表的种类不同,安全阀有的在湿化瓶上端,有的在流量表下端。当氧气流量过大、压力过高时,安全阀的内部活塞即自行上推,使过多的氧气由四周小孔流出,以保证安全。

(2)装表法。①吹尘:将氧气筒置于架上,取下氧气筒帽,用手将总开关按逆时针方向打开,使少量氧气从气门处流出,随即迅速关好总开关,以达清洁该处的目的,避免灰尘吹入氧气表内。②接氧气表:是将氧气表的旋紧螺帽口与氧气筒气门处的螺丝接头衔接,将表稍向后倾,用手按顺时针方向初步旋紧,然后再用扳手旋紧,使氧气表直立于氧气筒旁。③接湿化瓶:连接通气管和湿化瓶。④接管与检查:连接出气橡胶管于氧气表上,检查流量调节阀关好后,打开氧气筒总开关,再打开流量调节阀,检查氧气流出是否通畅、有无漏气及全套装置是否适用。最后关上流量调节阀,推至病房待用。

(3)卸表法。①放余气:旋紧氧气筒总开关,打开氧气流量调节阀,放出余气,再关好流量调节阀,卸下湿化瓶和通气管。②卸氧气表:一手持表,一手用扳手将氧气表上的螺帽旋松,然后再用手旋开,将表卸下。

3.管道氧气装置

管道氧气装置即中心供氧装置。氧气通过中心供氧站提供,中心供氧站通过管道将氧气输送至各病区床单位、门诊、急诊科。中心供氧站通过总开关进行管理,各用氧单位有分开关,并配有氧气表,患者需要时,打开床头流量表开关,调整好氧流量即可使用。

(五)氧气成分、浓度及关于用氧的计算

1.氧气成分

根据条件和患者的需要,一般常用99%氧气,也可用5%二氧化碳和纯氧混合的气体。

2.氧气吸入浓度

氧气在空气中占20.93%,二氧化碳为0.03%,其余79.04%为氮气、氢气和微量的惰性气体。掌握吸氧浓度对纠正缺氧起着重要的作用,低于25%的氧浓度则和空气中氧含量相似,无治疗价值;高于70%的浓度,持续时间超过1天,则可能发生氧中毒,表现为恶心、烦躁不安、面色苍白、进行性呼吸困难。故掌握吸氧浓度至关重要。

3.氧浓度和氧流量的换算方法

吸氧浓度(%)=21+4×氧流量(L/min)

4.氧气筒内的氧气量的计算

氧气筒内的氧气量(L)=氧气筒容积(L)×压力表指示的压力(kgf/cm²)÷1 kgf/cm²

5.氧气筒内氧气的可供应时间的计算

氧气筒内的氧气可供应的时间(h)=(压力表压力-5)(kgf/cm²)×氧气筒容积(L)÷1 kgf/cm²÷氧流量(L/min)÷60分钟

公式中5是指氧气筒内应保留压力值。

(六)鼻导管给氧法

鼻导管给氧法有单侧鼻导管给氧法和双侧鼻导管给氧法两种。①单侧鼻导管给氧法:是将一细鼻导管插入一侧鼻孔,经鼻腔到达鼻咽部,末端连接氧气的供氧方法。此法节省氧气,但可刺激鼻腔黏膜,长时间应用,患者感觉不适。因此目前不常用。②双侧鼻导管给氧法:是将特制双侧鼻导管插入双鼻孔内,末端连接氧气的供氧方法。插入深约1 cm,导管环稳妥固定即可。此法操作简单,对患者刺激性小,适用于长期用氧的患者。其是目前临床上常用的给氧方法之一。

1.目的

(1)改善各种原因导致的缺氧状况。

(2)提高 PaO_2 和 SaO_2。

(3)促进组织代谢,维持机体生命活动。

2.评估

(1)患者:了解患者病情,缺氧原因、缺氧程度及缺氧类型,患者呼吸道是否通畅、鼻腔黏膜情况、有无鼻中隔偏曲等。

（2）操作者双手不可接触油剂。

（3）用物氧气筒是否悬挂有"有氧"及"四防"标志。

（4）环境病房有无烟火及易燃品。

3.计划

（1）用物准备。①治疗盘内备：治疗碗（内放鼻导管、纱布数块）、小药杯（内盛冷开水）、通气管、棉签、乙醇、弯盘、胶布、玻璃接管、湿化瓶（内装 1/3～1/2 湿化液）、安全别针、扳手。②治疗盘外备：氧气筒及氧气压力表装置、吸氧记录单、笔。

（2）患者准备：体位舒适，情绪稳定，理解目的，愿意配合。

（3）环境准备：清洁，安静，光线充足，室温适宜，1 m 之内无热源，5 m 之内无明火，远离易燃易爆品。

4.评价

（1）患者缺氧症状得到改善，无鼻黏膜损伤，无氧疗不良反应发生。

（2）氧气装置无漏气，护士操作规范，用氧安全。

（3）患者知晓用氧安全注意事项，能主动配合操作。

5.健康教育

（1）指导患者及其家属认识氧疗的重要性和配合氧疗的方法。

（2）指导患者及探视者用氧时禁止吸烟，保证用氧安全。

（3）告知患者及其家属不要自行摘除鼻导管或者调节氧流量。

（4）告知患者，如感到鼻咽部干燥不适或者胸闷憋气，应及时通知医护人员。

6.其他注意事项

（1）注意用氧安全，切实做好"四防"，即防震、防火、防热、防油。氧气筒内压力很高，在搬运时避免倾倒撞击，防止爆炸；氧气助燃，氧气筒应放阴凉处，在筒的周围严禁烟火和易燃品，至少距明火 5 m，暖气 1 m；氧气表及螺旋口上勿涂油，也不可用带油的手拧螺旋，避免引起燃烧。

（2）氧气筒的氧气不可全部用尽，当压力表上指针降至 0.5 MPa（5 kgf/cm²）时，即不可再用，以防灰尘进入筒内，再次充气时发生爆炸的危险。

（3）对未用和已用完的氧气筒应分别注明"满"或"空"的字样，便于及时储备，以应急需。

（4）保护鼻黏膜防止交叉感染：①用鼻导管持续吸氧者，每天更换鼻导管 2 次以上，双侧鼻孔交替使用，以减少对鼻黏膜的刺激；②及时清洁鼻腔，防止导管阻塞；③湿化瓶一人一用一消毒，连续吸氧患者应每天更换湿化瓶、湿化液及一次性吸氧管。

（七）鼻塞给氧法

鼻塞给氧法是将鼻塞塞于一侧鼻孔内的给氧方法。鼻塞是用塑料或有机玻璃制成带有管腔的球状物，大小以能塞入鼻孔为宜。此法可避免鼻导管对鼻黏膜的刺激，两侧鼻孔可交替使用，患者较为舒适，适用于慢性缺氧者长期氧疗时。

（八）面罩给氧法

将面罩置于患者口鼻部供氧，用松紧带固定，氧气自下端输入，呼出的气体从面罩侧孔排出的方法是面罩给氧法。由于口、鼻部都能吸入氧气，效果较好，同时此法对呼吸道黏膜刺激性小，简单易行，患者较为舒适。可用于病情较重，氧分压明显下降者。面罩给氧时必须要足够的氧流量，一般为 6～8 L/min。

(九)氧气袋给氧法

氧气袋为一长方形橡胶袋,袋的一角有橡胶管,上有调节器以调节流量。使用时将氧气袋充满氧气,连接湿化瓶、鼻导管,调节好流量,让患者头部枕于氧气袋上,借助重力使氧气流出。主要用于家庭氧疗、危重患者的急救或转运途中。

(十)头罩给氧法

头罩给氧法适用于新生儿、婴幼儿的给氧,将患儿头部置于头罩里,将氧气接于进气孔上,可以保证罩内一定的氧浓度。此法简便,无刺激,同时透明的头罩也易于观察病情变化。

(十一)氧疗监护

1.缺氧症状改善

患者由烦躁不安变为安静、心率变慢、血压上升、呼吸平稳、皮肤红润温暖、发绀消失,说明缺氧症状改善。

2.实验室检查

实验室检查可作为氧疗监护的客观指标。主要观察氧疗后 PaO_2、$PaCO_2$、SaO_2 等指标的变化。

3.氧气装置

有无漏气,管道是否通畅。

4.氧疗的不良反应及预防

当氧浓度高于 60%、持续时间超过 24 小时,可能出现氧疗的不良反应。

常见的不良反应有以下几种。

(1)氧中毒:长时间高浓度氧气吸入的患者可导致肺实质的改变,如肺泡壁增厚、出血。氧中毒患者常表现为胸骨后不适、疼痛、灼热感,继而出现干咳、恶心、呕吐、烦躁不安、进行性呼吸困难,继续增加吸氧浓度患者的 PaO_2 不能保持在理想水平。

预防措施:预防氧中毒的关键是避免长时间、高浓度吸氧;密切观察给氧的效果和不良反应;定时进行血气分析,根据分析结果调节氧流量。

(2)肺不张:呼吸空气时,肺内含有大量不被血液吸收的氮气,构成肺内气体的主要成分。当高浓度氧疗时,肺泡气中氮逐渐被氧所取代,一旦发生支气管阻塞时肺泡内的气体更易被血液吸收而发生肺泡萎缩,从而引起吸收性肺不张。患者表现为烦躁不安,呼吸、心率增快,血压上升,继而出现呼吸困难、发绀,甚至昏迷。

预防措施:控制吸氧浓度;鼓励患者深呼吸、有效咳嗽、经常翻身叩背以促进痰液排出,防止分泌物阻塞。

(3)呼吸道分泌物干燥:如持续吸入未经湿化且浓度较高的氧气,超过 48 小时,支气管黏膜因干燥气体的直接刺激而产生损害,使分泌物黏稠、结痂、不易咳出。特别是气管插管或气管切开的患者,因失去了上呼吸道对气体的湿化作用则更易发生。

预防措施:氧气吸入前一定要先湿化,必要时配合做超声波雾化吸入。

(4)眼晶状体后纤维组织增生:仅见于新生儿,尤其是早产儿。当患儿长时间吸入高浓度氧时,可导致患儿视网膜血管收缩,从而发生视网膜纤维化,最后导致不可逆的失明。

预防措施:新生儿吸氧浓度应严格控制在 40% 以下,并控制吸氧的时间。

(5)呼吸抑制:常发生于低氧血症伴二氧化碳潴留的患者吸入高浓度的氧气之后。由于 $PaCO_2$ 长期升高,呼吸中枢失去了对二氧化碳的敏感性,呼吸的调节主要依靠缺氧对外周感受器的刺激来维持,如果吸入高浓度氧,虽然缺氧得到某种程度的改善,但却解除了缺氧对呼吸的刺激作用,使呼吸中枢抑制加重,甚至呼吸停止。

预防措施:低浓度低流量持续给氧,并检测 PaO_2 的变化,维持患者的 PaO_2 在 8.0 kPa (60 mmHg)左右。

二、吸痰法

吸痰法是指利用机械吸引的方法,经口、鼻腔、人工气道将呼吸道的分泌物吸出,以保持呼吸道通畅的一种治疗方法。临床上主要用于年老体弱、危重、昏迷、麻醉未清醒前、气管切开等不能有效咳嗽、排痰者。

(一)吸痰装置

临床上常用的吸痰装置有电动吸引器和中心负压吸引装置两种,它们利用负压吸引原理,连接导管吸出痰液。

1.电动吸引器

(1)构造:主要由电动机、偏心轮、气体过滤器、压力表及安全瓶和储液瓶组成。安全瓶和储液瓶是两个容量为 1 000 mL 的容器,瓶塞上各有两个玻璃管,并通过橡胶管相互连接。

(2)原理:接通电源后,电动机带动偏心轮,从吸气孔吸出瓶内的空气,并由排气孔排出,这样不断地循环转动,使瓶内产生负压,将痰吸出。

2.中心负压吸引装置

目前各大医院均设中心负压吸引装置,吸引管道连接到各病房床单位,使用十分方便。

(二)电动吸引器吸痰法

1.目的

清除呼吸道分泌物,保持呼吸道通畅;预防肺不张、坠积性肺炎、窒息等并发症的发生。

2.评估

(1)患者:评估患者鼻腔有无分泌物堵塞,有无鼻息肉、鼻中隔偏曲等情况;评估患者的意识及有无将呼吸道分泌物排出的能力,以判断是否具有吸痰的指征,是否需要同时备压舌板或开口器及舌钳。

(2)环境:病房是否安静,温、湿度是否适宜。

(3)用物:吸痰管型号是否合适,吸痰用物是否保持无菌状态;备好不同型号的无菌吸痰管或消毒吸痰管(成人 12～14 号,小儿 8～12 号);将内盛消毒液的瓶子系于吸引器一侧(内放吸痰后的玻璃接管);电动吸引器性能是否良好,各管道连接是否正确。

3.计划

(1)患者准备:体位舒适,情绪稳定,理解目的,愿意配合。

(2)操作者准备:根据患者情况及痰液的黏稠度调节负压(成人 39.9～53.3 kPa,儿童 <39.9 kPa)。

(3)用物准备。①无菌治疗盘内备:无菌持物镊或血管钳、无菌纱布、无菌治疗碗,必要时备压舌板、开口器、舌钳。②治疗盘外备:盖罐 2 个(分别盛 0.9％氯化钠注射液和消毒吸痰管数根,也可用一次性无菌吸痰管)、弯盘、无菌手套。③吸痰装置:电动吸引器 1 台、多头插电板。

4.评价

(1)患者呼吸道内分泌物及时清除,气道通畅,缺氧症状得到缓解。

(2)护士操作规范,操作中未发现呼吸道黏膜损伤。

5.健康教育

(1)告诉清醒患者不要紧张并教会患者正确配合吸痰。

(2)告知患者适当饮水,以利痰液排出。

6.其他注意事项

(1)电动吸引器连续使用不得超过 2 小时。

(2)储液瓶内应放少量消毒液,使吸出液不黏附于瓶底,便于清洗消毒;储液瓶内吸出液应及时倾倒,液面不应超过储液瓶的 2/3 满,以免痰液被吸入电动机而损坏机器。

(3)按照无菌技术操作原则,治疗盘内吸痰用物应每天更换 1～2 次,吸痰管每次更换,储液瓶及连接导管每天清洁消毒,避免交叉感染。

(4)小儿吸痰时,吸痰管要细,吸力要小。

(5)痰液黏稠者,可以配合翻身叩背、雾化吸入等方法,增强吸痰效果。

(6)经鼻气管内吸引时插入导管长度:成人 20 cm、儿童 14～20 cm、婴幼儿 8～14 cm。

(7)颅底骨折患者严禁从鼻腔吸痰,以免引起颅内感染及脑脊液被吸出。

(三)中心负压吸引装置吸痰法

使用中心负压吸引装置吸痰时,只需将吸痰导管和负压吸引管道相连接,开动吸引开关即可抽吸痰液。因中心负压吸引装置无脚踏开关,手控开关打开后即为持续吸引,因此每次插管前均需反折吸痰管,以免负压吸附黏膜,引起损伤。

(四)注射器吸痰法

一般用 50 mL 或 100 mL 注射器连接吸痰管进行抽吸。适用于紧急状态下吸痰。

三、洗胃法

洗胃是将胃管插入患者胃内,反复注入和吸出一定量的溶液,以冲洗并排出胃内容物,减轻或避免吸收毒物的胃灌洗方法。

(一)目的

1.解毒

清除胃内毒物或刺激物,减少毒物吸收,还可利用不同灌洗液进行中和解毒,用于急性食物或药物中毒。服毒后 6 小时内洗胃效果最有效。

2.减轻胃黏膜水肿

幽门梗阻患者,饭后常有滞留现象,引起上腹胀闷、恶心、呕吐等不适,通过洗胃可将胃内潴留食物洗出,减轻潴留物对胃黏膜的刺激,从而减轻胃黏膜水肿。

3.为手术或检查做准备

如行胃部、食管下段、十二指肠等手术前,洗胃可减少术中并发症,便于手术操作。

(二)口服催吐法

口服催吐法适用于清醒又能合作的患者。

1.用物

治疗盘内备量杯(按需要备 10 000～20 000 mL 洗胃溶液,温度为 25～38 ℃)、压舌板、橡胶围裙、盛水桶、水温计。

2.操作方法

(1)患者取坐位或半坐卧位,戴好橡胶围裙,盛水桶置患者座位前。

(2)嘱患者在短时间内自饮大量灌洗液,即可引起呕吐,不易吐出时,可用压舌板压其舌根部引起呕吐。如此反复进行,直至吐出的灌洗液澄清无味为止。

(3)协助患者漱口、擦脸,必要时更换衣服,卧床休息。

(4)记录灌洗液名称及量,呕吐物的量、颜色、气味,患者主诉,必要时送检标本。

(三)自动洗胃机洗胃法

自动洗胃机洗胃法是利用电磁泵作为动力源,通过自控电路的控制,使电磁阀自动转换动作,先向胃内注入冲洗药液,随后从胃内吸出内容物的洗胃过程。自动洗胃机台面上装有电子钟、调节药量的开关(顺时针为开,冲洗时压力在 39.2~58.8 kPa,流量约 2.3 L/min)、停机、手吸、手冲、自动清洗键等,洗胃机侧面装有药管、胃管、污水管口等,机内备滤清器(防止食物残渣堵塞管道),背面装有电源插头。用自动洗胃机洗胃能迅速、彻底地清除胃内毒物。

1.评估

(1)患者:①评估患者意识及有无配合的能力以方便操作及减轻患者的痛苦;②了解患者中毒情况、既往健康状况以便掌握洗胃禁忌证,增加洗胃的安全性;③患者口腔黏膜情况,有无活动义齿等。

(2)用物:自动洗胃机性能是否良好。

(3)环境:病房是否安静、整洁、宽敞。

2.计划

(1)环境准备:环境安静、整洁、宽敞,避免人群围观,必要时备屏风以保护患者隐私。

(2)操作者准备:洗手,戴口罩,必要时戴手套。

(3)用物准备。①备洗胃溶液:根据毒物性质准备洗胃溶液,毒物性质不明时可选用温开水或等渗盐水洗胃;一般用量为 10 000~20 000 mL,温度为 25~38 ℃。②备洗胃用物:无菌洗胃包(内有胃管、纱布、镊子或使用一次性胃管)、止血钳、液状石蜡、棉签、弯盘、治疗巾、橡胶围裙或橡胶单、胶布、检验标本容器或试管、量杯、水温计、压舌板、50 mL 注射器、听诊器、手电筒,必要时备开口器、牙垫、舌钳于治疗碗中,水桶两只(分别盛放洗胃液、污水)。③备洗胃机:接通电源,连接各种管道,将三根橡胶管分别与机器的药水管(进液管)、胃管、污水管(出液管)连接,将已配好的洗胃液倒入洗胃液桶内,药管的一端放入洗胃液桶内;污水管的一端放入空水桶内。调节药量流速,备用。

(4)患者准备:有义齿者取下,体位舒适,清醒者愿意配合。

3.实施

自动洗胃机洗胃步骤见表8-3。

表 8-3　自动洗胃机洗胃法

流程	步骤详解	要点与注意事项
1.备物核对	携用物至床旁,核对并再次解释	◇尊重患者,取得合作,昏迷者取得家属配合
2.插胃管		
(1)卧位:	协助患者取合适的卧位:清醒或中毒较轻者可取坐位或半坐卧位;中毒较重者取侧卧位,昏迷患者取去枕仰卧位,头偏向一侧	◇左侧卧位可减慢胃排空,延缓毒物进入十二指肠
(2)保护衣被:	围橡胶单于胸前	

流程	步骤详解	要点与注意事项
(3)插胃管:	弯盘放于口角处,润滑胃管,由口腔插入,方法同鼻饲法	◇昏迷者使用张口器和牙垫协助打开口腔◇插管时动作要轻柔,切忌损伤食管黏膜或误入气管
(4)验证固定:	确定胃管在胃内,用胶布固定	◇同鼻饲法
3.连接胃管	洗胃机胃管的一端与已插好的患者的胃管相连	
4.自动洗胃	(1)按"手吸"按钮,吸出胃内容物。	◇以彻底有效清除胃内毒物
	(2)按"自动"按钮,机器即开始对胃进行自动冲洗,直至洗出液澄清无味为止	◇冲洗时"冲"灯亮,吸引时"吸"灯亮◇提示胃内残留毒物已基本洗净
5.观察	洗胃过程中,随时注意洗出液的性质、颜色、气味、量及患者的面色、脉搏、呼吸和血压的变化	◇如患者有腹痛、休克、洗出液呈血性,应立即停止洗胃,通知医师采取相应的急救措施
6.拔管	洗毕,反折胃管、拔出	◇防止管内液体误入气管
7.整理记录	(1)协助患者漱口,必要时更换衣服,取舒适卧位,整理床单位。	◇使患者清洁、舒适
	(2)清理用物,洗手。	
	(3)记录灌洗液名称、量,洗出液的颜色、气味、性质、量,患者的反应。	◇自动洗胃机三管(进液管、胃管、污水管)同时放入清水中,按"清洗"键清洗各管腔,洗毕将各管同时取出,待机器内水完全排尽后,按"停机"键关机

4.评价

(1)患者痛苦减轻,毒物或胃内潴留物被有效清除,症状缓解。

(2)护士操作规范,操作中患者未发生并发症。

5.健康教育

(1)告知患者及其家属洗胃后的注意事项。

(2)对自服毒物者应给予针对性的心理护理。

6.其他注意事项

(1)急性中毒者,应先迅速采用口服催吐法,必要时进行洗胃,以减少毒物被吸收。

(2)当所服毒物性质不明时,应先抽吸胃内容物送检,以明确毒物性质,同时可选用温开水或0.9%氯化钠注射液洗胃,待毒物性质明确后,再采用拮抗剂洗胃。

(3)若服强酸或强碱等腐蚀性毒物,则禁忌洗胃,以免导致胃穿孔。可按医嘱给予药物或物理性对抗剂,如喝牛奶、豆浆、蛋清(用生鸡蛋清调水至 200 mL)、米汤等,以保护胃黏膜。

(4)食管、贲门狭窄或梗阻,主动脉瘤,最近曾有上消化道出血,食管静脉曲张,胃癌等患者均禁忌洗胃,昏迷患者洗胃宜谨慎。

(5)每次灌洗液量以 300~500 mL 为宜,如灌洗液量过多可引起急性胃扩张,胃内压增加,加速毒物吸收;也可引起液体反流致呛咳、误吸。并且要注意每次入量和出量应基本平衡,防止胃潴留。

(6)洗胃结束后应立即清洗洗胃机各管腔,以免被污物堵塞或腐蚀。

(四)电动吸引器洗胃法

电动吸引器洗胃法是利用负压吸引原理,吸出胃内容物和毒物的方法。用于急救急性中毒患者。

1.操作方法

(1)接通电源,检查吸引器功能。

(2)将灌洗液倒入输液瓶,悬挂于输液架上,夹紧输液管。

(3)同自动洗胃机洗胃法插入、固定胃管。

(4)取"Y"形管(三通管),将其主干与输液管相连,两个分支分别连接胃管末端、吸引器的储液瓶引流管。

(5)开动吸引器,吸出胃内容物,留取第一次标本送检。

(6)将吸引器关闭,夹住引流管,开放输液管,使溶液流入胃内300～500 mL。夹住输液管,开放引流管,开动吸引器,吸出灌入的液体。

(7)如此反复灌洗,直到吸出的液体澄清无味为止。

2.注意事项

负压应保持在13.3 kPa(100 mmHg)左右,以防损伤胃黏膜。其余同自动洗胃机洗胃。

(五)漏斗胃管洗胃法

漏斗胃管洗胃法是利用虹吸原理,将洗胃溶液灌入胃内后,再吸引出来的方法。适用于家庭和社区现场急救缺乏仪器的情况下。

1.操作方法

(1)同自动洗胃机洗胃法插入、固定胃管。

(2)将胃管漏斗部分放置低于胃部,挤压橡胶球,吸出胃内容物。

(3)举漏斗高过头部30～50 cm,将洗胃液缓慢倒出300～500 mL于漏斗内,当漏斗内尚余少量溶液时,迅速将漏斗降至低于胃的位置,倒置于盛水桶内,利用虹吸作用引出胃内灌洗液;流完后,再举漏斗注入溶液。

(4)反复灌洗,直至洗出液澄清为止。

2.注意事项

若引流不畅,可将胃管中段的皮球挤压吸引,即先将皮球末端胃管反折,然后捏皮球,再放开胃管。其余同自动洗胃机洗胃。

(六)注洗器洗胃法

注洗器洗胃法适用于幽门梗阻及术后吻合口水肿、吻合口狭窄者。

1.用物

治疗盘内放治疗碗、胃管、镊子、50 mL注洗器、纱布、液状石蜡及棉签,另备橡皮单、治疗巾、弯盘、污水桶,灌洗液及量按需要准备。

2.操作方法

插入洗胃管方法同前,证实胃管在胃内并固定后,用注洗器吸尽胃内容物,注入洗胃液约200 mL后抽出弃去,反复冲洗,直到洗净为止。

3.注意事项

(1)为幽门梗阻患者洗胃,可在饭后4～6小时或空腹进行。应记录胃内潴留量,以了解梗阻情况,胃内潴留量=洗出量-灌入量。

(2)胃手术后吻合口水肿宜用3%氯化钠溶液洗胃,每天2次,有消除水肿的作用。

(袁立娟)

第三节　急性脑血管病

脑血管病是由各种血管源性病因引起的脑部疾病的总称,可分为急性和慢性两种类型。急性脑血管病是一组突然起病的脑血液循环障碍性疾病,表现为局灶性神经功能缺失,甚至伴发意识障碍,称为脑血管意外或卒中,主要病理过程为脑缺血和脑出血两类。慢性脑血管病是指脑部因慢性的血供不足,导致脑代谢障碍和功能衰退,其症状隐袭,进展缓慢,如脑动脉粥样硬化、血管性痴呆等。

一、概述

(一)血液供应
脑的血液由颈动脉和椎-基底动脉系统供应。

1.颈动脉系统

通过颈内动脉、大脑前动脉和大脑中动脉供应大脑半球前 3/5 部分的血液。

2.椎-基底动脉系统

通过两侧椎动脉、基底动脉、小脑上动脉、小脑前下动脉及小脑后下动脉和大脑后动脉供应大脑半球后 2/5 部分(枕叶和颞叶底部)及丘脑后半部、脑干和小脑的血液。

(二)分类
1.缺血性脑血管病

缺血性脑血管病多由于脑动脉硬化等原因,使脑动脉管腔狭窄,血流减少或完全阻塞,脑部血液循环障碍,脑组织受损而发生的一系列症状。这类患者临床较多见,占全部脑血管患者的 70%~80%。

2.出血性脑血管病

出血性脑血管病多由于长期高血压、先天性脑血管畸形等因素所致。由于血管破裂,血液溢出,压迫脑组织,血液循环受阻,常表现颅内压增高、神志不清等症状。这类患者占脑血管病的 20%~30%。

(三)危险因素
1.高血压

(1)高血压是最重要的危险因素。

(2)尤其是脑出血,只有当血压短期内急骤升高,造成血管破裂而导致出血性脑卒中。

(3)正常血压下的脑出血比较少见。

(4)血压长期持续高于正常,发生脑卒中的危险性高;血压越高,脑卒中的危险性越大。

2.吸烟

吸烟者脑卒中的发病率比不吸烟者高 2~3 倍;停止吸烟,危险随之消失。

3.糖尿病

糖尿病患者的脑卒中发生率明显高于正常人群。

4.高脂血症

高脂血症也可引发脑血管疾病。

5.嗜酒和滥用药物

嗜酒可引起高血压、心肌损害。有些药的滥用也会引起脑卒中,尤其是可卡因和其他毒品。可卡因能引起血压升高诱发脑出血。

6.肥胖

控制体重不仅有利于预防脑卒中,而且对高血压、糖尿病、高血脂都会带来有益的影响。

7.久坐不动的生活习惯

久坐不动,活动量少,容易肥胖,容易患高血压,也容易引起体内动脉血栓形成。

8.血液黏稠

由于血液黏稠容易形成血栓,堵塞脑血管,发生脑卒中。

9.心房颤动

慢性心房颤动容易在心脏内形成血栓,栓子脱落后随血流到达脑血管内导致脑栓塞。

二、临床特征

(一)短暂性脑缺血发作

(1)突然发病,几分钟至几小时的局灶性神经功能缺失,多在24小时以内完全恢复,而且在CT等影像学上无表现,但可有反复的发作。

(2)颈动脉系统的缺血发作以对侧肢体发作性轻度瘫痪最为常见。

(3)椎-基底动脉系统的缺血发作有时仅表现为眩晕、眼球震颤、共济失调。

(4)未经治疗的短暂性脑缺血发作者约1/3以后可发展为脑梗死,1/3继续反复发作,还有1/3可自行缓解。

(二)脑血栓形成

(1)脑血栓形成是脑血管疾病中较常见的一种。供应脑部的动脉血管壁发生病理改变,使血管腔变狭窄,最终完全闭塞,导致某一血管供应范围的脑梗死。脑梗死分为白色梗死和红色梗死。

(2)脑血栓形成的发病年龄较高,常有血管壁病变基础,如高脂血症、动脉粥样硬化、糖尿病等,可能有短暂性脑缺血发作史,多在安静、血压下降时发病,起病较缓。

(3)脑血栓形成的临床表现与血液供应障碍的部位有关:①颈内动脉,大脑前、中、后动脉,椎-基底动脉等血栓形成可出现相应动脉支配区的神经功能障碍。②脑动脉深支管腔阻塞,造成大脑深部或脑干的小软化灶,称为腔隙性梗死。

(4)其较常见且有特点的临床表现有:①纯运动性脑卒中、构音障碍、手笨拙综合征、纯感觉性脑卒中、共济失调性轻度偏瘫。②也有一部分患者不出现临床表现,仅在影像学检查时被发现。

(三)脑栓塞

(1)脑栓塞是指来自身体各部位的栓子经颈动脉或椎动脉进入颅内,阻塞脑部血管引起的脑功能障碍。

(2)栓子来源以心源性最常见,栓塞多见于颈内动脉系统,特别是大脑中动脉。

(3)由于栓子突然堵塞动脉,故起病急骤,且可多发。

(4)体检多见肢体偏瘫，常伴有风湿性心脏病和(或)心房颤动等体征。

(5)红色梗死较为常见，诊治时应予警惕。

(四)脑出血

(1)脑出血指的是出血部位原发于脑实质，以高血压动脉硬化出血最为常见。

(2)80％位于大脑半球，主要在基底节附近；其次为各脑叶的皮质下白质；余者见于脑干、小脑、脑室，多在动态下发病。

(3)根据破裂血管的出血部位不同，临床表现各异。起病时血压明显增高，常见头痛、呕吐，伴脑局部病变的表现。①基底节区出血：常见对侧肢偏瘫、偏身感觉障碍及偏盲的"三偏征"。②脑叶出血：颅内高压和脑膜刺激征，对侧肢体有不同程度的瘫痪和感觉障碍，发病即昏迷。③脑桥中央区出血：深昏迷、针尖样瞳孔、四肢瘫痪、高热。④小脑出血：眩晕明显，频繁呕吐，枕部疼痛，以及共济失调、眼球震颤，严重者可出现脑干症状，颈项强直、昏迷。⑤脑室出血：可有一过性昏迷和脑膜刺激征，出血量多者昏迷、呕吐、去脑强直或四肢松弛性瘫痪。

(五)蛛网膜下腔出血

(1)蛛网膜下腔出血常指原发性蛛网膜下腔出血，即脑部非外伤性动脉破裂，血液流入蛛网膜下腔。

(2)常见的病因是先天性动脉瘤和脑血管畸形。前者多位于颅底动脉环的分支处，常累及脑神经，以动眼神经功能障碍较多。脑血管畸形常位于大脑前动脉和大脑中动脉供血区脑的表面，部分患者在过去史中可有癫痫发作史。

(3)临床表现以突发剧烈头痛、呕吐、脑膜刺激征为主，少数有抽搐发作、精神症状及脑神经受累，以动眼神经麻痹多见。年迈者的临床表现常不典型，多表现为精神症状或意识障碍。

(4)延迟性血管痉挛影响蛛网膜下腔出血死亡率的因素除再次复发出血外，由蛛网膜下腔中血细胞直接刺激血管或血细胞破坏后产生多种血管收缩物质所致的延迟性血管痉挛也是因素之一。其临床表现的特征为：一般在蛛网膜下腔出血后的2周内出现渐进性意识障碍和局灶性神经功能障碍，如肢体瘫痪等，而头颅CT检查无再出血征象。如早期识别，积极处理，预后可有改善。

三、治疗原则

急性脑血管病处理的基本原则是在抢救患者生命的同时，力求及早明确病变类型和可能的病因。

(一)急救措施

(1)无法区别是出血性或缺血性时，则应该首先做如下处理：①保持安静，患者平卧。②保持呼吸道通畅，给氧。③严密观察意识(意识的变化可提示病情进展)、眼球位置(供病变定位参考)、瞳孔(判断脑神经受累及有否脑疝)、血压、心率、心律、呼吸、体温(可反映颅内压和病情程度)。④调控血压，最好能维持在患者的平时水平或 20.0/12.0 kPa(150/90 mmHg)左右，不宜降得过低。⑤加强护理，定时翻身、吸痰，保持大小便通畅，用脱水剂者应注意膀胱情况。⑥保持营养和水电解质平衡，如有头痛、呕吐等颅内高压症状时，应予降颅内压处理。

(2)一旦缺血性或出血性脑血管病诊断明确后，应分类处理。

(二)短暂性脑缺血发作

(1)其治疗主要是防治高血压和动脉硬化，如有心脏病、糖尿病、高脂血症等应积极治疗，也可采用脑血栓形成的治疗方法,外科手术尚需根据患者的具体情况重考虑。

(2)短暂性脑缺血发作是一个多病因的疾病,应排除脑血管病以外的病因,如脑肿瘤等。

(3)治疗原则是防止血栓进展及减少脑梗死范围。

(三)脑血栓形成

(1)有高血压者应用降压药,降压不宜过快过低,以免影响脑血流量。有意识障碍、颅内压增高、脑水肿者用脱水剂。

(2)扩充血容量用于无明显脑水肿及心脏严重功能不全者。

(3)溶栓药物溶栓治疗是脑血栓形成的理想治疗方法,用于起病后极早期及缓慢进展型卒中。溶栓治疗过程中,应注意出血并发症。

(4)抗凝治疗过去主张用于进展性非出血性梗死,但抗凝治疗可能发生出血并发症,要求有较完善的实验室条件,随时监测,不断调节剂量。

(5)可适当应用脑代谢活化剂,促进脑功能恢复。

(6)手术治疗对急性小脑梗死导致脑肿胀及脑内积水者,可作脑室引流术或去除坏死组织,以挽救生命。

(四)脑栓塞

(1)除治疗脑部病变外,要同时治疗脑栓塞的原发疾病。

(2)脑部病变的治疗基本上与脑血栓形成相同。

(3)脑栓塞常为红色梗死,溶栓治疗应予慎重。

(五)脑出血

(1)保持安静,防止继续出血。

(2)积极防治脑水肿,降低颅内压。

(3)调控血压,改善血液循环。

(4)加强护理,防治并发症。

(5)手术治疗:如基底节附近出血,经内科治疗症状继续恶化、小脑出血血肿体积＞15 mL或脑叶血肿＞45 mL,但体质较好者,条件许可时采取手术清除血肿。对通过颅骨钻孔清除血肿,其适应证和禁忌证尚未形成完全一致的认识。

(6)注意事项:①应用高渗性利尿剂等脱水时要注意水、电解质平衡和肾功能。②若无颅内压增高,血压应调控在发病前原有的水平或 20.0/12.0 kPa(150/90 mmHg)。③止血剂和凝血剂的应用尚有争议,但如伴有消化道出血或凝血障碍时应予使用。④用调控胃酸药以避免应激性溃疡。⑤有感染、尿潴留、烦躁或抽搐等应对症处理。

(六)蛛网膜下腔出血

治疗原则是制止出血,防治继发性脑血管痉挛,去除出血的原因和防止复发。

四、脑水肿与甘露醇

(一)脑水肿的发生

急性脑血管疾病时的脑水肿主要与脑能量代谢和微循环障碍有关,近年强调自由基的毒性作用和细胞内钙超载是导致脑水肿的分子生物学机制。这些因素之间有密切的内在联系,它们对脑组织的损害及最终结果产生共同影响。

1.急性脑梗死

（1）脑损害的主要原因是缺血缺氧。在急性脑梗死早期,先出现细胞性脑水肿;若缺血缺氧迅速改善,细胞性脑水肿可减轻或消失;若缺血缺氧时间超过数小时至数天,导致血管内皮细胞和血-脑屏障损害,又可发生血管源性脑水肿。

（2）脑水肿进一步妨碍脑血流,使局部脑缺血缺氧进一步恶化。局部脑血流量减少,又促使梗死灶扩大及脑水肿加重,甚至引起颅内压增高。

（3）颅内压增高是使临床症状进一步恶化的主要原因。

2.脑出血

（1）颅内压增高的机制中血肿的占位效应是首要因素。颅腔内组织有一定的调节作用,可使约 50 mL 体积的血肿得到缓冲,使颅内压得到代偿。临床及实验发现,在血肿清除后,颅内压可获一过性降低,之后又有继发性升高。

（2）延迟性血肿清除时可见血肿周围脑组织已有明显水肿。这提示除血肿本身因素外,血肿周围脑水肿对颅内压增高可能起关键作用。实验还证实离血肿越近,脑水肿越重,且远离血肿的对侧半球脑含水量亦增加。

（3）临床及实验研究均发现脑出血后产生广泛性脑血流量降低,故目前认为缺血性因素参与了脑出血后脑水肿的形成。

（4）血管源性脑水肿产生于脑出血后的 12 小时内,而细胞性脑水肿在出血后 24 小时达高峰,并持续 2～3 天。

（5）由于血肿溶解而逸出的大分子物质进入细胞外间隙,引起局部渗透压梯度改变,大量水分进入组织间隙,而产生高渗性水肿。

（二）甘露醇的作用机制

（1）甘露醇是通过渗透性脱水作用减少脑组织含水量。用药后使血浆渗透压升高,能把细胞间隙中的水分迅速移入血管内,使组织脱水。

（2）由于形成了血-脑脊液的渗透压差,水分从脑组织及脑脊液中移向血循环,由肾脏排出,使细胞内外液量减少,从而达到减轻脑水肿、降低颅内压目的。

（3）甘露醇也可能减少脑脊液分泌和增加其再吸收,最终使脑脊液容量减少而降低颅内压。

（4）甘露醇还是一种较强的自由基清除剂,能较快清除自由基连锁反应中毒性强、作用广泛的中介基团羟自由基,减轻迟发性脑损伤,故近年已将甘露醇作为神经保护剂用于临床。

（5）甘露醇还具有降低血黏度,改善微循环,提高红细胞变形性,而促进组织水平的氧转运,有益于改善脑梗死和脑出血周围的脑水肿。

（三）甘露醇的临床应用

（1）甘露醇仍为急性脑血管疾病发病早期的主要脱水药物。虽然对急性脑血管疾病是否应用甘露醇仍有不同意见,焦点在于甘露醇是否脱去正常脑组织水分,而对脑损伤部位水肿组织无明显作用。但在临床实践中缺少确切的因用甘露醇引起脑部病情恶化的实例。

（2）急性脑血管疾病发病后不论轻重,都存在不同程度的脑水肿,原则上应使用抗脑水肿药物。

（3）由于甘露醇疗效发生快,作用持续时间长,每 8 g 甘露醇可带出水分 100 mL,脱水降颅内压作用可靠确实。

（4）对已有颅内压升高,甚至出现脑疝者,甘露醇应列为首选。

（5）脑血管疾病伴心功能不全者用甘露醇应慎重，以免因输入过快或血容量增加而诱发心力衰竭。脑血管疾病伴血容量不足时，宜在补充血容量后酌情使用甘露醇。脑血管疾病伴低蛋白血症时，宜先用25％清蛋白或浓缩血浆调整血浆蛋白浓度后，再酌情使用甘露醇。

（6）甘露醇应用后先发生短暂性高血容量而使血压升高。故对同时伴高血压者，在用甘露醇前，可先用呋塞米将血容量调整后，再用甘露醇，以避免不良反应产生。

（7）当患者血浆渗透压＞330 mOsm/L时，应停止使用。因此时无论给予任何剂量甘露醇，也不可能起到脱水作用。

（四）使用方法

1.使用时间

一般7～10天为宜。

2.使用剂量

根据病灶体积、脑水肿程度和颅内压情况而定。病灶直径在3 cm以上者，每天应给予一定量甘露醇。病灶大、脑水肿严重或伴颅高压者，给予每次1～2 g/kg，每4～6小时可重复使用；对出现脑疝者，剂量可更大些。尤其对于脑出血并发脑疝者，可为后续的手术治疗赢得时间。

3.用药速度

一般主张250 mL液量宜在20分钟内滴入。用药后20分钟，颅内压开始下降，2～3小时达高峰，其作用持续6小时左右，颅内压可降低46％～55％。有报道快速注入小剂量每次0.25～0.5 g/kg甘露醇，可能获得与采用大剂量类似的效果。

（五）注意事项

1.预防内环境紊乱

甘露醇在降颅内压的同时也带走了水分和电解质，若不注意易导致水、电解质紊乱和酸碱平衡，更加重脑损害。故在用药期间，应定期观察有关项目，及时发现和调整。切勿将由于严重内环境紊乱导致脑功能恶化，误认为脱水不足而继续使用甘露醇，造成严重医源性后果。

2.预防肾功能损害

甘露醇肾病表现为用药期间出现血尿、少尿、无尿、蛋白尿、血尿素氮升高等。部分患者发病后不是死于脑血管疾病，而是死于肾衰竭，其中部分与甘露醇有关。故对原有肾功能损害者应慎用。主要非必要时用量切勿过大，使用时间勿过长。用药期间密切监测有关指标。发现问题及时减量或停用。一旦出现急性肾衰竭，应首选血液透析，部分患者经一次透析即可恢复。

3.注意反跳现象

一般认为甘露醇不能或很少进入脑细胞内，因此无反跳现象。但在不同患者，因其血管通透性改变程度不同而有差异。对通透性极度增高者，甘露醇可能会渗入脑组织而发生反跳现象。为防止反跳现象，在2次甘露醇用药期间，静脉注射1次高渗葡萄糖或地塞米松，以维持其降颅内压作用。

4.警惕变态反应

甘露醇变态反应少见，偶有致哮喘、皮疹甚至致死。

5.其他不良反应

（1）当给药速度过快时，部分患者出现头痛、眩晕、心律失常、畏寒、视物模糊和急性肺水肿等不良反应。剂量过大,偶可发生惊厥。

(2)可影响某些检查结果,可使血胆红素、肌酐增加,尿酸、磷酸盐增加,分析检验结果时需充分认识。

(3)心功能不全及脱水致少尿的患者慎用,有活动性颅内出血者禁用(开颅手术时除外),因能透过胎盘屏障,引起胎儿组织水肿,故孕妇禁用。

(六)护理措施

1.静脉炎

近来静脉留置针和中心静脉穿刺的应用,大大减轻了血管穿刺性损伤,同时所选血管较粗,血流速度较快,降低了静脉炎的发生率。一旦出现注射静脉疼痛、发红等静脉炎症状,及时采取酒精湿敷、50%硫酸镁热敷、甘露醇加温输入等方法,可控制静脉炎症状,必要时更换部位,进行静脉穿刺。

2.渗漏

输注甘露醇时,一旦发生渗漏,需及时处理,可采取50%硫酸镁局部湿敷、0.01%酚妥拉明溶液浸湿纱布湿敷、烫伤膏外敷等措施,可改善微循环,消除水肿,防止组织坏死。如外渗伴有局部淤血,可局部封闭注射,可降低局部血管的脆性,从而减轻或阻止液体的外渗及疼痛反应,缓解血管痉挛,改善缺血缺氧状态,有利于渗出物的吸收,减轻局部损伤。如处理不及时,超过 24 小时多不能恢复,对已发生局部缺血处严禁使用热敷,因热敷可使局部组织温度升高,代谢加快,氧耗增加,加重组织坏死。

五、护理措施

(一)体位

1.急救体位

(1)急性期应严格卧床,尽量少搬动患者,特别是出血性脑血管病急性期的重症患者,原则上应就地抢救。

(2)患者头部可放一轻枕,抬高 $15°\sim30°$,以促进静脉回流,减轻脑水肿,降低颅内压。

(3)对于缺血性脑血管病,为防止脑血流量减少,患者可取平卧位。

(4)头偏向一侧,可防止误吸,以保持呼吸道通畅。

2.康复体位

脑血管病的治疗实际上是分两个重要阶段进行的,一是急性期的治疗,二是恢复期的治疗与康复锻炼。两个治疗阶段有着密切的因果关系,但是具有同等的重要性。从急性期的治疗开始,不论患者意识清楚与否,护理人员都应注意肢体的正确姿势的摆放。防止出现畸形或肢体挛缩,使脑血管病患者康复后能恢复正常的姿势。

(1)仰卧位:头部枕于枕头上,躯干平展,在患侧臀部至大腿下外侧垫放一个长枕,防止患侧髋关节外旋。患侧肩胛下方放一枕头,使肩上抬,并使肘部伸直、腕关节背伸、手指伸开手中不握东西。患侧下肢伸展,可在膝下放一枕头,形成膝关节屈曲,足底不接触物品,可用床架支撑被褥。

(2)健侧卧位:健侧肢体处于下方的侧卧位。头枕于枕头上,躯干正面与床面保持直角。患侧上肢用枕头垫起,肩关节屈曲约 $100°$,上肢尽可能伸直,手指伸展开。患侧下肢用枕头垫起,保持屈髋、屈膝位,足部亦垫在枕头上,不能悬于枕头边缘。健侧肢体在床上取舒适的姿势,可轻度伸髋屈膝。健侧卧位有利于患侧的血液循环,可减轻患侧肢体的痉挛,预防患肢水肿。

(3)患侧卧位:患侧肢体处于下方,这样有助于刺激、牵拉患侧,减轻痉挛。患侧头稍前屈,躯干后倾,用枕头稳固支撑后背,患侧肩前伸、肘伸直、前臂旋后、手腕背伸、手心向上、手指伸展开。患侧下肢髋关节伸展、微屈膝。注意一定要保持患侧肩处于前伸位。

(4)上述三种卧床姿势,可经常交替变换。还可采取以下措施,保持正确体位:①腋下放置一枕头,防上肢内收挛缩。②患侧下肢足部放一稍软物体,以防足下垂。③大腿外侧置沙袋,以防外旋。④进行关节被动运动,每天至少2次。

(二)急救护理

1.镇静

(1)许多患者有情绪激动的表现,这会对患者、看护者和家庭带来痛苦,并可能导致自伤。躁动的常见原因为发热、容量不足,去除病因后再考虑使用镇静剂及抗精神病药。

(2)推荐小心使用弱到强的地西泮药,迅速起效的苯二氮䓬类最好,但剂量不宜过大,以免影响意识程度的观察。必要时加用其他药如止痛药和神经地西泮药对症处理严重的头痛。剂量和服药时间应根据临床需要。

(3)慎用鸦片类药物及其他呼吸抑制剂。尤其是当伴有颅内压增高时,更应注意,以免导致呼吸骤停。

(4)卒中后癫痫的治疗,首选抗惊厥药为苯二氮䓬类,静脉给予地西泮(5 mg,>2分钟,最大量10 mg),可反复应用,随后应改用长效抗惊厥药。

2.血压

(1)缺血或出血性卒中发生后血压升高,一般不需要紧急治疗。在发病3天内一般不用抗高血压药,除非有其他疾病:①心肌梗死;②出现梗死后出血;③合并高血压脑病;④合并主动脉夹层;⑤合并肾衰竭;⑥合并心脏衰竭。

(2)缺血性卒中需立即降压治疗的适应证是收缩压>29.3 kPa(220 mmHg)、舒张压>16.0 kPa(120 mmHg)或平均动脉压(MAP)>17.3 kPa(130 mmHg)。需溶栓治疗者,应将血压严格控制在收缩压<24.7 kPa(185 mmHg),或舒张压<14.7 kPa(110 mmHg)。

(3)对出血性卒中,一般建议比脑梗死患者更积极控制血压。有高血压病史的患者,血压水平应控制平均动脉压在17.3 kPa(130 mmHg)以下。刚进行手术后的患者应避免平均动脉压>14.7 kPa(110 mmHg)。如果收缩压24.0 kPa(180 mmHg),舒张压14.0 kPa(105 mmHg),暂不降压。如果收缩压低于12.0 kPa(90 mmHg),应给予升压药。

(4)平均动脉压=舒张压+1/3收缩压与舒张压之差,或平均动脉压=(收缩压+2倍舒张压)/3。

3.高颅内压

(1)头位抬高20°~30°。

(2)保持患者良好体位,以避免颈静脉压迫。

(3)对于大多数患者,给予生理盐水或乳酸Ringer's溶液静脉注射维持正常的容量,速度50 mL/h。除非患者有低血压,否则避免快速点滴,因为有增加脑水肿的危险。避免给予含糖溶液(怀疑低血糖者除外),此类溶液低渗,有增加脑水肿的危险。

(4)维持正常体温。

(5)渗透压治疗,如果有指征,用甘油果糖,甘露醇或地西泮。

(6)保持正常通气[PCO_2 4.7～5.3 kPa(35～40 mmHg)或略低水平]。

(7)对于轻-中度脑血管病者,如无缺氧情况,不常规给氧;如 SO_2＜90％,给氧 2～4 L/min,禁忌高浓度吸氧。

(8)如果无病理性呼吸,血气分析提示中度缺氧,则给予氧吸入即可。如果有病理性呼吸、严重低氧血症或高碳酸血症、有较高误吸危险的昏迷患者,建议早期气管插管。

(三)心理护理

卒中患者因病程长,发病迅速,致残率高以至于引起患者忧郁、紧张、焦虑、烦躁、甚至轻生,这些不良的情绪刺激不但使患者在思想上产生消极对抗,使卒中患者失去锻炼的信心,而且对人体各系统产生影响,如使呼吸频率加快,神经功能失调,内分泌功能紊乱等。

护士应积极主动地给予患者心理疏导,安慰患者,消除不良情绪刺激。实践证明,不良的情绪可引起大脑皮质兴奋,促使去甲肾上腺、肾上腺素及儿茶酚胺分泌增加,以至于全身小动脉出现收缩,心跳加快,血压升高,易导致再卒中。而处于兴奋状态和良好情绪时,神经抑制解除,这时神经肌肉调节达到最佳状态,有利于肢体功能恢复。

(四)健康教育

1.脑血管病后肢体运动恢复

脑血管病的运动恢复,Brunnstrom 将它分为 6 个过程。

(1)第一期:松弛性瘫痪,无活动。

(2)第二期:在共同形式下的活动,出现痉挛。

(3)第三期:主动运动的出现仅见于肢体共同运动形式时,痉挛增强。

(4)第四期:在共同形式活动外,出现随意运动,痉挛减轻。

(5)第五期:能出现对个别或单独活动的控制。

(6)第六期:恢复至接近正常活动控制。

大多数患者可按以上分期恢复,但部分患者可因不同原因,使康复在某一时期不再延续好转。一般来说第一期持续时间 7～10 天,不超过 2 周;第二期、第三期时间从第二周到一个月末。

2.卒中的危险和饮酒

近来关于饮酒和卒中危险的临床观察性试验显示,两者之间是一种 J 形曲线关系,适当程度的饮酒引起缺血性卒中降低 30％,而大量饮酒至少增加了 60％的危险性。

结果显示每天饮用少于 2 份酒精饮料或者 24 g 以下酒精,能降低缺血性卒中的危险,而饮用 5 份酒精饮料或 60 g 以上的酒精,将显著增加任何类型卒中的危险包括出血性和缺血性卒中。

还发现饮酒和缺血性卒中危险性之间存在 J 形曲线关系,而和出血性卒中之间存在线性关系。和不饮酒者相比,每天饮酒超过60 g者出血性卒中危险性增加超过 2 倍,而且较低量饮酒者也没有发现保护作用。

因此,由于大多数卒中类型是缺血性卒中,适当饮酒导致的卒中总数的减少很大程度上是由于降低缺血性卒中引起的。

（袁立娟）

第四节 急性肺水肿

急性肺水肿是由不同原因引起肺组织血管外液体异常增多,液体由间质进入肺泡,甚至呼吸道出现泡沫状分泌物。表现为急性呼吸困难、发绀,呼吸做功增加,两肺布满湿啰音,甚至从气道涌出大量泡沫样痰液。人类可发生下列两类性质完全不同的肺水肿:心源性肺水肿(亦称流体静力学或血流动力学肺水肿)和非心源性肺水肿(亦称通透性增高肺水肿、急性肺损伤或急性呼吸窘迫综合征)。

一、发病机制

(一)肺毛细血管静水压

肺毛细血管静水压(Pmv)是使液体从毛细血管流向间质的驱动力,正常情况下,Pmv 约1.1 kPa(8 mmHg),有时易与肺毛细血管楔压(PCWP)相混淆。PCWP 反映肺毛细血管床的压力,可估计左心房压(LAP),正常情况下较 Pmv 高 0.1~0.3 kPa(1~2 mmHg)。肺水肿时PCWP 和 Pmv 并非呈直接相关,两者的关系取决于总肺血管阻力(肺静脉阻力)。

(二)肺间质静水压

肺毛细血管周围间质的静水压即肺间质静水压(Ppmv),与 Pmv 相对抗,两者差别越大,则毛细血管内液体流出越多。肺间质静水压为负值,正常值为 $-2.3\sim1.1$ kPa($-17\sim-8$ mmHg),可能与肺组织的机械活动、弹性回缩以及大量淋巴液回流对肺间质的吸引有关。理论上 Ppmv 的下降亦可使静水压梯度升高,当肺不张进行性再扩张时,出现复张性肺水肿可能与 Ppmv 骤降有关。

(三)肺毛细血管胶体渗透压

肺毛细血管胶体渗透压(πmv)由血浆蛋白形成,正常值为 3.3~3.7 kPa(25~28 mmHg),但随个体的营养状态和输液量不同而有所差异。πmv 是对抗 Pmv 的主要力量,单纯的 πmv 下降能使毛细血管内液体外流增加。但在临床上并不意味着血液稀释后的患者会出现肺水肿,经血液稀释后血浆蛋白浓度下降,但过滤至肺组织间隙的蛋白也不断地被淋巴系统所转移,Pmv 的下降可与 πmv 的降低相平行,故 πmv 与 Pmv 间梯度即使发挥净渗透压的效应,也可保持相对的稳定。

πmv 和 PCWP 间的梯度与血管外肺水压呈非线性关系。当 Pmv<2.0 kPa(15 mmHg)、毛细血管通透性正常时,πmv-PCWP≤1.2 kPa(9 mmHg)可作为出现肺水肿的界限,也可作为治疗肺水肿疗效观察的动态指标。

(四)肺间质胶体渗透压

肺间质胶体渗透压(πpmv)取决于间质中渗透性、活动的蛋白质浓度,它受反应系数(δf)和毛细血管内液体流出率(Qf)的影响,是调节毛细血管内液体流出的重要因素。πpmv 正常值为1.6~1.9 kPa(12~14 mmHg),难以直接测定。临床上可通过测定支气管液的胶体渗透压鉴别肺水肿的类型,如支气管液与血浆蛋白的胶体渗透压比值<60%,则为血流动力学改变所致的肺水肿,如比值>75%,则为毛细血管渗透增加所致的肺水肿,称为肺毛细血管渗漏综合征。

(五)毛细血管通透性

资料表明,越过内皮细胞屏障时,通透性肺水肿透过的蛋白多于压力性水肿,仅越过上皮细胞屏障时,两者没有明显差别。毛细血管通透性增加,使 δ 从正常的 0.8 降至 0.3～0.5,表明血管内蛋白,尤其是清蛋白大量外渗,使 πmv 与 πpmv 梯度下降。

二、病理与病理生理

(一)心源性急性肺水肿

正常情况下,两侧心腔的排血量相对恒定,当心肌严重受损和左心负荷过重而引起心排血量降低和肺淤血时,过多的液体从肺泡毛细血管进入肺间质甚至肺泡内,则产生急性肺水肿,实际上是左心衰竭最严重的表现,多见于急性左心衰竭和二尖瓣狭窄患者。

有以下并发症的患者术中易发生左心衰竭:①左心室心肌病变,如冠心病、心肌炎等;②左心室压力负荷过度,如高血压、主动脉狭窄等;③左心室容量负荷过重,如主动脉瓣关闭不全、左向右分流的先天性心脏病等。

当左心室舒张末压>1.6 kPa(12 mmHg),毛细血管平均压>4.7 kPa(35 mmHg),肺静脉平均压>4.0 kPa(30 mmHg)时,肺毛细血管静水压超过血管内胶体渗透压及肺间质静水压,可导致急性肺水肿,若同时有肺淋巴管回流受阻,更易发生急性肺水肿。其病理生理表现为肺顺应性减退、气道阻力和呼吸作用增强、缺氧、呼吸性酸中毒,间质静水压增高压迫肺毛细血管、升高肺动脉压,从而增加右心负荷,导致右心功能不全。

(二)神经源性肺水肿

中枢神经系统损伤后,颅内压急剧升高,脑血流量减少,造成下丘脑功能紊乱,解除了对视前核水平和下丘脑尾部"水肿中枢"的抑制,引起交感神经系统兴奋,释放大量儿茶酚胺,使周围血管强烈收缩,血流阻力加大,大量血液由阻力较高的体循环转至阻力较低的肺循环,引起肺静脉高压,肺毛细血管压随之升高,跨肺毛细血管 Starling 力不平衡,液体由血管渗入至肺间质和肺泡内,最终形成急性肺水肿。延髓是发生神经源性肺水肿的关键神经中枢,交感神经的激发是产生肺高压及肺水肿的基本因素,而肺高压是神经源性肺水肿发生的重要机制。通过给予交感神经阻断剂和肾上腺素 α 受体阻滞剂均可降低或避免神经源性肺水肿的发生。

(三)液体负荷过重

围术期输血补液过快或输液过量,使右心负荷增加。当输入胶体液达血浆容量的 25% 时,心排血量可增多至 300%。若患者伴有急性心力衰竭,虽通过交感神经兴奋维持心排血量,但神经性静脉舒张作用减弱,对肺血管压力和容量的骤增已经起不到有效的调节作用,导致肺组织间隙水肿。

大量输注晶体液,使血管内胶体渗透压下降,增加液体从血管的滤出,聚集到肺组织间隙中,易致心、肾功能不全、静脉压增高或淋巴循环障碍患者发生肺水肿。

(四)复张性肺水肿

复张性肺水肿是各种原因所致肺萎陷后,在肺复张时或复张后 24 小时内发生的急性肺水肿。一般认为与多种因素有关,如负压抽吸迅速排出大量胸膜积液、大量气胸所致的突然肺复张,均可造成单侧性肺水肿。

临床上多见于气胸或胸腔积液 3 个月后出现进行性快速肺复张,1 小时后可表现为肺水肿的临床症状,50% 的肺水肿发生在 50 岁以上老年人。水肿液的形成遵循 Starling 公式。复张性肺水肿发生时,肺动脉压和 PCWP 正常,水肿液蛋白浓度与血浆蛋白浓度的比值＞0.7,说明存在肺毛细血管通透性增加。肺萎陷越久,复张速度越快,胸膜腔负压越大,越易发生肺水肿。

肺复张性肺水肿的病理生理机制可能为:①肺泡长期萎缩,使Ⅱ型肺细胞代谢障碍,肺泡表面活性物质减少,肺泡表面张力增加,使肺毛细血管内液体向肺泡内滤出。②肺组织长期缺氧,使肺毛细血管内皮和肺泡上皮的完整性受损,通透性增加。③使用负压吸引设备,突然增加胸内负压,使复张肺的毛细血管压力与血流量增加,作用于已受损的毛细血管,使管壁内外的压力差增大;机械性力量使肺毛细血管内皮间隙孔变形,间隙增大,促使血管内液和血浆蛋白流入肺组织间隙。④在声门紧闭的情况下用力吸气,负压峰值可超－6.67 kPa(－50 cmH$_2$O),如负的胸膜腔内压传至肺间质,增加肺毛细血管和肺间质静水压之差,则增加肺循环液体的渗出。⑤肺的快速复张引起胸膜腔内压急剧改变,肺血流增加而压力升高,并产生高的直线血流速度,加大了血管内和间质的压差。当其超过一定阈值时,液体进入间质和肺泡形成肺水肿。

(五)高原性肺水肿

高原性肺水肿是一种由低地急速进入海拔 3 000 m 以上地区的常见病,主要表现为发绀、心率增快、心排血量增多或减少、体循环阻力增加和心肌受损。其发病因素是多方面的,如缺氧性肺血管收缩、肺动脉高压、高原性脑水肿、全身和肺组织生化改变。肺代偿功能异常和心功能减退是造成重度低氧血症的直接原因。高原性肺水肿为高蛋白渗出性肺水肿,炎性介质是毛细血管通透性增加的主要原因。

(六)通透性肺水肿

通透性肺水肿指肺水和血浆蛋白均通过肺毛细血管内间隙进入肺间质,肺淋巴液回流量增加,且淋巴液内蛋白含量亦明显增加,表明肺毛细血管内皮细胞功能失常。

1.感染性肺水肿

感染性肺水肿指继发于全身感染和(或)肺部感染的肺水肿,如革兰阴性杆菌感染所致的败血症和肺炎球菌性肺炎均可引起肺水肿,主要是通过增加肺毛细血管壁通透性所致。肺水肿亦可继发于病毒感染。流感病毒、水痘-带状疱疹病毒所致的病毒性肺炎均可引起肺水肿。

2.毒素吸入性肺水肿

毒素吸入性肺水肿指吸入有害性气体或毒物所致的肺水肿。有害性气体包括二氧化氮、氯、光气、氨、氟化物、二氧化硫等,毒物以有机磷农药最为常见。其病理生理为:①有害性气体引起变态反应或直接损害,使肺毛细血管通透性增加,减少肺泡表面活性物质,并通过神经体液因素引起肺静脉收缩和淋巴管痉挛,使肺组织水分增加。②有机磷通过皮肤、呼吸道和消化道进入人体,与胆碱酯酶结合,抑制该酶的作用,使乙酰胆碱在体内积聚,导致支气管痉挛、分泌物增加、呼吸肌麻痹和呼吸中枢抑制,导致缺氧和肺毛细血管通透性增加。

3.淹溺性肺水肿

淹溺性肺水肿指淡水和海水淹溺所致的肺水肿。淡水为低渗性,被大量吸入后,很快通过肺泡-毛细血管膜进入血循环,导致肺组织的组织学损伤和全身血容量增加,肺泡-毛细血管膜损伤较重或左心代偿功能障碍时,诱发急性肺水肿。高渗性海水进入肺泡后,使得血管内大量水分进入肺泡引起肺水肿。肺水肿引起缺氧可加重肺泡上皮、毛细血管内皮细胞损害,增加毛细血管通透性,进一步加重肺水肿。

4.尿毒症性肺水肿

肾衰竭患者常伴肺水肿和纤维蛋白性胸膜炎。主要发病因素有:①高血压所致左心衰竭;

②少尿患者循环血容量增多;③血浆蛋白减少,血管内胶体渗透压降低,肺毛细血管静水压与胶体渗透压差距增大,促进肺水肿形成。

5.氧中毒性肺水肿

氧中毒性肺水肿指长时间吸入高浓度(>60%)氧引起肺组织损害所致的肺水肿。一般在常压下吸入纯氧 12~24 小时,高压下 3~4 小时即可发生氧中毒。氧中毒的损害以肺组织为主,表现为上皮细胞损害、肺泡表面活性物质减少、肺泡透明膜形成,引起肺泡和间质水肿,以及肺不张。其毒性作用是由于氧分子还原成水时所产生的中间产物自由基(如超氧阴离子、过氧化氢、羟自由基和单线态氧等)所致。正常时氧自由基为组织内抗氧化系统(如超氧化物歧化酶、过氧化氢酶、谷胱甘肽氧化酶)所清除。吸入高浓度氧,氧自由基形成加速,当其量超过组织抗氧化系统清除能力时,即可造成肺组织损伤,形成肺损伤。

(七)与麻醉相关的肺水肿

1.麻醉药过量

麻醉药过量引起肺水肿,可见于吗啡、美沙酮、急性巴比妥酸盐和海洛因中毒。发病机制可能与下列因素有关:①抑制呼吸中枢,引起严重缺氧,使肺毛细血管通透性增加,同时伴有肺动脉高压,产生急性肺水肿。②缺氧刺激下丘脑引起周围血管收缩,血液重新分布而致肺血容量增加。③海洛因所致肺水肿可能与神经源性发病机制有关。④个别患者的易感性或变态反应。

2.呼吸道梗阻

围术期喉痉挛常见于麻醉诱导期插管强烈刺激,亦见于术中神经牵拉反应,以及甲状腺手术因神经阻滞不全对气道的刺激。气道通畅时,胸腔内压对肺组织间隙压力的影响不大,但急性上呼吸道梗死时,用力吸气造成胸膜腔负压增加,几乎全部传导至血管周围间隙,促进血管内液进入肺组织间隙。上呼吸道梗阻时,患者处于挣扎状态,缺氧和交感神经活性极度亢进,可导致肺小动脉痉挛性收缩、肺小静脉收缩、肺毛细血管通透性增加。酸中毒又可增加对心脏做功的抑制,除非呼吸道梗阻解除,否则将形成恶性循环,加速肺水肿的发展。

3.误吸

围术期呕吐或胃内容物反流可引起吸入性肺炎和支气管痉挛,肺表面活性物质灭活和肺毛细血管内皮细胞受损,从而使液体渗出至肺组织间隙内,发生肺水肿。患者表现为发绀、心动过速、支气管痉挛和呼吸困难。肺组织损害的程度与胃内容物的 pH 直接相关,pH>2.5 的胃液所致的损害要比 pH<2.5 者轻微得多。

4.肺过度膨胀

一侧肺不张使单肺通气,全部潮气量进入一侧肺内,导致肺过度充气膨胀,随之出现肺水肿,其机制可能与肺容量增加有关。

三、临床表现

发病早期均先有肺间质性水肿,肺泡毛细血管间隔内的胶原纤维肿胀,刺激附近的肺毛细血管旁"J"感受器,反射性引起呼吸频率增快,促进肺淋巴液回流,同时表现为过度通气。

水肿液在肺泡周围积聚后,沿着肺动脉、静脉和小气道鞘延伸,在支气管堆积到一定程度,引起支气管狭窄,可出现呼气性啰音。患者常主诉胸闷、咳嗽,有呼吸困难、颈静脉曲张,听诊可闻及哮鸣音和少量湿啰音。若不及时发现和治疗,则继发为肺泡性肺水肿。

肺泡性肺水肿时,水肿液进入末梢细支气管和肺泡,当水肿液溢满肺泡后,出现典型的粉红色泡沫痰,液体充满肺泡后不能参与气体交换,通气/血流比值下降,引起低氧血症。插管患者可表现呼吸道阻力增大和发绀,经气管导管喷出或涌出大量的粉红色泡沫痰。

四、诊断

肺水肿发病早期多为间质性肺水肿,若未及时发现和治疗,可继发为肺泡性肺水肿,加重心肺功能紊乱,故应重视早期诊断和治疗。

肺水肿的诊断主要根据症状、体征和 X 线表现,一般并不困难。临床上同时测定 PCWP 和 πmv,πmv-PCWP 正常值为 (1.2 ± 0.2) kPa$[(9.7\pm1.7)$ mmHg$]$,当 πmv-PCWP$\leqslant$0.5 kPa(4 mmHg)时,提示肺内肺水增多,有助于早期诊断。复张性肺水肿常伴有复张性低血压。

五、鉴别诊断

心源性肺水肿在肺间质和肺泡腔的渗出以红细胞为主。左心衰竭导致肺淤血。非心源性肺水肿在肺间质和肺泡腔的渗出以血浆内的一些蛋白、体液为主。肺泡-毛细血管膜的通透性增加,为漏出性肺水肿。

(一)心源性肺水肿

1.主要表现

常突然发作、高度气急、呼吸浅速、端坐呼吸、咳嗽、咳白色或粉红色泡沫痰、面色灰白、口唇及肢端发绀、大汗、烦躁不安、心悸、乏力等。

2.体征

体征包括双肺广泛水泡音和(或)哮鸣音、心率增快、心尖区奔马律及收缩期杂音、心界向左扩大,可有心律失常和交替脉,不同心脏病尚有相应体征和症状。

急性心源性肺水肿是一种严重的重症,必须分秒必争进行抢救,以免危及患者生命。具体急救措施包括:①非特异性治疗;②查出肺水肿的诱因并加以治疗;③识别及治疗肺水肿的基础心脏病变。

(二)非心源性肺水肿

1.主要表现

进行性加重的呼吸困难、端坐呼吸、大汗、发绀、咳粉红色泡沫痰。

2.体征

双肺可闻及广泛湿啰音,可先出现在双肺中下部,然后波及全肺。

3.X 线

早期可出现 Kerley 线,提示间质性肺水肿,进一步发展可出现肺泡肺水肿的表现。

肺毛细血管楔压(PCWP)用于鉴别心源性及非心源性肺水肿。前者 PCWP$>$1.6 kPa(12 mmHg),后者PCWP$\leqslant$1.6 kPa(12 mmHg)。

六、治疗

治疗原则为病因治疗,是缓解和根本消除肺水肿的基本措施;维持气道通畅,充分供氧和机械通气治疗,纠正低氧血症;降低肺血管静水压,提高血浆胶体渗透压,改善肺毛细血管通透性;保持患者镇静,预防和控制感染。

(一)充分供氧和机械通气治疗

1.维持气道通畅

水肿液进入肺泡和细支气管后汇集至气管,使呼吸道阻塞,增加气道压,从气管喷出大量粉红色泡沫痰,即便用吸引器抽吸,水肿液仍大量涌出。采用去泡沫剂能提高水肿液清除效果。

2.充分供氧

轻度缺氧患者可用鼻导管给氧,每分钟 6～8 L;重度低氧血症患者,行气管内插管,进行机械通气,同时保证呼吸道通畅。约 85% 的急性肺水肿患者须行短时间气管内插管。

3.间歇性正压通气

间歇性正压通气通过增加肺泡压和肺组织间隙压力,阻止肺毛细血管内液滤出;降低右心房充盈压,减少肺内血容量,缓解呼吸肌疲劳,降低组织氧耗量。常用的参数是:潮气量 8～10 mL/kg,呼吸频率12～14 次/分,吸气峰值压力应<4.0 kPa(30 mmHg)。

4.持续正压通气或呼气末正压通气

应用间歇性正压通气,FiO_2>0.6 仍不能提高 PaO_2,可用持续正压通气或呼气末正压通气(PEEP)。通过开放气道,扩张肺泡,增加功能残气量,改善肺顺应性以及通气/血流比值。合适的 PEEP 通常先从0.67 kPa(5 cmH_2O)开始,逐步增加到 1.33～2.00 kPa(10～15 cmH_2O),其前提是对患者心排血量无明显影响。

(二)降低肺毛细血管静水压

1.增强心肌收缩力

急性肺水肿合并低血压时,病情更为险恶。应用适当的正性变力药物使左心室能在较低的充盈压下维持或增加心排血量,包括速效强心苷、拟肾上腺素药和能量合剂等。

强心苷药物表现为剂量相关性的心肌收缩力增强,同时可以降低房颤时的心率、延长舒张期充盈时间,使肺毛细血管平均压下降。强心药对高血压性心脏病、冠心病引起的左心衰竭所造成的急性肺水肿疗效明显。氨茶碱除增加心肌收缩力、降低后负荷外,还可舒张支气管平滑肌。

2.降低心脏前后负荷

当中心静脉压为 2.00 kPa(15 cmH_2O),PCWP增高达 2.0 kPa(15 mmHg)以上时,应限制输液,同时静脉注射利尿剂,如呋塞米、依他尼酸等。若不见效,可加倍剂量重复给药,尤其对心源性或输液过多引起的急性肺水肿,可迅速有效地从肾脏将液体排出体外,使肺毛细血管静水压下降,减少气道水肿液。使用利尿剂时应注意补充氯化钾,并避免血容量过低。

吗啡解除焦虑、松弛呼吸道平滑肌,有利于改善通气,同时具有降低外周静脉张力、扩张小动脉的作用,减少回心血量,降低肺毛细血管静水压。一般静脉注射吗啡 5 mg,起效迅速,对高血压、二尖瓣狭窄等引起的肺水肿效果良好,应早期使用。在没有呼吸支持的患者,应严密监测呼吸功能,防止吗啡抑制呼吸。休克患者禁用吗啡。

东莨菪碱、山莨菪碱及阿托品对中毒性急性肺水肿疗效满意,该类药物具有较强的解除阻力血管及容量血管痉挛的作用,可降低心脏前后负荷,增加肺组织灌注量及冠状动脉血流,增加动脉血氧分压,同时还具有解除支气管痉挛、抑制支气管分泌过多液体、兴奋呼吸中枢及抑制大脑皮质活动的作用。

患者体位对回心血量有明显影响,取坐位或头高位有助于减少静脉回心血量、减轻肺淤血、降低呼吸做功和增加肺活量,但低血压和休克患者应取平卧位。

α 受体阻滞剂可使全身及内脏血管扩张、回心血量减少,改善肺水肿。可用酚妥拉明 10 mg

加入 5％葡萄糖溶液 100～200 mL 静脉滴注。硝普钠通过降低心脏后负荷改善肺水肿,但对二尖瓣狭窄引起者要慎用。

(三)镇静及防治感染

1.镇静药物

咪达唑仑、丙泊酚具有较强的镇静作用,可减少患者的惊恐和焦虑,减轻呼吸急促,将急促而无效的呼吸调整为均匀有效的呼吸,减少呼吸做功。有利于通气治疗患者的呼吸与呼吸机同步,以改善通气。

2.预防和控制感染

感染性肺水肿继发于全身感染和(或)肺部感染所致的肺水肿,革兰阴性杆菌所致的败血症是引起肺水肿的主要原因。各种原因引起的肺水肿均应预防肺部感染,除加强护理外,应常规给予抗生素以预防肺部感染。常用的抗生素有氨基苷类抗生素、头孢菌素和氯霉素。

给予抗生素的同时,应用肾上腺皮质激素,可以预防毛细血管通透性增加,减轻炎症反应,促使水肿消退,并能刺激细胞代谢,促进肺泡表面活性物质产生,增强心肌收缩,降低外周血管阻力。

临床常用的药物有氢化可的松、地塞米松和泼尼松龙,通常在发病24～48小时用大剂量皮质激素。氢化可的松首次静脉注射 200～300 mg,24 小时用量可达 1 g 以上;地塞米松首次用量可静脉注射 30～40 mg,随后每 6 小时静脉注射 10～20 mg,甲泼尼龙的剂量为 30 mg/kg 静脉注射,用药不宜超过72小时。

(四)防治复张性肺水肿

防止跨肺泡压的急剧增大是预防肺复张性肺水肿的关键。行胸腔穿刺或引流复张时,应逐步减少胸内液气量,复张过程应在数小时以上,负压吸引不应超过 1.33 kPa(10 cmH$_2$O),每次抽液量不应超过1 000 mL。

若患者出现持续性咳嗽,应立即停止抽吸或钳闭引流管,术中膨胀肺时,应注意潮气量和压力适中,主张采用双腔插管以免健侧肺过度扩张,肺复张后持续做一段时间的 PEEP,以保证复张过程中跨肺泡压差不致过大,防止复张后肺毛细血管渗漏的增加。

肺复张性肺水肿治疗的目的是维持患者足够的氧合和血流动力学的稳定。无症状者无须特殊处理,低氧血症较轻者予以吸氧,较重者则需气管内插管,应用 PEEP 及强心利尿剂和激素。向胸内注入 50～100 mL 气体、做肺动脉栓塞术均是可取的方法。在肺复张期间要避免输液过多、过快。

七、病情观察与评估

(1)监测生命体征,观察患者有无呼吸增快(频率可达 30～40 次/分)、心率增快、脉搏细速、血压升高或持续下降。

(2)观察有无皮肤发绀、湿冷、毛孔收缩、尿量减少等微循环灌注不足表现。

(3)观察患者有无咯粉红色泡沫痰等肺水肿特征性表现。

(4)心肺听诊有无干啰音或湿啰音。

八、护理措施

(一)体位

协助患者取坐位,双腿下垂。

（二）氧疗

遵医嘱予以吸氧 6～8 L/min，可于湿化瓶中加入 50％乙醇湿化，乙醇可使肺泡内泡沫表面张力降低而破裂、消散。若患者不能耐受，可降低乙醇浓度或间歇使用。病情严重者采用无创或有创机械通气。

（三）用药护理

1.镇静剂

常用吗啡皮下或静脉注射，注意观察患者有无呼吸抑制、心动过缓、血压下降。呼吸衰竭、昏迷、严重休克者禁用。

2.利尿剂

常用呋塞米静脉推注，观察患者有无腹胀、恶心、呕吐、心律失常；有无嗜睡、意识淡漠、肌痛性痉挛；有无烦躁或谵妄、呼吸浅慢、手足抽搐等低钾、低钠血症及低氯性碱中毒等电解质紊乱表现。准确记录 24 小时尿量，监测血钾变化和心律。

3.血管扩张剂

常用硝普钠和硝酸甘油静脉滴注或微量泵泵入。硝普钠现配现用，避光输注，控制速度，严密监测血压变化，根据血压调整剂量。

4.洋地黄制剂

常用毛花苷 C 0.2～0.4 mg 稀释后缓慢静脉推注，观察心率和节律变化，心率或脉搏＜60 次/分时停止用药。当出现食欲减退、恶心、心悸、头痛、黄绿视、视物模糊，心律从规则变为不规则，或从不规则变为规则时可能是中毒反应，应立即停药并告知医师。

九、健康指导

（1）告知患者避免劳累、情绪激动等诱因。

（2）告知患者限制钠盐及液体摄入。

（3）告知患者疾病相关知识，如出现频繁咳嗽、气喘、咳粉红色泡沫痰时，立即取端坐位并及时就诊。

（袁立娟）

第五节　急　性　中　毒

一、一氧化碳中毒

在生产和生活中，含碳的物质不完全燃烧产生一氧化碳（CO），人吸入过量 CO 后可发生急性 CO 中毒。

（一）病因和发病机制

1.病因

CO 为无色、无味的气体，气体相对密度 0.967，几乎不溶于水。在工业生产中，合成光气、甲醇等需 CO 作原料；炼钢、炼焦、矿井爆破、瓦斯爆炸等可产生大量 CO，若发生泄漏或通风不良极易发生急性 CO 中毒。在失火现场、室内启动内燃机车或内燃机车通过隧道时排出的尾气,均可使空气中的 CO 达到有害的浓度。在日常生活中,因使用煤炉、燃气热水器及煤气泄漏所发生的急性 CO 中毒,是生活性中毒最常见的原因。

2.发病机制

CO 经呼吸道吸入后,迅速经肺弥散入血,与 Hb 结合成稳定的碳氧血红蛋白(HbCO)。Hb 与 CO 的亲和力较 O_2 高 $200\sim300$ 倍,HbCO 的解离度仅为氧合血红蛋白(HbO_2)的 $1/3\ 600$。HbCO 不能携带 O_2 致低氧血症,还能使 HbO_2 的解离曲线左移,阻碍 O_2 在组织中的释放造成组织缺氧。另外,CO 可与肌球蛋白结合,影响细胞内氧的弥散,损害线粒体功能;还可与线粒体中的细胞色素结合,抑制细胞呼吸。总之,CO 中毒时阻断了氧的吸收、运输和利用,使机体处于严重缺氧状态。

(二)临床表现

1.急性中毒

急性 CO 中毒的临床表现与血液中 HbCO 浓度有密切关系,同时也与患者的健康状态如有无心脑血管疾病,以及中毒时体力活动等有关。发病多突然,按中毒的程度分为三级。

(1)轻度中毒:患者有剧烈头痛、头晕、心悸、乏力、恶心、呕吐、视物不清、感觉迟钝、嗜睡、意识模糊、幻觉、谵妄、惊厥等,口唇黏膜呈樱桃红色。若脱离中毒环境吸入新鲜空气或氧疗,症状很快消失。

(2)中度中毒:患者出现呼吸困难、昏迷,瞳孔对光反射和角膜反射迟钝,腱反射减弱,生命体征可有轻度变化。经氧疗后可以恢复正常且无明显迟发性脑病。

(3)重度中毒:患者呈深昏迷状态或呈去大脑皮质状态。受压部位的皮肤可出现大水疱和红肿;受压肢体肌肉可出现压迫性肌肉坏死(横纹肌溶解症),常有脑水肿、肺水肿、呼吸衰竭、心肌损害、心律失常、休克、急性肾衰竭等并发症。病死率高,幸存者可有不同程度的迟发性脑病。

2.迟发性脑病

重度中毒患者在意识障碍恢复后,有 $3\%\sim30\%$ 经 $2\sim60$ 天的"假愈期",出现迟发性脑病症状。表现为下列之一。①精神意识障碍:痴呆木僵、谵妄状态或去大脑皮质状态等。②锥体外系症状:帕金森病等。③大脑局灶性功能障碍:失语、失明或继发性癫痫等。④周围神经症状:感觉或运动功能障碍。

(三)辅助检查

血液 HbCO 测定是诊断急性 CO 中毒的标志物,但采血要早,因脱离现场数小时后血液 HbCO 即可降至正常。最好用分光镜检查法,不仅有确诊价值,对临床分型也有重要参考价值。正常血液 HbCO 含量可达 $5\%\sim10\%$,一般轻度中毒为 $10\%\sim20\%$,中度中毒为 $30\%\sim40\%$,重度中毒为 50% 以上。紧急时或条件不具备时也可用加碱法(简易法):取患者 $1\sim2$ 滴血液,用 $3\sim4$ mL 蒸馏水稀释后加 10% 氢氧化钠 $1\sim2$ 滴混匀,观察颜色变化,正常血液呈绿色;若 HbCO 浓度达 50% 以上时,颜色无变化仍呈淡红色。

(四)诊断和鉴别诊断

1.诊断

根据 CO 接触史,突然出现的中枢神经系统症状(如头痛、头晕、意识障碍),皮肤黏膜呈樱桃红色等即可作出诊断。职业性中毒多为意外事故,群体性发病,接触史比较明确;疑生活性中毒者应询问发病时的周围环境,如炉火烟囱有无通风不良及同室其他人员的情况等。血液 HbCO

测定可助确诊。

2.鉴别诊断

急性 CO 中毒需与脑血管意外、脑外伤及其他毒物中毒所致的意识障碍相鉴别。根据接触史、皮肤黏膜呈樱桃红色等鉴别不难。必要时测定血液 HbCO。

(五)治疗

在中毒现场要立即将患者转移至空气新鲜处,保持呼吸道通畅。临床上治疗急性 CO 中毒,主要措施是积极纠正缺氧和防治脑水肿。

1.纠正缺氧

氧疗是抢救 CO 中毒最主要的措施。吸氧能促进血液 HbCO 的解离,加速 CO 的排出;也可增加血液中的物理溶解氧。对昏迷或有昏迷史,以及 HbCO＞25％、出现明显心血管系统症状的患者,应给予高压氧治疗。高压氧治疗不仅可缩短病程,降低病死率,而且可减少或防止迟发性脑病的发生。

2.防治脑水肿

急性 CO 中毒后 2～4 小时即可出现脑水肿,24～48 小时达高峰。应及早应用脱水剂、利尿剂和糖皮质激素等,以防治脑水肿,促进脑血液循环。一般 2 天后,可逐渐减量至停药。

3.对症支持治疗

有惊厥者,应积极应用抗惊厥药,如地西泮等,防止惊厥加重缺氧导致病情恶化。高热者应进行物理降温或采用冬眠疗法,注意寻找高热的原因并采取相应的治疗措施。应用改善脑组织代谢的药物,如能量合剂、脑活素等,促进脑细胞的恢复。急性 CO 中毒昏迷者。经抢救苏醒后,应绝对卧床休息,加强护理,并密切观察 2 周,以及时发现并治疗迟发性脑病。

(六)护理要点

1.一般护理

(1)将患者放至空气流通处,高流量吸氧或行高压氧治疗。昏迷或烦躁患者应加强保护措施,以免发生坠床、骨折等。

(2)昏迷患者取侧卧位或平卧头偏向一侧,以及时清除口腔内分泌物,保持呼吸道通畅,加强皮肤护理,定时翻身、按摩,预防压疮的发生。

(3)昏迷者暂禁饮食,通过静脉补充营养,必要时鼻饲。神志清醒后鼓励患者进食,多饮水。

2.病情观察与护理

(1)严密观察患者的体温、脉搏、呼吸、血压、尿量,并填写特别记录单,以便及时采取救治措施。高热者可采用物理降温。

(2)发现昏迷的患者,可按昏迷进行护理,注意安全及保持呼吸道的通畅,防止坠床、窒息及吸入性肺炎。昏迷患者清醒后仍需注意观察,以便及时发现再度出现昏迷的先兆症状,及早防治。

(3)注意神经系统的表现及皮肤、肢体受压部位损害情况,如有无急性痴呆性木僵、癫痫、失语、肢体瘫痪、惊厥、帕金森病、皮肤水疱、筋膜间隔综合征等。

3.对症护理

(1)重度中毒患者伴有抽搐、呕吐时,应将患者头偏向一侧,以及时清除口腔内呕吐物,防止吸入气管。抽搐发作时,应将缠有纱布的压舌板放于上、下臼齿之间,防止舌咬伤,并记录抽搐发作的次数、持续时间、间隔时间等,遵医嘱给予镇静剂,并观察疗效。

(2)由于缺氧患者表现有呼吸困难、胸闷,严重者可出现呼吸衰竭。应严密观察呼吸速率、节律、深浅度的变化,保持呼吸道通畅,正确给氧,必要时行气管插管、呼吸机辅助呼吸,遵医嘱应用呼吸兴奋剂。

(七)健康教育

大力加强一氧化碳的基本知识和防护措施的宣传。工矿车间应认真执行安全操作规程,注意个人防护,普及急救知识。车间定期测定空气中一氧化碳的浓度,检修煤气管道。冬季,及时向居民宣传取暖时不能将煤炉或炭火放在密闭的卧室中;厨房的烟囱必须通畅;装有煤气管道的房间不能做卧室;用煤气热水器者,切勿安装在浴室内,不要用燃烧煤气来取暖。接触一氧化碳的人若有头晕、头痛,要立即离开所在环境,以免中毒加深。

二、百草枯中毒

(一)定义

百草枯(paraquat,PQ)又名克芜踪,属于吡啶类除草剂,国内商品为 20% 的百草枯溶液,是目前我国农村使用比较广泛的、毒性最大的除草剂之一,国外报道中毒病死率为 64%,国内有报道病死率高达 95%。

百草枯可经皮肤、呼吸道、消化道吸收,吸收后通过血液循环几乎分布于所有的组织器官,肺中浓度最高,肺纤维化常在第 5~9 天发生,2~3 周达到高峰,最终因肺纤维化呼吸窘迫综合征死亡。中毒机制与超氧离子的产生有关,急性中毒主要以肺水肿、肺出血、肺纤维化和肝、肾损害为主要表现。吸收后主要蓄积于肺组织,被肺泡 Ⅰ、Ⅱ 型细胞主动摄取和转运,经线粒体还原酶 Ⅱ、细胞色素 C 还原酶催化,产生超氧化物阴离子(O_2)、羟自由基($OH-$)过氧化氢(H_2O_2)等,引起细胞膜脂质过氧化,造成细胞破坏,导致多系统损害。

(二)护理评估

(1)评估神志、面色、呼吸、氧饱和度。

(2)询问服用毒物名称、剂量、时间,服毒前后是否饮酒,是否在当地医院洗胃或采取其他抢救措施。

(3)了解患者的生活史、过去史、近期精神状况等。

(4)查看药液是否溅在皮肤上或双眼上。

(5)局部皮肤有无擦伤。

(6)评估患者有无洗胃的禁忌证。

(7)体位、饮食、活动、睡眠状况。

(8)皮肤颜色、尿量、尿色。

(9)心理状况:有无紧张、焦虑等心理反应。

(10)家庭支持和经济状况。

(11)实验室检查:血常规、电解质、肝功、肾功。

(12)辅助检查:胸片、CT。

(13)用药的效果及不良反应。

(三)护理问题/关键点

舌、口及咽部烧灼疼痛;咳嗽;进行性呼吸困难;发绀;少尿;黄疸;恐惧。

(四)护理措施

(1)无心跳呼吸立即给予心肺脑复苏及进一步生命支持;有心跳呼吸,清除口鼻分泌物,保持呼吸道通畅;昏迷患者去枕平卧位,头偏向一侧,并给予持续心电监护、血压、氧饱和度监测。

(2)立即洗胃:患者来院后立即洗胃,洗胃时洗胃液体温度要适宜,适宜温度即可避免促进毒物吸收,又可避免因温度低而使患者发生寒战等不良反应,每次注入量以200~300 mL为宜,若大于500 mL,会促进胃内容物进入肠道,影响洗胃效果。

(3)清除体内尚未吸收的毒物,在尽早洗胃的基础上,口服20%甘露醇导泻,口服活性炭吸附毒物。

(4)开通静脉通路,根据患者情况给予胃黏膜保护剂、保肝药物,给予抗氧化剂(维生素C)及抗生素等。尽早应用激素、抗自由基药物,尽早应用大剂量激素可预防肺纤维化的形成。激素应早期、足量、全程。

(5)密切观察病情变化:百草枯中毒后密切观察患者意识状态、瞳孔、心率、心律、血压、脉搏、呼吸、血氧饱和度等情况,发现异常及时报告医师,积极抢救。准确记录尿量,必要时留置导尿管,观察尿液性状、颜色,有无肉眼血尿、茶色尿,有无少尿、无尿症状出现。观察呕吐物及大便颜色、性状及量,以判断有无消化道出血,还要防止呕吐物误吸入呼吸道引起窒息。特别注意有无肺损害现象,因百草枯对机体各个组织器官有严重损害,尤以肺损害为主。应密切观察呼吸的频率、节律,有无胸闷、咳嗽及进行性呼吸困难,有无呼吸道梗阻及咯血等。

(6)口腔护理:百草枯具有腐蚀性,口服2~3天可出现口腔黏膜、咽喉部糜烂溃疡,舌体、扁桃体肿大疼痛,黏膜脱落易继发感染。在护理过程中要特别注意保持口腔清洁,可用生理盐水及利多卡因溶液交替含漱,随时保持口腔清洁,减少因分泌物渗出引起的粘连、出血、感染。出现腹部疼痛、消化道出血,给予止血药物,并仔细观察大便的颜色、次数和量。

(7)呼吸道护理:由于肺是百草枯毒性作用的靶器官,进入人体的百草枯被组织细胞摄取后在肺内产生氧自由基,造成细胞膜脂质氧化,破坏细胞结构,引起细胞肿胀、变性、坏死,进而导致肺内出血、肺水肿、透明膜变性或纤维细胞增生。肺纤维化多在中毒后5~9天发生,2周或3周达高峰。因此,应保持呼吸道通畅,鼓励患者深呼吸,用力咳嗽,积极进行肺功能锻炼,定期进行胸部X线检查,发现异常及时处理。

(8)肾功能的监测:百草枯中毒可造成肾小管急性坏死,导致不同程度的肾功能损害。百草枯中毒1~3天即可出现肾功能损害,在中毒12小时,患者即可出现蛋白尿及血尿,甚至出现肾衰竭。尿量是反映肾功能情况最直接的指标,严格记录24小时尿量,观察尿量及有无尿频、尿急、尿痛等膀胱刺激症状;根据尿量调整输液量及输液速度,发现少尿或多尿,要及时报告医师,定期做生化、肾功能、尿常规化验。

(9)饮食护理:禁食期过后鼓励患者饮食,早期进食牛奶、米汤等,逐渐加入鸡蛋、瘦肉等高蛋白、高维生素、高碳水化合物类食品,如因咽喉部疼痛不能进食时,可于进食前给予利多卡因稀释后含漱,以减轻疼痛,必要时给予鼻饲,以保证营养供给。

(10)基础护理:患者入院后立即脱去污染衣物并清洗皮肤,有呕吐者,随时更换衣服及床单,给患者创造一个整洁、舒适的环境;同时加强营养支持,按医嘱要求完成当天补液量及输入各种药物。

(11)心理护理:服药中毒后给患者造成的身心痛苦及预后的担忧使之产生焦虑、恐惧心理,护理人员应同情、理解患者,给患者讲解治疗措施对抢救生命的重要性,加强心理疏导、安慰。多给予劝导、鼓励,尽可能满足患者的合理要求,帮助患者渡过情绪的低谷,使其能积极配合治疗与护理。

(五)护理评价

(1)患者生命体征是否稳定。

(2)洗胃是否彻底。

(3)患者有无并发症发生。

(六)健康教育

(1)向患者和家属讲解此病的疗程,让患者和家属积极配合治疗。

(2)普及防毒知识,讲解口服百草枯的毒性和危害性。

(3)定期随访,了解患者的活动能力和生存质量。

三、有机磷农药中毒

有机磷杀虫药(OPI)仍是当今农业生产使用最多的农药,品种达百余种,广泛用于杀灭农作物害虫,对人畜均有毒性。大多呈油状或结晶状,通常在酸性环境中稳定,遇碱则易分解,色泽由淡黄至棕色,稍具挥发性且有蒜味。一般难溶于水,也不易溶于多种有机溶剂。但敌百虫例外,不仅溶于水,且在碱性溶液中变为毒性更大的敌敌畏。

(一)病因和发病机制

1.病因

(1)生产性中毒:在生产过程中发生泄漏、在产品出料和包装或在事故的抢修过程中,有机磷污染口罩、衣服或破损的手套等,被吸入或经皮肤吸收发生中毒。

(2)使用性中毒:在使用过程中发生的中毒主要是喷施有机磷时,操作不当致药液污染皮肤或被吸入而发生中毒;也可因在配制过程中用手直接接触原液发生中毒。

(3)生活性中毒:日常生活中发生的中毒主要是由于误服、自服;也可见于饮用被污染的水或食入被污染的食品;偶见于滥用有机磷治疗头虱等皮肤病者。

2.毒物的吸收和代谢

有机磷经胃肠道、呼吸道和肺、皮肤和黏膜吸收。吸收后迅速分布于全身各组织器官,在脂肪组织中储存。代谢主要在肝脏内进行,一般过程为先氧化后水解,氧化后的产物毒性大多增强,水解后则多被解毒,如对硫磷经肝细胞微粒体的氧化酶系统氧化为对氧磷后,对胆碱酯酶的抑制能力高达 300 倍,然后经水解降低毒性。有机磷排泄较快,一般吸收后 6~12 小时血浓度达高峰,经肾由尿排出,48 小时完全排出体外,体内无蓄积。

3.发病机制

有机磷在机体内通过抑制很多酶的活性而发生毒性作用,但主要是通过亲电子性的磷与胆碱酯酶结合,形成磷酰化胆碱酯酶,抑制 ChE 活性,特别是乙酰胆碱酯酶(AChE)的活性,使 AChE 失去分解乙酰胆碱的能力,乙酰胆碱在生理效应部位积蓄,产生一系列胆碱能神经过度兴奋的表现。

(二)临床表现

1.胆碱能危象

有机磷中毒的潜伏期视毒物的品种、摄入途径和吸收剂量而异,口服中毒最短,可在 10 分钟左右发病;经皮肤和呼吸道摄入者较长,一般 2~6 小时。

(1)毒蕈碱样症状:毒蕈碱样症状是因 M 受体兴奋性增高引起的平滑肌痉挛和腺体分泌增加,类似于毒蕈碱中毒。表现为恶心、呕吐、腹痛、腹泻、大小便失禁、多汗、流涎、瞳孔缩小、心率减慢、支气管痉挛和分泌物增多等,严重者出现肺水肿。

(2)烟碱样症状:烟碱样症状是因 N 受体兴奋性增高引起的横纹肌过度兴奋,类似烟碱中毒。表现为包括面、眼睑、舌在内的全身横纹肌肌张力增强、肌纤维震颤、肌束颤动,甚至全身抽搐。而后发生肌力减退和瘫痪,甚至呼吸肌麻痹致呼吸衰竭死亡。

(3)中枢神经系统症状:主要是因中枢神经系统乙酰胆碱蓄积导致中枢神经系统功能紊乱。表现有头晕、头痛、软弱无力、共济失调、意识模糊甚至昏迷等。

有机磷中毒的病情分级以临床表现为主。①轻度中毒:出现轻度中枢神经系统和毒蕈碱样症状。②中度中毒:除有轻度中毒表现外,伴有肌颤、大汗淋漓。③重度中毒:有昏迷、抽搐、肺水肿、呼吸肌麻痹等发生者。

2.局部损害

敌敌畏、敌百虫、对硫磷、内吸磷等接触皮肤可引起过敏性皮炎,并可出现水疱和剥脱性皮炎。有机磷滴入眼部可引起结膜充血和瞳孔缩小。

3.中间肌无力综合征

因发生在胆碱能危象控制之后,迟发性神经病变发生之前而命名,多发生在急性中毒后24～96 小时,发生率在 7% 左右。表现为在神志清醒的情况下出现颈、上肢和呼吸肌麻痹,可有眼睑下垂、面瘫、声音嘶哑等脑神经受累的表现。常迅速发展为呼吸衰竭致死。

4.迟发性周围神经病变

少数患者在胆碱能危象控制后 2～4 周,出现肢体麻木、刺痛、对称性手套或袜套样感觉异常,伴肢体萎缩无力,重者出现轻瘫或全瘫,一般下肢重于上肢。多在 6～12 个月恢复。

(三)辅助检查

全血 ChE 活力测定是诊断有机磷中毒的特异性指标,对病情判断、疗效判断和预后估计均有重要价值。以正常人全血 ChE 活力值作为 100%,全血 ChE 活力值在 70%～50% 为轻度中毒;50%～30% 为中度中毒;30% 以下为重度中毒。但此酶的活力下降程度并不与病情轻重完全平行,对有机磷中毒的分级应以临床表现为主,全血 ChE 的活力测定作为参考。

(四)诊断和鉴别诊断

1.诊断

根据接触史,临床典型表现包括呼出气中有蒜味、大汗淋漓、肌纤维颤动、瞳孔针尖样缩小等,一般即可作出诊断。如测定全血 ChE 活力降低,更可确诊。

2.鉴别诊断

有机磷中毒需与拟除虫菊类及杀虫脒等其他的常用农药中毒相鉴别,除有机磷外,其他常用的农药中毒呼出气和口腔中无蒜味、全血 ChE 活力正常等可资鉴别。其他,如中暑、急性胃肠炎、脑炎等疾病,与有机磷中毒鉴别一般不困难。

(五)治疗

1.迅速清除毒物

在生产和使用中发生的中毒要立即离开现场,脱去污染的衣服,用肥皂水或清水彻底清洗污染的皮肤、毛发和指甲,注意不要用温水或酒精擦洗,以免促进毒物的吸收。眼内被污染者要用清水冲洗干净。口服中毒者用清水、2% 碳酸氢钠溶液(敌百虫中毒禁用)或 1∶5 000 高锰酸钾溶液(对硫磷禁用)反复洗胃,直至洗清为止,然后再用硫酸钠 20～40 g 溶于 20 mL 水中一次口服导泻,也可用甘露醇或硫酸镁导泻。

2.促进已吸收毒物的排出

在积极补充液体和电解质的同时,使用利尿剂(如呋塞米)以促进有机磷的排泄。血液净化技术在治疗重度有机磷中毒中具有显著疗效。可选用血液灌流加血液透析,早期反复应用可有效清除血液中和蓄积于组织内释放入血的有机磷,提高治愈率。

3.特效解毒药的应用

(1)抗胆碱药:即阿托品和莨菪碱类药,能与胆碱争夺胆碱能受体,有效阻断毒蕈碱作用和解除呼吸中枢抑制,但对烟碱样症状无效。阿托品的用法见表 8-4,用药至毒蕈碱样症状缓解,或临床出现瞳孔较前明显扩大、皮肤干燥、颜面潮红、心率加快等"阿托品化"时,再逐渐延长用药间隔时间或减少用药剂量,直至停药;若用药过程中出现瞳孔扩大、神志模糊、烦躁不安、抽搐、昏迷等,则提示阿托品中毒,应停用。山莨菪碱在解除平滑肌痉挛、减少分泌物等方面优于阿托品且无大脑兴奋作用,推荐使用。

(2)胆碱酯酶复活剂:即肟类化合物,能使被抑制的 ChE 恢复活性,对减轻或消除烟碱样作用较为明显,但不能使老化的 ChE 恢复活性。中毒 24 小时后,磷酰化的 ChE 老化率达 97%,故宜早用;已复活的 ChE 可被组织释放的有机磷再次抑制,故宜重复使用。常用的 ChE 复活剂有氯解磷定(PAM-Cl)、碘解磷定(PAM-I)及解磷注射液等,用法见表 8-4。

表 8-4　有机磷杀虫剂中毒解毒剂的用法

药名	轻度中毒	中度中毒	重度中毒
阿托品	1.0～2.0 mg 肌内注射,必要时 1 小时后重复 1 次	2.0～4.0 mg 肌内注射或静脉注射,10～20 分钟重复 1 次	5～10 mg 肌内注射或静脉注射,以后每 5～10 分钟 3～5 mg
PAM-Cl	0.25～0.5 g 肌内注射必要时 2 小时后重复 1 次	0.5～0.75 g 肌内注射或静脉注射,1 小时后重复 1 次,以后每 2 小时重复 1 次	0.75～1.0 g 肌内注射或静脉滴注,0.5 小时可重复 1 次,以后每 2 小时重复 1 次
PAM-I	0.5 g 缓慢静脉注射,必要时 2 小时重复 1 次	0.5～1.0 g 缓慢静脉注射,1～2 小时后重复或静脉滴注维持	1.0～2.0 g 缓慢静脉注射,0.5 小时后可重复 1 次,以后 0.5 s/h 静脉注射或静脉滴注
解磷注射液	0.5～1 支肌内注射	1～2 支肌内注射或静脉注射,1 小时后重复 1 次	2～3 支肌内注射或静脉注射,1 小时后重复 1～2 支

4.对症治疗

有机磷中毒的主要死亡原因是肺水肿、呼吸肌麻痹、呼吸中枢衰竭、脑水肿等。对症治疗应以维持心肺功能为重点,保持呼吸道通畅,做好心电监护,一旦出现呼吸衰竭,应予以辅助呼吸,直至自主呼吸稳定;脑水肿者,以及时应用脱水剂和糖皮质激素。对重度中毒者,症状消失后至少要观察 3～7 天。

(六)护理要点

1.一般护理

(1)立即脱去患者污染的衣服并保存。

(2)大量清水或肥皂水冲洗污染皮肤,特别注意毛发、指甲部位。禁用热水或酒精擦洗。腿部污染可用 2％碳酸氢钠溶液、生理盐水或清水连续冲洗。

（3）口服中毒者要立即用清水、2％碳酸氢钠（敌百虫忌用）或 1：5 000 高锰酸钾（硫酸忌用）反复洗胃，直至清洗后无大蒜气味为止。

（4）患者躁动不安，精神运动兴奋时，要及时安好床栏，用束带等安全保护措施。患者尿失禁时，应留置导尿管，按时排放尿液，冲洗膀胱，以防止尿路感染。

（5）对大小便失禁者，要及时更换污染物，保持患者清洁和床铺清洁干燥。

（6）为患者及时更换体位，按时翻身，按摩受压部位。

（7）及时为患者清除呼吸道分泌物，防止患者发生误吸。

（8）患者情绪稳定后，选择适当时机讲解有机磷类农药的作用，鼓励患者树立信心，认识再发生的危害性，使患者提高自身认识。

2.病情观察与护理

（1）密切观察呼吸情况，以及时纠正缺氧。有机磷中毒所致呼吸困难较常见，在抢救过程中应严密观察呼吸情况，若发现痰量增多，应及时吸痰。若发现辅助呼吸肌收缩、呼吸不规则、呼吸表浅等呼吸衰竭先兆征象；患者出现咳嗽、胸闷、咳大量泡沫样痰时，提示有急性肺水肿。均应立即报告医师并按医嘱做好抢救准备，协助医师进行气管内插管或气管切开，用正压人工辅助呼吸，有条件的可选用同步压力控制型呼吸器维持有效呼吸。使用呼吸器进行人工辅助呼吸时，必须有专人在床旁监护，以保持高流量氧气吸入，纠正缺氧。

（2）注意观察血压变化，中毒早期，患者血压多有升高；而到中毒晚期血压则下降，甚至发生休克。恢复期患者血压升高是反跳的先兆。重度中毒患者血压下降是危险征象。因此，应密切观察血压的变化，发现异常，应通知医师，并按医嘱采取相应的措施。

（3）注意观察有无喷射样呕吐、头痛、惊厥、抽搐等脑水肿征象，发现后及时报告医师，并按医嘱用 20％甘露醇液 200～400 mL 快速静脉滴注或呋塞米（速尿）40～60 mg 溶于 25％葡萄糖注射液中静脉推注。必要时可重复使用。

（4）注意观察瞳孔变化，多数患者中毒后即出现意识障碍，瞳孔缩小为其特征之一。因此，应注意若瞳孔扩大表示阿托品用量已足，瞳孔再度缩小是病情反复的征象，应通知医师并按医嘱采取治疗措施。

（5）及时测量体温，注意观察体温变化。有机磷农药中毒患者，由于中毒后肌肉震颤和强力收缩而致产热增加，大量使用阿托品可引起散热障碍及可能继发感染，体温升高是常见的。当体温高达 38.5 ℃以上时，应给予物理降温，同时应检查瞳孔、肺部啰音、皮肤、神志等变化，以了解是否阿托品化。如已阿托品化，则应报告医师按医嘱减少阿托品用量。若有感染征象，则应按医嘱给予抗感染治疗。

（6）应注意观察有无尿潴留，若有尿潴留则需安置保留导尿管，到患者清醒后即刻拔除。注意呕吐物、粪便的性质和量，必要时留取标本，若发现有出血征象，应报告医师并按医嘱采取相应措施。若出现昏迷，则应按昏迷患者进行护理。

（7）要注意观察药物不良反应及"反跳"现象，使用阿托品过程中应及时、准确记录，用药时间、剂量及效果。严格交接班，严密观察有机磷反跳现象，以及时处理。

（8）详细记录出入量，对频繁呕吐或腹泻引起脱水及电解质紊乱者，应及时送验血标本，按医嘱给予补液，严重者应做好输血准备。

（9）对恢复期患者的护理绝对不能放松，尤其是病情观察更应细致。如发现流涎增多、胸闷、冷汗、呼吸困难、瞳孔缩小等"反跳"的早期征象,应立即通知医师并做好抢救准备。对易发生反跳的乐果、氧化乐果、久效磷、敌敌畏等农药中毒的恢复期护理,不能少于 7 天。最近有人认为恢复期观察应以流涎情况为重点,这可避免有的患者瞳孔变化不准确和正常出汗误诊为反跳的弊端。

3.对症护理

除按中毒的一般护理外,还需针对以下临床表现进行护理。

(1)急性有机磷中毒一旦发生呼吸肌麻痹,多在较短时间内发生呼吸停止,故依病情在继续解毒治疗的基础上,早期气管插管或气管切开,给予呼吸机辅助通气,有助于改善患者的预后。机械通气后应加强呼吸道管理,防止痰栓窒息,定时监测血气分析,保证呼吸机正常运转。加强气道湿化,补充足够的血容量,以及时吸痰,按时翻身、拍背,以助排痰。

(2)重度中毒患者会出现休克、脑水肿,甚至心搏骤停,应连接生命体征监护仪密切观察,如有异常及时通知医师作相应处理。

(3)达到阿托品化后患者表现为烦躁、谵语,应加强保护措施,专人看护,固定好各管道,保证其通畅,防止滑脱,禁止用力约束患者的肢体,以免造成骨折。

(七)健康教育

(1)普及预防有机磷农药中毒的有关知识,向生产者、使用者特别是农民要广泛宣传各类有机磷农药都可通过皮肤、呼吸道、胃肠道吸收体内,进入体内可致中毒。喷洒农药时应遵守操作规程,加强个人防护,穿长袖衣裤及鞋袜,戴口罩、帽子及手套,下工后用碱水或肥皂洗净手和脸,方能进食、抽烟,污染衣物及时洗净。农药盛具要专用,严禁装食品、牲口饲料等。

生产和加工有机磷化合物的工厂,生产设备应密闭化,并经常进行检修,防止外溢有机磷化合物。工人应定期体检,测定血胆碱酯酶活力,慢性中毒者,全血胆碱酯酶活力尚在 60% 以下,不宜恢复工作。

(2)患者出院时应向家属交代,患者需要在家休息 2~3 周,按时服药不可单独外出,以防发生迟发性神经症。急性中毒除个别出现迟发性神经症外,一般无后遗症。

(3)因自杀致中毒者出院时,患者应学会如何应对应激原,争取社会支持。

四、急性乙醇中毒

急性乙醇中毒是由于服用过量的乙醇或酒类饮料引起的中枢神经系统兴奋及抑制状态。绝大多数乙醇在胃、十二指肠和空肠的第一段吸收,十二指肠和空肠为最主要的吸收部位。乙醇进入空胃,通常30~90 分钟能完全被吸收入血。乙醇吸收入血后迅速分布于全身各组织和体液,并通过血-脑脊液屏障进入大脑。进入体内的乙醇 90% 以上都是经肝氧化脱氢分解,最终变成二氧化碳和水。肝代谢主要是依靠肝内的乙醇代谢酶,不同个体酶的水平及活性不同。

(一)中毒机制

乙醇的主要毒理作用是抑制中枢神经系统。首先从大脑皮质开始,选择性抑制网状结构上行激动系统,使较低功能失去控制,而呈现一时性兴奋状态,在短时间内自我控制能力减退;然后,皮质下中枢、脊髓和小脑功能受到抑制,出现共济失调等运动障碍,分辨力、记忆力、洞察力、注意力减退甚至消失,视觉、语言、判断力失常;最后抑制延髓血管运动中枢和呼吸中枢,呼吸中枢麻痹是重度乙醇中毒者死亡的主要原因。

(二)护理评估

1.病史

有大量饮酒或摄入含乙醇的饮料史。

2.临床表现

与乙醇的浓度、饮酒量、饮酒速度和是否空腹有关。急性中毒的主要症状和体征是中枢神经系统抑制、循环系统和呼吸系统功能紊乱。临床大致可分为以下 3 期。

(1)兴奋期:血乙醇含量在 200～990 mg/L,患者出现眩晕和欣快,易感情用事,说话滔滔不绝,言辞动作常粗鲁无理、喜怒无常,不承认自己饮酒过量,自制力很差,有时则寂静入睡。

(2)共济失调期:血乙醇含量达 1 000～2 999 mg/L。患者动作笨拙、步态不稳、言语含糊不清、语无伦次,似精神错落。

(3)昏迷期:血乙醇含量达 3 000 mg/L 以上。患者由兴奋转为抑制,常昏睡不醒、呼吸慢并带鼾声、体温偏低、面色苍白、皮肤发绀、口唇微紫、脉搏细速,常呈休克状态,瞳孔正常或散大,严重者昏迷、抽搐和大小便失禁,最后发生呼吸麻痹致死。

3.辅助检查

(1)乙醇检测:呼气中乙醇浓度与血清乙醇浓度相当。

(2)动脉血气分析:可有轻度代谢性酸中毒。

(3)血清电解质检测:可见低钾血症、低镁血症、低钙血症。

(4)血清葡萄糖检测:可有低血糖症。

(5)心电图检查:可见心律失常和心肌损害。

(三)病情诊断

根据患者大量饮酒或摄入含乙醇的饮料史,临床表现为急性中毒的中枢神经抑制症状、呼气中有酒味,参考实验室检查,可作出急性乙醇中毒的诊断。

(四)急救护理

1.紧急救护

(1)清除毒物:轻度醉酒一般不需作驱毒处理。饮酒量过大者,如神志尚清可予以催吐,但应严防误吸;如神志已模糊者应考虑洗胃。对来诊时已处于严重状态者,应早期进行血液透析治疗。

(2)解除中枢抑制作用:可用内啡肽拮抗药纳洛酮 0.4～0.8 mg,静脉注射,可每半小时左右重复注射,多数患者数次应用后可清醒。同时可用 10％高渗葡萄糖注射液 500 mL 加胰岛素8～16 U静脉滴注,加维生素 C、B 族维生素,促进乙醇氧化。

2.一般护理

(1)卧床休息:采取侧卧位,以防呕吐致窒息和吸入性肺炎,同时要注意保暖。

(2)加强病情观察:如患者出现昏迷、呼吸慢而不规则、脉搏细弱、皮肤湿冷、大小便失禁、抽搐等异常情况,要及时进行处理。

(3)加强饮食指导:鼓励多饮水,绿豆汤、西瓜汁等都有较好的解酒作用,也可给予浓茶醒酒。

(4)加强药物应用的护理:注意观察用药效果,如吗啡、氯丙嗪等中枢抑制剂,同时做好液体出入量记录。

(5)对症治疗:保持呼吸道通畅、给氧;呼吸中枢抑制时,以及时插管,机械辅助呼吸,慎用呼吸兴奋剂;及时解痉镇静,发生抽搐可用地西泮 5～10 mg 肌内注射或静脉注射,忌用巴比妥类;防止脑水肿、水电解质紊乱和酸碱平衡失调;纠正低血糖;注意防治呼吸道感染和吸入性肺炎。

(6)生活指导:加强乙醇中毒引起不良后果的宣传,倡导适量饮酒,严禁嗜酒的生活习惯。

(7)健康指导:加强宣传和教育,尤其是注意防止意外伤害及意外事故的发生。①意外伤害,如醉酒后可因落水、高坠、吸入呕吐物窒息而死;若冬季昏睡倒在室外,则易被冻伤甚至冻死,应予预防并避免。②意外事故,如酒后驾车肇事、打架斗殴、伤人毁物、工伤事故及其他暴力犯罪等,而且必须承担相关法律责任,应予以预防并及时制止。

五、强酸、强碱中毒

(一)疾病概论

1.病因和发病机制

强酸、强碱为腐蚀性化学物。强酸主要指硫酸、硝酸及盐酸等。急性中毒多为经口误服或意外吸入,皮肤接触或被溅洒,引起局部腐蚀性烧伤,组织蛋白凝固和全身症状。强碱是指氢氧化钠、氢氧化钾、氧化钠和氧化钾等。急性中毒多为误服或意外接触,引起局部组织碱烧伤,与组织蛋白结合形成碱性蛋白盐,使脂肪组织皂化出现全身症状。

2.临床表现

口服中毒者发生口咽、喉头、食管及胃黏膜烧伤,从而出现剧烈灼痛,呕吐血性内容物,并可出现喉头水肿、痉挛、吞咽困难,严重者出现胃穿孔。幸存患者可遗留食管及胃部瘢痕收缩引起的狭窄等。吸入中毒者出现呛咳、咳痰、喉和支气管痉挛,呼吸困难,肺炎及肺水肿等。

3.救治原则

(1)对强酸口服中毒者立即服用氢氧化铝凝胶或7.5%氢氧化镁混悬液,并可服用生蛋清或牛奶,同时加服植物油,严禁洗胃、催吐。对强碱口服中毒者立即用食醋、3%~5%醋酸或5%稀盐酸,大量橘汁或柠檬汁等中和,同时禁用催吐与洗胃。

(2)对强酸吸入中毒者,用2%碳酸氢钠溶液雾化吸入,大量肾上腺皮质激素预防肺水肿,抗生素预防感染。

(3)皮肤接触首先脱掉污染衣物,用大量清水冲洗,对强酸者可用2%碳酸氢钠溶液反复冲洗;对强碱者用2%醋酸溶液湿敷。皮肤损伤时,按烧伤处理。

(二)护理评估

1.病史

有强酸强碱类毒物接触史或误服史。

2.症状、体征

皮肤接触强酸强碱类毒物后即发生灼伤、腐蚀、坏死和溃疡形成。严重碱灼伤可引起体液丢失而发生休克。眼部接触强酸强碱类烟雾或蒸气后,可发生眼睑水肿、结膜炎症和水肿、角膜浑浊甚至穿孔,严重时可发生全眼炎以致失明。口服强酸强碱后患者口、咽、喉头、食管、胃均有剧烈灼痛,腐蚀性炎症,严重者可发生穿孔。强酸强碱烟雾吸入后,患者发生呛咳、胸闷、呼吸加快。如短时间内吸入高浓度烟雾,可引起肺水肿和喉头痉挛,可迅速因呼吸困难和窒息而死亡。

3.心理-社会评估

尤其对于自杀者应评估自杀原因。

（三）护理诊断

1.有窒息的危险

窒息与吸入中毒引起的肺水肿和喉头痉挛有关。

2.有休克的危险

休克与患者碱灼伤引起的体液大量丢失有关。

3.绝望

绝望与导致患者自杀的诱因有关。

4.有感染的危险

感染与患者皮肤灼伤后屏障破坏有关。

5.有再次自杀的危险

再次自杀与导致患者自杀的诱因未解除有关。

（四）护理目标

（1）患者未发生窒息或发生窒息能被及时发现并得到妥善处理。

（2）患者发生休克的临床指标得到重点监测,液体补充及时有效。

（3）患者愿意表达内心的感受,再次自杀的危险性减小。

（4）患者未发生感染。

（五）护理措施

（1）对强酸、强碱类毒物中毒的患者,清洗毒物时首先以清水为宜,并要求冲洗时间稍长,然后选用合适的中和剂继续冲洗。强酸中毒可用2％～5％碳酸氢钠、1％氨水、肥皂水、石灰水等中和;强碱中毒用1％醋酸、3％硼酸、5％氯化钠、10％枸橼酸钠等中和。

（2）口服强酸、强碱的患者禁止洗胃,可给予胃黏膜保护剂缓慢注入胃内,注意用力不要过大,速度不要过快,防止造成穿孔。

（3）严密观察生命体征的变化,准确记录出入液量,谨防休克的发生。

（4）保持呼吸道畅通,防止窒息的发生。

（5）耐心听取患者的诉说,在患者需要时陪伴患者,充分利用患者的社会及家庭支持系统。

（六）护理评价

（1）患者是否发生窒息或发生窒息能否被及时发现并得到妥善处理。

（2）患者发生休克的临床指标是否得到重点监测,液体补充是否及时有效。

（3）患者是否愿意表达内心的感受,再次自杀的危险性是否减小。

（4）患者是否发生感染。

（袁立娟）

第六节 淹 溺

一、定义

人淹没于水或其他液体中,由于液体充塞呼吸道及肺泡或反射性引起喉痉挛发生窒息和缺氧,并处于临床死亡状态称为淹溺。从水中救出后暂时性窒息,尚有大动脉搏动者称为近乎淹溺。淹溺后窒息合并心脏停搏者称为溺死。

二、临床表现

(一)症状

近乎淹溺者可有头痛或视觉障碍、剧烈咳嗽、胸痛、呼吸困难、咳粉红色泡沫痰。海水淹溺者口渴感明显,最初数小时可有寒战、发热。

(二)体征

皮肤发绀、颜面肿胀、球结膜充血,口鼻充满泡沫和泥污。常出现精神状态改变,烦躁不安、抽搐、昏睡、昏迷和肌张力增加。呼吸表浅、急促或停止。肺部可闻及干、湿啰音。偶有喘鸣音,心律失常,心音微弱或消失、腹部膨隆、四肢厥冷。

三、病因及发病机制

(一)病因

无自救能力的落水者,或不熟悉水流和地形的河流池塘而误入险区,是发生淹溺的常见原因。另外,在水中因体力不支,肌肉抽搐或者心脑血管疾病或投水自杀均可致淹溺。

(二)发病机制

根据发生机制,淹溺可分干性淹溺和湿性淹溺两类。干性淹溺是指人入水后,因受强烈刺激(惊慌、恐惧、骤然寒冷等),引起喉痉挛导致窒息,呼吸道和肺泡很少或无水吸入,约占淹溺者的10%。湿性淹溺指人入水后,喉部肌肉松弛,吸入大量水分充塞呼吸道和肺泡发生窒息,患者数秒钟后神志丧失,继之发生呼吸停止和心室颤动,约占淹溺者的90%。

1.淡水淹溺

淡水包括江、河、湖泊、池、井水等,一般属低渗液体,大量水经肺毛细血管可迅速进入血液循环,血液被稀释,几分钟后血液总量可增加一倍;另外,水可损伤气管、支气管和肺泡壁的上皮细胞,使细胞表面活性物质减少而出现肺泡塌陷,从而进一步阻碍了气体交换。

2.海水淹溺

海水含3.5%的氯化钠和大量钙盐和镁盐,系高渗性液体,海水进入肺泡后,大量血浆蛋白及水分由血管内向肺泡腔和肺间质渗出而引起急性肺水肿;另外,高渗液体对呼吸道和肺泡有化学性刺激和损伤作用。

四、辅助检查

(一)实验室检查

白细胞总数和中性粒细胞计数增多,红细胞和血红蛋白因血液浓缩或稀释情况不同而变化不同。海水淹溺者血钠、血氯增高,血钾变化不明显,血中尿素增高。淡水淹溺者血钾增高,血钠、血氯下降。

(二)影像学检查

胸部X线检查常显示斑片状浸润,有时出现典型肺水肿征象。约有20%的病例X线胸片无异常发现。

五、诊断要点

患者有淹溺史,根据临床症状和病史即可诊断,无须鉴别。

六、治疗要点

(一)一般措施

迅速将患者安置于抢救室内,换下湿衣裤,注意保暖。

(二)维持呼吸功能

给予高流量吸氧,同时将 40%～50% 的乙醇置于湿化瓶内,可促进坍塌的肺泡复张,改善气体交换、纠正缺氧和迅速改善肺水肿。对行人工呼吸无效者立即行气管内插管予正压给氧,必要时予气管切开。静脉注射呼吸兴奋药。

(三)维持循环功能

患者心跳恢复后,常有血压不稳定或低血压状态,应注意监测有无低血容量,准确记录输液量和速度,必要时行 CVP 监测。

(四)对症处理

(1)纠正低血容量:对淡水淹溺而血液稀释者,静脉滴注 3% 氯化钠溶液 500 mL,必要时可重复一次。对海水淹溺者,可予 5% 葡萄糖溶液或右旋糖酐-40。

(2)防治脑水肿:使用大剂量肾上腺皮质激素和脱水剂防治脑水肿。

(3)防治肺部感染:由于淹溺时易发生肺部感染,应予抗生素预防或治疗。对污染水域淹溺者,除进行常规抢救外,应尽早实施经支气管镜下灌洗。

七、护理问题

(一)窒息

其与大量水、泥沙进入鼻腔、气管和肺,阻塞呼吸道有关。

(二)急性意识障碍

其与溺水所致窒息引起脑缺氧有关。

(三)低效型呼吸形态

其与呼吸不规则,溺水所致缺氧有关。

(四)体温过高

其与溺水所致肺部感染有关。

(五)有外伤的危险

其与意识障碍、烦躁不安有关。

(六)潜在并发症

吸入性肺炎、脑水肿、水电解质紊乱、急性心力衰竭。

八、护理措施

(一)密切观察病情变化

(1)密切观察患者的神志、呼吸频率、深度,以判断呼吸困难程度。观察有无咳痰,痰液的颜色、性质、量,听诊肺部啰音及心率、心律情况,监测血压、脉搏和血氧饱和度。

（2）注意监测尿液的颜色、量、性质，准确记录尿量。

（二）输液护理

对淡水淹溺者应严格控制输液速度，从小剂量、低速度开始，避免短时间内输入大量液体，加重血液稀释程度。对海水淹溺者出现血液浓缩症状的应及时保证 5‰葡萄糖液和血浆等的输入，切忌输入生理盐水。

（三）复温护理

对淹溺者，水温越低，人体的代谢需要越小，存活机会越大，某些淹溺者在冷水中心脏停搏 30 分钟后仍可复苏。但是低温亦是淹溺者死亡的常见原因，在冷水中超过 1 小时复苏很难成功，尤其是海水淹溺者。因此，及时复温对患者的预后非常重要。

复温方法包括以下两种。①被动复温：覆盖保暖毯或将患者置于温暖环境。②主动复温：应用热水袋、热辐射等加热装置进行体外复温，或体内复温法，如加温加湿给氧，加温静脉输液（43 ℃）等。

复温速度要求稳定、安全、不要复温太快，使患者体温恢复到 30～32 ℃即可，但重度低温患者复温速度应加快。

（四）心理护理

消除患者的焦虑与恐惧心理，对于自杀淹溺的患者应尊重患者的隐私，引导患者正确对待人生、事业和他人。提高其心理承受能力，以配合治疗。同时做好家属的思想工作，以协助护理人员使患者消除自杀念头。必要时可以请求心理科医师的帮助。

（五）健康教育

对从事水上或水中活动者应经常进行游泳和水上自救及互救技能培训；水上运动前不要饮酒；在农村，外出游泳前应对所去的水域情况有所了解；小朋友外出游泳时应有家长陪伴。

（袁立娟）

第七节 中 暑

一、定义

中暑是指人体在高温环境下，由于水和电解质丢失过多，散热功能障碍，引起的以中枢神经系统和心血管功能障碍为主要表现的热损伤性疾病，是一种威胁生命的急症，可因中枢神经系统和循环功能障碍导致死亡、永久性脑损伤或肾衰竭。

二、临床表现

根据临床表现的轻重程度分为：先兆中暑、轻症中暑和重症中暑。

（一）先兆中暑

患者在高温环境工作或生活一定时间后，出现口渴、乏力、多汗、头晕、目眩、耳鸣、头痛、恶心、胸闷、心悸、注意力不集中，体温正常或略高，不超过 38 ℃。

(二)轻症中暑

出现高热、痉挛、惊厥、休克、昏迷等症状。

(三)重症中暑

按表现不同可分为三型。

1.热痉挛

出汗后水和盐分大量丢失，仅补充水或低张液，补盐不足造成低钠、低氯血症，临床表现为四肢、腹部、背部肌肉的肌痉挛和收缩疼痛，尤以腓肠肌为特征，常呈对称性和阵发性。也可出现肠痉挛剧痛。意识清楚，体温一般正常。热痉挛可以是热射病的早期表现，常发生于高温环境下强体力作业或运动时。

2.热衰竭

在热应激情况时因机体对热环境不适应引起脱水、电解质紊乱、外周血管扩张，周围循环容量不足而发生虚脱。表现为头晕、眩晕，肌痉挛，血压下降甚至休克。中枢神经系统损害不明显，病情轻而短暂者也称为热晕厥，可发展为热射病。常发生于老年人、儿童和慢性病患者。

3.热射病

热射病又称中暑高热，属于高温综合征，是中暑最严重的类型。在高温、高湿或强烈的太阳辐射环境作业后运动数小时（劳力性），或年老、体弱、有慢性疾病者在高温或通风不良环境中维持数天（非劳力性），热应激机制失代偿，使中心体温骤升，导致中枢神经系统和循环功能障碍。

患者在全身乏力、出汗头晕、头痛、恶心等早期症状的基础上，出现高热、无汗、神志障碍，体温高达40～42 ℃甚至更高。可有皮肤干燥、灼热、谵妄、昏迷、抽搐、呼吸急促、心动过速、瞳孔缩小、脑膜刺激征等表现，严重者出现休克、心力衰竭、脑水肿、ARDS、急性肾衰竭、急性重型肝炎、MOF。

三、病因及发病机制

(一)病因

高温环境作业，或在室温>32 ℃，相对湿度较大（>60％）、通风不良的环境中长时间或强体力劳动，是中暑的致病因素。机体对高温环境适应能力不足，如年老、体弱、产妇、肥胖、甲状腺功能亢进和应用某些药物（如苯丙胺、阿托品）、汗腺功能障碍（如硬皮病、先天性汗腺缺乏症、广泛皮肤烧伤后瘢痕形成）等容易中暑。

(二)发病机制

发生中暑的发病机制是由于高温环境引起体温调节中枢功能障碍，汗腺功能衰竭，水、电解质平衡失调所致的疾病。

四、辅助检查

根据病情程度不同可表现为白细胞总数增加，中性粒细胞计数增高，血小板计数减少，凝血功能异常，尿常规异常，转氨酶、肌酐和尿素、血乳酸脱氢酶（LDH）和肌酸激酶（CK）升高，血液浓缩，电解质紊乱，呼吸性和代谢性酸中毒，心电图改变。应尽早发现重要器官出现功能障碍的证据，怀疑颅内出血或感染时，应做颅脑 CT 和脑脊液检查。

五、诊断要点

在高温环境下，重体力作业或剧烈运动之后甚至过程中出现相应的临床表现即可以诊断。

对肌痉挛伴虚脱、昏迷伴有高热的患者应考虑中暑。需注意排除流行性乙型脑炎、细菌性脑膜炎、中毒性细菌性痢疾、脑型疟疾、脑血管意外、脓毒症、甲状腺危象、伤寒、抗胆碱能药物中毒等原因引起的高温综合征。

六、治疗要点

(一)先兆及轻症中暑

先兆中暑患者应立即转移到阴凉、通风环境,口服淡盐水或含盐清凉饮料,休息后即可恢复。轻症者除口服淡盐水或含盐清凉饮料并休息外,对有循环功能紊乱者,可经静脉补充5%葡萄糖盐水,但滴注速度不能太快,并加强观察,直至恢复。

(二)重症中暑

(1)热痉挛主要为补充氯化钠,静脉滴注5%葡萄糖盐水或生理盐水1 000~2 000 mL。

(2)热衰竭及时补充血容量,防止血压下降。可用5%葡萄糖盐水或生理盐水静脉滴注,适当补充血浆。必要时监测中心静脉压指导补液。

(3)热射病:①将患者转移到通风良好的低温环境,使用电风扇、空调。按摩患者四肢及躯干,促进循环散热。监测体温、心电、血压、凝血功能等。②给予吸氧。③降温:降温速度与预后密切相关。体温越高,持续时间越长,组织损害越严重,预后也越差。一般应在1小时内使直肠温度降至37.8~38.9 ℃。④补钠和补液,维持水、电解液平衡,纠正酸中毒。低血压时应首先及时输液补足血容量,必要时应用升压药(如多巴胺)。⑤防治脑水肿和抽搐:应用甘露醇。糖皮质激素有一定的降温、改善机体的反应性、降低颅内压作用,可用地塞米松。可酌情应用清蛋白。有抽搐发作者,可静脉注射地西泮。⑥综合与对症治疗:保持呼吸道通畅,昏迷或呼吸衰竭者行气管插管,用人工呼吸机辅助通气;肺水肿时可给予毛花苷 C、呋塞米、糖皮质激素和镇静药;应及时发现和治疗肾功能不全;防治肝功能不全和心功能不全;控制心律失常;给予质子泵抑制剂预防上消化道出血;适当应用抗生素预防感染等。

七、护理问题

(一)体液不足

其与中暑衰竭引起血容量不足有关。

(二)疼痛

肌肉痉挛性疼痛与低钠、低氯有关。

(三)急性意识障碍

其与中暑引起头部温度过高有关。

(四)体温过高

其与体温调节中枢功能障碍有关。

八、护理措施

(一)即刻护理措施

心力衰竭患者要给予半卧位,血压过低患者要给予平卧位,昏迷患者要保持气道通畅,及时清除口鼻分泌物,充分供氧,必要时准备机械通气治疗。

（二）保持有效降温

1.环境降温

将患者安置在 20～25 ℃空调房间内，以增加辐射散热。

2.体外降温

头部降温可采用冰帽、电子冰帽，或用装满冰块的塑料袋紧贴两侧颈动脉处及双侧腹股沟区。全身降温可使用冰毯，或用冰水擦拭皮肤，但注意避免局部冻伤。

3.体内降温

用冰盐水 200 mL 进行胃或直肠灌洗；也可用冰的 5％葡萄糖盐水 1 000～2 000 mL 静脉滴注，开始时滴速控制在 30～40 滴/分；或用低温透析仪（10 ℃）进行血液透析。

降温时应注意：①冰袋放置位置准确，注意及时更换，尽量避免同一部位长时间直接接触皮肤，以防冻伤。冰（冷）水、酒精擦浴时，禁止擦拭胸部、腹部及阴囊处。②冰（冷）水擦拭和冰（冷）水浴者，在降温过程中，必须用力按摩患者四肢及躯干，以防周围血管收缩，导致皮肤血流淤滞。③老年人、新生儿、昏迷、休克、心力衰竭，体弱或伴心血管基础疾病者，不能耐受 4 ℃冰浴，应禁用。必要时可选用 15 ℃冷水淋浴或冰水浴。④头部降温常用冰枕、冰帽，使用时注意保护枕后、耳郭的皮肤，防止冻伤。⑤密切观察病情变化。

（三）降温效果观察

（1）降温过程中应密切监测肛温，每 15～30 分钟测量一次，根据肛温变化调整降温措施。

（2）观察末梢循环情况，以确定降温效果。如患者高热而四肢末梢厥冷、发绀、提示病情加重；经治疗后体温下降、四肢末梢转暖、发绀减轻或消失，则提示治疗有效。无论何种降温方法，只要体温降至 38 ℃左右即可考虑终止降温，防止体温再度回升。

（3）如有呼吸抑制、深昏迷、血压下降则停用药物降温。

（四）并发症的监测

（1）监测尿量、尿色、尿比重，以观察肾功能状况，深茶色尿和肌肉触痛往往提示横纹肌溶解。

（2）密切监测血压、心率，有条件者可测量中心静脉压、肺动脉楔压、心排血量以及体外循环阻力指数等，防止休克，并且直到合适补液以防止补液过量而引起肺水肿。降温时，血压应维持收缩压在 12.0 kPa（90 mmHg）以上，注意有无心律失常出现，必要时应及时处理。

（3）监测动脉血气、神志、瞳孔、脉搏、呼吸的变化。中暑高热患者，动脉血气结果应予校正。

（4）严密监测凝血酶原时间、凝血活酶时间、血小板计数和纤维蛋白原，以防 DIC。

（5）监测水、电解质的失衡。

（6）观察与高热同时存在的其他症状：如是否伴有寒战、大汗、咳嗽、呕吐、腹泻、出血等，以协助明确诊断。

（五）对症护理

（1）口腔护理：高热患者应加强口腔护理，以防感染与溃疡。

（2）皮肤护理：高热大汗者应及时更换衣裤及被褥，注意皮肤清洁卫生，定时翻身，防止压疮的发生。

（3）高热惊厥护理：应保护患者，防止坠床及碰伤，惊厥时注意防止舌咬伤。

（袁立娟）

第八节 电 击 伤

一、定义

电击伤(亦称触电)是指当一定的电流或电能量(静电)通过人体后致使机体组织损伤或功能障碍,甚至死亡的病理过程,一般常见于违章用电、电器年久失修、漏电、雷击及意外事故等。电击伤可以分为超高压电或雷击伤、高压电伤和低压电伤 3 种。

二、临床表现

轻者仅有瞬间感觉异常,重者可致死亡。

(一)全身表现

1.轻型

表现为精神紧张,表情呆滞、面色苍白、四肢软弱、呼吸及心跳加速。敏感患者可发生晕厥、短暂意识丧失。

2.重型

表现为神志清醒患者有恐惧、心悸和呼吸频率快;昏迷患者则出现肌肉抽搐、血压下降、呼吸由浅快转为不规则以至停止,心律失常,很快导致心搏骤停。

(二)局部表现

主要表现为电流通过的部位出现电灼伤。

1.低压电引起的灼伤

伤口小,呈椭圆形或圆形,焦黄或灰白色,干燥,边缘整齐,与正常皮肤分界清楚,一般不损伤内脏。如有衣服点燃,可出现与触电部位无关的大面积烧伤。

2.高压电引起的烧伤

烧伤面积不大,但可深达肌肉、血管、神经和骨骼,有"口小底大,外浅内深"的特征:肌肉组织常呈夹心性坏死;电流可造成血管壁变性、坏死或血管栓塞,从而引起继发性出血或组织的继发性坏死。

(三)并发症

可有短期精神异常、心律失常、肢体瘫痪、继发性出血或血供障碍、局部组织坏死继发感染、急性肾功能障碍、内脏破裂或穿孔、周围性神经病、永久性失明或耳聋等。孕妇电击后常发生死胎、流产。

三、病因及发病机制

(一)病因

1.人体直接接触电源

如电动机、变压器等电器设备不检修,不装接地线;不懂安全用电知识,自行安装电器;家用电器漏电而手直接接触开关等。

2.电流或静电电荷经空气或其他介质电击人体

因台风、火灾、地震、房屋倒塌等使高压线断后掉在地上,在高压和超高压电场中,10 cm 内都有电击伤的危险;在大树下避雷雨,衣服被淋湿后更易被雷击。

(二)发病机制

电击伤主要发病机制是组织缺氧。人体作为导体,在接触电流时,即成为电路中的一部分。电击通过产热和电化学作用引起人体器官生理功能障碍,如抽搐、心室颤动、呼吸中枢麻痹或呼吸停止等,以及组织损伤。电击伤对人体的危害与接触电压高低、电流强弱、电流类型、频率高低、电流接触时间、接触部位、电流方向和所在环境的气象条件都有密切关系。

(1)电流类型:同样电压下,交流电比直流电的危险性大 3 倍。交流电能使肌肉持续抽搐,能牵引住接触者,使其脱离不开电流,因而危险性较直流电大。

(2)电流强度:一般而论,通过人体的电流越强,对人体造成的损害越重,危险也越大。

(3)电压高低:电压越高,流经人体的电流越大,机体受到的损害也越严重。

(4)电阻大小:在一定电压下,皮肤电阻越低,通过的电流越大,造成的损伤越大。

(5)电流接触时间:电流对人体的损害程度与接触电源时间成正比。

(6)通电途径:电流通过人体的途径不同,对人体造成的伤害也不同。

四、辅助检查

早期可出现肌酸磷酸激酶(CK)及其同工酶(CK-MB)/乳酸脱氢酶(LDH)、丙氨酸氨基转移酶(ALT)的活性增高。尿液检测可见血红蛋白尿或肌红蛋白尿。

五、诊断要点

(一)病史

患者有明确的触电史或被雷、电击伤史。

(二)诊断注意事项

应了解有无从高处坠落或被电击抛开的情节,注意颈髓损伤、骨折和内脏损伤的可能性。监测血 LDH、CK-MB、淀粉酶,尿肌红蛋白,肝肾功能等,可辅助判断组织器官损伤程度。有些患者触电后,心跳和呼吸极其微弱,甚至暂时停止,处于"假死状态",因此要认真鉴别,不可轻易放弃对触电患者的抢救。

六、治疗要点

救治原则为迅速脱离电源,争分夺秒地实施有效的心肺复苏及心电监护。

(一)现场急救

1.迅速脱离电源

根据触电现场情况,采用最安全、最迅速的办法脱离电源。

(1)切断电源:拉开电源闸刀或者拔除电源插头。

(2)挑开电线:应用绝缘物或干燥的木棒、竹竿、扁担等将电线挑开。

(3)拉开触电者:施救者可穿胶鞋,站在木凳上,用干燥的绳子、围巾或干衣服等拧成条状套在触电者身上拉开触电者。

(4)切断电线:如在野外或远离电源以及存在电磁场效应的触电现场,施救者不能接近触电者,不便将电线挑开时,可用干燥绝缘的木柄刀、斧或锄头等物将电线斩断,中断电流,并妥善处理残端。

2.防止感染

现场应保护好电烧伤创面,防止感染。

3.轻型触电者

就地观察及休息1~2小时,以减轻心脏负荷,促进恢复。

4.重型触电者

对心搏骤停或呼吸停止者,应立即实施心肺复苏术。

(二)院内急救

1.维持有效呼吸

呼吸停止者应立即气管插管,给予呼吸机辅助通气。

2.补液

低血容量性休克和组织严重电烧伤的患者,应迅速给予静脉补液,补液量较同等面积烧伤患者要多。

3.纠正心律失常

最严重的心律失常是心室颤动,室颤者应尽早给予除颤。

4.创面处理

创面应用无菌液冲洗后以无菌敷料包扎,局部坏死组织如与周围组织分界清楚,应在伤后3~6天及时切除焦痂。如皮肤缺损较大,则需植皮治疗,必要时应用抗生素和 TAT 预防破伤风的发生。

5.筋膜松解术和截肢

肢体受高压电热灼伤,大块软组织灼伤引起的局部水肿和小血管内血栓形成,可使电热灼伤远端肢体发生缺血性坏死,因而有时需要进行筋膜松解术,减轻灼伤部位周围压力,改善肢体远端血液循环,严重时可能需要做截肢手术。

6.对症处理

预防感染,纠正水和电解质紊乱,抗休克,防治应激性溃疡、脑水肿、急性肾衰竭等。

七、护理问题

(一)焦虑/恐惧

其与电击伤后出现短暂的电休克、担心植皮、截肢(指、趾)、电击伤知识的缺乏有关。

(二)皮肤完整性受损

其与皮肤烧伤,失去皮肤屏障功能有关。

(三)心排血量减少

其与电击伤后心律失常有关。

(四)体液不足

其与大面积电击伤后大量体液自创面丢失、血容量减少有关。

(五)疼痛

其与电击伤后创面疼痛及局部炎症有关。

（六）潜在的并发症

急性肾衰竭、感染、继发性出血、高钾血症。

八、护理措施

（一）即刻护理

心搏骤停或呼吸骤停者应立即实施心肺复苏术，应配合医师做好抢救，尽早尽快建立人工气道和机械通气，注意清除气道内分泌物。

（二）用药护理

尽快建立静脉通路，根据医嘱给予输液，恢复循环容量。应用抗生素后所造成的厌氧菌感染，遵医嘱注射破伤风抗毒素预防发生破伤风。

（三）合并伤的护理

因触电后弹离电源或自高空跌下，常伴有颅脑伤、气胸、血胸、内脏破裂、四肢与骨盆骨折等合并伤。搬运过程注意保护颈部、脊柱和骨折处，配合医师做好抢救。如有颅脑外伤，心搏呼吸停止时间较长，伤员昏迷不醒等情况，应遵医嘱在伤员头部放置冰袋，并快速静脉滴注 20% 甘露醇 250 mL 或 50% 葡萄糖溶液 60～100 mL，脱水降低颅压，防止脑疝引起突然死亡。

（四）严密观察病情变化

1.密切监测生命体征变化

测量呼吸、脉搏、血压及体温。注意呼吸频率，判断有无呼吸抑制及窒息发生；注意患者神志变化，对清醒患者应予心理安慰，消除其恐惧心理，同时注意患者出现电击后精神兴奋症状，应说服患者休息。

2.心律失常的监测

复苏后患者尤其应仔细检查心率和心律，每次心脏听诊应保持 5 分钟以上，判断有无心律失常。

3.肾功能监测

观察尿的颜色和量的变化，对严重肾功能损害或脑水肿损害使用利尿剂和脱水剂者，应准确记录尿量。

（五）加强基础护理

保持患者局部伤口敷料的清洁、干燥，防止脱落。观察创面颜色、气味，有无发绀、干性坏死等，警惕糜烂坏死组织腐蚀血管致大出血。保守治疗效果不好的，应及早截肢，并遵医嘱应用止痛药，注意观察患者有无幻肢痛。做好口腔和皮肤护理，预防发生口腔感染和压疮等。

（六）心理护理

医务人员应沉着冷静，操作熟练，多与患者进行肢体接触和眼神沟通，给患者更多的信任感；同时多安慰患者，告知其治疗方法、过程及效果，鼓励患者表达自身感受，教会患者自我放松的方法；适当延长患者家属探视时间，家属的关心鼓励和陪伴能够给予患者更多战胜疾病的信心。

（七）健康教育

教育患者出院后自我保健知识、普及安全用电知识，尤其应加强学龄前儿童和小学生的安全用电知识教育。

（袁立娟）

第九节 冻 伤

一、定义

冻伤即冷损伤，是低温作用于机体的局部或全身引起的损伤。低温强度和作用时间、空气湿度和风速与冻伤的轻重程度密切相关。慢性疾病、营养不良、饥饿、疲劳、年老、神志不清、痴呆、醉酒、休克和创伤等是冻伤的易患因素。

二、临床表现

冻伤按损伤范围可分为全身性冻伤（冻僵）和局部性冻伤（局部冻伤、冻疮、战壕足与浸泡足），按损伤性质可分为非冻结性冻伤和冻结性冻伤。

（一）非冻结性冻伤

非冻结性冻伤是长时间暴露于 $0 \sim 10\ ℃$ 的低温、潮湿环境造成的局部损伤，而不发生冻结性病理改变，包括冻疮、战壕足及浸泡足。临床表现为局部红肿，可出现水疱，去除水疱上的表皮可见创面发红，有渗液，并发感染时可形成糜烂或溃疡。受冻局部可渐次出现皮肤发红、苍白、发凉，皮肤或肢端刺痛，皮肤僵硬、麻木、感觉丧失。冻疮常发生在手足部或者耳郭，易复发。

（二）冻结性冻伤

冻结性冻伤是身体局部或全部短时间暴露于极低气温，或较长时间暴露于冰点以下低温造成的组织损伤。

局部冻伤常发生在鼻、耳、颜面、手足等暴露部位。患处温度低，皮肤苍白、麻木、刺痛。局部冻伤可分为反应前期、反应期及反应后期。

1.反应前期（前驱期）

反应前期系指冻伤后到复温融化前的阶段，主要临床表现有受冻部位冰凉、苍白、坚硬、感觉麻木或丧失。由于局部处于冻结状态，其损伤范围和程度往往难以判断。

2.反应期（炎症期）

反应期为复温融化和复温融化后的阶段。冻伤损伤范围、程度随复温后逐渐明显。

3.反应后期（恢复期）

反应后期系指Ⅰ、Ⅱ度冻伤愈合后，和Ⅲ度冻伤坏死组织脱落后，肉芽创面形成的阶段。可出现：①冻伤皮肤局部发冷，感觉减退或敏感；②对冷敏感，寒冷季节皮肤出现苍白或青紫；③痛觉敏感，肢体不能持重等。这些表现系由于交感神经或周围神经损伤后功能紊乱所引起。

（三）冻僵

冻僵表现为低体温，易发生在冷水或冰水中淹溺，其临床表现如下。

1.神经系统

体温在 $34\ ℃$ 时可出现健忘症，低于 $32\ ℃$ 时触觉、痛觉丧失，而后意识丧失，瞳孔扩大或缩小。

2.循环系统

体温下降后，血液内水分由血管内移至组织间隙，血液浓缩，黏度增加，$20\ ℃$ 时半数以上的外围小血管血流停止,肺循环及外周阻力加大;19 ℃时冠状动脉血流量为正常的25％,心排血量减少,心率减慢,出现传导阻滞,可发生心室颤动。

3.呼吸系统

呼吸中枢受抑制,呼吸变浅,变慢,29 ℃时呼吸比正常次数减少50％,呼吸抑制后进一步加重缺氧,酸中毒及循环衰竭。

4.肾脏系统

由于肾血管痉挛,肾血流量减少,肾小球滤过率下降。体温27 ℃时,肾血流量减少一半以上,肾小球滤过率减少1/3。如果持续时间过久,导致代谢性酸中毒、氮质血症及急性肾衰竭。

三、病因及发病机制

冻伤是局部温度过低,致使局部血管先收缩、后扩张,毛细血管壁通透性增加,血浆渗出,组织水肿,血管内血液浓缩和血管壁损害,形成血栓以致引起组织坏死。病变可仅限于皮肤或累及深部组织,包括肌肉和骨骼。

四、诊断要点

(一)了解病史

了解受冻、受湿冷史、保温情况,以及是否有诱因,即可确定冻伤诊断,并判断冻伤类型与程度。注意患者出现低体温前是否伴有药物过量、滥用酒精或外伤。伴高血钾者需排除挤压伤和溶血。

(二)中心体温测量

临床上以接近中心体温的部位测量。肺动脉测温最准确,但较常用直肠、膀胱、鼓膜、食管测温。

五、治疗要点

(一)冻僵

(1)迅速恢复冻伤者中心体温,防止并发症。

(2)迅速将冻伤者移入温暖环境。脱掉衣服、鞋袜,采取全身保暖措施。给盖棉被或毛毯,用热水袋,水壶加热(注意不要直接放在皮肤上,用垫子,衣服或毯子隔开,以防烫伤)放腋下及腹股沟,有条件用电毯包裹躯体,红外线和短波透热等,也可用温水,将冻伤者浸入40～42 ℃温浴盆中,水温自34～35 ℃开始,5～10分钟后提高水温到42 ℃,待肛温升到34 ℃,有了规则的呼吸和心跳时,停止加温。如患者意识存在,可给予热饮料,静脉滴注加温10％葡萄糖,有助于改善循环。

(3)除体表复温外,也可采用中心复温法,尤其是那些严重冻僵的伤员。可采用体外循环血液加温和腹膜透析。腹膜透析在一般医院都能进行,可用加温到49～54 ℃的透析悬液挂在3～4尺(1尺＝1/3米)高度,通过在43 ℃水浴中保温的导管,灌入腹腔内,进行腹膜透析,每次20～30分钟,可连续透析5～6次。每小时可使肛温升高2.9～3.6 ℃,有助于改善心、肾功能。

(4)采用对器官功能监护和支持等综合措施,注意处理低血容量、低血糖、应激性溃疡、胰腺坏死、心肌梗死、脑血管意外、深部静脉血栓形成、肺不张、肺水肿、肺炎等并发症。

(二)局部冻伤

1.治疗原则

(1)迅速脱离寒冷环境,防止继续受冻。

(2)抓紧时间尽早快速复温。

(3)局部涂敷冻伤膏。

(4)改善局部微循环。

(5)抗休克,抗感染和保温。

(6)内服活血化瘀等药。

(7)Ⅱ、Ⅲ度冻伤未能分清者按Ⅲ度冻伤治疗。

(8)冻伤手术处理,应尽量减少伤残,最大限度地保留尚有存活能力的肢体功能。

2.快速复温

伤员脱离寒冷环境后,如有条件,应立即进行温水快速复温,复温后在充分保暖的条件下运送。如无快速复温条件,应尽早运送,运送途中应注意保暖,防止外伤。到达医疗单位后应立即进行温水快速复温,特别对救治仍处于冻伤状态的Ⅱ、Ⅲ度冻伤,复温是效果显著的关键措施。复温方法:将冻肢浸泡在42℃温水中,至冻区皮肤转红,尤其是指(趾)甲床潮红,组织变软为止,时间不宜过长。对于颜面冻伤,可用42℃的温水浸湿毛巾,进行局部热敷。在无温水的条件下,可将冻肢置于自身或救护者的温暖体部,如腋下、腹部或胸部,以达复温目的。救治时严谨火烤、雪搓、冷水浸泡或猛力捶打冻伤部。

3.局部处理

(1)局部用药:复温后局部立即涂敷冻伤外用药膏,可适当涂厚些,指(趾)间均需涂敷,并以无菌敷料包扎,每天换药1~2次,面积小的Ⅰ、Ⅱ度冻伤,可不包扎,但注意保暖。

(2)水疱处理:应在无菌条件下抽出水疱液,如果水疱较大,也可低位切口引流。

(3)感染创面和坏死痂皮处理:感染创面应及时引流,防止痂下积脓,对坏死痂皮应及时蚕食脱痂。

(4)及时清除坏死痂皮:肉芽创面新鲜后尽早植皮,消灭创面。早期皮肤坏死形成干痂后,对于深部组织生活能力情况,往往不易判断,有时看来肢端已经坏死,但脱痂后露出肉芽创面(表明深部组织未坏死),经植皮后痊愈。因此,对冻伤后截肢应取谨慎态度,一般任其自行分离脱落,尽量保留有活力的组织,有必要时可进行动脉造影,以了解肢端血液循环情况。

4.其他

预防感染严重冻伤应口服或注射抗生素;常规进行破伤风预防注射。

(三)非冻结性冻伤

可在局部涂冻伤膏。局部用药应涂厚,每天数次温敷创面。并根据创面情况每天换药,用无菌纱布包扎。

六、护理问题

(一)疼痛

其与冻伤造成组织坏死有关。

(二)体温过低

其与局部温度过低,致使局部血管收缩有关。

（三）感染

其与冻伤后组织坏死有关。

七、护理措施

（一）一般护理

复温后将患者安置在温暖环境中，取平卧位且继续用毛毯、棉被等保温、同时保持床单位整洁、维持冻伤皮肤干燥，抬高病变部位、减轻水肿。

（二）病情观察

持续监测肛温变化，严格监测心率、血压、呼吸、血氧饱和度等生命体征并详细记录，发现病情变化及时配合医师处理。全身温水浴复温时，一般当肛温恢复到 34 ℃ 左右，即应停止继续复温。因为停止复温后，体温还要继续上升 3~6 ℃，如果复温太高，体温继续上升后，可出现高热，增加代谢消耗与负担。

（三）对症护理

1.疼痛护理

正确评估患者疼痛分级，并遵医嘱使用镇痛药物；根据患者的损伤部位选择合适的体位以减轻疼痛；可采用音乐疗法转移患者注意力，以缓解疼痛。

2.创面护理

及时更换包扎敷料，保持创面干燥、避免压迫。

3.用药护理

用药前遵医嘱做过敏试验，确定安全后方能使用；对于改善微循环的药物，注意观察药物的疗效，警惕出血倾向。

（四）饮食护理

加强营养支持，给予高热量、高蛋白、富含维生素的清淡饮食。

（五）心理护理

冻伤复温后常出现疼痛，严重影响患者舒适，造成焦虑、恐惧、烦躁心理。护士应做好解释工作，向患者说明疼痛的原因，介绍缓解疼痛的方法，正确疏导患者的不良情绪，以积极配合治疗。

（袁立娟）

第十节　强酸与强碱损伤

一、定义

强酸与强碱损伤是指强酸或强碱类物质接触皮肤黏膜后造成的腐蚀性烧伤，以及进入血液后造成的全身中毒损伤。

二、临床表现

(一)强酸损伤

1.常见不同强酸损伤的特点

(1)浓硫酸作用于组织时,其吸水性强,能使有机物质炭化。

(2)浓硫酸含三氧化硫,吸入后对肺组织产生强烈的刺激和腐蚀作用,可导致严重肺水肿。

(3)硝酸吸收入血后,逐步变为亚硝酸盐和硝酸盐,前者能使血红蛋白变为正铁血红蛋白,并引起中毒性肾病。硝酸烟雾与空气接触,释出二氧化氮,吸入后直接刺激支气管黏膜和肺泡细胞,可导致肺水肿。

(4)浓盐酸与空气呈白色的烟雾,具有剧烈的刺激气味,可引起口腔、鼻、支气管黏膜充血、水肿、坏死、溃疡,眼睑痉挛或角膜溃疡。

(5)氢氟酸可溶解脂肪和脱钙,造成持久的局部组织坏死,损害可深达骨膜,甚至骨骼坏死高浓度氢氟酸可伴发急性氟中毒。

(6)草酸可结合钙质,引起低血钙、手足搐搦。皮肤及黏膜可产生粉白色顽固溃烂。

(7)铬酸接触引起溃烂及水疱,如不及时处理,铬离子可从创面吸收,导致全身中毒。铬酸雾反复吸入接触后可发生鼻中隔穿孔。

2.各部位强酸损伤的表现

(1)皮肤接触者:创面干燥,边界分明,坏死可深入到皮下组织,局部灼痛。皮肤呈暗褐色,严重者出现糜烂、溃疡、坏死、迅速结痂,一般不起水疱。皮肤大面积烧伤时,可导致休克。烧伤痂皮或焦痂色泽:硫酸为黑色或棕黑色,硝酸为黄色,盐酸为灰棕色,氢氟酸为灰白色。

(2)眼部接触者:发生眼睑水肿、结膜炎、角膜混浊、穿孔,甚至全眼炎、失明。

(3)吸入强酸类的烟雾:出现咳嗽、咳泡沫状痰或血痰、气促、喉或支气管痉挛、喉头水肿、胸部压迫感、呼吸困难、窒息。

(4)口服强酸后,立即出现消化道损伤处的剧烈烧灼样疼痛,口腔、咽喉部等易见黏膜充血、糜烂、溃疡。出现难以抑制的呕吐,呕吐物中可有血液和黏膜组织。重者发生胃穿孔、休克。酸类吸收入血,可致代谢性酸中毒、肝肾功能受损、昏迷、呼吸抑制。幸存者常形成食管和胃部瘢痕收缩、狭窄,腹膜粘连,消化道功能减退等后遗症。

(二)强碱损伤

1.常见不同强碱损伤的特点

(1)氢氧化钠和氢氧化钾具有较强的刺激性和腐蚀性,能和组织蛋白结合形成复合物,使脂肪组织皂化,产生热量继续损伤组织,烧伤后疼痛剧烈,创面较深,愈合慢。

(2)生石灰遇水后,产生氢氧化钙并释放大量热能,产生热烧伤和化学烧伤双重作用,除对皮肤有刺激性和腐蚀性外,加上其产热对皮肤的热烫伤,使组织烧伤程度较深,创面较干燥。

(3)浓氨溶液主要成分为氢氧化铵,挥发后释放出氨,对呼吸道有强烈刺激性,可致黏膜充血、水肿、分泌物增多,严重者可发生喉头水肿、支气管肺炎和肺水肿。

2.各部位强碱损伤的表现

(1)皮肤接触者:局部充血、水肿、糜烂、溃疡、起水疱,局部灼痛,可形成白色痂皮。周围红肿,可出现红斑、丘疹等皮炎样改变。皮肤烧伤可达Ⅱ度以上。

(2)眼部接触者:结膜充血、水肿,角膜溃疡、混浊、穿孔,甚至失明。

(3)吸入强碱者:吸入高浓度氨气体,表现为刺激性咳嗽、咳痰,甚至咳出溶解坏死组织碎片,导致喉头水肿和痉挛、窒息、呼吸困难、肺水肿,可迅速发生休克和昏迷。

(4)口服强碱者:口腔、咽部及食管剧烈灼痛,腹部绞痛、恶心、呕吐,可并发消化道出血,呕出血性黏液和黏膜组织坏死碎片。可有血性腹泻。固体的碱颗粒可黏附在口咽和食管黏膜表面,引起环形烧伤,可致局部穿孔。口服液体碱可对消化道黏膜产生快速和严重的液化性腐蚀损伤。强碱吸收入血后可引起代谢性碱中毒、手足痉挛、肝肾功能损伤,重者昏迷、休克,迅速危及生命。幸存者常遗留食管狭窄。

三、病因及发病机制

强酸与强碱损伤多因意外事故经体表接触或口服所致。工业上,强酸损伤也可由生产过程中接触或吸入酸雾所致。

(一)强酸

强酸类腐蚀的程度和深度与其浓度、接触时间、剂量和温度相关。强酸类腐蚀损伤机制是游离出的氢离子使皮肤和黏膜接触部位的组织坏死。皮肤黏膜接触强酸后,引起细胞脱水,组织蛋白凝固性坏死、溃疡,并形成结痂,对防止创面继续受损害有一定作用。

(二)强碱

强碱对组织的损伤程度,主要决定于其浓度,是由氢氧离子对组织起作用所致。强碱作用于机体,迅速吸收组织水分,使组织细胞脱水。强碱与人体内脂肪结合引起脂肪皂化产热反应,导致细胞结构破坏、深层组织坏死,易致深度烧伤,使人体丧失较多液量。强碱引起蛋白质和胶原组织溶解导致组织液化性坏死,与强酸所致的凝固性坏死相比,更易于引起组织溶化、穿孔。

四、诊断要点

根据强酸、强碱损伤史和损伤的临床表现即可做出诊断。尽可能了解损伤化学物的种类、接触途径、浓度剂量及接触时间。痂皮等损伤特征有助于分析损伤物的种类。了解皮肤接触的面积,了解有关症状发生的时间。在现场处理时,应注意收集患者的呕吐物、排泄物等标本用做化学毒物分析。

五、治疗要点

(一)局部处理

抢救者需做好自身防护,如穿戴防护衣、防护手套、防护眼镜、防护面罩等,立即将伤者救离现场。

(1)皮肤损伤处理:应迅速脱除污染的衣服,清洗毛发皮肤。

对强酸损伤者,可先用大量清水冲洗 10～30 分钟,再用 2%～4%碳酸氢钠溶液冲洗 10～20 分钟,或用 1%浓氨溶液、肥皂水或石灰水等冲洗,然后用 0.1%苯扎溴铵、生理盐水或清水冲洗创面,直到冲洗干净。

对强碱损伤者,用清水反复持续冲洗 1 小时以上,直至创面无滑腻感,然后选用 1%醋酸、3%硼酸、5%氯化钠或 10%枸橼酸钠等中和,或用 2%醋酸湿敷皮肤损伤处,皮肤烧伤应及时处理。

(2)眼损伤处理立即大量清水冲洗眼部 10 分钟,再以生理盐水冲洗 10 分钟,滴入 1%阿托品眼液、可的松和抗生素眼药水。但生石灰烧伤禁用生理盐水冲洗,以免产生更强的氢氧化钠。强碱所致的眼损伤,勿用酸性液体冲眼,以免产热造成眼睛热力烧伤。眼内有石灰粒者可用1%～2%氯化铵溶液冲洗,使之溶解,禁用酸性液中和。眼部剧痛者,可用2%丁卡因滴眼。

(3)吸入性损伤处理:可予以异丙肾上腺素、麻黄碱、普鲁卡因、糖皮质激素及抗生素气管内间断滴入或雾化吸入。对症治疗包括镇咳、吸氧,呼吸困难若发生肺水肿,应尽快行气管切开术,呼吸机辅助呼吸,以保护呼吸道通畅,防止坏死黏膜脱落窒息。

(4)口服损伤处理:抢救原则是迅速清除、稀释、中和腐蚀剂,保护食管、胃肠黏膜,减轻炎症反应,防止瘢痕形成,止痛、抗休克等对症治疗。①一般禁忌催吐和洗胃,避免发生消化道穿孔及反流的胃液再度腐蚀食管黏膜。可立即口服清水 1 000～1 500 mL,以稀释强酸或强碱的浓度,并保护消化道黏膜。②对口服强酸者,禁服碳酸氢钠、碳酸钠等碳酸盐类中和,以免产生大量二氧化碳致胃肠胀气、穿孔。可先口服蛋清、牛奶或豆浆 200 mL 稀释强酸,继之口服氢氧化铝凝胶 2.5%氧化镁或 7.5%氢氧化镁 60 mL,或石灰水 200 mL 中和强酸。③对口服强碱者,可先口服生牛奶 200 mL,之后口服食醋,1%～5%醋酸、柠檬水,但碳酸盐(如碳酸钠、碳酸钾)中毒时需改用口服硫酸镁,以免产生过多二氧化碳导致胃肠胀气、穿孔。

(二)对症及综合治疗

疼痛剧烈者,可予以镇痛药。对有昏迷、抽搐、呼吸困难等症状的危重患者应立即给氧,建立静脉通道,组织抢救,防止肺水肿和休克;对吞咽困难患者应加强支持疗法;维持酸碱、水、电解质平衡;保护肝、肾功能,防治急性肾衰竭等严重并发症。

六、护理问题

(一)疼痛
其与组织破坏、炎症反应有关。

(二)体液平衡失调
其与创面大量渗出有关。

(三)有感染的危险
其与皮肤屏障功能丧失、创面污染、机体免疫力低下有关。

(四)有窒息的危险
其与吸入性呼吸道烧伤有关。

(五)自我形象紊乱
其与身体皮肤烧伤有关。

七、护理措施

(一)护理评估
(1)评估损伤原因、强酸或强碱接触或进入人体的剂量。
(2)评估局部损伤或全身脏器损伤程度。
(3)观察意识、脉搏、呼吸、心跳,积极评估抢救效果。

(二)排除毒物
(1)强酸强碱皮肤烧灼后,立即用大量流水冲洗。
(2)口服中毒者,严禁洗胃。

(3)强酸强碱类使眼部受到损害,应立即用大量清水或生理盐水彻底冲洗,然后遵医嘱给予眼部用药。

(三)病情观察

严密观察生命体征、神志的变化。观察有无并发症的出现,如有无纵隔炎、腹膜炎。给予4~6 L/min 的氧气吸入,以防出现急性呼吸窘迫综合征。注意有无因剧烈疼痛、胃肠道出血等因素导致的休克,有无并发胃肠道穿孔、急性肾衰竭等情况。

(四)营养支持

早起静脉补充营养,严格禁食水,病情好转后可留置胃管,给予流质饮食,逐渐过渡到半流质、普食,避免生、冷、硬及刺激性食物。

(五)口腔护理

用1%~4%过氧化氢溶液擦洗口腔,防止厌氧菌感染。动作应轻柔,避免损伤新鲜创面。

(六)心理护理

患者极度痛苦,尤其是可能造成机体畸形、面部灼伤毁容或出现食管狭窄不能进食者,容易产生悲观绝望情绪,因此,应加强沟通,及时进行心理疏导,防止过激行为发生,鼓励患者树立战胜疾病的信心和生活的勇气。

（袁立娟）

第九章

产 科 护 理

第一节　异位妊娠

受精卵在于子宫体腔以外着床称为异位妊娠,习称宫外孕。异位妊娠依受精卵在子宫体腔外种植部位不同分为输卵管妊娠、卵巢妊娠、腹腔妊娠、阔韧带妊娠和宫颈妊娠(图9-1)。

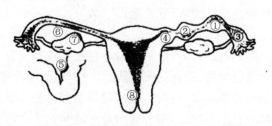

①输卵管壶腹部妊娠;②输卵管峡部妊娠;③输卵管伞部妊娠;④输卵
管间质部妊娠;⑤腹腔妊娠;⑥阔韧带妊娠;⑦卵巢妊娠;⑧宫颈妊娠

图 9-1　异位妊娠的发生部位

异位妊娠是妇产科常见的急腹症,发病率约1%,是孕产妇的主要死亡原因之一。以输卵管妊娠最常见。输卵管妊娠占异位妊娠95%左右,其中壶腹部妊娠最多见,约占78%,其次为峡部、伞部、间质部妊娠较少见。

一、病因

(一)输卵管炎症

此是异位妊娠的主要病因。可分为输卵管黏膜炎和输卵管周围炎。输卵管黏膜炎轻者可发生黏膜皱褶粘连、管腔变窄。或使纤毛功能受损,从而导致受精卵在输卵管内运行受阻并于该处着床;输卵管周围炎病变主要在输卵管浆膜层或浆肌层,常造成输卵管周围粘连、输卵管扭曲、管腔狭窄、蠕动减弱而影响受精卵运行。

(二)输卵管手术史输卵管绝育史及手术史者

输卵管妊娠的发生率为10%～20%。尤其是腹腔镜下电凝输卵管及硅胶环套术绝育,可因输卵管瘘或再通而导致输卵管妊娠。曾经接受输卵管粘连分离术、输卵管成形术(输卵管吻合术或输卵管造口术)者,在再次妊娠时输卵管妊娠的可能性亦增加。

(三)输卵管发育不良或功能异常

输卵管过长、肌层发育差、黏膜纤毛缺乏、双输卵管、输卵管憩室或有输卵管副伞等,均可造成输卵管妊娠。输卵管功能(包括蠕动、纤毛活动以及上皮细胞分泌)受雌、孕激素调节。若调节失败,可影响受精卵正常运行。

(四)辅助生殖技术

近年,由于辅助生育技术的应用,使输卵管妊娠发生率增加,既往少见的异位妊娠,如卵巢妊娠、宫颈妊娠、腹腔妊娠的发生率增加。

(五)避孕失败

宫内节育器避孕失败,发生异位妊娠的机会较大。

(六)其他

子宫肌瘤或卵巢肿瘤压迫输卵管,影响输卵管管腔通畅,使受精卵运行受阻。输卵管子宫内膜异位可增加受精卵着床于输卵管的可能性。

二、病理

(一)输卵管妊娠的特点

输卵管管腔狭小,管壁薄且缺乏黏膜下组织,其肌层远不如子宫肌壁厚与坚韧,妊娠时不能形成完好的蜕膜,不利于胚胎的生长发育,常发生以下结局。

1.输卵管妊娠流产(tubal abortion)

多见于妊娠8~12周输卵管壶腹部妊娠。受精卵种植在输卵管黏膜皱襞内,由于蜕膜形成不完整,发育中的胚泡常向管腔突出,最终突破包膜而出血,胚泡与管壁分离,若整个胚泡剥离落入管腔,刺激输卵管逆蠕动经伞端排出到腹腔,形成输卵管妊娠完全流产,出血一般不多。若胚泡剥离不完整,妊娠产物部分排出到腹腔,部分尚附着于输卵管壁,形成输卵管妊娠不全流产,滋养细胞继续侵蚀输卵管壁,导致反复出血,形成输卵管血肿或输卵管周围血肿,血液不断流出并积聚在直肠子宫陷窝形成盆腔血肿,量多时甚至流入腹腔。

2.输卵管妊娠破裂(rupture of tubal pregnancy)

多见于妊娠6周左右输卵管峡部妊娠。受精卵着床于输卵管黏膜皱襞间,胚泡生长发育时绒毛向管壁方向侵蚀肌层及浆膜,最终穿破浆膜,形成输卵管妊娠破裂。输卵管肌层血管丰富,短期内可发生大量腹腔内出血,使患者出现休克。其出血量远较输卵管妊娠流产多,腹痛剧烈;也可反复出血,在盆腔与腹腔内形成血肿。孕囊可自破裂口排出,种植于任何部位。若胚泡较小则可被吸收;若过大则可在直肠子宫陷凹内形成包块或钙化为石胎。

输卵管间质部妊娠虽少见,但后果严重,其结局几乎均为输卵管妊娠破裂。由于输卵管间质部管腔周围肌层较厚、血运丰富,因此破裂常发生于孕12~16周。其破裂犹如子宫破裂,症状较严重,往往在短时间内出现低血容量休克症状。

3.陈旧性宫外孕

输卵管妊娠流产或破裂,若长期反复内出血形成的盆腔血肿不消散,血肿机化变硬并与周围组织粘连,临床上称为陈旧性宫外孕。

4.继发性腹腔妊娠

无论输卵管妊娠流产或破裂,胚胎从输卵管排入腹腔内或阔韧带内,多数死亡,偶尔也有存活者。若存活胚胎的绒毛组织附着于原位或排至腹腔后重新种植而获得营养,可继续生长发育,形成继发性腹腔妊娠。

(二)子宫的变化

输卵管妊娠和正常妊娠一样,合体滋养细胞产生 HCG 维持黄体生长,使类固醇激素分泌增加,致使月经停止来潮、子宫增大变软、子宫内膜出现蜕膜反应。若胚胎受损或死亡,滋养细胞活力消失,蜕膜自宫壁剥离而发生阴道流血。有时蜕膜可完整剥离,随阴道流血排出三角形蜕膜管型(decidual cast);有时呈碎片排出。排出的组织见不到绒毛,组织学检查无滋养细胞,此时血β-HCG下降。子宫内膜形态学改变呈多样性,若胚胎死亡已久,内膜可呈增生期改变,有时可见Arias-Stella(A-S)反应,镜检见内膜腺体上皮细胞增生、增大,细胞边界不清,腺细胞排列成团突入腺腔,细胞极性消失,细胞核肥大、深染,细胞质有空泡。这种子宫内膜过度增生和分泌反应,可能为类固醇激素过度刺激所引起;若胚胎死亡后部分深入肌层的绒毛仍存活,黄体退化迟缓,内膜仍可呈分泌反应。

三、临床表现

输卵管妊娠的临床表现与受精卵着床部位、有无流产或破裂,以及出血量多少与时间长短等有关。

(一)症状

典型症状为停经后腹痛与阴道流血。

1.停经

除输卵管间质部妊娠停经时间较长外,多有 6～8 周停经史。有 20％～30％患者无停经史,将异位妊娠时出现的不规则阴道流血误认为月经。或由于月经过期仅数天而不认为是停经。

2.腹痛

腹痛是输卵管妊娠患者的主要症状。在输卵管妊娠发生流产或破裂之前,由于胚胎在输卵管内逐渐增大,常表现为一侧下腹部隐痛或酸胀感。当发生输卵管妊娠流产或破裂时,突感一侧下腹部撕裂样疼痛,常伴有恶心、呕吐。若血液局限于病变区,主要表现为下腹部疼痛,当血液积聚于直肠子宫陷凹时,可出现肛门坠胀感。随着血液由下腹部流向全腹,疼痛可由下腹部向全腹部扩散,血液刺激膈肌,可引起肩胛部放射性疼痛及胸部疼痛。

3.阴道流血

胚胎死亡后。常有不规则阴道流血,色暗红或深褐,量少呈点滴状,一般不超过月经量,少数患者阴道流血量较多,类似月经。阴道流血可伴有蜕膜管型或蜕膜碎片排出,系子宫蜕膜剥离所致。阴道流血一般常在病灶去除后方能停止。

4.晕厥与休克

由于腹腔内出血及剧烈腹痛,轻者出现晕厥,严重者出现失血性休克。出血量越多越快,症状出现越迅速越严重,但与阴道流血量不成正比。

5.腹部包块

输卵管妊娠流产或破裂时所形成的血肿时间较久者,由于血液凝固并与周围组织或器官(如子宫、输卵管、卵巢、肠管或大网膜等)发生粘连形成包块,包块较大或位置较高者,腹部可扪及。

(二)体征

根据患者内出血的情况,患者可呈贫血貌。腹部检查:下腹压痛、反跳痛明显,出血多时,叩诊有移动性浊音。

四、处理原则

处理原则以手术治疗为主,其次是药物治疗。

(一)药物治疗

1.化学药物治疗

主要适用于早期输卵管妊娠、要求保存生育能力的年轻患者。符合下列条件可采用此法:①无药物治疗的禁忌证;②输卵管妊娠未发生破裂或流产;③输卵管妊娠包块直径≤4 cm;④血β-HCG<2 000 U/L;⑤无明显内出血,常用甲氨蝶呤(MTX),治疗机制是抑制滋养细胞增生,破坏绒毛,使胚胎组织坏死、脱落、吸收。但在治疗中若病情无改善,甚至发生急性腹痛或输卵管破裂症状,则应立即进行手术治疗。

2.中医药治疗

中医学认为本病属血瘀少腹,不通则痛的实证。以活血化瘀、消癥为治则,但应严格掌握指征。

(二)手术治疗

手术治疗分为保守手术和根治手术。保守手术为保留患侧输卵管,根治手术为切除患侧输卵管。手术治疗适用于:①生命体征不稳定或有腹腔内出血征象者;②诊断不明确者;③异位妊娠有进展者(如血β-HCG处于高水平,附件区大包块等);④随诊不可靠者;⑤药物治疗禁忌证者或无效者。

1.保守手术

此适用于有生育要求的年轻妇女,特别是对侧输卵管已切除或有明显病变者。

2.根治手术

此适用于无生育要求的输卵管妊娠内出血并发休克的急症患者。

3.腹腔镜手术

这是近年治疗异位妊娠的主要方法。

五、护理

(一)护理评估

1.病史

应仔细询问月经史,以准确推断停经时间。注意不要将不规则阴道流血误认为末次月经,或由于月经仅过期几天,不认为是停经。此外,对不孕、放置宫内节育器、绝育术、输卵管复通术、盆腔炎等与发病相关的高危因素应予高度重视。

2.身心状况

输卵管妊娠发生流产或破裂前,症状及体征不明显。当患者腹腔内出血较多时呈贫血貌,严重者可出现面色苍白,四肢湿冷,脉快、弱、细,血压下降等休克症状。体温一般正常,出现休克时体温略低,腹腔内血液吸收时体温略升高,但不超过 38 ℃。下腹有明显压痛、反跳痛,尤以患侧为重,肌紧张不明显,叩诊有移动性浊音。血凝后下腹可触及包块。

由于输卵管妊娠流产或破裂后,腹腔内急性大量出血及剧烈腹痛,以及妊娠终止的现实都将使孕妇出现较为激烈的情绪反应。可表现为哭泣、自责、无助、抑郁和恐惧等行为。

3.诊断检查

(1)腹部检查:输卵管妊娠流产或破裂者,下腹部有明显压痛或反跳痛,尤以患侧为甚,轻度腹肌紧张;出血多时,叩诊有移动性浊音;如出血时间较长,形成血凝块,在下腹可触及软性肿块。

(2)盆腔检查:输卵管妊娠未发生流产或破裂者,除子宫略大较软外,仔细检查可能触及胀大的输卵管并有轻度压痛。输卵管妊娠流产或破裂者,阴道后穹隆饱满,有触痛。将宫颈轻轻上抬或左右摇动时引起剧烈疼痛,称为宫颈抬举痛或摇摆痛,是输卵管妊娠的主要体征之一。子宫稍大而软,腹腔内出血多时子宫检查呈漂浮感。

(3)阴道后穹隆穿刺:是一种简单、可靠的诊断方法,适用于疑有腹腔内出血的患者。由于腹腔内血液易积聚于子宫直肠陷凹,抽出暗红色不凝血为阳性,说明存在血腹症。无内出血、内出血量少、血肿位置较高或子宫直肠陷凹有粘连者,可能抽不出血液,因而穿刺阴性不能排除输卵管妊娠存在。如有移动性浊音,可做腹腔穿刺。

(4)妊娠试验:放射免疫法测血中 HCG,尤其是 β-HCG 阳性有助诊断。虽然此方法灵敏度高,异位妊娠的阳性率一般可达 80%～90%,但 β-HCG 阴性者仍不能完全排除异位妊娠。

(5)血清孕酮测定:对判断正常妊娠胚胎的发育情况有帮助,血清孕酮值<5 ng/mL 应考虑宫内妊娠流产或异位妊娠。

(6)超声检查:B 超显像有助于诊断异位妊娠。阴道 B 超检查较腹部 B 超检查准确性高。诊断早期异位妊娠。单凭 B 超现象有时可能会误诊。若能结合临床表现及 β-HCG 测定等,对诊断的帮助很大。

(7)腹腔镜检查:适用于输卵管妊娠尚未流产或破裂的早期患者和诊断有困难的患者,腹腔内有大量出血或伴有休克者,禁做腹腔镜检查。在早期异位妊娠患者,腹腔镜可见一侧输卵管肿大,表面紫蓝色,腹腔内无出血或有少量出血。

(8)子宫内膜病理检查:诊刮仅适用于阴道流血量较多的患者,目的在于排除宫内妊娠流产。将宫腔排出物或刮出物做病理检查,切片中见到绒毛,可诊断为宫内妊娠,仅见蜕膜未见绒毛者有助于诊断异位妊娠。现已经很少依靠诊断性刮宫协助诊断。

(二)护理诊断

1.潜在并发症

出血性休克。

2.恐惧

恐惧与担心手术失败有关。

(三)预期目标

(1)患者休克症状得以及时发现并缓解。

(2)患者能以正常心态接受此次妊娠失败的事实。

(四)护理措施

1.接受手术治疗患者的护理

(1)护士在严密监测患者生命体征的同时,配合医师积极纠正患者休克症状,做好术前准备。手术治疗是输卵管异位妊娠的主要处理原则。对于严重内出血并发休克的患者,护士应立即开放静脉,交叉配血,做好输血输液的准备。以便配合医师积极纠正休克,补充血容量,并按急症手术要求迅速做好手术准备。术前准备与术后护理的有关内容详见腹部手术患者的护理章。

（2）加强心理护理：护士于术前简洁明了地向患者及家属讲明手术的必要性，并以亲切的态度和切实的行动赢得患者及家属的信任，保持周围环境的安静、有序，减少和消除患者的紧张、恐惧心理，协助患者接受手术治疗方案。术后，护士应帮助患者以正常的心态接受此次妊娠失败的现实，向她们讲述异位妊娠的有关知识，一方面可以减少因害怕再次发生移位妊娠而抵触妊娠的不良情绪，另一方面也可以增加和提高患者的自我保健意识。

2.接受非手术治疗患者的护理

对于接受非手术治疗方案的患者，护士应从以下几方面加强护理。

（1）护士需密切观察患者的一般情况、生命体征，并重视患者的主诉，尤应注意阴道流血量与腹腔内出血量不成比例，当阴道流血量不多时，不要误认为腹腔内出血量亦很少。

（2）护士应告诉患者病情发展的一些指征，如出血增多、腹痛加剧、肛门坠胀感明显等，以便当患者病情发展时，医患均能及时发现，给予相应处理。

（3）患者应卧床休息，避免腹部压力增大，从而减少异位妊娠破裂的机会。在患者卧床期间，护士需提供相应的生活护理。

（4）护士应协助正确留取血标本，以检测治疗效果。

（5）护士应指导患者摄取足够的营养物质，尤其是富含铁蛋白的食物，如动物肝脏、肉类、豆类、绿叶蔬菜以及黑木耳等，以促进血红蛋白的增加，增强患者的抵抗力。

3.出院指导

输卵管妊娠的预后在于防治输卵管的损伤和感染，因此护士应做好妇女的健康保健工作，防止发生盆腔感染。教育患者保持良好的卫生习惯，勤洗浴、勤换衣，性伴侣稳定。发生盆腔炎后须立即彻底治疗，以免延误病情。另外，由于输卵管妊娠者中约有 10% 的再发生率和 50%～60% 的不孕率。因此，护士需告诫患者，下次妊娠时要及时就医，并且不宜轻易终止妊娠。

（五）护理评价

（1）患者的休克症状得以及时发现并纠正。

（2）患者消除了恐惧心理.愿意接受手术治疗。

（崔育梅）

第二节　妊娠剧吐

妊娠剧吐是指妊娠期恶心，频繁呕吐，不能进食，导致脱水，酸、碱平衡失调以及水、电解质紊乱，甚至肝肾功能损害，严重可危及孕妇生命。其发生率为 0.3%～1%。

一、病因

尚未明确，可能与下列因素有关。

（一）绒毛膜促性腺激素（HCG）水平增高

因早孕反应的出现和消失的时间与孕妇血清 HCG 值上升、下降的时间一致；另外多胎妊娠、葡萄胎患者 HCG 值，显著增高，发生妊娠剧吐的比例也增高；而终止妊娠后，呕吐消失。但症状的轻重与血 HCG 水平并不一定呈正相关。

(二)精神及社会因素

恐惧妊娠、精神紧张、情绪不稳、经济条件差的孕妇易患妊娠剧吐。

(三)幽门螺旋杆菌感染

近年研究发现妊娠剧吐的患者与同孕周无症状孕妇相比,血清抗幽门螺杆菌的 IgG 浓度升高。

(四)其他因素

维生素缺乏,尤其是维生素 B_6 缺乏可导致妊娠剧吐;变态反应;研究发现几种组织胺受体亚型与呕吐有关,临床上抗组胺治疗呕吐有效。

二、病理生理

(1)频繁呕吐导致失水、血容量不足、血液浓缩、细胞外液减少,钾、钠等离子丢失使电解质平衡失调。

(2)不能进食,热量摄入不足,发生负氮平衡,使血浆尿素氮及尿酸升高;由于机体动用脂肪组织供给热量,脂肪氧化不全,导致丙酮、乙酰乙酸及 β-羟丁酸聚集,产生代谢性酸中毒。

(3)由于脱水、缺氧血转氨酶值升高,严重时血胆红素升高。机体血液浓缩及血管通透性增加,另外,钠盐丢失,不仅尿量减少,尿中可出现蛋白及管型。肾脏继发性损害,肾小管有退行性变,部分细胞坏死,肾小管的正常排泌功能减退,终致血浆中非蛋白氮、肌酐、尿酸的浓度迅速增加。肾功能受损和酸中毒使细胞内钾离子较多地移到细胞外,出现高钾血症,严重时心脏停搏。

(4)病程长达数周者,可致严重营养缺乏,由于维生素 C 缺乏,血管脆性增加,可致视网膜出血。

三、临床表现

(一)恶心、呕吐

多见于年轻初孕妇,一般停经 6 周左右出现恶心、呕吐,逐渐加重直至频繁呕吐不能进食。

(二)水电解质紊乱

严重呕吐、不能进食导致失水、电解质紊乱,使氢、钠、钾离子大量丢失,出现低钾血症。营养摄入不足可致负氮平衡,使血浆尿素氮及尿素增高。

(三)酸碱平衡失调

机体动用脂肪组织供给能量,使脂肪代谢中间产物酮体增多,引起代谢性酸中毒。病情发展,可出现意识模糊。

(四)维生素缺乏

频繁呕吐、不能进食可引起维生素 B_1 缺乏,导致 Wernicke-Korsakoff 综合征。维生素 K 缺乏,可致凝血功能障碍,常伴血浆蛋白及纤维蛋白原减少,增加孕妇出血倾向。

四、辅助检查

(一)尿液检查

患者尿比重增加,尿酮体阳性,肾功能受损时,尿中可出现蛋白和管型。

(二)血液检查

血液浓缩,红细胞计数增多,血细胞比容上升,血红蛋白值增高;血酮体可为阳性,二氧化碳结合力降低;肝、肾功能受损害时胆红素、转氨酶、肌酐和尿素氮升高。

(三)眼底检查

严重者出现眼底出血。

五、诊断及鉴别诊断

根据病史、临床表现及妇科检查,诊断并不困难。可用 B 超检查排除滋养叶细胞疾病,此外尚需与可引起呕吐的疾病,如急性病毒性肝炎、胃肠炎、胰腺炎、胆管疾病、脑膜炎、脑血管意外及脑肿瘤等鉴别。

六、并发症

(一)Wernicke-Korsakoff 综合征

发病率为妊娠剧吐患者的 10%,是由于妊娠剧吐长期不能进食,导致维生素 B_1 缺乏引起的中枢系统疾病,Wernicke 脑病和 Korsakoff 综合征是一个病程中的先后阶段。

维生素 B_1 是糖代谢的重要辅酶,参与糖代谢的氧化脱羧代谢,维生素 B_1 缺乏时,体内丙酮酸及乳酸堆积,发生糖代谢的三羧酸循环障碍,使得主要靠糖代谢供给能量的神经组织、骨骼肌和心肌代谢出现严重障碍。病理变化主要发生在丘脑、下丘脑的脑室旁区域、中脑导水管的周围区灰质、乳头体、第四脑室底部,迷走神经运动背核,可出现不同程度的神经细胞和神经纤维轴索或髓鞘的丧失,伴有星形细胞和小胶质细胞的增生。毛细血管扩张,血管的外膜和内皮细胞明显增生,有散在小出血灶。

Wernicke 脑病表现为眼球震颤、眼肌麻痹等眼部症状,躯干性共济失调及精神障碍,可同时出现,但大多数患者精神症状迟发。Korsakoff 综合征表现为严重的近事记忆障碍,表情呆滞、缺乏主动性,产生虚构与错构。部分伴有周围神经病变。严重时发展为永久性的精神、神经功能障碍,出现神经错乱、昏迷甚至死亡。

(二)Mallory-Weis 综合征

胃-食管连接处的纵向黏膜撕裂出血,引起呕血和黑粪。严重时,可使食管穿孔,表现为胸痛、剧吐、呕血,需急症手术治疗。

七、治疗与护理

治疗原则:休息,适当禁食,计出入量,纠正脱水、酸中毒及电解质紊乱,补充营养,并需要良好的心理支持。

(一)补液治疗

每天应补充葡萄糖液、生理盐水、平衡液,总量 3 000 mL 左右,加维生素 B_6 100 mg。维生素 C 2~3 g,维持每天尿量≥1 000 mL,肌内注射维生素 B_1,每天 100 mg。为了更好地利用输入的葡萄糖,可适当加用胰岛素。根据血钾、血钠情况决定补充剂量。根据二氧化碳结合力值或血气分析结果,予以静脉滴注碳酸氢钠溶液。

一般经上述治疗 2 天后,病情大多迅速好转,症状缓解。待呕吐停止后,可试进少量流食,以后逐渐增加进食量,调整静脉输液量。

(二)终止妊娠

经上述治疗后,若病情不见好转,反而出现下列情况,应迅速终止妊娠:①持续黄疸。②持续尿蛋白;③体温升高,持续在 38 ℃以上。④心率＞120 次/分。⑤多发性神经炎及神经性体征。⑥出现Wernicke-Korsakoff 综合征。

(三)妊娠剧吐并发 Wernicke-Korsakoff 综合征的治疗

如不紧急治疗,该综合征的死亡率高达 50％,即使积极处理,死亡率约 17％。在未补给足量维生素 B_1 前,静脉滴注葡萄糖会进一步加重三羧酸循环障碍,使病情加重,导致患者昏迷甚至死亡。对长期不能进食的患者应给维生素 B_1,400～600 mg 分次肌内注射,以后每天 100 mg 肌内注射至能正常进食为止,然后改口服,并给予多种维生素。同时应对其内分泌及神经状态进行评价,对病情严重者及时终止妊娠。早期大量维生素 B_1 治疗,上述症状可在数天至数周内有不同程度的恢复,但仍有 60％患者不能得到完全恢复,特别是记忆恢复往往需要 1 年左右的时间。

八、预后

绝大多数妊娠剧吐患者预后良好,仅少数病例因病情严重而需终止妊娠。然而对胎儿方面,曾有报道妊娠剧吐发生酮症者,所生后代的智商较低。

(崔育梅)

第三节 自然流产

流产是指妊娠不足 28 周、胎儿体重不足 1 000 g 而终止者。流产发生于妊娠 12 周前者称早期流产,发生在妊娠 12 周至不足 28 周者称晚期流产。流产又分为自然流产和人工流产,本节内容仅限于自然流产。自然流产的发生率占全部妊娠的 15％左右,多数为早期流产,是育龄妇女的常见病,严重影响了妇女生殖健康。

一、病因和发病机制

导致自然流产的原因很多,可分为胚胎因素和母体因素。早期流产常见的原因是胚胎染色体异常、孕妇内分泌异常、生殖器官畸形、生殖道感染、血栓前状态、免疫因素异常等;晚期流产多由宫颈功能不全等因素引起。

(一)胚胎因素

胚胎染色体异常是自然流产最常见的原因。据文献报道,46％～54％的自然流产与胚胎染色体异常有关。流产发生越早,胚胎染色体异常的频率越高,早期流产中染色体异常的发生率为53％,晚期流产为 36％。

胚胎染色体异常包括数量异常和结构异常。在数量异常中第一位的是染色三体,占 52％,除 1 号染色三体未见报道外,各种染色三体均有发现,其中以 13、16、18、21 及 22 号染色体最常见,18-三体约占1/3;第二位的是 45,X 单体,约占 19％;其他依次为三倍体占 16％,四倍体占5.6％。染色体结构异常主要是染色体易位,占 3.8％,嵌合体占 1.5％,染色体倒置、缺失和重叠也见有报道。

多数三体胚胎是以流产或死胎告终,但也有少数能成活,如 21-三体、13-三体、18-三体等。单体是减数分裂不分离所致,以 X 单体最为多见,少数胚胎如能存活,足月分娩后即形成特纳综合征。三倍体常与胎盘的水泡样变性共存,不完全水泡状胎块的胎儿可发育成三倍体或第 16 号染色体的三体,流产较早,少数存活,继续发育后伴有多发畸形,未见活婴。四倍体活婴极少,绝大多数极早期流产。在染色体结构异常方面,不平衡易位可导致部分三体或单体,易发生流产或死胎。总之,染色体异常的胚胎多数结局为流产,极少数可能继续发育成胎儿,但出生后也会发生某些功能异常或合并畸形。若已流产,妊娠产物有时仅为一空孕囊或已退化的胚胎。

(二)母体因素

1.夫妇染色体异常

习惯性流产与夫妇染色体异常有关,习惯性流产者夫妇染色体异常发生频率为 3.2%,其中多见的是染色体相互易位,占 2%,罗伯逊易位占 0.6%。着床前配子在女性生殖道时间过长,配子发生老化,流产的机会也会增加。在促排卵及体外受精等辅助生殖技术中,是否存在配子老化问题目前尚不清楚。

2.内分泌因素

(1)黄体功能不良(luteal phase defect,LPD):黄体中期孕酮峰值低于正常标准值,或子宫内膜活检与月经时间同步差 2 天以上即可诊断为 LPD。高浓度孕酮可阻止子宫收缩,使妊娠子宫保持相对静止状态;孕酮分泌不足,可引起妊娠蜕膜反应不良,影响孕卵着床和发育,导致流产。孕期孕酮的来源有两条途径:一是由卵巢黄体产生,二是胎盘滋养细胞分泌。孕 6 周后卵巢黄体产生孕酮逐渐减少,之后由胎盘产生孕酮替代,如果两者衔接失调则易发生流产。在习惯性流产中有 23%~60% 的病例存在黄体功能不全。

(2)多囊卵巢综合征(polycystic ovarian syndrome,PCOS):有人发现在习惯性流产中多囊卵巢的发生率可高达 58%,而且其中有 56% 的患者 LH 呈高分泌状态。现认为 PCOS 患者高浓度的 LH 可能导致卵细胞第二次减数分裂过早完成,从而影响受精和着床过程。

(3)高催乳素血症:高水平的催乳素可直接抑制黄体颗粒细胞增生及其分泌功能。高催乳素血症的临床主要表现为闭经和泌乳,当催乳素水平高于正常值时,则可表现为黄体功能不全。

(4)糖尿病:血糖控制不良者流产发生率可达 15%~30%,妊娠早期高血糖还可能造成胚胎畸形的危险因素。

(5)甲状腺功能:目前认为甲状腺功能减退或亢进与流产有着密切的关系,妊娠前期和早孕期进行合理的药物治疗,可明显降低流产的发生率。有学者报道,甲状腺自身抗体阳性者流产发生率显著升高。

3.生殖器官解剖因素

(1)子宫畸形:米勒管先天性发育异常导致子宫畸形,如单角子宫、双角子宫、双子宫、子宫纵隔等。子宫畸形可影响子宫血供和宫腔内环境造成流产。母体在孕早期使用或接触己烯雌酚可影响女胎子宫发育。

(2)Asherman 综合征:由宫腔创伤(如刮宫过深)、感染或胎盘残留等引起宫腔粘连和纤维化。宫腔镜下行子宫内膜切除或黏膜下肌瘤切除手术也可造成宫腔粘连。子宫内膜受损伤可影响胚胎种植,导致流产发生。

(3)宫颈功能不全:是导致中晚期流产的主要原因。宫颈功能不全在解剖上表现为宫颈管过短或宫颈内口松弛。由于存在解剖上的缺陷,随着妊娠的进程子宫增大,宫腔压力升高,多数患者在中、晚期妊娠出现无痛性的宫颈管消退、宫口扩张、羊膜囊突出、胎膜破裂,最终发生流产。宫颈功能不全主要由于宫颈局部创伤(分娩、手术助产、刮宫、宫颈锥形切除、Manchester 手术等)引起,先天性宫颈发育异常较少见;另外,胚胎时期接触己烯雌酚也可引起宫颈发育异常。

(4)其他:子宫肿瘤可影响子宫内环境,导致流产。

4.生殖道感染

有一些生殖道慢性感染被认为是早期流产的原因之一。能引起反复流产的病原体往往是持续存在于生殖道而母体很少产生症状,而且此病原体能直接或间接导致胚胎死亡。生殖道逆行感染一般发生在妊娠 12 周以前,过此时期,胎盘与蜕膜融合,构成机械屏障,而且随着妊娠进程,羊水抗感染力也逐步增强,感染的机会减少。

(1)细菌感染:布鲁菌属和弧菌属感染可导致动物(牛、猪、羊等)流产,但在人类还不肯定。

(2)沙眼衣原体:文献报道,妊娠期沙眼衣原体感染率为 3%～30%,但是否直接导致流产尚无定论。

(3)支原体:流产患者宫颈及流产物中支原体的阳性率均较高,血清学上也支持人支原体和解脲支原体与流产有关。

(4)弓形虫:弓形虫感染引起的流产是散发的,与习惯性流产的关系尚未完全证明。

(5)病毒感染:巨细胞病毒经胎盘可累及胎儿,引起心血管系统和神经系统畸形,致死或流产。妊娠前半期单纯疱疹感染流产发生率可高达 70%,即使不发生流产,也易累及胎儿、新生儿。妊娠初期风疹病毒感染者流产的发生率较高。人免疫缺陷病毒感染与流产密切相关,Tem-merman 等报道,HIV-1 抗体阳性是流产的独立相关因素。

5.血栓前状态

因凝血因子浓度升高,或凝血抑制物浓度降低而产生的血液易凝状态,尚未达到生成血栓的程度,或者形成的少量血栓正处于溶解状态。

血栓前状态与习惯性流产的发生有一定的关系,临床上包括先天性和获得性血栓前状态,前者是由于凝血和纤溶有关的基因突变造成,如凝血因子 V 突变、凝血酶原基因突变、蛋白 C 缺陷症、蛋白 S 缺陷症等;后者主要是抗磷脂抗体综合征、获得性高半胱氨酸血症以及机体存在各种引起血液高凝状态的疾病等。

各种先天性血栓形成倾向引起自然流产的具体机制尚未阐明,目前研究得比较多的是抗磷脂抗体综合征,并已肯定它与早、中期胎儿丢失有关。普遍的观点认为高凝状态使子宫胎盘部位血流状态改变,易形成局部微血栓,甚至胎盘梗死,使胎盘血供下降,胚胎或胎儿缺血缺氧,引起胚胎或胎儿发育不良而流产。

6.免疫因素

免疫因素引起的习惯性流产,可分自身免疫型和同种免疫型。

(1)自身免疫型:主要与患者体内抗磷脂抗体有关,部分患者同时可伴有血小板减少症和血栓栓塞现象,这类患者可称为早期抗磷脂抗体综合征。在习惯性流产中,抗磷脂抗体阳性率约为21.8%。另外,自身免疫型习惯性流产还与其他自身抗体有关。

在正常情况下,各种带负电荷的磷脂位于细胞膜脂质双层的内层,不被免疫系统识别;一旦暴露于机体免疫系统,即可产生各种抗磷脂抗体。抗磷脂抗体不仅是一种强烈的凝血活性物质,激活血小板和促进凝血,导致血小板聚集,血栓形成;同时可直接造成血管内皮细胞损伤,加剧血栓形成,使胎盘循环发生局部血栓栓塞,胎盘梗死,胎死宫内,导致流产。近来的研究还发现,抗磷脂抗体可能直接与滋养细胞结合,从而抑制滋养细胞功能,影响胎盘着床过程。

(2)同种免疫型:现代生殖免疫学认为,妊娠是成功的半同种异体移植现象,孕妇由于自身免疫系统产生一系列的适应性变化,从而对宫内胚胎移植物表现出免疫耐受,不发生排斥反应,妊娠得以继续。

在正常妊娠的母体血清中,存在一种或几种能够抑制免疫识别和免疫反应的封闭因子,也称封闭抗体,以及免疫抑制因子,而习惯性流产患者体内则缺乏这些因子。因此,使得胚胎遭受母体的免疫打击而排斥。封闭因子既可直接作用于母体淋巴细胞,又可与滋养细胞表面特异性抗原结合,从而阻断母儿之间的免疫识别和免疫反应,封闭母体淋巴细胞对滋养细胞的细胞毒作用。还有认为封闭因子可能是一种抗独特型抗体,直接针对 T 淋巴细胞或 B 淋巴细胞表面特异性抗原受体(BCR/TCR),从而防止母体淋巴细胞与胚胎靶细胞起反应。

几十年来,同种免疫型习惯性流产与 HLA 抗原相容性的关系一直存有争议。有学者提出习惯性流产可能与夫妇 HLA 抗原的相容性有关,在正常妊娠过程中夫妇或母胎间 HLA 抗原是不相容的,胚胎所带的父源性 HLA 抗原可以刺激母体免疫系统,产生封闭因子。同时,滋养细胞表达的 HLA-G 抗原能够引起抑制性免疫反应,这种反应对胎儿具有保护性作用,能够抑制母体免疫系统对胎儿胎盘的攻击。

7.其他因素

(1)慢性消耗性疾病:结核和恶性肿瘤常导致早期流产,并威胁孕妇的生命;高热可导致子宫收缩;贫血和心脏病可引起胎儿胎盘单位缺氧;慢性肾炎、高血压可使胎盘发生梗死。

(2)营养不良:严重营养不良直接可导致流产。现在更强调各种营养素的平衡,如维生素 E 缺乏也可造成流产。

(3)精神、心理因素:焦虑、紧张、恐吓等严重精神刺激均可导致流产。近来还发现,噪音和振动对人类生殖也有一定的影响。

(4)吸烟、饮酒等:近年来育龄妇女吸烟、饮酒,甚至吸毒的人数有所增加,这些因素都是流产的高危因素。孕期过多饮用咖啡也增加流产的危险性。

(5)环境毒性物质:影响生殖功能的外界不良环境因素很多,可以直接或间接对胚胎造成损害。过多接触某些有害的化学物质(如砷、铅、苯、甲醛、氯丁二烯、氧化乙烯等)和物理因素(如放射线、噪声及高温等),均可引起流产。

尚无确切的依据证明使用避孕药物与流产有关,然而,有报道宫内节育器避孕失败者,感染性流产发生率有所升高。

二、病理

早期流产时胚胎多数先死亡,随后发生底蜕膜出血,造成胚胎的绒毛与蜕膜层分离,已分离的胚胎组织如同异物,引起子宫收缩而被排出。有时也可能蜕膜海绵层先出血坏死或有血栓形成,使胎儿死亡,然后排出。8 周以内妊娠时,胎盘绒毛发育尚不成熟,与子宫蜕膜联系还不牢固,此时流产妊娠产物多数可以完整地从子宫壁分离而排出,出血不多。妊娠 8~12 周时,胎盘绒毛发育茂盛,与蜕膜联系较牢固。此时若发生流产,妊娠产物往往不易完整分离排出,常有部分组织残留宫腔内影响子宫收缩,致使出血较多。妊娠 12 周后,胎盘已完全形成,流产时往往先有腹痛,然后排出胎儿、胎盘。有时由于底蜕膜反复出血,凝固的血块包绕胎块,形成血样胎块稽留于宫腔内。血红蛋白因时间长久被吸收形成肉样胎块,或纤维化与子宫壁粘连。偶有胎儿被挤压,形成纸样胎儿,或钙化后形成石胎。

三、临床表现

(一)停经

多数流产患者有明显的停经史,根据停经时间的长短可将流产分为早期流产和晚期流产。

(二)阴道流血

发生在妊娠12周以内流产者,开始时绒毛与蜕膜分离,血窦开放,即开始出血。当胚胎完全分离排出后,由于子宫收缩,出血停止。早期流产的全过程均伴有阴道流血,而且出血量往往较多。晚期流产者,胎盘已形成,流产过程与早产相似,胎盘继胎儿分娩后排出,一般出血量不多。

(三)腹痛

早期流产开始阴道流血后宫腔内存有血液,特别是血块,刺激子宫收缩,呈阵发性下腹痛,特点是阴道流血往往出现在腹痛之前。晚期流产则先有阵发性的子宫收缩,然后胎儿胎盘排出,特点是往往先有腹痛,然后出现阴道流血。

四、临床类型

根据临床发展过程和特点的不同,流产可以分为7种类型。

(一)先兆流产

先兆流产(threatened abortion)指妊娠28周前,先出现少量阴道流血,继之常出现阵发性下腹痛或腰背痛。

妇科检查:宫颈口未开,胎膜未破,妊娠产物未排出,子宫大小与停经周数相符。妊娠有希望继续者,经休息及治疗后,若流血停止及下腹痛消失,妊娠可以继续;若阴道流血量增多或下腹痛加剧,则可能发展为难免流产。

(二)难免流产

难免流产(inevitable abortion)是先兆流产的继续,妊娠难以持续,有流产的临床过程,阴道出血时间较长,出血量较多,而且有血块排出,阵发性下腹痛,或有羊水流出。

妇科检查:宫颈口已扩张,羊膜囊突出或已破裂,有时可见胚胎组织或胎囊堵塞于宫颈管中,甚至露见于宫颈外口,子宫大小与停经周数相符或略小。

(三)不全流产

不全流产(incomplete abortion)指妊娠产物已部分排出体外,尚有部分残留于宫腔内,由难免流产发展而来。妊娠8周前发生流产,胎儿胎盘成分多能同时排出;妊娠8~12周时,胎盘结构已形成并密切连接于子宫蜕膜,流产物不易从子宫壁完全剥离,往往发生不全流产。由于宫腔内有胚胎组织残留,影响子宫收缩,以致阴道出血较多,时间较长,易引起宫内感染,甚至因流血过多而发生失血性休克。

妇科检查:宫颈口已扩张,不断有血液自宫颈口内流出,有时尚可见胎盘组织堵塞于宫颈口或部分妊娠产物已排出于阴道内,而部分仍留在宫腔内。一般子宫小于停经周数。

(四)完全流产

完全流产(complete abortion)指妊娠产物已全部排出,阴道流血逐渐停止,腹痛逐渐消失。

妇科检查:宫颈口已关闭,子宫接近正常大小。常常发生于妊娠8周以前。

(五)稽留流产

稽留流产(missed abortion)又称过期流产,指胚胎或胎儿已死亡滞留在宫腔内尚未自然排出者。患者有停经史和(或)早孕反应,按妊娠时间计算已达到中期妊娠但未感到腹部增大,病程中可有少量断续的阴道流血,早孕反应消失。尿妊娠试验由阳性转为阴性,血清β-HCG值下降,甚至降至非孕水平。B超检查子宫小于相应孕周,无胎动及心管搏动,子宫内回声紊乱,难以分辨胎盘和胎儿组织。

妇科检查:阴道内可少量血性分泌物,宫颈口未开,子宫较停经周数小,由于胚胎组织机化,子宫失去正常组织的柔韧性,质地不软,或已孕4个月尚未听见胎心,触不到胎动。

(六)习惯性流产

习惯性流产(habitual abortion)指自然流产连续发生3次或3次以上者。每次流产多发生于同一妊娠月份,其临床经过与一般流产相同。早期流产的原因常为黄体功能不足、多囊卵巢综合征、高催乳素血症、甲状腺功能低下、染色体异常、生殖道感染及免疫因素等。晚期流产最常见的原因为宫颈内口松弛、子宫畸形、子宫肌瘤等。宫颈内口松弛者于妊娠后,常于妊娠中期,胎儿长大,羊水增多,宫腔内压力增加,胎囊向宫颈内口突出,宫颈管逐渐短缩、扩张。患者多无自觉症状,一旦胎膜破裂,胎儿迅即排出。

(七)感染性流产

感染性流产(infected abortion)是指流产合并生殖系统感染。各种类型的流产均可并发感染,包括选择性或治疗性的人工流产,但以不全流产、过期流产和非法堕胎为常见。感染性流产的病原菌常常是阴道或肠道的寄生菌(条件致病菌),有时为混合性感染。厌氧菌感染占60%以上,需氧菌中以大肠埃希菌和假芽孢杆菌为多见,也见有β-溶血链球菌及肠球菌感染。患者除了有各种类型流产的临床表现和非法堕胎史外,还出现一系列感染相关的症状和体征。

妇科检查:宫口可见脓性分泌物流出,宫颈举痛明显,子宫体压痛,附件区增厚或有痛性包块。严重时感染可扩展到盆腔、腹腔乃至全身,并发盆腔炎、腹膜炎、败血症及感染性休克等。

五、病因筛查及诊断

诊断流产一般并不困难。根据病史及临床表现多能确诊,仅少数需进行辅助检查。确诊流产后,还应确定流产的临床类型,同时还要对流产的病因进行筛查,这对决定流产的处理方法很重要。

(一)病史

应询问患者有无停经史和反复流产史,有无早孕反应、阴道流血,应询问阴道流血量及其持续时间,有无腹痛,腹痛的部位、性质及程度,还应了解阴道有无水样排液,阴道排液的色、量及有无臭味,有无妊娠产物排出等。

(二)体格检查

观察患者全身状况,有无贫血,并测量体温、血压及脉搏等。在消毒条件下进行妇科检查,注意宫颈口是否扩张,羊膜囊是否膨出,有无妊娠产物堵塞于宫颈口内;宫颈阴道部是否较短,甚至消退,内外口松弛,可容一指通过,有时可触及羊膜囊或见有羊膜囊突出于宫颈外口。子宫大小与停经周数是否相符,有无压痛等。并应检查双侧附件有无肿块、增厚及压痛。检查时操作应轻柔,尤其对疑为先兆流产者。

(三)辅助检查

对诊断有困难者,可采用必要的辅助检查。

1.B超显像

目前应用较广,对鉴别诊断与确定流产类型有实际价值。对疑为先兆流产者,可根据妊娠囊的形态、有无胎心反射及胎动来确定胚胎或胎儿是否存活,以指导正确的治疗方法。一般妊娠5周后宫腔内即可见到孕囊光环,为圆形或椭圆形的无回声区,有时由于着床过程中的少量出血,孕囊周围可见环形暗区,此为早孕双环征。孕6周后可见胚芽声像,并出现心管搏动。孕8周可见胎体活动,孕囊约占宫腔一半。孕9周可见胎儿轮廓。孕10周孕囊几乎占满整个宫腔。孕12周胎儿出现完整形态。不同类型的流产及其超声图像特征有所差别,可帮助鉴别诊断。

(1)先兆流产声像图特征:子宫大小与妊娠月份相符,少量出血者孕囊一侧见无回声区包绕,出血多者宫腔有较大量的积血,有时可见胎膜与宫腔分离,胎膜后有回声区,孕6周后可见到正常的心管搏动。

(2)难免流产声像图特征:孕囊变形或塌陷,宫颈内口开大,并见有胚胎组织阻塞于宫颈管内,羊膜囊未破者可见到羊膜囊突入宫颈管内或突出宫颈外口,心管搏动多已消失。

(3)不全流产声像图特征:子宫较正常妊娠月份小,宫腔内无完整的孕囊结构,代之以不规则的光团或小暗区,心管搏动消失。

(4)完全流产声像图特征:子宫大小正常或接近正常,宫腔内空虚,见有规则的宫腔线,无不规则光团。

B超检查在确诊宫颈机能不全引起的晚期流产中也很有价值。通过B超可以观察宫颈长度、内口宽度、羊膜囊突出等情况,能够客观地评价妊娠期宫颈结构,且具有无创伤可重复等优点,近年来临床应用较多。可作为宫颈功能评价的超声指标较多,如宫颈长度、宫颈内口宽度、宫颈漏斗宽度、羊膜囊楔度等。一般认为,宫颈结构随着妊娠进程有所变化,故动态观察妊娠期宫颈结构变化的意义更大。目前国内规定:孕12周时如三条径线中有一异常即提示宫颈功能不全,这包括宫颈长度<25 mm、宽度>32 mm和内径>5 mm。

另外,以超声多普勒血流频谱显示孕妇子宫动脉和胎儿脐动脉,可判断宫内胎儿健康状况及母体并发症。目前常用动脉血流频谱的收缩期速度峰值与舒张期速度最低值的比值,估计动脉血管的阻力,早孕期动脉阻力高者,胎儿血供和营养不足,可诱发胚胎发育停止。

2.妊娠试验

用免疫学方法,近年临床多用试纸法,对诊断妊娠有意义。为进一步了解流产的预后,多选用血清β-HCG的定量测定。一般妊娠后8～9天在母血中即可测出β-HCG,随着妊娠的进程,β-HCG逐渐升高,早孕期β-HCG倍增时间为48小时左右,孕8～10周达高峰。血清β-HCG值低或呈下降趋势,提示可能发生流产。

3.其他激素测定

其他激素主要有血孕酮的测定,可以协助判断先兆流产的预后。甲状腺功能低下和亢进均易发生流产,测定游离T_3和T_4有助于孕期甲状腺功能的判断。人胎盘催乳素(HPL)的分泌与胎盘功能密切相关,妊娠6～7周时血清HPL正常值为0.02 mg/L,8～9周为0.04 mg/L。HPL低水平常常是流产的先兆。正常空腹血糖值为5.9 mmol/L,异常时应进一步做糖耐量试验,排除糖尿病。

4.血栓前状态测定

血栓前状态的妇女可能没有明显的临床表现,但母体的高凝状态使子宫胎盘部位血流状态改变,形成局部微血栓,甚至胎盘梗死,使胎盘血供下降,胚胎或胎儿缺血缺氧,引起胚胎或胎儿发育不良而流产。如下诊断可供参考:D-二聚体、FDP 数值增加表示已经产生轻度凝血-纤溶反应的病理变化;而对虽有危险因子参与,但尚未发生凝血-纤溶反应的患者,却只能用血浆凝血机能亢进动态评价,如血液流变学和红细胞形态检测;另外凝血和纤溶有关的基因突变造成凝血因子 V 突变、凝血酶原基因突变、蛋白 C 缺陷症、蛋白 S 缺陷症,抗磷脂抗体综合征、获得性高半胱氨酸血症以及机体存在各种引起血液高凝状态的疾病等均需引起重视。

(四)病因筛查

引发流产发生的病因众多,特别是针对习惯性流产者,进行系统的病因筛查,明确诊断,及时干预治疗,为避免流产的再次发生是必要的。筛查内容包括胚胎染色体及夫妇外周血染色体核型分析、生殖道微生物检测、内分泌激素测定、生殖器官解剖结构检查、凝血功能测定、自身抗体检测等。

六、处理

流产为妇产科常见病,一旦发生流产症状,应根据流产的不同类型,及时进行恰当的处理。

(一)先兆流产处理原则

(1)休息镇静:患者应卧床休息,禁止性生活,阴道检查操作应轻柔,精神过分紧张者可使用对胎儿无害的镇静剂,如苯巴比妥(鲁米那)0.03~0.06 g,每天 3 次。加强营养,保持大便通畅。

(2)应用黄体酮或 HCG:黄体功能不足者,可用黄体酮 20 mg,每天或隔天肌内注射 1 次,也可使用 HCG 以促进孕酮合成,维持黄体功能,用法为 1 000 U,每天肌内注射 1 次,或 2 000 U,隔天肌内注射 1 次。

(3)其他药物:维生素 E 为抗氧化剂,有利孕卵发育,每天 100 mg 口服。基础代谢率低者可以服用甲状腺素片,每天 1 次,每次 40 mg。

(4)出血时间较长者,可选用无胎毒作用的抗生素,预防感染,如青霉素等。

(5)心理治疗:要使先兆流产患者的情绪安定,增强其信心。

(6)经治疗两周症状不见缓解或反而加重者,提示可能胚胎发育异常,进行 B 超检查及 β-HCG测定,确定胚胎状况,给予相应处理,包括终止妊娠。

(二)难免流产处理原则

(1)孕 12 周内可行刮宫术或吸宫术,术前肌内注射催产素 10 U。

(2)孕 12 周以上可先催产素 5~10 U 加于 5%葡萄糖液 500 mL 内静脉滴注,促使胚胎组织排出,出血多者可行刮宫术。

(3)出血多伴休克者,应在纠正休克的同时清宫。

(4)清宫术后应详细检查刮出物,注意胚胎组织是否完整,必要时做病理检查或胚胎染色体分析。

(5)术后应用抗生素预防感染。出血多者可使用肌内注射催产素以减少出血。

(三)不全流产处理原则

(1)一旦确诊,无合并感染者应立即清宫,以清除宫腔内残留组织。

(2)出血时间短,量少或已停止,并发感染者,应在控制感染后再做清宫术。

（3）出血多并伴休克者,应在抗休克的同时行清宫术。

（4）出血时间较长者,术后应给予抗生素预防感染。

（5）刮宫标本应送病理检查,必要时可送检胎儿的染色体核型。

（四）完全流产处理原则

如无感染征象,一般不需特殊处理。

（五）稽留流产处理原则

1.早期过期流产

宜及早清宫,因胚胎组织机化与宫壁粘连,刮宫时有可能遇到困难,而且此时子宫肌纤维可发生变性,失去弹性,刮宫时出血可能较多并有子宫穿孔的危险。故过期流产的刮宫术必须慎重,术时注射宫缩剂以减少出血,如一次不能刮净可于5天后再次刮宫。

2.晚期过期流产

均为妊娠中期胚胎死亡,此时胎盘已形成,诱发宫缩后宫腔内容物可自然排出。若凝血功能正常,可先用大剂量的雌激素,如己烯雌酚5 mg,每天3次,连用3～5天,以提高子宫肌层对催产素的敏感性,再静脉滴注缩宫素（5～10 U加于5％葡萄糖液内）,也可用前列腺素或依沙吖啶等进行引产,促使胎儿、胎盘排出。若不成功,再做清宫术。

3.预防DIC

胚胎坏死组织在宫腔稽留时间过长,尤其是孕16周以上的过期流产,容易并发DIC。所以,处理前应检查血常规、出凝血时间、血小板计数、血纤维蛋白原、凝血酶原时间、凝血块收缩试验、D-二聚体、纤维蛋白降解产物及血浆鱼精蛋白副凝试验（3P试验）等,并做好输血准备。若存在凝血功能异常,应及早使用纤维蛋白原、输新鲜血或输血小板等,高凝状态可用低分子肝素,防止或避免DIC发生,待凝血功能好转后再行引产或刮宫。

4.预防感染

过期流产病程往往较长,且多合并有不规则阴道流血,易继发感染,故在处理过程中应使用抗生素。

（六）习惯性流产处理原则

有习惯性流产史的妇女,应在怀孕前进行必要的检查,包括夫妇双方染色体检查与血型鉴定及其丈夫的精液检查,女方尚需进行内分泌、生殖道感染、血栓前状态、生殖道局部或全身免疫等检查及生殖道解剖结构的详细检查,查出原因者,应于怀孕前及时纠治。

1.染色体异常

若每次流产均由于胚胎染色体异常所致,这提示流产的病因与配子的质量有关。如精子畸形率过高者建议到男科治疗,久治不愈者可行供者人工授精（AID）。如女方为高龄,胚胎染色体异常多为三体,且多次治疗失败可考虑做赠卵体外受精——胚胎移植术（IVF）。夫妇双方染色体异常可做AID,或赠卵IVF及种植前诊断（PGD）。

2.生殖道解剖异常

完全或不完全子宫纵隔可行纵隔切除术。子宫黏膜下肌瘤可在宫腔镜下行肌瘤切除术,壁间肌瘤可经腹肌瘤挖出术。宫腔粘连可在宫腔镜下做粘连分离术,术后放置宫内节育器3个月。宫颈内口松弛者,于妊娠前作宫颈内口修补术。若已妊娠,最好于妊娠14～16周行宫颈内口环扎术,术后定期随诊,提前住院,待分娩发动前拆除缝线,若环扎术后有流产征象,治疗失败,应及时拆除缝线,以免造成宫颈撕裂。国际上有对于有先兆流产症状的患者进行紧急宫颈缝扎术获得较好疗效的报道。

3.内分泌异常

黄体功能不全者主要采用孕激素补充疗法。孕时可使用黄体酮 20 mg 隔天或每天肌内注射至孕10周左右,或 HCG 1 000~3 000 U,隔天肌内注射 1 次。如患者存在多囊卵巢综合征、高催乳素血症、甲状腺功能异常或糖尿病等,均宜在孕前进行相应的内分泌治疗,并于孕早期加用孕激素。

4.感染因素

孕前应根据不同的感染原进行相应的抗感染治疗。

5.免疫因素

自身免疫型习惯性流产的治疗多采用抗凝剂和免疫抑制剂治疗。常用的抗凝剂有阿司匹林和肝素,免疫抑制剂以泼尼松为主,也有使用人体丙种球蛋白治疗成功的报道。同种免疫型习惯性流产采用主动免疫治疗,国外有学者采用主动免疫治疗同种免疫型习惯性流产。即采用丈夫或无关个体的淋巴细胞对妻子进行主动免疫致敏,其目的是诱发女方体内产生封闭抗体,避免母体对胚胎的免疫排斥。

6.血栓前状态

目前多采用低分子肝素(LMWH)单独用药或联合阿司匹林是目前主要的治疗方法。一般 LMWH 5 000 U 皮下注射,每天 1~2 次。用药时间从早孕期开始,治疗过程中必须严密监测胎儿生长发育情况和凝血-纤溶指标,检测项目恢复正常,即可停药。但停药后必须每月复查凝血-纤溶指标,有异常时重新用药。有时治疗可维持整个孕期,一般在终止妊娠前 24 小时停止使用。

7.原因不明习惯性流产

当有怀孕征兆时,可按黄体功能不足给予黄体酮治疗,每天 10~20 mg 肌内注射,或 HCG 2 000 U,隔天肌内注射 1 次。确诊妊娠后继续给药直至妊娠 10 周或超过以往发生流产的月份,并嘱其卧床休息,禁忌性生活,补充维生素 E 并给予心理治疗,以解除其精神紧张,并安定其情绪。同时在孕前和孕期尽量避免接触环境毒性物质。

(七)感染性流产

流产感染多为不全流产合并感染。治疗原则应积极控制感染,若阴道流血不多,应用广谱抗生素2~3 天,待控制感染后再行刮宫,清除宫腔残留组织以止血。若阴道流血量多,静脉滴注广谱抗生素和输血的同时,用卵圆钳将宫腔内残留组织夹出,使出血减少,切不可用刮匙全面搔刮宫腔,以免造成感染扩散。术后继续应用抗生素,待感染控制后再行彻底刮宫。若已合并感染性休克者,应积极纠正休克。若感染严重或腹、盆腔有脓肿形成时,应行手术引流,必要时切除子宫。

七、护理

(一)护理评估

1.病史

停经、阴道流血和腹痛是流产孕妇的主要症状。应详细询问患者停经史、早孕反应情绪;阴道流血的持续时间与阴道流血量;有无腹痛,腹痛的部位、性质及程度。此外,还应了解阴道有无水样排液,排液的色、量和有无臭味,以及有无妊娠产物排出等。对于既往病史,应全面了解孕妇在妊娠期间有无全身性疾病、生殖器官疾病、内分泌功能失调及有无接触有害物质等,以识别发生流产的诱因。

2.身心诊断

流产孕妇可因出血过多而出现休克,或因出血时间过长、宫腔内有残留组织而发生感染。因此,护士应全面评估孕妇的各项生命体征。判断流产类型,尤其须注意与贫血及感染相关的征象(表9-1)。

表 9-1 各型流产的临床表现

类型	病史			妇科检查	
	出血量	下腹痛	组织排出	宫颈口	子宫大小
先兆流产	少	无或轻	无	闭	与妊娠周数相符
难免流产	中~多	加剧	无	扩张	相符或略小
不全流产	少~多	减轻	部分排出	扩张或有物堵塞或闭	小于妊娠周数
完全流产	少~无	无	全部排出	闭	正常或略大

流产孕妇的心理状况以焦虑和恐惧为特征。孕妇面对阴道流血往往会不知所措,甚至有过度严重化情绪,同时对胎儿健康的担忧也会直接影响孕妇的情绪反应,孕妇可能会表现伤心、郁闷、烦躁不安等。

3.诊断检查

(1)产科检查:在消毒条件下进行妇科检查,进一步了解宫颈口是否扩张、羊膜是否破裂、有无妊娠产物堵塞于宫颈口内;子宫大小与停经周数是否相符、有无压痛等,并应检查双侧附件有无肿块、增厚及压痛等。

(2)实验室检查:多采用放射免疫方法对 HCG、HPL、雌激素和孕激素等进行定量测定,如测定的结果低于正常值,提示有流产可能。

(3)B 超显像:超声显像可显示有无胎囊、胎动、胎心等,从而可诊断并鉴别流产及其类型,指导正确处理。

(二)可能的护理诊断

1.有感染的危险

有感染的危险与阴道出血时间过长、宫腔内有残留组织等因素有关。

2.焦虑

焦虑与担心胎儿健康等因素有关。

(三)预期目标

(1)出院时护理对象无感染征象。

(2)先兆流产孕妇能积极配合保胎措施,继续妊娠。

(四)护理措施

对于不同类型的流产孕妇,处理原则不同,其护理措施亦有差异。护理在全面评估孕妇身心状况的基础上,综合病史及诊断检查,明确基本处理原则,认真执行医嘱,积极配合医师为流产孕妇进行诊断,并为之提供相应的护理措施。

1.先兆流产孕妇的护理

先兆流产孕妇需卧床休息,禁止性生活,禁用肥皂水灌肠,以减少各种刺激。护士除了为其提供生活护理外,通常遵医嘱给孕妇适量镇静剂、孕激素等。随时评估孕妇的病情变化,如是否腹痛加重、阴道流血量增多等。此外,由于孕妇的情绪状态也会影响其保胎效果,因此护士还应注意观察孕妇的情绪反应,加强心理护理,从而稳定孕妇情绪,增强保胎信心。护士须向孕妇及家属讲明以上保胎措施的必要性,以取得孕妇及家属的理解和配合。

2.妊娠不能再继续者的护理

护士应积极采取措施,及时采取终止妊娠的措施,协助医师完成手术过程,使妊娠产物完全排出,同时开放静脉,做好输液、输血准备。并严密检测孕妇的体温、血压及脉搏。观察其面色、腹痛、阴道流血及与休克有关的征象。有凝血功能障碍者应予以纠正,然后再行引产或手术。

3.预防感染

护士应检测患者的体温、血常规及阴道流血,以及分泌物的性质、颜色、气味等,并严格执行无菌操作规程,加强会阴部的护理。指导孕妇使用消毒会阴垫,保持会阴部清洁,维持良好的卫生习惯。当护士发现感染征象后应及时报告医师,并按医嘱进行抗感染处理。此外,护士还应嘱患者流产后 1 个月返院复查,确定无禁忌证后,方可开始性生活。

4.协助患者顺利度过悲伤期

患者由于失去婴儿,往往会出现伤心、悲哀等情绪反应。护士应给予同情和理解,帮助患者及家属接受现实,顺利度过悲伤期。此外,护士还应与孕妇及家属共同讨论此次流产的原因,并向他们讲解有关流产的相关知识,帮助他们为再次妊娠做好准备。有习惯性流产史的孕妇在下一次妊娠确诊后卧床休息,加强营养,禁止性生活。补充 B 族维生素、维生素 E、维生素 C 等,治疗期必须超过以往发生流产的妊娠月份。病因明确者,应积极接受对因治疗。黄体功能不足者,按医嘱正确使用黄体酮治疗,以预防流产;子宫畸形者须在妊娠前先进行矫正手术。宫颈内口松弛者应在未妊娠前做宫颈内口松弛修补术。如已妊娠,则可在妊娠 14~16 周时行子宫内口缝扎术。

(五)护理评价

(1)护理对象体温正常,血红蛋白及白细胞数正常,无出血、感染征象。

(2)先兆流产孕妇配合保胎治疗,继续妊娠。

（崔育梅）

第四节 早 产

早产是指妊娠满 28 周至不足 37 周(196~258 天)间分娩者。此时娩出的新生儿称为早产儿,体重为 1 000~2 499 g。各器官发育尚不够健全,出生孕周越小,体重越轻,预后越差。国内早产占分娩总数的 5%~15%。约 15% 早产儿于新生儿期死亡。近年由于早产儿治疗学及监护手段的进步,其生存率明显提高,伤残率下降,国外学者建议将早产定义时间上限提前到妊娠 20 周。

一、病因

诱发早产的常见原因:①胎膜早破、绒毛膜羊膜炎最常见,30%~40% 早产与此有关;②下生殖道及泌尿道感染,如 B 族溶血性链球菌、沙眼衣原体、支原体感染、急性肾盂肾炎等;③妊娠并发症与并发症,如妊娠期高血压疾病、妊娠期肝内胆汁淤积症,妊娠合并心脏病、慢性肾炎、病毒性肝炎、急性肾盂肾炎、急性阑尾炎、严重贫血、重度营养不良等;④子宫过度膨胀及胎盘因素,如羊水过多、多胎妊娠、前置胎盘、胎盘早剥、胎盘功能减退等;⑤子宫畸形,如纵隔子宫、双角子宫等;⑥宫颈内口松弛;⑦每天吸烟>10支,酗酒。

二、临床表现

早产的主要临床表现是子宫收缩,最初为不规则宫缩,常伴有少许阴道流血或血性分泌物,以后可发展为规则宫缩,其过程与足月临产相似,胎膜早破较足月临产多见。宫颈管先逐渐消退,然后扩张。妊娠满28周至不足37周出现至少10分钟一次的规则宫缩,伴宫颈管缩短,可诊断先兆早产。妊娠满28周至不足37周出现规则宫缩(20分钟≥4次,或60分钟≥8次,持续>30秒),伴宫颈缩短≥80%,宫颈扩张1cm以上。诊断为早产临产。部分患者可伴有少量阴道流血或阴道流液。以往有晚期流产、早产史及产伤史的孕妇容易发生早产。诊断早产一般并不困难,但应与妊娠晚期出现的生理性子宫收缩相区别。生理性子宫收缩一般不规则、无痛感,且不伴有宫颈管消退和宫口扩张等改变。

三、处理原则

若胎膜未破,胎儿存活、无胎儿窘迫,无严重妊娠并发症及并发症时,应设法抑制宫缩,尽可能延长孕周;若胎膜已破,早产不可避免时,应设法提高早产儿存活率。

四、护理

(一)护理评估

1.病史

详细评估可致早产的高危因素,如孕妇以往有流产、早产史或本次妊娠期有阴道流血史,则发生早产的可能性大,应详细询问并记录患者既往出现的症状及接受治疗的情况。

2.身心诊断

妊娠晚期者子宫收缩规律(20分钟≥4次),伴以宫颈管消退≥75%,以及进行性宫颈扩张2cm以上时,可诊断为早产者临产。

早产已不可避免时,孕妇常会不自觉地把一些相关的事情与早产联系起来而产生自责感;由于孕妇对结果的不可预知,恐惧、焦虑、猜测也是早产孕妇常见的情绪反应。

3.辅助检查

通过全身检查及产科检查,结合阴道分泌物的生化指标检测,核实孕周,评估胎儿成熟度、胎方位等;观察产程进展,确定早产的进程。

(二)可能的护理诊断

1.有新生儿受伤的危险

有新生儿受伤的危险与早产儿发育不成熟有关。

2.焦虑

焦虑与担心早产儿预后有关。

(三)预期目标

(1)新生儿不存在因护理不当而产生的并发症。

（2）患者能平静地面对事实,接受治疗及护理。

（四）护理措施

1.预防早产

孕妇良好的身心状况可减少早产的发生,突发的精神创伤亦可诱发早产。因此,应做好孕期保健工作,指导孕妇加强营养,保持平静心情。避免诱发宫缩的活动,如抬举重物、性生活等。高危孕妇必须多卧床休息,以左侧卧位为宜,以增加子宫血循环,改善胎儿供氧,慎做肛查和引导检查等,积极治疗并发症。宫颈内口松弛者应于孕 14～18 周或更早些时间做预防性宫颈环扎术,防止早产的产生。

2.药物治疗的护理

先兆早产的主要治疗为抑制宫缩,与此同时,还要积极控制感染治疗并发症和并发症。护理人员应能明确具体药物的作用和用法,并能识别药物的不良反应,以避免毒性作用的发生,同时,应对患者做相应的健康教育。常用抑制宫缩的药物有以下几类。

（1）β 肾上腺素受体激动素:其作用为激动子宫平滑肌 β 受体,从而抑制宫缩。此类药物的不良反应为心跳加快、血压下降、血糖增高、血钾降低、恶心、出汗、头痛等。常用药物有利托君、沙丁胺醇等。

（2）硫酸镁:镁离子直接作用于肌细胞,使平滑肌松弛,抑制子宫收缩。一般采用 25％硫酸镁 20 mL 加于 5％葡萄糖液 100～250 mL 中,在 30～60 分钟缓慢静脉滴注,然后用 25％硫酸镁 10～20 mL 加于 5％葡萄糖液 100～250 mL 中,以每小时 1～2 g 的速度缓慢静脉滴注,直至宫缩停止。

（3）钙通道阻滞剂:阻滞钙离子进入细胞而抑制宫缩。常用硝苯地平 5～10 mg,舌下含服,每天 3 次。用药时必须密切注意孕妇及血压的变化,若合并使用硫酸镁时更应慎重。

（4）前列腺素合成酶抑制剂:前列腺素有刺激子宫收缩和软化宫颈的作用,其抑制剂则有减少前列腺素合成的作用,从而抑制宫缩。常用药物有吲哚美辛及阿司匹林等。但此类药物可抑制胎儿前列腺素的合成和释放,使胎儿体内前列腺素减少,而前列腺素有药物可通过胎盘抑制胎儿前列腺素的合成和释放,使胎儿体内前列腺素减少,而前列腺素有维持胎儿动脉导管开放的作用,缺乏时导管可能过早关闭而致胎儿血液循环障碍。因此,临床已较少应用,必要时仅能短期（不超过 1 周）服用。

3.预防新生儿并发症的发生

在保胎过程中,应每天行胎心监护,教会患者自数胎动,有异常时及时采用应对措施。在分娩前按医嘱给孕妇糖皮质激素如地塞米松、倍他米松等,可促胎肺成熟,是避免发生新生儿呼吸窘迫综合征的有效步骤。

4.为分娩做准备

如早产已不可避免,应尽早决定合理分娩的方式,如臀位、横位,估计胎儿成熟度低;而产程又需较长时间者,可选用剖宫产术结束分娩;经阴道分娩者,应考虑使用产钳和会阴切开术以缩短产程,从而减少分娩过程中对胎头的压迫。同时,充分做好早产儿保暖和复苏的准备,临产后慎用镇静剂,避免发生新生儿呼吸抑制的情况;产程中应给孕妇吸氧;新生儿出生后,立即结扎脐带,防止过多母血进入胎儿循环,造成循环系统负荷过载。

5.为孕妇提供心理支持

安排时间与孕妇进行开放式的讨论,让患者了解早产的发生并非她的过错,有时甚至是无缘由的。也要避免为减轻孕妇的负疚感而给予过于乐观的保证。由于早产是出乎意料的,孕妇多没有精神和物质准备,对产程的孤独无助感尤为敏感,因此,丈夫、家人和护士在身旁提供支持较足月分娩更显重要,并能帮助孕妇重建自尊,以良好的心态承担早产儿母亲的角色。

(五)护理评价

(1)患者能积极配合医护措施。

(2)母婴顺利经历全过程。

(崔育梅)

第五节 过 期 妊 娠

平时月经周期规则,妊娠达到或超过 42 周(＞294 天)尚未分娩者,称为过期妊娠。其发生率占妊娠总数的 3%～15%。过期妊娠使胎儿窘迫、胎粪吸入综合征、过熟综合征、新生儿窒息、围生儿死亡、巨大儿,以及难产等不良结局发生率增高,并随妊娠期延长而增加。

一、病因

过期妊娠可能与下列因素有关。

(一)雌、孕激素比例失调

内源性前列腺素和雌二醇分泌不足而孕酮水平增高,导致孕激素优势.抑制前列腺素和缩宫素的作用,延迟分娩发动。导致过期妊娠。

(二)头盆不称

部分过期妊娠胎儿较大,导致头盆不称和胎位异常,使胎先露部不能紧贴子宫下段及宫颈内口,反射性子宫收缩减少,容易发生过期妊娠。

(三)胎儿畸形

如无脑儿,由于无下丘脑,垂体肾上腺轴发育不良或缺如,促肾上腺皮质激素产生不足,胎儿肾上腺皮质萎缩,使雌激素的前身物质 16α-羟基硫酸脱氢表雄酮不足,从而雌激素分泌减少;小而不规则的胎儿不能紧贴子宫下段及宫颈内口诱发宫缩,导致过期妊娠。

(四)遗传因素

某家族、某个体常反复发生过期妊娠,提示过期妊娠可能与遗传因素有关。胎盘硫酸酯酶缺乏症是一种罕见的伴性隐性遗传病,可导致过期妊娠。其发生机制是因胎盘缺乏硫酸酯酶,胎儿肾上腺与肝脏产生的 16α-羟基硫酸脱氢表雄酮不能脱去硫酸根转变为雌二醇及雌三醇,从而使血雌二醇及雌三醇明显减少,降低子宫对缩宫素的敏感性,使分娩难以启动。

二、临床表现

(一)胎盘

过期妊娠的胎盘病理有两种类型:一种是胎盘功能正常,除重量略有增加外。胎盘外观和镜检均与妊娠足月胎盘相似;另一种是胎盘功能减退,肉眼观察胎盘母体面呈片状或多灶性梗死及钙化,胎儿面及胎膜常被胎粪污染,呈黄绿色。

(二)羊水

正常妊娠 38 周后,羊水量随妊娠推延逐渐减少,妊娠 42 周后羊水减少迅速,约 30％减至 300 mL 以下;羊水粪染率明显增高,是足月妊娠的 2～3 倍,若同时伴有羊水过少,羊水粪染率达 71％。

(三)胎儿

过期妊娠胎儿生长模式与胎盘功能有关,可分以下 3 种。

1.正常生长及巨大儿

胎盘功能正常者,能维持胎儿继续生长,约 25％成为巨大儿,其中 1.4％胎儿出生体重＞4 500 g。

2.胎儿成熟障碍

10％～20％过期妊娠并发胎儿成熟障碍。胎盘功能减退与胎盘血流灌注不足、胎儿缺氧及营养缺乏等有关。由于胎盘合成、代谢、运输及交换等功能障碍,胎儿不易再继续生长发育。临床分为 3 期:第Ⅰ期为过度成熟期,表现为胎脂消失、皮下脂肪减少、皮肤干燥松弛多皱褶,头发浓密,指(趾)甲长,身体瘦长,容貌似"小老人"。第Ⅱ期为胎儿缺氧期,肛门括约肌松弛,有胎粪排出,羊水及胎儿皮肤黄染,羊膜和脐带绿染,胎儿患病率及围生儿死亡率最高。第Ⅲ期为胎儿全身因粪染历时较长广泛黄染,指(趾)甲和皮肤呈黄色,脐带和胎膜呈黄绿色,此期胎儿已经历和渡过第Ⅱ期危险阶段,其预后反较第Ⅱ期好。

3.胎儿生长受限

小样儿可与过期妊娠共存,后者更增加胎儿的危险性,约 1/3 过期妊娠死产儿为生长受限小样儿。

三、处理原则

应根据胎盘功能、胎儿大小、宫颈成熟度综合分析,以确诊过期妊娠,并选择恰当的分娩方式终止妊娠,在产程中密切观察羊水情况、胎心监护,出现胎儿窘迫征象,行剖宫产尽快结束分娩。

四、护理

(一)护理评估

1.病史

准确核实孕周,确定胎盘功能是否正常是关键。诊断过期妊娠之前必须准确核实孕周。

2.身心诊断

平时月经周期规则,妊娠达到或超过 42 周(＞294 天)未分娩者,可诊断为过期妊娠。由于孕妇结果的不可预知、恐惧、焦虑、猜测是过期妊娠孕妇常见的情绪反应。

3.诊断检查

实验室检查:①根据 B 超检查确定孕周,妊娠 20 周内,B 超检查对确定孕周有重要意义。妊娠 5～12 周内以胎儿顶臀径推算孕周较准确,妊娠 12～20 周以胎儿双顶径、股骨长度推算预产期较好。②根据妊娠初期血、尿 HCG 增高的时间推算孕周。

(二)可能的护理诊断

1.有新生儿受伤的危险

有新生儿受伤的危险与过期胎儿生长受限有关。

2.焦虑

焦虑与担心分娩方式、过期胎儿预后有关。

(三)预期目标

(1)新生儿不存在因护理不当而产生的并发症。

(2)患者能平静地面对事实,接受治疗和护理。

(四)护理措施

1.预防过期妊娠

(1)加强孕期宣教,使孕妇及家属认识过期妊娠的危害性。

(2)定期进行产前检查,适时结束妊娠。

2.加强监测,判断胎儿在宫内情况

(1)教会孕妇进行胎动计数:妊娠超过40周的孕妇,通过计数胎动进行自我监测尤为重要。胎动计数>30次/12小时为正常,<10次/12小时或逐天下降,超过50%,应视为胎盘功能减退,提示胎儿宫内缺氧。

(2)胎儿电子监护仪检测:无应激试验(NST)每周2次,胎动减少时应增加检测次数;住院后需每天1次监测胎心变化。NST无反应型需进一步做缩宫素激惹试验(OCT),若多次反复出现胎心晚期减速,提示胎盘功能减退、胎儿明显缺氧。因NST存在较高假阳性率,需结合B超检查,估计胎儿安危。

3.终止妊娠应根据胎盘功能、胎儿大小、宫颈成熟度综合分析,选择恰当的分娩方式

(1)终止妊娠的指征:已确诊过期妊娠,严格掌握终止妊娠的指征有:①宫颈条件成熟;②胎儿体重>4 000 g或胎儿生长受限;③12小时内胎动<10次或NST为无反应型,OCT可疑;④尿E/C比值持续低值;⑤羊水过少(羊水暗区<3 cm)和(或)羊水粪染;⑥并发重度子痫前期或子痫。终止妊娠的方法应酌情而定。

(2)引产:宫颈条件成熟、Bishop评分>7分者,应予引产;胎头已衔接者,通常采用人工破膜,破膜时羊水多而清者,可静脉滴注缩宫素。在严密监视下经阴道分娩。对羊水Ⅱ度污染者,若阴道分娩,要求在胎肩娩出前用负压吸管或吸痰管吸净胎儿鼻咽部黏液。

(3)剖宫产:出现胎盘功能减退或胎儿窘迫征象,不论宫颈条件成熟与否,均应行剖宫产尽快结束分娩。过期妊娠时,胎儿虽有足够储备力,但临产后宫缩应激力的显著增加超过其储备力,出现隐性胎儿窘迫,对此应有足够认识。最好应用胎儿监护仪,及时发现问题,采取应急措施,适时选择剖宫产挽救胎儿。进入产程后,应鼓励产妇左侧卧位、吸氧。产程中最好连续监测胎心,注意羊水性状,必要时取胎儿头皮血测pH,及早发现胎儿窘迫,并及时处理。过期妊娠时,常伴有胎儿窘迫、羊水粪染,分娩时应做相应准备。胎儿娩出后立即在直接喉镜指引下行气管插管吸出气管内容物,以减少胎粪吸入综合征的发生。过期儿患病率和死亡率均增高,应及时发现和处理新生儿窒息、脱水、低血容量及代谢性酸中毒等并发症。

(五)护理评价

(1)患者能积极配合医护措施。

(2)新生儿未发生窒息。

(崔育梅)

第六节　前置胎盘

妊娠 28 周后,胎盘附着于子宫下段,甚至胎盘下缘达到或覆盖宫颈内口,其位置低于胎先露部,称为前置胎盘(placenta previa)。前置胎盘是妊娠晚期严重并发症,也是妊娠晚期阴道流血最常见的原因。其发病率国外报道 0.5%,国内报道 0.24%～1.57%。

一、病因

目前尚不清楚,高龄初产妇(年龄＞35 岁)、经产妇及多产妇、吸烟或吸毒妇女为高危人群。其病因可能与下述因素有关。

(一)子宫内膜病变或损伤

多次刮宫、分娩、子宫手术史等是前置胎盘的高危因素。上述情况可损伤子宫内膜,引起子宫内膜炎或萎缩性病变,再次受孕时子宫蜕膜血管形成不良、胎盘血供不足,刺激胎盘面积增大延伸到子宫下段。前次剖宫产手术瘢痕可妨碍胎盘在妊娠晚期向上迁移。增加前置胎盘的可能性。据统计发生前置胎盘的孕妇,85%～95% 为经产妇。

(二)胎盘异常

双胎妊娠时胎盘面积过大,前置胎盘发生率较单胎妊娠高 1 倍;胎盘位置正常而副胎盘位于子宫下段接近宫颈内口;膜状胎盘大而薄,扩展到子宫下段,均可发生前置胎盘。

(三)受精卵滋养层发育迟缓

受精卵到达子宫腔后,滋养层尚未发育到可以着床的阶段,继续向下游走到达子宫下段,并在该处着床而发育成前置胎盘。

二、分类

根据胎盘下缘与宫颈内口的关系,将前置胎盘分为 3 类(图 9-2)。

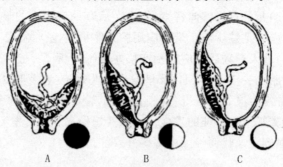

图 9-2　前置胎盘的类型
A.完全性前置胎盘;B.部分性前置胎盘;C.边缘性前置胎盘

(1)完全性前置胎盘(complete placenta previa)又称中央性前置胎盘(central placentaprevia),胎盘组织完全覆盖宫颈内口。

(2)部分性前置胎盘(partial placental previa)宫颈内口部分为胎盘组织所覆盖。

（3）边缘性前置胎盘（marginal placental previa）胎盘附着于子宫下段，胎盘边缘到达宫颈内口，未覆盖宫颈内口。

胎盘位于子宫下段，与胎盘边缘极为接近，但未达到宫颈内口，称为低置胎盘。胎盘下缘与宫颈内口的关系可因宫颈管消失、宫口扩张而改变。前置胎盘类型可因诊断时期不同而改变，如临产前为完全性前置胎盘，临产后因口扩张而成为部分性前置胎盘。目前临床上均依据处理前最后一次检查结果来决定其分类。

三、临床表现

（一）症状

前置胎盘的典型症状是妊娠晚期或临产时，发生无诱因、无痛性反复阴道流血。妊娠晚期子宫下段逐渐伸展，牵拉宫颈内口，宫颈管缩短；临产后规律宫缩使宫颈管消失成为软产道的一部分。宫颈外口扩张，附着于子宫下段及宫颈内口的胎盘前置部分不能相应伸展而与其附着处分离，血窦破裂出血。前置胎盘出血前无明显诱因，初次出血量一般不多，剥离处血液凝固后，出血自然停止；也有初次即发生致命性大出血而导致休克的。由于子宫下段不断伸展，前置胎盘出血常反复发生，出血量也越来越多。阴道流血发生的迟早、反复发生次数、出血量多少与前置胎盘类型有关。完全性前置胎盘初次出血时间早，多在妊娠28周左右，称为"警戒性出血"。边缘性前置胎盘出血多发生于妊娠晚期或临产后，出血量较少。部分性前置胎盘的初次出血时间、出血量及反复出血次数，介于两者之间。

（二）体征

患者一般情况与出血量有关，大量出血呈现面色苍白、脉搏增快微弱、血压下降等休克表现。腹部检查：子宫软，无压痛，大小与妊娠周数相符。由于子宫下段有胎盘占据，影响胎先露部入盆，故胎先露高浮，易并发胎位异常。反复出血或一次出血量过多，使胎儿宫内缺氧，严重者胎死宫内。当前置胎盘附着于子宫前壁时，可在耻骨联合上方听到胎盘杂音。临产时检查见宫缩为阵发性，间歇期子宫完全松弛。

四、处理原则

处理原则是抑制宫缩、止血、纠正贫血和预防感染。根据阴道流血量、有无休克、妊娠周数、胎位、胎儿是否存活、是否临产及前置胎盘类型等综合作出决定。

（一）期待疗法

应在保证孕妇安全的前提下尽可能延长孕周，以提高围生儿存活率。适用于妊娠＜34周、胎儿体重＜2 000 g、胎儿存活、阴道流血量不多、一般情况良好的孕妇。

尽管国外有资料证明，前置胎盘孕妇的妊娠结局住院与门诊治疗并无明显差异，但我国仍应强调住院治疗。住院期间密切观察病情变化，为孕妇提供全面优质护理是期待疗法的关键措施。

（二）终止妊娠

1.终止妊娠指征

孕妇反复发生多量出血甚至休克者，无论胎儿成熟与否，为了母亲安全应终止妊娠；期待疗法中发生大出血或出血量虽少，但胎龄达孕36周以上，胎儿成熟度检查提示胎儿肺成熟者；胎龄未达孕36周，出现胎儿窘迫征象，或胎儿电子监护发现胎心异常者；出血量多；危及胎儿；胎儿已死亡或出现难以存活的畸形，如无脑儿。

2.剖宫产

剖宫产可在短时间内娩出胎儿,迅速结束分娩,对母儿相对安全,是处理前置胎盘的主要手段。剖宫产指征应包括完全性前置胎盘,持续大量阴道流血;部分性和边缘性前置胎盘出血量较多,先露高浮,短时间内不能结束分娩;胎心异常。术前应积极纠正贫血、预防感染等,备血,做好处理产后出血和抢救新生的准备。

3.阴道分娩

边缘性前置胎盘、枕先露、阴道流血不多、无头盆不称和胎位异常,估计在短时间内能结束分娩者,可予试产。

五、护理

(一)护理评估

1.病史

除个人健康史外,在孕产史中尤其注意识别有无剖宫产术、人工流产术及子宫内膜炎等前置胎盘的易发因素。此外妊娠中特别是孕 28 周后,是否出现无痛性、无诱因、反复阴道流血症状,并详细记录具体经过及医疗处理情况。

2.身心状况

患者的一般情况与出血量的多少密切相关。大量出血时可见面色苍白、脉搏细速、血压下降等休克症状。孕妇及其家属可因突然阴道流血而感到恐惧或焦虑,既担心孕妇的健康,更担心胎儿的安危,可能显得恐慌、紧张、手足无措。

3.诊断检查

(1)产科检查:子宫大小与停经月份一致,胎儿方位清楚,先露高浮,胎心可以正常,也可因孕妇失血过多致胎心异常或消失。前置胎盘位于子宫下段前壁时,可于耻骨联合上方听见胎盘血管杂音。临产后检查,宫缩为阵发性,间歇期子宫肌肉可以完全放松。

(2)超声波检查:B超断层相可清楚看到子宫壁、胎头、宫颈和胎盘的位置,胎盘定位准确率达 95% 以上,可反复检查,是目前最安全、有效的首选检查方法。

(3)阴道检查:目前一般不主张应用。只有在近临产期出血不多时,终止妊娠前为除外其他出血原因或明确诊断决定分娩方式前考虑采用。要求阴道检查操作必须在输血、输液和做好手术准备的情况下方可进行。怀疑前置胎盘的个案,切忌肛查。

(4)术后检查胎盘及胎膜:胎盘的前置部分可见陈旧血块附着呈黑紫色或暗红色,如这些改变位于胎盘的边缘,而且胎膜破口处距胎盘边缘<7 cm,则为部分性前置胎盘。如行剖宫产术,术中可直接了解胎盘附着的部分并确立诊断。

(二)护理诊断

1.潜在并发症

出血性休克。

2.有感染的危险

有感染的危险与前置胎盘剥离面靠近子宫颈口、细菌易经阴道上行感染有关。

(三)预期目标

(1)接受期待疗法的孕妇血红蛋白不再继续下降,胎龄可达或更接近足月。

(2)产妇产后未发生产后出血或产后感染。

（四）护理措施

根据病情须立即接受终止妊娠的孕妇,立即安排孕妇去枕侧卧位,开放静脉,配血,做好输血准备。在抢救休克的同时,按腹部手术患者的护理进行术前准备,并做好母儿生命体征监护及抢救准备工作。接受期待疗法的孕妇的护理措施如下。

1.保证休息

减少刺激孕妇需住院观察,绝对卧床休息,尤以左侧卧位为佳,并定时间断吸氧,每天3次,每次1小时,以提高胎儿血氧供应。此外,还需避免各种刺激,以减少出血可能。医护人员进行腹部检查时动作要轻柔,禁做阴道检查和肛查。

2.纠正贫血

除采取口服硫酸亚铁、输血等措施外,还应加强饮食营养指导,建议孕妇多食高蛋白及含铁丰富的食物,如动物肝脏、绿叶蔬菜和豆类等,一方面有助于纠正贫血,另一方面还可以增强机体抵抗力,同时也促进胎儿发育。

3.监测生命体征

及时发现病情变化严密观察并记录孕妇生命体征,阴道流血的量、色,流血事件及一般状况,检测胎儿宫内状态。按医嘱及时完成实验室检查项目,并交叉配血备用。发现异常及时报告医师并配合处理。

4.预防产后出血和感染

(1)产妇回病房休息时严密观察产妇的生命体征及阴道流血情况,发现异常及时报告医师处理,以防止或减少产后出血。

(2)及时更换会阴垫,以保持会阴部清洁、干燥。

(3)胎儿分娩后,及早使用宫缩剂,以预防产后大出血;对新生儿严格按照高危儿处理。

5.健康教育

护士应加强对孕妇的管理和宣教。指导围孕期妇女避免吸烟、酗酒等不良行为,避免多次刮宫、引产或宫内感染,防止多产,减少子宫内膜损伤或子宫内膜炎。对妊娠期出血,无论量多少均应就医,做到及时诊断、正确处理。

（五）护理评价

(1)接受期待疗法的孕妇胎龄接近(或达到)足月时终止妊娠。

(2)产妇产后未出现产后出血和感染。

（崔育梅）

第七节　胎膜早破

胎膜早破(premature rupture of membranes,PROM)是指在临产前胎膜自然破裂。它是常见的分娩期并发症,妊娠满37周的发生率为10%,妊娠不满37周的发生率为2%～3.5%。胎膜早破可引起早产及围生儿死亡率增加,亦可导致孕产妇宫内感染率和产褥期感染率增加。

一、病因

一般认为胎膜早破与以下因素有关,常为多因素所致。

(一)上行感染

可由生殖道病原微生物上行感染,引起胎膜炎,使胎膜局部张力下降而破裂。

(二)羊膜腔压力增高

常见于多胎妊娠、羊水过多等。

(三)胎膜受力不均

胎先露高浮、头盆不称、胎位异常可使胎膜受压不均导致破裂。

(四)营养因素

缺乏维生素 C、锌及铜,可使胎膜张力下降而破裂。

(五)宫颈内口松弛

常因手术创伤或先天性宫颈组织薄弱,宫颈内口松弛,胎膜进入扩张的宫颈或阴道内,导致感染或受力不均,而使胎膜破裂。

(六)细胞因子

IL-1、IL-6、IL-8、TNF-α 升高,可激活溶酶体酶,破坏羊膜组织,导致胎膜早破。

(七)机械性刺激

创伤或妊娠后期性交也可导致胎膜早破。

二、临床表现

(一)症状

孕妇突感有较多液体自阴道流出,有时可混有胎脂及胎粪,无腹痛等其他产兆,当咳嗽、打喷嚏等腹压增加时,羊水可少量间断性排出。

(二)体征

肛诊或阴检时,触不到羊膜囊,上推胎儿先露部可见到羊水流出。如伴羊膜腔感染时,可有臭味,并伴有发热、母儿心率增快、子宫压痛,以及白细胞计数增多、C反应蛋白升高。

三、对母儿的影响

(一)对母亲的影响

胎膜早破后,生殖道病原微生物易上行感染,通常感染程度与破膜时间有关。羊膜腔感染易发生产后出血。

(二)对胎儿的影响

胎膜早破经常诱发早产,早产儿易发生呼吸窘迫综合征。羊膜腔感染时,可引起新生儿吸入性肺炎,严重者发生败血症、颅内感染等。脐带受压、脐带脱垂时可致胎儿窘迫。胎膜早破发生的孕周越小,胎肺发育不良发生率越高,围生儿死亡率越高。

四、处理原则

预防感染和脐带脱垂,如有感染、胎窘征象,及时行剖宫产终止妊娠。

五、护理

(一)护理评估

1.病史

询问病史,了解是否有发生胎膜早破的病因,确定具体的胎膜早破的时间、妊娠周数,是否有宫缩、见红等产兆,是否出现感染征象,是否出现胎窘现象。

2.身心状况

观察孕妇阴道流液的色、质、量,是否有气味。孕妇常可能因为不了解胎膜早破的原因,而对不可自控的阴道流液形成恐慌,可能担心自身与胎儿的安危。

3.辅助检查

(1)阴道流液的 pH 测定:正常阴道液 pH 为 4.5~5.5,羊水 pH 为 7.0~7.5。若 pH>6.5,提示胎膜早破,准确率90%。

(2)肛查或阴道窥阴器检查:肛查时未触到羊膜囊,上推胎儿先露部,有羊水流出。阴道窥阴器检查时见液体自宫口流出或可见阴道后穹窿有较多混有胎脂和胎粪的液体。

(3)阴道液涂片检查:阴道液置于载玻片上,干燥后镜检可见羊齿植物叶状结晶为羊水,准确率95%。

(4)羊膜镜检查:可直视胎先露部,看不到前羊膜囊,即可诊断。

(5)胎儿纤维结合蛋白(fetal fibronectin,fFN)测定:fFN 是胎膜分泌的细胞外基质蛋白。当宫颈及阴道分泌物内 fFN 含量>0.05 mg/L 时,胎膜抗张能力下降,易发生胎膜早破。

(6)超声检查:羊水量减少可协助诊断,但不可确诊。

(二)护理诊断

1.有感染的危险

有感染的危险与胎膜破裂后,生殖道病原微生物上行感染有关。

2.知识缺乏

缺乏预防和处理胎膜早破的知识。

3.有胎儿受伤的危险

有胎儿受伤的危险与脐带脱垂、早产儿肺部发育不成熟有关。

(三)护理目标

(1)孕妇无感染征象发生。

(2)孕妇了解胎膜早破的知识如突然发生胎膜早破,能够及时进行初步应对。

(3)胎儿无并发症发生。

(四)护理措施

1.预防脐带脱垂的护理

胎膜早破并胎先露未衔接的孕妇绝对卧床休息,多采用左侧卧位,注意抬高臀部防止脐带脱垂造成胎儿宫内窘迫。注意监测胎心变化,进行肛查或阴检时,确定有无隐性脐带脱垂,一旦发生,立即通知医师,并于数分钟内结束分娩。

2.预防感染

保持床单位清洁。使用无菌的会阴垫于外阴处,勤于更换,保持清洁干燥,防止上行感染。更换会阴垫时观察羊水的色、质、量、气味等。嘱孕妇保持外阴清洁,每天对其会阴擦洗 2 次。同时观察产妇的生命体征,血生化指标,了解是否存在感染征象。按医嘱一般破膜,大于 12 小时给了抗生素防止感染。

3.监测胎儿宫内情况

密切观察胎心率的变化,嘱孕妇自测胎动。如有混有胎粪的羊水流出,即为胎儿宫内缺氧的表现,应及时予以吸氧,左侧卧位,并根据医嘱做好相应的护理。

若胎膜早破孕周小于 35 周者。根据医嘱予地塞米松促进胎肺成熟。若孕周小于 37 周并已临产,或孕周大于 37 周。胎膜早破大于 12 小时后仍未临产者,可根据医嘱尽快结束分娩。

4.健康教育

孕期时为孕妇讲解胎膜早破的定义与原因,并强调孕期卫生保健的重要性。指导孕妇,如出现胎膜早破现象,无须恐慌,应立即平卧,及时就诊。孕晚期禁止性交,避免腹部碰撞或增加腹压。指导孕期补充足量的维生素和锌、铜等微量元素。如宫颈内口松弛者,应多卧床休息,并遵医嘱根据需要于孕 14～16 周时行宫颈环扎术。

(崔育梅)

第八节 胎盘早剥

妊娠 20 周以后或分娩期正常位置的胎盘在胎儿娩出前部分或全部从子宫壁剥离,称为胎盘早剥(placental abruption)。胎盘早剥是妊娠晚期严重并发症,具有起病急、发展快特点,若处理不及时可危及母儿生命。胎盘早剥的发病率:国外 1%～2%,国内 0.46%～2.1%。

一、病因

胎盘早剥确切的原因及发病机制尚不清楚,可能与下述因素有关。

(一)孕妇血管病变

孕妇患严重妊娠期高血压疾病、慢性高血压、慢性肾脏疾病或全身血管病变时,胎盘早剥的发生率增高。妊娠合并上述疾病时,底蜕膜螺旋小动脉痉挛或硬化,引起远端毛细血管变性坏死甚至破裂出血,血液流至底蜕膜层与胎盘之间形成胎盘后血肿。致使胎盘与子宫壁分离。

(二)机械性因素

外伤尤其是腹部直接受到撞击或挤压;脐带过短(<30 cm)或脐带围绕颈、绕体相对过短时,分娩过程中胎儿下降牵拉脐带造成胎盘剥离;羊膜穿刺时刺破前壁胎盘附着处,血管破裂出血引起胎盘剥离。

(三)宫腔内压力骤减

双胎妊娠分娩时,第一胎儿娩出过速;羊水过多时,人工破膜后羊水流出过快,均可使宫腔内压力骤减,子宫骤然收缩,胎盘与子宫壁发生错位剥离。

(四)子宫静脉压突然升高

妊娠晚期或临产后,孕妇长时间仰卧位,巨大妊娠子宫压迫下腔静脉,回心血量减少,血压下降。此时子宫静脉淤血、静脉压增高、蜕膜静脉床淤血或破裂,形成胎盘后血肿,导致部分或全部胎盘剥离。

(五)其他一些高危因素

如高龄孕妇、吸烟、可卡因滥用、孕妇代谢异常、孕妇有血栓形成倾向、子宫肌瘤(尤其是胎盘附着部位肌瘤)等与胎盘早剥发生有关。有胎盘早剥史的孕妇再次发生胎盘早剥的危险性比无胎盘早剥史者高 10 倍。

二、分类及病理变化

胎盘早剥主要病理改变是底蜕膜出血并形成血肿,使胎盘从附着处分离。按病理类型,胎盘早剥可分为显性、隐性及混合性 3 种(图 9-3)。若底蜕膜出血量少,出血很快停止,多无明显的临床表现,仅在产后检查胎盘时发现胎盘母体面有凝血块及压迹。若底蜕膜继续出血,形成胎盘后血肿,胎盘剥离面随之扩大,血液冲开胎盘边缘并沿胎膜与子宫壁之间经过颈管向外流出,称为显性剥离(revealed abruption)或外出血。若胎盘边缘仍附着于子宫壁或由于胎先露部固定于骨盆入口,使血液积聚于胎盘与子宫壁之间,称为隐性剥离(concealed abruption)或内出血。由于子宫内有妊娠产物存在,子宫肌不能有效收缩,以压迫破裂的血窦而止血,血液不能外流,胎盘后血肿越积越大,子宫底随之升高。当出血达到一定程度时,血液终会冲开胎盘边缘及胎膜外流,称为混合型出血(mixed bleeding)。偶有出血穿破胎膜溢入羊水中成为血性羊水。

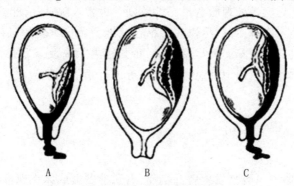

图 9-3　胎盘早剥类型
A.显性剥离;B.隐性剥离;C.混合性剥离

胎盘早剥发生内出血时,血液积聚于胎盘与子宫壁之间,随着胎盘后血肿压力的增加,血液浸入子宫肌层,引起肌纤维分离、断裂甚至变性,当血液渗透至子宫浆膜层时,子宫表面现紫蓝色瘀斑,称为子宫胎盘卒中(uteroplacental apoplexy),又称为库弗莱尔子(Couvelaire uterus)。有时血液还可渗入输卵管系膜、卵巢生发上皮下、阔韧带内。子宫肌层由于血液浸润、收缩力减弱,造成产后出血。

严重的胎盘早剥可以引发一系列病理生理改变。从剥离处的胎盘绒毛和蜕膜中释放大量组织凝血活酶,进入母体血循环,激活凝血系统,导致弥散性血管内凝血(DIC),肺、肾等脏器的毛细血管内微血栓形成,造成脏器缺血和功能障碍。胎盘早剥持续时间越长,促凝物质不断进入母血,激活纤维蛋白溶解系统,产生大量的纤维蛋白原降解产物(FDP),引起继发性纤溶亢进。发生胎盘早剥后,消耗大量凝血因子,并产生高浓度 FDP,最终导致凝血功能障碍。

三、临床表现

根据病情严重程度,Sher 将胎盘早剥分为 3 度。

（一）Ⅰ度

多见于分娩期，胎盘剥离面积小，患者常无腹痛或腹痛轻微，贫血体征不明显。腹部检查见子宫软，大小与妊娠周数相符，胎位清楚，胎心率正常。产后检查见胎盘母体面有凝血块及压迹即可诊断。

（二）Ⅱ度

胎盘剥离面为胎盘面积1/3左右。主要症状为突然发生持续性腹痛、腰酸或腰背痛，疼痛程度与胎盘后积血量成正比。无阴道流血或流血量不多，贫血程度与阴道流血量不相符。腹部检查见子宫大于妊娠周数，子宫底随胎盘后血肿增大而升高。胎盘附着处压痛明显（胎盘位于后壁则不明显），宫缩有间歇，胎位可扪及，胎儿存活。

（三）Ⅲ度

胎盘剥离面超过胎盘面积1/2。临床表现较Ⅱ度重。患者可出现恶心、呕吐、面色苍白、四肢湿冷、脉搏细数、血压下降等休克症状，且休克程度大多与阴道流血量不成正比。腹部检查见子宫硬如板状，宫缩间歇时不能松弛，胎位扪不清，胎心消失。

四、处理原则

纠正休克、及时终止妊娠是处理胎盘早剥的原则。患者入院时，情况危重、处于休克状态，应积极补充血容量，及时输入新鲜血液，尽快改善患者状况。胎盘早剥一旦确诊，必须及时终止妊娠。终止妊娠的方法根据胎次、早剥的严重程度、胎儿宫内状况及宫口开大等情况而定。此外，对并发症如凝血功能障碍、产后出血和急性肾衰竭等进行紧急处理。

五、护理

（一）护理评估

1.病史

孕妇在妊娠晚期或临产时突然发生腹部剧痛，有急性贫血或休克现象，应引起高度重视。护士需结合有无妊娠期高血压疾病或高血压病史、胎盘早剥史、慢性肾炎史、仰卧位低血压综合征史及外伤史，进行全面评估。

2.身心状况

胎盘早剥孕妇发生内出血时，严重者常表现为急性贫血和休克症状，而无阴道流血或有少量阴道流血。因此对胎盘早剥孕妇除进行阴道流血的量、色评估外，应重点评估腹痛的程度、性质、孕妇的生命体征和一般情况，以及时、准确地了解孕妇的身体状况。胎盘早剥孕妇入院时情况危急，孕妇及其家属常常感到高度紧张和恐惧。

3.诊断检查

（1）产科检查：通过四步触诊判断胎方位、胎心情况、宫高变化、腹部压痛范围和程度等。

（2）B超检查：正常胎盘B超图像应紧贴子宫体部后壁、前壁或侧壁，若胎盘与子宫体之间有血肿时，在胎盘后方出现液性低回声区，暗区常不止一个，并见胎盘增厚。若胎盘后血肿较大时，能见到胎盘胎儿面凸向羊膜腔，甚至能使子宫内的胎儿偏向对侧。若血液渗入羊水中，见羊水回声增强、增多，系羊水混浊所致。当胎盘边缘已与子宫壁分离，未形成胎盘后血肿，则见不到上述图像，故B超检查诊断胎盘早剥有一定的局限性。重型胎盘早剥时常伴胎心、胎动消失。

（3）实验室检查：主要了解患者贫血程度及凝血功能。重型胎盘早剥患者应检查肾功能与二氧化碳结合力。若并发 DIC 时进行筛选试验血小板计数、凝血酶原时间、纤维蛋白原测定），结果可疑者可做纤溶确诊试验（凝血酶时间、优球蛋白溶解时间、血浆鱼精蛋白副凝时间）。

（二）可能的护理诊断

1.潜在并发症

弥散性血管内凝血。

2.恐惧

此与胎盘早剥引起的起病急、进展快，危及母儿生命有关。

3.预感性悲哀

此与死产、切除子宫有关。

（三）预期目标

（1）孕妇出血性休克症状得到控制。

（2）患者未出现凝血功能障碍、产后出血和急性肾衰竭等并发症。

（四）护理措施

胎盘早剥是一种妊娠晚期严重危及母儿生命的并发症，积极预防非常重要。护士应使孕妇接受产前检查，预防和及时治疗妊娠期高血压疾病、慢性高血压、慢性肾病等；妊娠晚期避免仰卧位及腹部外伤；施行外倒转术时动作要轻柔；处理羊水过多和双胎者时，避免子宫腔压力下降过快等。对于已诊断为胎盘早剥的患者，护理措施如下。

1.纠正休克

改善患者的一般情况护士应迅速开放静脉，积极补充其血容量，及时输入新鲜输血。既能补充血容量，又可补充凝血因子。同时密切监测胎儿状态。

2.严密观察病情变化

及时发现并发症凝血功能障碍表现为皮下、黏膜或注射部位出血，子宫出血不凝，有时有尿血、咯血及呕血等现象；急性肾衰竭可表现为尿少或无尿。护士应高度重视上述症状，一旦发现，及时报告医师并配合处理。

3.为终止妊娠做好准备

一旦确诊，应及时终止妊娠，以孕妇病情轻重、胎儿宫内状况、产程进展、胎产式等具体状态决定分娩方式，护士需为此做好相应准备。

4.预防产后出血

胎盘早剥的产妇胎儿娩出后易发生产后出血，因此分娩后应及时给予宫缩剂，并配合按摩子宫，必要时按医嘱做切除子宫的术前准备。未发生出血者，产后仍应加强生命体征观察，预防晚期产后出血的发生。

5.产褥期的处理

患者在产褥期应注意加强营养，纠正贫血。更换消毒会阴垫，保持会阴清洁，预防感染。根据孕妇身体情况给予母乳指导。死产者及时给予退乳措施，可在分娩后 24 小时内尽早服用大剂量雌激素，同时紧束双乳，少进汤类；水煎生麦芽当茶饮；针刺足临泣、悬钟等穴位等。

（五）护理评价

（1）母亲分娩顺利，婴儿平安出生。

（2）患者未出现并发症。

（崔育梅）

第十章

老年科护理

第一节　老年高血压

一、疾病概念

年龄≥65岁、血压持续或3次以上非同日坐位血压收缩压≥18.7 kPa(140 mmHg)和(或)舒张压≥12.0 kPa(90 mmHg)可定义为老年高血压。若收缩压≥18.7 kPa(140 mmHg)及舒张压<12.0 kPa(90 mmHg),则定义为老年单纯收缩期高血压。

二、流行病学资料

随着年龄增长,高血压的患病率逐渐增加。Framingham流行病学研究显示,在年龄<60岁的人群中,高血压的患病率为27%,但在≥80岁的老年人群中,高血压的患病率高达90%。

三、临床表现与并发症

老年人对血压升高可无任何自觉症状,或仅有轻度头晕、头痛、乏力、心悸、记忆力减退等症状,而往往以并发症为首发症状,如心力衰竭、突发的脑血管意外(脑出血或脑血栓形成),或合并冠心病、肾功能不全等。有些老年人在诊断了高血压以后,反而出现了"典型症状",其特点如下。

(一)收缩压增高、脉压增大
随着年龄的增长,主动脉僵硬度增加,因此,收缩压在人的一生中逐渐增高,而舒张压在中年后期达峰并处于平台期,此后轻微下降。

(二)血压波动性大
常见血压昼夜规律异常,表现为夜间血压下降幅度<10%或超过20%,血压"晨风"现象增多,导致心、脑、肾等靶器官损害的危险增加。

(三)直立性低血压
直立性低血压在老年高血压中较多见,尤常见于降压治疗过程中。

(四)常见靶器官损害

1.心脏改变

多可导致心肌肥厚、左心衰竭、心绞痛、心肌梗死、心力衰竭及猝死。

2.脑部改变

小动脉的微动脉瘤、脑动脉粥样硬化、缺血性脑血管病。

3.肾功能改变

肾小动脉硬化、肾动脉粥样硬化。

4.血管

除心、脑、肾、血管病变外,严重高血压可促使形成主动脉夹层并破裂,常可致命。

(五)临床并发症

老年高血压患者随着病情进展,血压持续升高,造成靶器官损害,最终导致各种并发症。冠心病、脑卒中为常见且严重的并发症。

四、治疗原则

(一)治疗策略

检查患者及全面评估其总危险后,判断患者属低危、中危、高危、极高危(表 10-1)。高危及极高危患者,无论经济条件如何,必须立即开始对高血压及并存的危险因素和临床情况进行药物治疗;中危患者,先观察患者的血压及其他危险因素数周,进一步了解情况,然后决定是否开始药物治疗;低危患者,观察患者相当一段时间,然后决定是否开始药物治疗。

表 10-1　高血压患者心血管风险水平分层

危险因素和病史	血压(mmHg)		
	1 级高血压 SBP 140～159 或 DBP 90～99	2 级高血压 SBP 160～179 或 DBP 100～109	3 级高血压 SBP≥180 或 DBP≥110
无	低危	中危	高危
1～2 个其他危险因素	中危	中危	极高危
≥3 个其他危险因素,或靶器官损害	高危	高危	极高危
临床并发症或合并糖尿病	极高危	极高危	极高危

(二)非药物治疗

非药物治疗包括改善生活方式,消除不利于心理和身体健康的行为和习惯,达到减少高血压以及其他心血管病的发病危险,具体内容包括:减重,建议体重指数(kg/m^2)应控制在 24 以下;减少钠盐,WHO 建议每人每天食盐不超过 6 g。健康饮食习惯,注意补充钾和钙。多吃蔬菜、水果、鱼类,减少脂肪摄入;限制饮酒;增加体力活动,高血压患者根据自己的身体状况,决定自己的运动种类、强度、频度和持续运动时间;减轻精神压力,保持平衡心理。

(三)药物治疗原则

老年人降压治疗应遵循个体化原则,宜平稳、缓慢,药物起始剂量要小,逐渐增加剂量;坚持长期治疗,需避免不规律服药或突然停药;为减少血压波动,平稳降压,宜选用起效平稳的长效降压药,此类药物能防止从夜间较低血压到清晨血压突然升高而引致的猝死、脑卒中和心脏病发作;多采用联合用药,选用不良反应相互抵消或不叠加的降压药物联合使用;需考虑到老年人易出现的不良反应,特别是直立性低血压,故降压治疗同时需监测不同体位尤其是立位血压,同时需观察有无其他的不良反应。老年人由于肝肾功能有不同程度退化,药量可根据患者的具体情况适当减量。

(四)目标血压

对所有患者降压治疗的目的是最大限度地降低远期心血管死亡率及罹患率的总危险。老年患者降压治疗应强调收缩压达标,同时应避免过度降低血压;在能耐受降压治疗的前提下,逐步降压达标,应避免过快降压。欧洲心脏病学会/欧洲高血压学会高血压防治指南在评价指出,根据现有的数据,对所有高血压患者,推荐将血压降至 17.3~18.5/10.7~11.3 kPa(130~139/80~85 mmHg)的范围,尽可能接近 17.3/10.7 kPa(130/80 mmHg)。中国高血压指南建议,老年高血压患者的血压应降至 20.0/12.0 kPa(150/90 mmHg)以下,如能耐受可降至 18.7~12.0 kPa(140~90mmHg)以下。

(五)降压药物选择

治疗老年高血压的理想降压药物应符合以下条件:平稳、有效;安全、不良反应少;服药简便、依从性好。多项临床试验表明,大部分高血压患者的血压都可以控制,但大多需要使用两种或两种以上的抗高血压药物。二药联合应用时,降压作用机制应具有互补性,因此,具有相加的降压,并可相互抵消或减轻不良反应。

五、护理干预

(一)一般护理

1.休息

早期患者宜适当休息,工作过度紧张者,血压较高,症状明显或伴有脏器损害表现者应充分休息。适当的休息和充分的睡眠对降低血压都有好处。要保持病室安静,光线柔和,尽量减少探视,保证充足的睡眠。护理操作亦相对集中,动作轻巧,防止过多干扰加重患者的不适感。当血压通过治疗稳定在理想水平,无明显脏器功能损害时,除了保证足够的休息外,还要注意生活起居有规律,不宜过度劳累,避免看情节恐怖、紧张的电视、电影,注意劳逸结合,运动量不宜太大,可进行适当的体育锻炼,如散步、打太极拳,不宜长期静坐或卧床。

2.饮食

指导患者坚持低盐、低脂、低胆固醇饮食,限制动物脂肪、内脏、鱼子、软体动物、甲壳类动物,多吃新鲜蔬菜、水果,防止便秘。肥胖者控制体重,养成良好的饮食习惯:细嚼慢咽,避免过饱,少吃零食等。忌烟酒,咖啡和浓茶亦应尽量避免饮用。

3.排便护理

避免用力排便,并告知患者用力排便的潜在危险,必要时遵医嘱应用缓泻剂。

4.用药护理

指导患者遵医嘱按时正确降压药物治疗;密切观察患者用药后的效果及不良反应;指导患者服药后动作宜缓慢,警惕直立性低血压的发生。

5.心理护理

鼓励患者表达自身感受;教会患者自我放松的方法;针对个体情况进行针对性心理护理;鼓励患者家属和朋友给予患者关心和支持,鼓励患者增强信心;解释高血压治疗的长期性、依从性的重要性。

（二）观察病情

（1）测量血压应在固定条件下测量：测量前患者须静坐或静卧 30 分钟，同一血压计，同一侧肢体。

（2）当测量血压高于 21.4/13.3 kPa(160/100 mmHg)，应及时告知医师并给予必要的处理。

（3）如发现患者血压急剧升高，同时伴头痛、呕吐等症状时，应考虑发生高血压危象的可能，应立即通知医师并让患者卧床、吸氧。同时备好快速降压药物、脱水剂等，如患者出现抽搐、躁动，则应注意安全。

（4）对有心、脑、肾并发症患者应严密观察血压波动情况，详细准确记录 24 小时出入量。

（5）对失眠或精神紧张者，要做好心理护理，同时配以药物治疗。

六、延续护理

对于老年高血压患者，护理人员应根据患者病情制订相应的指导方案，为患者及家属提供正确且实用的指导。

（一）成立延续护理管理小组

老年高血压患者的延续性护理小组包括患者的主治医师、责任护士、药剂师等，保证小组成员对延续护理的积极性，并进行规范化培训。

（二）确定延续护理的方式

患者出院前由专人收集、记录延续护理患者的相关信息，建立随访资料档案。老年高血压患者延续性护理小组旨在为患者提供全方位的家庭护理指导，应包含向患者及家属宣教高血压疾病知识、指导如何在家中准确测量及监测血压、高血压患者饮食原则、高血压用药指导、运动原则等。由小组成员在出院后 1 个月之内时采用电话回访及家庭访视的形式实施，全面了解患者的护理情况，适时调整护理计划。

（三）延续护理的主要内容

（1）宣教高血压病知识，向患者及家属解释引起高血压的生物、心理、社会因素及高血压对机体的危害，以引起患者足够的重视。

（2）饮食控制，减少钠盐、动物脂肪、刺激性食物的摄入，忌烟酒。

（3）保持大便通畅，必要时用缓泻剂。

（4）指导患者合理安排生活，劳逸结合，定期测量血压。

（5）向患者或家属说明高血压病需坚持长期终身规则治疗和保健护理的重要性，定时服用降压药，自己不随意减量或停药，可在医师指导下加以调整，防止血压反跳。在服用降压药的过程中，要向患者说明坐位或平躺时起立，动作要尽量缓慢，特别是夜间起床小便时更要避免突然起立，以免血压突然降低引起晕厥而发生意外。

（6）提高患者心理调节能力，培养对自然环境和社会的良好适应能力，要学会控制自己的情感生活，不要过度兴奋，激动或发怒。避免情绪激动、过度紧张、焦虑及各种不良刺激。音乐对人的心理和情绪有调节作用，要鼓励患者多听音乐，陶冶情操。树立"坚持长期的饮食，运动，药物治疗，将血压控制在接近正常的水平"的信心。

七、居家护理

（一）饮食调配

饮食合理调配，清淡为主。高血压患者的饮食一定要搭配合理，做到均衡，尽量不要偏食，而且,食物以清淡为主,少吃过于油腻的食物,少摄入过多的动物脂肪,建议多吃一些青菜。

(二)保持愉悦的心情

乐观的心态是健康非常重要的要素。高血压患者更是如此,因为不良情绪的刺激和过于紧张都会导致血压升高,甚至出现危险。要尽量安排丰富的生活,让他们开心快乐同时作为子女更要孝顺父母,不要跟他们产生矛盾和争执,多陪伴他们,让他们享受天伦之乐。

(三)适当的运动

高血压的患者最好能够适当的运动,坚持每天散步、打太极拳,女性朋友可以跳跳广场舞、健美操,这些运动会提升身体的抵抗力,加快血液循环,加速新陈代谢。

(四)预防便秘

高血压的患者一定要预防便秘,因为一旦便秘发生,很容导致血压迅速升高,从而增加心脏和脑血管的负担,一些心脏猝死的人往往是因为便秘而诱发。

(五)保证良好的睡眠

高血压的患者一定要保证睡眠的质量和时间,一旦睡眠不好最容易导致血压升高,因此,高血压患者不能熬夜,睡觉时间也要保证 7 个小时。如果失眠,一定要想办法纠正。

(六)坚持服用药物

一旦诊断为高血压,并且开始服用降压药,就不要随意停止和更换药物,这些要在医师的指导下才可以更换。突然的停药或者换药,都会引起血压不正常的波动,甚至会危及生命。

(七)定期测量血压

建议有高血压患者的家里一定要备一个血压计,现在电子血压计应用的也很广泛,而且非常的简单易操作,可以广为利用。收缩压如果在 20.0 kPa(150 mmHg)以上,建议每天测量一次血压,如果血压稳定,建议每周至少测量一次血压。

(八)发现情况及时就医

平时要注意观察,一旦患者出现一些严重的头痛、头晕、恶心,血压持续升高等情况时,千万不能大意,应立即到附近医院进行诊治,以免耽误病情。

(王桂芹)

第二节 老年糖尿病

一、疾病概念

糖尿病(diabetes mellitus,DM)是指由于机体的胰岛素分泌不足或胰岛素作用障碍,而引起的一组以慢性高血糖为共同特征的代谢异常综合征。胰岛素分泌不足或胰岛素作用障碍会引起碳水化合物、蛋白质、脂肪、水和电解质等代谢紊乱。糖尿病可分为 1 型糖尿病、2 型糖尿病、妊娠糖尿病及特殊类型糖尿病。

老年糖尿病既包括 60 岁以后才发病的老年人,也包括 60 岁以前发病并延续至 60 岁以后的糖尿病患者。老年糖尿病绝大多数为 2 型糖尿病,也就是非胰岛素依赖型糖尿病。

二、流行病学资料

糖尿病的发病率随年龄增加而上升,65 岁及以上城乡老年人糖尿病患病率比农村老年人高,且远远高于 45 岁以下人群糖尿病的患病率。在我国全面进入老龄化社会的同时,糖尿病将成为威胁老年人的主要健康问题。

三、临床表现与并发症

(一)临床表现

老年糖尿病会伴随多种并发症的症状,而且老年患者的智力和记忆力会慢慢减退,老年糖尿病常常表现为无症状或者不典型症状。

1.起病隐匿且症状不典型

老年糖尿病患者中,仅少数有多饮、多食、多尿及体重减轻的"三多一少"症状,大多数患者是在查体或是在治疗其他疾病时发现有糖尿病。

2.皮肤瘙痒

由于高血糖及神经末梢神经病变导致皮肤干燥和感觉异常,患者常有口干、皮肤瘙痒的症状。女性患者可因尿糖刺激局部皮肤,出现外阴瘙痒。

3.其他症状

四肢酸麻、腰痛、便秘等。

(二)并发症

1.急性并发症

糖尿病急性并发症又称糖尿病急症,糖尿病急症包括糖尿病酮症酸中毒(diabetic ketoacidosis,DKA)、高渗性非酮症糖尿病昏迷、乳酸性酸中毒及低血糖。

(1)糖尿病酮症酸中毒:感染、胰岛素治疗不适当减量或中断、饮食不当、创伤、麻醉、手术、严重刺激引起应激状态等是 DKA 常见诱因。发生 DKA 时,多数患者会感到疲乏、四肢无力、极度口渴、多饮多尿,随后出现食欲减退、恶心、呕吐,常伴头痛、嗜睡、烦躁、呼吸深快有烂苹果味(丙酮味)。随着病情进一步发展,出现严重失水、尿量减少、皮肤弹性差、眼球下陷、脉细数、血压下降。晚期各种反射迟钝,甚至消失、昏迷。

(2)高渗性非酮症糖尿病昏迷:简称高渗性昏迷,多见于 50～70 岁的老年人,男女发病率相似。常见诱因有感染、急性胃肠炎、胰腺炎、脑卒中、严重肾疾病、血液或腹膜透析、静脉内高营养、不合理限制水分,以及某些药物如糖皮质激素、免疫抑制剂、噻嗪类利尿剂物等的应用等。少数因病程早期漏诊而输入葡萄糖液,或因口渴而大量饮用含糖饮料等诱发。起病时常有多尿、多饮,但多食不明显,或反而食欲减退,失水随病程进展逐渐加重,出现神经-精神症状,表现为失水、幻觉、定向力障碍、偏盲、偏瘫等,最后陷入昏迷。

(3)乳酸性酸中毒:此类患者起病急,多有过量服用双胍类药物后病情加重,合并心、肺、肝等疾病的高龄糖尿病患者更易发生乳酸性酸中毒。糖尿病患者出现各种原因休克,又出现代谢性酸中毒,而酮体无明显增高者,可伴有血糖正常或升高,但其血乳酸＞5 mmol/L,血 pH＜7.35,HCO_3^-＜10 mmol/L,阴离子间隙＞18 mmol/L,提示存在乳酸性酸中毒。其临床表现特异性不强。症状轻者可仅有恶心、腹痛、食欲下降、头昏、嗜睡、呼吸稍深快。病情较重或严重患者可有恶心、呕吐、头痛、头昏、全身酸软、口唇发绀、低血压、低体温、脉弱、心率快、脱水、呼吸深大、意识障碍、四肢反射减弱、瞳孔扩大、深度昏迷或休克。

（4）低血糖：患者曾有进食过少的情况，或过量注射胰岛素或过量服用降血糖药史。临床表现为乏力、心慌、出汗、意识混乱、行为异常、颤动、无力等，严重者可出现意识障碍、昏迷等。部分老年糖尿病患者发生低血糖时没有明显的症状，未被察觉的反复的低血糖会引起大脑供血不足，从而导致老年糖尿病患者记忆力及行动力的退步。

2.慢性并发症

（1）大血管病变：老年糖尿病患者发生动脉粥样硬化的发病率比非糖尿病患者群高。大、中动脉粥样硬化主要侵犯主动脉、冠状动脉、大脑动脉、肾动脉和肢体动脉等，从而引起冠心病、缺血缺氧性脑血管病、肾动脉硬化、肢体动脉硬化等。肢体外周动脉粥样硬化常以下肢动脉病变为主，表现为下肢疼痛、感觉异常和间歇性跛行，严重供血不足可致肢体坏疽。

（2）微血管病变：病变主要表现在视网膜、肾、神经、心肌组织。尤以糖尿病肾病和视网膜病变最为重要。

（3）神经病变：以周围神经病变最常见，通常为对称性，下肢较上肢严重，病情进展缓慢。患者常先出现肢端感觉异常，如袜子或手套状分布，伴麻木、烧灼、针刺感或踏棉垫感，有时伴痛觉过敏。随后有肢体疼痛，呈隐痛、刺痛，夜间及寒冷季节加重。后期累及运动神经，可有肌力减弱以致肌萎缩和瘫痪。自主神经损害也较常见，并可较早出现，临床表现为瞳孔改变、排汗异常、胃排空延迟、腹泻或便秘等胃肠功能紊乱，以及尿潴留、尿失禁、阳痿等。

（4）糖尿病足：趾间或足部皮肤瘙痒而搔抓至皮肤破溃、水疱破裂、烫伤、碰撞伤、修脚损伤及新鞋磨破伤等是糖尿病足的常见诱因。主要临床表现为足部溃疡与坏疽，糖尿病足是糖尿病患者致残的主要原因之一。自觉症状有冷感、酸麻、疼痛、间歇性跛行。由于神经营养不良和外伤的共同作用，可引起营养不良性关节炎，好发于足部和下肢各关节，受累关节会出现骨质破坏和畸形。

（5）感染：疖、痈等皮肤化脓性感染多见，可致败血症或脓毒血症。足癣、甲癣、体癣等皮肤真菌感染也较常见，女性患者常并发真菌性阴道炎。肾盂肾炎和膀胱炎为泌尿系统最常见感染，尤其多见于女性，常反复发作，可转为慢性肾盂肾炎。

四、治疗原则

老年糖尿病的治疗强调早期、长期、综合治疗及治疗方法个体化原则。其治疗目标应该根据老年糖尿病患者的具体情况确定。对于病程短，存活期长且无糖尿病相关并发症的患者，应该在严密监测血糖的前提下，尽可能将血糖控制在理想水平；反之，对于病程长，有并发症的老年糖尿病患者，应该通过改善生活方式及纠正代谢紊乱，使血糖水平控制在安全范围内，防止急性并发症的再次发生，减低慢性并发症的风险和程度，从而提高患者的生活质量。

（一）健康教育

健康教育是老年糖尿病的治疗手段之一，良好的健康教育能充分调动患者的主观能动性，使其积极配合治疗，有利于疾病控制达标，从而很好地防止或减轻各种并发症的发生和发展，提高生活质量。

1.增加对疾病的认识

利用讲解、录像、发放宣传资料等方式，加强患者及家属对疾病的认识，提高对治疗的依从性。

2.掌握自我监测的方法

指导患者学习并掌握监测血糖、血压、体重指数的方法,了解老年糖尿病的控制目标。老年糖尿病患者血糖控制目标为空腹血糖≤7.0 mmol/L,餐后2小时血糖≤10.0 mmol/L;糖化血红蛋白(HbA1c)应≤7.5%,对于身体条件良好的老年糖尿病患者可适当提高其控制目标,反之应放宽血糖控制目标。

3.提高自我护理能力

老年糖尿病是慢性疾病,自我护理能力的提高对疾病的控制起着关键的作用。

(1)向患者讲解降糖药物的名称、剂量、用药时间和方法。教会其自我观察疗效和药物的不良反应。教会患者及家属正确注射胰岛素的方法。

(2)强调饮食治疗和运动治疗的必要性和方法,生活规律,戒烟戒酒,注意个人卫生。

(3)学会自我心理调节,避免情绪及精神压力,指导患者正确处理疾病所致的生活压力,强调糖尿病的可控性,减轻患者及家属的心理负担。

(4)教会患者及家属识别糖尿病急性并发症,并能够及时采取措施。

(5)指导患者预防糖尿病足。

4.指导患者定期复诊

一般每3个月复查HbA1c,如原有血脂异常,每1~2个月监测一次,如原无异常,每6~12个月监测1次即可。每年全身检查1次,以及时防治慢性并发症。

(二)饮食治疗

饮食治疗是所有糖尿病治疗的基础,是糖尿病病程任何阶段预防和控制糖尿病必不可少的措施。老年糖尿病患者饮食治疗的目的在于维持适宜的体重,纠正已发生的代谢紊乱,使血糖、血脂达到或接近正常水平。

(三)运动疗法

适当的运动有利于减轻体重,提高胰岛素的敏感性,改善血糖和血脂代谢紊乱,还可以减轻患者的压力和紧张情绪,使人心情舒畅。运动治疗的原则是适量、经常性和个体化。

(四)药物治疗

1.口服药物治疗

糖尿病的医学营养治疗和运动治疗是控制2型糖尿病高血糖的基本措施。在饮食和运动不能使血糖控制达标时,应及时采用包括口服降糖药治疗在内的药物治疗。

根据作用效果的不同,口服降糖药可分为主要以促胰岛素分泌为主要作用的药物[磺脲类、格列奈类、二肽基肽酶-4(DDP-4)抑制剂]和通过其他机制降低血糖的药物[双胍类、噻唑烷二酮类(TZDs)、α糖苷酶抑制剂]。磺脲类和格列奈类直接刺激胰岛β细胞分泌胰岛素;DDP-4抑制剂通过减少体内胰高血糖素样肽-1(GLP-1)的分解,从而增加GLP-1的浓度并进而促进β细胞分泌胰岛素。双胍类的主要药理作用是减少肝脏葡萄糖的输出;TZDs的主要药理作用为改善胰岛素抵抗;α糖苷酶抑制剂的主要药理作用为延缓碳水化合物在肠道内的吸收。

(1)双胍类:目前临床上使用的双胍类药物主要是盐酸二甲双胍。二甲双胍可以使血糖下降,并可减轻体重。二甲双胍还可减少肥胖的2型糖尿病患者心血管事件和死亡率。单独使用二甲双胍不会导致低血糖,但二甲双胍与胰岛素或胰岛素促泌剂联合使用时可增加低血糖发生的风险。二甲双胍的主要不良反应是胃肠道反应,从小剂量开始并逐渐加量是减少其不良反应的有效方法。双胍类药物禁用于肾功能严重不全、肝功能不全、严重感染、缺氧或接受大手术的糖尿病患者,在造影检查使用碘化造影剂时,应暂时停用二甲双胍。

(2)磺脲类药物:目前我国上市的磺脲类药物主要为格列苯脲、格列苯脲、格列齐特、格列吡嗪和格列喹酮。磺脲类药物的使用与糖尿病微血管病变和大血管病变发生的风险下降有关,但若使用不当可导致低血糖,特别是在老年糖尿病患者和肝、肾功能不全者宜选择格列喹酮。此外,磺脲类药物还可导致体重增加。

(3)TZDs:目前在我国上市的 TZDs 主要有罗格列酮和吡格列酮。TZDs 单独使用时不导致低血糖,但与胰岛素或胰岛素促泌剂联合使用时可增加低血糖发生的风险。体重增加和水肿是 TZDs 常见的不良反应,这些不良反应在与胰岛素联合使用时表现更加明显。TZDs 的使用与骨折和心力衰竭风险增加相关。

(4)格列奈类:我国上市的有瑞格列奈、那格列奈和米格列奈。瑞格列奈与二甲双胍联合治疗较单用瑞格列奈可更显著地降低血糖,但低血糖的风险显著增加。

(5)α糖苷酶抑制剂:国内上市的 α糖苷酶抑制剂有阿卡波糖、伏格列波糖和米格列醇。α糖苷酶抑制剂可降低血糖,并能使体重下降。α糖苷酶抑制剂常见的不良反应为胃肠道反应如腹胀、排气增多等。从小剂量开始,逐渐加量是减少不良反应的有效方法。单独服用本类药物通常不会发生低血糖,并可减少餐前反应性低血糖的风险。使用 α糖苷酶抑制剂的患者若出现低血糖时,需使用葡萄糖或蜂蜜,而使用蔗糖或淀粉类食物纠正低血糖的效果差。

(6)DDP-4 抑制剂:目前在我国上市的 DDP-4 抑制剂有西格列汀、沙格列汀、维格列汀、利格列汀和阿格列汀。单独使用 DDP-4 抑制剂对体重的作用为中性或增加。沙格列汀、阿格列汀不增加心血管病变、胰腺炎及胰腺癌发生的风险。

2.GLP-1 受体激动剂

GLP-1 受体激动剂通过激动 GLP-1 受体而发挥降低血糖的作用。GLP-1 受体激动剂以葡萄糖浓度依赖的方式增强胰岛素分泌、抑制胰高血糖素分泌,并能延缓胃排空,通过中枢性的食欲抑制来减少进食量。目前国内上市的 GLP-1 受体激动剂有艾塞那肽和利拉鲁肽,其可有效降低血糖,并有显著降低体重和改善甘油三酯、血压和体重的作用。单独使用 GLP-1 受体激动剂不明显增加低血糖发生的风险。GLP-1 受体激动剂常见不良反应为胃肠道症状(如恶心、呕吐等),主要见于初始治疗时,不良反应可随治疗时间延长逐渐减轻。

3.胰岛素

胰岛素治疗是控制高血糖的重要手段,1 型糖尿病患者需依赖胰岛素维持生命,也必须使用胰岛素控制高血糖并降低糖尿病并发症的发生风险。2 型糖尿病患者虽不需要胰岛素来维持生命,但当口服降糖药效果不佳或存在口服药使用禁忌时,仍需使用胰岛素,以控制高血糖并减少糖尿病并发症的发生危险。

糖尿病患者可根据个人需要和经济状况选择胰岛素注射装置(胰岛素注射笔、胰岛素注射器或胰岛素泵)。胰岛素注射装置的合理选择和正确的胰岛素注射技术是保证胰岛素治疗效果的重要环节。接受胰岛素治疗的患者应接受与胰岛素注射相关的教育以掌握正确的胰岛素注射技术。

(五)糖尿病相关并发症的治疗原则

1.糖尿病酮症酸中毒

发生糖尿病酮症酸中毒时,要立即采取急救措施。其治疗原则为及时充分补液、胰岛素治疗、纠正电解质及酸碱平衡失调及防止诱因和处理并发症。

2.高渗性非酮症糖尿病昏迷

严重失水时,应积极补液。补液的同时应给予小剂量胰岛素治疗。及时根据尿量补钾。积极消除诱因和治疗各种并发症。病情稳定后根据患者血糖、尿糖及进食情况给予皮下注射胰岛素,然后转为常规治疗。

3.乳酸性酸中毒

予以吸氧,保持呼吸通畅,记录出入量。补充生理盐水。给予小剂量短效胰岛素静脉滴注。纠正酸中毒,及时补充碱性液体。消除病因。

4.低血糖

发生低血糖时应及时口服或静脉使用葡萄糖制剂,低血糖昏迷的老年糖尿病患者,应严密观察生命体征,保持呼吸道通畅。

5.糖尿病足

首先要严格控制血糖、血压、血脂。加强自我预防及自我观察。其次,对于出现溃疡的糖尿病足,要根据溃疡的大小、深度、渗出量及是否并发感染决定溃疡换药的次数和用药。缺血性足坏死的患者,若血管阻塞不是非常严重或没有手术指征者,应先采取保守治疗,静脉滴注扩血管药和改善血液循环的药物;对于有严重血管病变者,应尽可能行血管重建手术。坏疽患者在休息时有广泛疼痛及广泛的病变不能通过手术改变者,才考虑截肢。

6.其他并发症

老年糖尿病患者合并其他并发症者,应在控制血糖的基础上,积极进行相关治疗。

五、护理干预

老年糖尿病患者的护理干预主要从糖尿病的健康教育、饮食疗法、运动疗法、药物治疗以及自我监测进行。通过对老年糖尿病患者的护理干预,部分患者可能在短期内不需要应用药物治疗,或者在合理的生活方式的基础上,更加科学地使用药物治疗。

(一)饮食干预

老年人随着年龄的增加,肌肉会逐渐减少,同时伴有脂肪的增加。如果没有适度的能量及蛋白质营养支持,容易发生少肌症。维持一定体重对老年患者的重要性,而不再强调老年超重者过度减重饮食,以避免少肌症发生。合理的饮食能够使人体达到并维持最好的代谢状态,使血糖尽可能接近正常,降低糖尿病并发症的风险。

1.饮食原则

强调在控制总热量摄入的基础上,合理均衡各种营养物质,养成良好的进餐习惯,具体来说应把握以下原则。

(1)合理控制总热量,老年人总能量摄入应为 30 kcal/(kg·d)。

(2)平衡膳食,选择多样化、营养合理的食物。

(3)主食减少单糖和双糖类食物的摄入。

(4)限制脂肪的摄入量,适当选择优质蛋白质。

(5)增加膳食纤维、维生素、矿物质的摄入。

(6)少食多餐,定时定量进餐。

2.多种营养素搭配

(1)碳水化合物:碳水化合物在老年糖尿病患者营养支持中起重要作用,应占总能量摄入的

45%~60%,碳水化合物不仅能保证能量供给的需求,也可以降低在药物治疗中发生低血糖的风险。

日常生活中有些食物会使血糖迅速升高,这些食物多为软的、烂的、稠的、黏的、易吸收的食物,如粥类、面食类、油炸食物、各种煲汤等。还有一些影响血糖较少的食物,这些食物多为干的、硬的、含热量较低不易吸收的食物。此类食物糖尿病患者可根据病情适当选择,如米饭、馒头、大饼、窝头、带叶子的青菜、黄瓜、苦瓜、冬瓜、苹果、梨、桃、橘子、柚子、木瓜等。

膳食纤维是一种不能直接被人体吸收的碳水化合物,有降低血糖和改善糖耐量的功效,并有降血脂、降血压、降胆固醇的作用,能减轻饥饿感、防止便秘、促进有毒物质的排泄等。美国糖尿病协会建议糖尿病患者的膳食纤维摄入量为 $14 \ g/(kal \cdot d)$。由于膳食纤维可以增加饱腹感,延缓胃排空,对于有自主神经病变累及胃肠功能的老年糖尿病患者不建议过多食用,以避免低血糖的发生及影响营养物质和药物的吸收。建议富含膳食纤维的主食摄入不超过每天总主食摄入的 1/3。

(2)蛋白质:蛋白质的摄入量应为 $1.0\sim1.3 \ g/(kg \cdot d)$,蛋白质是生命和机体的物质基础,蛋白质的主要食物来源为蛋、鱼、虾、瘦肉等动物食品及大豆等豆类食品。动物蛋白质常称为优质蛋白质,含有丰富的必需氨基酸,而植物蛋白质所含必需氨基酸较少,因此,应注意食物品种的多样化,最好荤素搭配,才能使各种食物蛋白质的氨基酸在体内相互补充。对有合并症的糖尿病患者,如有消化吸收不良,结核病等疾病时,蛋白质的供给量应适当提高可按每天 $1.2\sim1.5 \ g/(kg \cdot d)$ 计算。尿毒症、肝性脑病等合并症要合理限制蛋白质的摄入量。

(3)脂肪:脂肪来源有动物性脂肪(如猪油和肉、蛋、乳类食品中所含的脂肪)和植物性脂肪(如豆油、菜籽油、花生油、芝麻油等)。老年糖尿病患者大多伴随有脂代谢紊乱,应减少花生、瓜子、核桃等坚果的摄入。糖尿病患者还应限制饮食中胆固醇的摄入,如心、肝、肺、肾、脑等动物内脏和蛋黄等。

(4)维生素和矿物质元素:维生素与糖尿病关系密切,尤其是维生素 B_1、维生素 C、维生素 B_{12} 和维生素 A 等,B 族维生素在粗粮、干豆、蛋类、绿叶蔬菜含量较多,维生素 C 在新鲜蔬菜、水果含量较多,应注意补充。钠盐限制在 $6 \ g/d$,如并发高血压者钠盐应低于 $3 \ g/d$。适当增加钾、镁、铬、锌、钙等元素的补充,钙质在牛奶、豆制品、海产品中含量较多;锌与胰岛素活性有关,常见于粗粮、豆制品、海产品、红肉中;铬参与葡萄糖耐量因子的组成,在菌菇类、牛肉、粗粮中含量较多。

3.平衡膳食

平衡膳食是老年糖尿病饮食的基础,并且通过多种食物的组合,可使食物多样化,营养具有多样性。

图 10-1 是中国居民膳食指南,谷物占的比例最大,是提供热量的基础;蔬菜、水果、肉蛋鱼虾类居中;豆类、奶制品、油脂类最少。

(二)运动干预

1.评估

老年糖尿病患者运动前,应由医师及护士对其进行运动安全性评估,以免运动时心肌缺血等意外的发生。

2.方式

老年糖尿病患者一般在餐后 1 小时运动最佳(从第一口饭算起),每次坚持 30~60 分钟,时间不宜过长。消瘦者运动 20~30 分钟,肥胖者运动 30~60 分钟,70 岁以上的患者运动 20~

30 分钟。老年糖尿病患者的运动要循序渐进,持之以恒。运动以强度小,节奏慢,运动后心跳不快、呼吸平缓的有氧运动为主,如慢跑、快走、做健身操等。

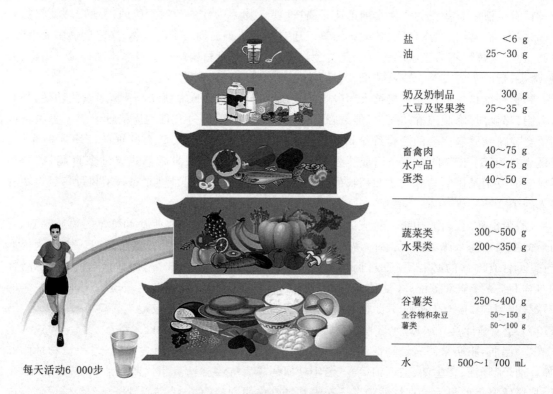

盐	<6 g
油	25~30 g
奶及奶制品	300 g
大豆及坚果类	25~35 g
畜禽肉	40~75 g
水产品	40~75 g
蛋类	40~50 g
蔬菜类	300~500 g
水果类	200~350 g
谷薯类	250~400 g
全谷物和杂豆	50~150 g
薯类	50~100 g
水	1 500~1 700 mL

每天活动6 000步

图 10-1 中国居民平衡膳食宝塔

对于心肺功能不佳的老年糖尿病患者可选择一些简单的抗阻运动,如推举运动、直立提拉等。抗阻力运动主要以四肢骨骼肌参与为主,它可以增加肌肉合成,或延缓肌肉衰减的速度。抗阻力运动带来的有益效应会持续 48~72 小时,因此每周进行约 3 次抗阻运动可以基本满足老年糖尿病患者的需求。

3.注意事项

当血糖过低或过高时,不适宜进行运动;运动时应选择宽松吸汗的棉制衣服,大小适中的鞋子和宽口的棉袜;选择环境好且安全的运动场地;天气不好时要选择在室内运动。其次,运动时应随身携带急救卡及糖块、饼干等,以备意外和低血糖时能够及时处理;运动之前需要热身 5~10 分钟;天气炎热时,应及时补充水分,但不能一次性饮水过多;天气寒冷时要注意保暖。运动后应立即更换衣物,以防感冒。

(三)糖尿病自我监测

糖尿病患者的自我监测包括代谢指标的监测如血糖监测、糖化血红蛋白监测、尿糖监测、血脂监测等。还包括并发症的监测如尿微量蛋白监测、眼底监测、膀胱功能监测、足部监测,其他如血压、体重的监测等。

1.血糖监测

老年糖尿病患者血糖控制目标为空腹血糖≤7.0 mmol/L,餐后 2 小时血糖≤10.0 mmol/L。血糖监测方案在不同老年人中的频率是不同的。

2.HbA1c 监测

HbA1c 是血液中红细胞内的血红蛋白与血糖结合的产物。血糖和血红蛋白结合生成糖化血红蛋白是不可逆反应,它能够反映最近三个月内血糖的平均水平,因此糖化血红蛋白应每三个月复查一次。老年糖尿病患者糖化血红蛋白水平应≤7.5%。

3.尿糖监测

尿糖检查不会带来痛苦,所以检查尿糖是最简单的方法。很多情况下尿糖不能很好地反映血糖水平,当血糖水平超过肾糖阈(血糖 8.9～10.0 mmol/L)时,尿糖会是阳性,但对于老年糖尿病患者,特别是伴有动脉硬化的老年糖尿病患者,其肾糖阈会更高。所以尿糖仅可作为一个评估血糖水平的参考值来看。

4.血脂监测

如原有血脂异常,每1～2个月监测一次,如原无异常,每6～12个月监测1次即可。

5.血压监测

老年糖尿病患者应定时监测血压情况。有条件的患者应每天监测血压变化。测量血压时,应遵循:定时间、定体位、定部位、定血压计的"四定"原则。

6.糖尿病并发症的监测

血糖控制不佳的老年糖尿病患者应至少每半年住院检查一次糖尿病慢性并发症,血糖控制尚可的老年糖尿病患者应每年住院检查一次糖尿病慢性并发症,从而能够及时发现异常,采取相应措施。

(四)并发症护理

1.酮症酸中毒

(1)遵医嘱进行补液治疗。

(2)静脉使用胰岛素治疗的患者,护士应每小时予监测血糖,当静脉使用胰岛素的老年糖尿病患者血糖接近或低于 13.9 mmol/L 时,应及时报告医师,调整胰岛素用量。

(3)关注患者电解质情况,及时纠正电解质紊乱及酸碱平衡失调。

2.高渗性非酮症糖尿病昏迷

(1)遵医嘱及时给予补液补钾。补液的同时应给予小剂量胰岛素治疗。

(2)积极消除诱因和治疗各种并发症。

(3)对症支持,如给予呼吸支持、营养支持等。

3.乳酸性酸中毒

(1)吸氧,保持呼吸通畅。

(2)补充生理盐水,准确记录出入量。

(3)给予小剂量短效胰岛素静脉滴注。

(4)遵医嘱及时补充碱性液体。

4.低血糖

(1)及时给予口服葡萄糖或静脉输入葡萄糖。静脉使用高渗性葡萄糖时,应注意防止外渗。

(2)低血糖昏迷的老年糖尿病患者,应严密观察生命体征。

5.糖尿病足

(1)积极控制糖尿病及高血压、高血脂等疾病。

(2)避免各种诱因,如烫伤、脚外伤、挤压及足癣感染,保持局部干燥清洁,早期治疗脚的胼胝、鸡眼等。对轻微的外伤也应及时治疗,预防感染,一旦发生感染,应采取有效的抗菌药物治疗。

(3)每天检查足和下肢、足趾间和足底。

(4)洗脚时注意水温,脚干后涂润滑剂,避免皮肤裂开。

(5)趾甲前端应剪平、锉平,防止其向肉内生长。

(6)穿着整洁、干燥的袜子,袜子上不要有破洞或补丁。穿合适的鞋,不要紧束足部、小腿及脚踝。

六、延续护理

老年糖尿病是一种慢性综合性的疾病,医院治疗只是缓解当前的病情,长期的治疗与护理需要在生活中进行。老年糖尿病患者对知识的接收能力有所下降,故而遵医行为及自我管理的能力也较差。延续护理是为老年糖尿病患者提供的一种延伸式的健康教育形式,健康指导从医院走到家庭,能够为患者及家庭成员提供康复知识,培养患者养成良好的生活习惯,指导用药和自我病情的监测,从而更好地预防和控制疾病。

(一)成立老年糖尿病延续护理小组

老年糖尿病延续护理小组成员应该包括主治医师、糖尿病专科护士、药剂师、营养师、老年糖尿病患者等。医师主要负责糖尿病患者病情的监测,与药剂师共同制订安全的用药方案,并教会老年糖尿病患者自我监测及药物的使用方法,督促他们定时随访。糖尿病护士和营养师应根据老年糖尿病患者的饮食习惯及身体成分,为他们制订合理的饮食计划,教会患者及家属免糖、低盐、低脂饮食的方法及注意事项,确保老年糖尿病患者能够合理的控制饮食。此外,还应教会老年糖尿病患者科学的运动的方法,对于身体条件尚可的老年糖尿病患者,应鼓励他们进行适当的有氧运动,对于卧床的老年糖尿病患者应教会他们进行主动或被动的抗阻力运动。

(二)针对不同老年糖尿病患者的自身情况确定延续护理的方式

通过宣教、集体授课、发放宣传资料及自我监测工具等方式,向老年糖尿病患者讲解相关知识;通过实践操作教会他们监测血压、血糖,注射胰岛素等必要的操作。在患者出院前应评估老年糖尿病患者对疾病知识的了解情况和运用能力。准确记录患者的相关信息,建立随访资料,制订随访方案,针对个体差异,确定随访的方法和内容。通过建立公众账号、网络交流群、电话回访、家庭访谈等方式,对老年糖尿病患者定时进行回访,及时解答他们的疑问。

(三)延续护理的主要内容

老年糖尿病患者需要掌握的糖尿病相关知识很多,合理控制血糖是提高生活质量、减少糖尿病相关并发症的主要手段。为了控制血糖,老年糖尿病患者对用药、饮食、运动、自我检测等方面有所掌握。

1.药物指导

药剂师应根据患者的治疗方案,向患者详细解释所用药物的相关机制、使用方法、不良反应等,嘱患者及家属观察药物治疗效果及反应。讲解降糖药物治疗的必要性,注意对不良反应的观察。护士应在患者出院前督促患者养成良好的用药习惯。

2.饮食指导

营养科医师应根据患者的情况,为患者制订详细的饮食计划,嘱患者少食多餐,免糖、低盐、低脂饮食,合理控制体重。

3.运动指导

针对患者的情况,制订适宜的运动方案。根据运动的方案,向患者展示锻炼的方法,确保老年糖尿病患者能够很好地掌握相关要点和注意事项。

4.自我监测指导

告知患者及家属血糖监测的方法和监测频率,教会患者自我监测血压,督促其定时门诊复查。

5.识别并发症

向患者及家属解释糖尿病并发症的特征性症状和体征,教会他们自我急救的方法,指导他们在出现异常情况时及时寻求帮助。

6.心理指导

热情对待老年糖尿病患者,倾听患者主诉,多与其进行沟通与宣教,告之糖尿病并不可怕,但亦不可掉以轻心,只有坚持控制血糖,才能获得更好的生活质量。同时,提倡家属支持老年糖尿病患者,增强老年糖尿病患者对治疗的信心。

七、居家护理

(一)改变不良饮食习惯

改变偏食、喜好甜食的习惯,不过度饮酒,避免饮浓茶。进餐时不宜吃过饱,不适宜在餐后立刻进食水果。不可贪食高脂、高油类食物,如动物内脏或干果等。老年人应少食多餐,适当补充营养素,在血糖控制情况尚可的情况下,适当进食水果等。

(二)选择正确的运动方式

一些老年糖尿病患者为了快速降低血糖,而进行剧烈的运动,这样很容易引起低血糖,导致危险事件的发生。同样,有一些老年糖尿病患者因为自身的基础疾病,选择以静养的方式生活,这样也不被提倡。如上文所说,运动应循序渐进,在保障安全的前提下进行运动。家属应该逐渐帮助老年人进行一定量的抗阻力锻炼,从而在控制好血糖的同时预防少肌症的发生。

(三)按时、准确用药

药物对糖尿病的治疗不可或缺,老年糖尿病患者在家中应按时、准确的用药。出现不适时应监测血糖,适当调整用药剂量。

(四)心理支持

家庭和社会的支持对老年糖尿病患者至关重要,应鼓励家庭成员主动参与到糖尿病控制当中去,让老年糖尿病患者了解糖尿病的可控性。

（王桂芹）

第十一章

手术室护理

第一节　手术室基础护理技术

一、手术室着装要求

(1)所有进入手术室清洁和洁净区的人员服装必须符合穿着规定。

(2)所有人员应穿着上下两件式衣裤或单件式裙装,不得套穿个人长内衣裤,穿着两件式手术衣时应将上衣扎进裤内,非刷手人员须穿长袖外套时系好全部纽扣。

(3)鞋的管理:进入手术室人员须在污染区脱去外穿鞋,在清洁区换穿拖鞋。手持外穿鞋进更衣室,将外穿鞋放入更衣柜内。穿鞋套外出返回手术室时,须在污染区除去鞋套后跨入清洁区;由外走廊返回时,须脱掉鞋套进入内走廊。

(4)在清洁和洁净区内必须戴手术帽,手术帽应同时覆盖所有头面部的毛发,长发者应先将长发固定好再戴帽子,可重复使用的帽子应在每次用后清洗干净。

(5)所有进入洁净手术区的人员必须戴口罩,口罩潮湿或污染时应及时更换。

(6)所有进入清洁和洁净区的人员佩戴的饰物须为手术衣所覆盖或摘除。

(7)手术衣一旦弄脏或潮湿,必须及时更换以减少微生物的传播。

(8)手术衣不能在手术室以外区域穿着,外出时必须外罩一件背后打结单次使用的长袍(外出衣),回到手术室后必须将外出衣脱掉放入污衣袋内。

(9)注意使用保护性防护用具,如手套、眼罩、面罩、鞋套、防水围裙等。

(10)工作人员必须注重个人卫生和形象。每天洗澡,勤修指甲、不可涂指甲油或戴人工指甲,注意洗手,不浓妆艳抹,不佩戴首饰,眼镜于手术前要清洗擦拭。

(11)手术衣每次穿着后放于指定位置由专人收集、打包,在洗衣房集中清洗。

二、无菌技术操作

(一)手术室刷手法

1.准备工作要点原则

(1)整理仪容,包括刷手服、帽子和口罩。

(2)剪短指甲,使指甲平整光滑。

(3)除去手表及手部饰物。

2.刷手步骤

(1)用消毒液、流动水将双手和前臂清洗1遍。

(2)取无菌手刷浇上消毒液,自指尖至上臂上1/3,用手刷毛刷面彻底无遗漏刷洗手指、指间、手掌、手背和手腕部,双手交替用时2分钟,用手刷海绵面无遗漏刷手臂,用时1分钟。

(3)流动水冲洗手和手臂,从指尖到肘部,向一个方向移动冲洗,注意防止肘部水返流到手部。

(4)流动水冲洗手刷,再用此刷按步骤(2)刷洗手及手臂2分钟,不再冲洗,将手刷弃入洗手池内。

(5)手及前臂呈上举姿势,保持在胸腰段水平进入手术间。

(6)刷手期间至戴手套后,若手及前臂被污染,应重新按以上步骤刷手。

(二)手术室擦手法

(1)一手从无菌手术衣上抓取一块擦手巾。

(2)将擦手巾从抓取侧展开,分别以擦手巾两面擦干双手,两面不得交换。

(3)按对角线方向对折擦手巾,下层长于上层,置于一侧手腕上,底边朝向肘部方向。

(4)另一手抓住两底角,从腕向肘部交互转动擦拭,擦干手臂。

(5)该手抓内侧底角,沿手臂外侧取下擦手巾。

(6)保持底边及两底角不变,打开擦手巾,沿反面对角线方向对折,按步骤(3)(4)擦干另一侧。

(三)自穿手术衣

(1)抓取手术衣。

(2)向后退,远离无菌台面,双手持衣领处,内面朝向自身,在与肩同齐水平打开手术衣。

(3)将手伸入袖管,向前平举伸展手臂插进袖管。

(四)自戴手套闭式技术

1.原则

未戴手套的手不得触及无菌面及无菌物品。

2.常规戴手套法

(1)一手捏住手套内面的反折部,提起手套。

(2)戴右手时左手捏住手套内面的反折部,对准手套五指,插入右手。

(3)戴左手时右手指插入左手套反折部的外面,托住手套,插入左手。

(4)将双手反折部分向上翻,套扎住手术衣袖口。

3.闭式自戴手套法

(1)双手保持在手术衣的袖口内,不得露出。

(2)隔衣袖取出一只手套,与同侧手掌心相对,手指朝向身体肘关节方向置于袖上。

(3)双手隔衣袖打开手套反折部,对准五指,翻起反折,套扎住手术衣袖口。

(4)同法戴好另一只手套后,双手调整舒适。

4.注意事项

(1)未戴手套的手不可触及手套外面。

(2)已戴手套的手不可触及未戴手套的手。

(3)手套的末端要严密地套扎住手术衣袖口。

(五)术野皮肤消毒

(1)消毒前检查皮肤清洁情况。

(2)消毒范围原则上以最终切口为中心向外 20 cm。

(3)医师应遵循手术室刷手法刷手后方可实施消毒。

(4)消毒顺序以手术切口为中心,由内向外、从上到下。若为感染伤口或肛门区消毒,则应由外向内;已接触消毒边缘的消毒垫不得返回中央涂擦。

(5)医师按顺序消毒一遍后,应更换消毒钳及消毒垫后继续消毒。

(6)使用后的消毒钳应放于指定位置,不可放回器械台。

(7)若用碘酊消毒,碘酊待干后应用乙醇彻底脱碘 2 遍,避免遗漏,以防皮肤烧伤。

(六)铺无菌巾

(1)铺无菌巾应由穿戴好无菌手术衣和手套的器械护士和已刷手的手术医师共同完成。

(2)第一层手术铺单应由医师刷手后完成,不需穿手术衣、戴手套。

(3)第一层手术单应距离手术切口 2~3 cm,切口周围手术单≥4 层,外围≥2 层。

(4)第一层铺巾顺序遵循从较干净一侧—对侧—干净一侧—近侧的原则。

(5)接取无菌单或手术巾时,应保持在胸腰段,消毒医师的手不可触及器械护士的手套,铺放前不得接触非无菌物体。

(6)铺巾时必须对准手术部位,无菌巾一旦放下,便不得移动,必须移动时,只能由内向外。

(7)第二层以后的铺单应由器械护士和穿手术衣、戴手套的医师共同完成。

(8)消毒医师需重新消毒手臂一遍后,方可穿手术衣。

(七)无菌持物钳的使用

(1)保持无菌持物钳的无菌,用后及时放回容器内。

(2)不可碰容器的边缘。

(3)若到远处拿取物品时,应连同容器一起搬走。

(4)无菌持物钳每 4 小时更换 1 次。

(八)术中无菌技术

(1)手术台面以下视为污染.

(2)作为无菌台面的无菌包内第二层用无菌持物钳打开。

(3)器械从胸前传递不可从医师头上或身后传递。

(4)无菌物品一经取出,即使未使用,也不能再放回无菌容器内,必须重新消毒。

(5)无菌巾被无菌液体浸湿,应立即原位加铺 4 层以上小手巾或更换,发现手套破损,立即更换。

(6)手术人员更换位置,先由一人双手放于胸前,与交换者采用背靠背形式交换。

(7)口罩潮湿要及时更换,手术人员打喷嚏或咳嗽应将头转离无菌区。

三、护士基本技术操作

(一)各种手术的基础包和敷料

(1)基础包:眼科包、耳科包、整形包、开台包。

(2)敷料:软垫、显纱、骨纱、棉片、纱鱼。

(3)还有棉垫、整形纱、线头。

(二)常用外科器械

1.手术刀

刀片有 22#、20#、10#、15#、11#,4 号刀柄安装 20#~22#刀片,3 号和 7 号刀柄安装的刀片相同(10#、15#、11#)。

2.手术剪

分为组织剪和线剪。

3.手术镊

分为平镊、尖镊、齿镊。

4.缝合的针线

缝针分为角针和圆针,缝线分为可吸收线和不可吸收线。

5.血管钳

有直弯、长短、全齿和半齿之分。

6.针持

用来夹持缝针,根据组织的深度来决定针持的长短。

7.其他特殊器械

根据手术部位有不同的特殊器械,如用于夹闭肠腔而不损伤肠黏膜的肠钳,用于夹持肺叶的肺钳以及骨科常用的牵开器及咬骨钳等。

8.拉钩

用于显露术野,根据手术部位、深浅来决定拉钩的形状、深浅和大小。

9.吸引器头

通过吸引器管连于负压吸引器瓶上,用于及时吸出术野内出血及体液,以便暴露术野。

术后器械处理:清洗(90 ℃的压力锅清洗 1 分钟)—烤干(90 ℃,15 分钟)—涂液状石蜡(涂在器械的关节部位)—高压蒸锅灭菌(132 ℃,7 分钟)。

(三)基础操作

(1)安取刀片宜用针持夹持,避免割伤手指。

(2)穿线引针法要求做到 3 个 1/3,即缝线的返回线占总线长的 1/3;缝针被夹持在针尾的后 1/3 处,并稍向外上;持针器开口前端的 1/3 夹持缝线,传递时,用环指、小指将缝线夹住或将缝线绕到手背,使术者接线时不致抓住缝线受影响。

(3)血管钳带线法:血管钳尖部夹线头约 2 mm。

(4)手术台准备:①选择宽敞的区域打开开台包,检查胶带灭菌是否合格,是否在有效期内。②徒手打开外层包布,先对侧、后近侧,用无菌持物钳开内层包布。打开后先检查灭菌标记。③弯盘放到开台包的左侧,碗按大、中、小依次摆开,放在开台包左上方,便于倒盐水和消毒液。④向台面上打手术用物,手套、吸引器管等用持物钳夹持,缝针和线直接打到台上,注意无菌操作,倒盐水时先冲洗瓶口,距离碗上20 cm。⑤器械和敷料打开时,除了常规检查外,两层包布都用手打,但要注意手一定要捏角打开,打开后同样检查灭菌标记。⑥刷手穿衣后,原位清点纱布纱垫,整理台面,清点器械,备好消毒物品。右手边铺一块 1/2 打开的小手巾,上层 S 状掀开,作为一个相对污染区,放手术用过的器械。

(四)常用的手术体位

1.水平仰卧位

适用于腹部、下肢、正中开胸的手术。

2.仰卧位(颈伸位)

适用于甲状腺、腭裂修补等手术。

3.上肢外展仰卧位

适用于乳腺、上肢手术。

4.侧卧位

适用于肺、食管、侧胸壁、肾的手术。

5.膀胱截石位

适用于膀胱手术、阴道手术、经阴道子宫切除术及直肠的手术。

6.俯卧位

适用于颈椎、腰椎的手术。

7.头低脚高位

常用于妇科腹腔镜。

8.头高脚低位

适用于腹腔镜胆囊等手术。

(五)安置手术体位的注意事项

(1)避免受压部位损伤,神经、肌肉、骨突处应垫棉垫加以保护。

(2)使用约束带时,不要过紧,以一手的厚度为宜。

(3)固定时应注意肢体不可过度外展及出现其他不当压力。托垫要稳妥,不能悬空。

(4)避免眼部受压,并涂眼药膏保护。

(5)俯卧位时,注意保护面部、腹部、会阴部及手臂关节处避免受压,保持呼吸通畅。

(六)铺无菌巾

1.用物准备

手术器械桌、无菌器械包、敷料包等。

2.操作步骤

(1)将手术器械包、敷料包放于器械桌面上,打包前查看名称、灭菌日期、是否开启、干燥,解开系带挽结,按折叠顺序依次打开第一层包皮(双层无菌巾),注意只能接触包皮的外面,保持手臂不跨越无菌区。

(2)用无菌持物钳打开第二层包皮,先对侧后近侧。

(3)器械护士刷手、穿无菌手术衣、戴无菌手套后,将器械包放于器械桌中央并打开。铺无菌大单,先铺近侧,后铺对侧,桌巾下垂桌缘下 30 cm 以上,周围距离要均匀。铺在台面上的无菌巾需 4～6 层。

(4)器械护士将器械按使用先后次序及类别排列整齐,放于无菌桌上。

3.注意事项

(1)未穿无菌手术衣及戴无菌手套者,手不得越过无菌区及接触包内的一切物品。

(2)如用无菌钳铺置无菌桌,应注意手臂禁止越过无菌区操作。

(3)若为备用的无菌桌,应用双层无菌巾盖好,超过 4 小时不能再用。

（4）必须严格保持无菌要求,术中已经污染的器械或物品,不能再放回原处,如术中接触胃肠等污染的器械应放置于弯盘等容器内,勿与其他器械接触。

（5）无菌桌上的物品一旦被污染,立即更换。

（七）空气熏蒸或喷雾消毒法

1.用物及环境准备

过氧乙酸、蒸馏水、量杯、加热蒸发器一套（包括酒精灯、治疗碗、支架、火柴）、高效空气消毒剂、喷雾器;关闭门窗,人员离开房间。

2.操作步骤

（1）过氧乙酸熏蒸法将过氧乙酸稀释成 0.5％～1％水溶液,加热蒸发,在 60％～80％相对湿度、室温下,过氧乙酸用量按 1 g/m³ 计算,熏蒸时间 2 小时。

（2）空气消毒剂喷雾法消毒剂用量按 3 mL/m³ 计算,由上至下、左右中间循环喷雾,密闭作用 30～60 分钟。

3.注意事项

（1）所用消毒剂必须有卫生许可证且在有效期内。

（2）消毒时人员离开房间。

（3）操作者应注意个人防护,戴手套、口罩和防护眼镜。

（八）紫外线空气消毒

1.用物及环境准备

紫外线消毒灯、记录本、笔;房间清洁后关闭门窗,人员离开。紫外线消毒的适宜温度是20～40 ℃,湿度 50％～70％。

2.操作步骤

（1）打开电源,观察灯管照射情况。

（2）记录照射时间并签名,计时应从灯亮后 7 分钟开始。

（3）消毒完毕,关闭电源。

（4）由专人负责统计灯管照射累计时间。

3.注意事项

（1）紫外线灯管应保持清洁,每两周用 75％酒精棉球擦拭 1 次。手术间保持清洁干燥,减少尘埃和水雾,温度＜20 ℃或＞40 ℃,相对湿度＞80％时应适当延长照射时间。

（2）定时监测紫外线照射强度。

（3）室内安装紫外线消毒灯的数量为平均每立方米≥15 W,照射时间≥30 分钟。

（九）电动气压止血带的使用

1.用物准备

电动气压止血仪、纱布垫、绷带、气囊止血带。

2.操作步骤

（1）首先检查气囊止血带是否漏气,电动气压止血仪性能是否良好。

（2）将纱布垫围在患者手术部位上端,再将气囊止血带缠在纱布垫外,用绷带加固,松紧适度,以防损伤神经肌肉。

（3）气囊止血带的位置应距手术野 10～15 cm,以利于无菌操作。

（4）连接气囊止血带橡皮胶管与电动止血仪,连接电源。

(5)抬高患肢驱血,打开电动气压止血仪电源开关,旋转充气按钮缓慢充气,达到手术需要的压力。

(6)记录时间及压力。

(7)手术完毕,旋转充气按钮缓慢放气,取下气囊止血带,保持清洁,整理用物。

3.注意事项

(1)保护皮肤的纱布垫要平整、舒适,以免损伤皮肤和神经。

(2)准确记录电动气压止血仪使用时间,一般不超过 1 小时,如需继续使用,可放气 5～10 分钟后再次充气使用,以免时间过长引起组织缺血坏死。

(3)准确掌握气压止血带的压力,及时调整。

(4)气压止血带应缓慢放气,压力降至一半时停留 1～2 分钟再逐渐全部放完,如果双下肢同时应用气压止血带,应先放一侧肢体,观察 5 分钟后再放另一侧肢体,以防血压下降。

(温连玲)

第二节　普外科手术护理配合

一、甲状腺次全切除术

(一)术前准备

1.器械敷料

甲状腺器械包、甲状腺敷料包、手术衣、持物钳、灯把手。

2.一次性物品

1-0 丝线、2-0 丝线、3-0 丝线、4-0 可吸收线、甲状腺缝针、手套、电刀手柄、吸引器头、吸引器连接管、伤口敷料。

(二)麻醉方法

颈丛神经阻滞或气管插管全身麻醉。

(三)手术体位

垂头仰卧位。

(四)手术配合

(1)常规消毒,铺手术巾。颈部两侧置无菌敷料球固定颈部。

(2)于胸骨上切迹上方 2 横指处,沿皮纹做弧形切口,切开皮肤、皮下组织及颈阔肌,用艾利斯牵起上、下皮瓣,电刀游离皮瓣,上至甲状软骨下缘,下达胸骨柄切迹。用无菌巾保护切口,甲状腺拉钩暴露切口。

(3)在颈中线处纵行切开深筋膜,用血管钳分开肌群,分离显露甲状腺外囊。

(4)分离甲状腺上极,2-0 丝线结扎甲状腺上动脉,分离甲状腺下极,暴露喉返神经,离断甲状腺下动脉。

(5)用血管钳夹住甲状腺组织,边钳夹边切除,将腺叶大部切除。

(6)用 4-0 可吸收线缝合腺叶残面,同法处理对侧,以生理盐水冲洗术野,彻底止血。

(7)于甲状腺残腔放置引流管,持续负压吸引。清点纱布器械无误后,逐层缝合切口。

(五)手术配合注意事项

(1)颈丛阻滞麻醉时,因患者清醒,手术体位特殊,易产生紧张、忧虑,甚至恐惧心理,应做好患者心理护理。

(2)固定好体位,充分暴露手术野,并使患者舒适。

(3)术中注意观察有无声音嘶哑,以协助医师判断有无喉返神经损伤。

(4)关闭切口时将肩垫撤除,以利于缝合。

二、腔镜小切口甲状腺次全切除术

(一)术前准备

1.器械敷料

腹腔镜甲状腺器械包、5 mm 30°电子镜、超声刀刀头及手柄线 1 套、基础敷料包、甲状腺单、手术衣、持物钳、灯把手。

2.一次性物品

3-0 丝线、4-0 丝线、3-0 可吸收线、甲状腺针、伤口敷料、手套、保护套、电刀手柄、吸引器连接管、8# 尿管。

3.仪器

腹腔镜、超声刀。

(二)麻醉方法

气管插管全身麻醉。

(三)手术体位

垂头仰卧位。

(四)手术配合

(1)常规消毒,铺手术巾。与巡回护士共同连接光源线、摄像头等管路。

(2)取胸骨切迹上方两横指,横切口长约 3 cm。

(3)依次切开皮肤、皮下组织、颈阔肌,沿颈阔肌下方分离皮瓣。

(4)用拉钩向一侧牵开切口,置入腔镜钝性分离显露一侧甲状腺,探查甲状腺可于中下极实质内扪及肿物,用超声刀楔形切除甲状腺肿瘤及其周围部分正常组织,3-0 可吸收线或 4-0 丝线连续缝合,注意保护喉上神经和喉返神经。

(5)查有无活动性出血,生理盐水冲洗切口,置橡皮条引流后,依次缝合颈白线及颈阔肌,皮内缝合皮肤。

(五)手术配合注意事项

(1)术中按要求正确使用腹腔镜器械并保证其功能良好。

(2)固定好体位,充分暴露手术野,并使患者舒适。

(3)术中传递锐利器械(如刀片、缝针等),应避免划伤光缆线及腹腔镜。

(4)缝合伤口时将肩垫撤除,以利缝合。

三、甲状腺癌根治术

（一）术前准备

1.器械敷料

甲状腺器械包、甲状腺敷料包、手术衣、持物钳、灯把手。

2.一次性物品

1-0 丝线、2-0 丝线、3-0 丝线、4-0 可吸收线、手套、电刀手柄、吸引器头、吸引器连接管、伤口敷料。

（二）麻醉方式

气管插管全身麻醉。

（三）手术体位

垂头仰卧位。

（四）手术配合

（1）切口：在颈部领式切口的基础上，经患侧胸锁乳突肌内缘向上，直达乳突下缘，形成"⊥"形切口。

（2）显露：切开皮肤、皮下组织及颈阔肌。将皮瓣分别向上、下、前、后翻转，用 7×17 圆针、2-0 丝线间断缝合固定在相应部位的皮肤上。

（3）分离胸锁乳突肌，切除舌骨下肌群，由颈白线分开两侧舌骨下肌群后，用中弯钳沿锁骨端附着缘将舌骨诸肌钳夹切断，用 7×17 圆针、2-0 丝线缝扎或 2-0 丝线结扎。

（4）分离患侧甲状腺上极，结扎甲状腺上动脉。分离甲状腺下极，暴露喉返神经，离断甲状腺下动脉，离断峡部，切除患侧甲状腺，细致清除气管旁淋巴结。同上离断对侧甲状腺血管，用血管钳夹住甲状腺组织，边钳夹边切除，将对侧大部连峡部切除。用 4-0 可吸收线缝合残面，以生理盐水冲洗术野，彻底止血。

（5）用米氏钳游离锁骨上转移的淋巴结及脂肪组织并切除，用 2-0 丝线结扎。

（6）于患侧甲状腺残腔放置引流管，持续负压吸引。清点纱布器械无误后，逐层缝合，表面皮肤以皮内缝合法缝合。

（五）手术配合注意事项

同甲状腺次全切除术。

四、乳腺良性肿瘤切除术

（一）术前准备

1.器械敷料

缝合器械包、缝合敷料包、手术衣、持物钳、灯把手。

2.一次性物品

2-0 丝线、3-0 丝线、4-0 可吸收线、缝合针、手套、电刀手柄、吸引器头、吸引器连接管。

（二）麻醉方式

局部麻醉或气管插管全身麻醉。

（三）手术体位

水平仰卧位，患侧上肢外展。

（四）手术配合

（1）常规消毒，铺手术巾。连接好电刀手柄、吸引器。

（2）酒精棉球消毒皮肤，用刀切开皮肤（乳腺上半部多采用弧形切口，下半部多采用放射状切口），电刀切开皮下组织后，找到肿瘤组织，艾利斯夹持肿瘤组织适当地牵拉，电刀分离肿瘤与正常组织，切除肿瘤。

（3）仔细检查腔内有无活动出血，如有渗血可放置橡皮条引流。

（4）逐步缝合切口，用 7×17 圆针、2-0 丝线将乳腺的残面对合，7×17 圆针、3-0 丝线间断缝合皮下组织，4-0 可吸收线皮内缝合。

（五）手术配合注意事项

（1）静脉输液应选择在健侧。

（2）摆放体位时要注意尽量使患者肢体舒适，避免上肢过度外展。

（3）局麻患者用局麻药时，要严格查对药敏试验。

五、乳腺腺叶区段切除术

（一）术前准备

1.器械敷料

乳腺器械包、乳腺敷料包、手术衣、盆、持物钳、灯把手。

2.一次性物品

2-0 丝线、3-0 丝线、乳腺缝针、手套、伤口敷料、电刀手柄、吸引器头、吸引器连接管、橡胶引流管、弹力绷带、3-0 可吸收线。

（二）麻醉方式

局部麻醉或气管插管全身麻醉。

（三）手术体位

取水平仰卧位，患侧上肢外展。

（四）手术配合

（1）常规消毒，铺手术巾，正确连接电刀手柄、吸引器。

（2）酒精棉球消毒皮肤，用刀切开皮肤，电刀切开皮下脂肪组织，用艾利斯提起皮缘潜行分离皮瓣，使肿块全部显露。

（3）仔细检查确定肿块的范围后，用艾利斯夹持牵引，沿肿块两侧，距病变区处 0.5～1 cm 做楔形切口，然后自胸大肌筋膜前将肿块切除。

（4）严密止血后，用 7×17 圆针、2-0 丝线将乳腺组织伤口缝合，避免出现残腔。渗血较多者可放橡皮管或橡皮条引流。

（5）逐层关闭切口，7×17 圆针、2-0 丝线间断缝合浅筋膜，7×17 圆针、3-0 丝线间断缝合皮下组织，3-0 可吸收线皮内缝合。

（6）妥善包扎伤口，放置引流管者，应用弹力绷带加压包扎。

（五）手术配合注意事项

同乳腺良性肿瘤切除术。

六、乳腺癌改良根治术

(一)术前准备

1.器械敷料

乳腺器械包、乳腺敷料包、手术衣、盆、持物钳、灯把手。

2.一次性物品

3-0 丝线、4-0 丝线、乳腺缝针、手套、伤口敷料、电刀手柄、吸引器头、吸引器连接管、Y 形引流管、弹力绷带。

(二)麻醉方法

气管插管全身麻醉。

(三)手术体位

水平仰卧位,患侧上肢外展 90°,肩、胸侧部置薄垫垫起,显露腋后线部位。

(四)手术配合

(1)常规消毒,铺双层无菌手术巾于患侧背下及托手板上,再以双层手术巾将患侧手臂包好,用无菌绷带妥善固定,手术野常规铺四块无菌手术巾,依次铺中单、大腹单。正确连接电刀手柄、吸引器。

(2)酒精棉球再次消毒皮肤,纵式或横式切开皮肤,切缘距肿瘤边缘 2~3 cm,电刀切开皮下组织,用艾利斯提起皮缘潜行分离皮瓣,将乳腺从胸大肌浅面分离,保留胸大小肌、胸前神经分支、胸长胸背神经,将乳腺、胸肌间淋巴结、腋淋巴结整块切除。游离腋窝淋巴结时,可使用镊子、弯剪刀仔细游离,如有出血或血管分支可用止血钳或胆管米氏钳夹住,3-0 丝线或 2-0 丝线结扎或缝扎。

(3)仔细止血后,用温灭菌蒸馏水冲洗,放置 Y 形引流管。

(4)清点物品,用 7×17 圆针、3-0 丝线间断缝合皮下组织,3-0 可吸收线皮内缝合。酒精棉球消毒,覆盖伤口。若需加压包扎,备好弹力绷带。

(五)手术配合注意事项

(1)静脉输液应选择在健侧。

(2)摆放体位时要注意尽量使患者肢体舒适,避免上肢过度外展,同时要充分暴露手术野。

(3)术后搬运患者时要轻抬轻放,注意静脉通路和引流管,防止脱出。

(4)全麻者术中严密观察输液通路及尿管,确保通畅。

七、乳腺癌扩大根治术

(一)术前准备

1.器械敷料

乳腺器械包、乳腺敷料包、手术衣、盆、持物钳、灯把手。

2.一次性物品

1-0 丝线、2-0 丝线、3-0 丝线、乳腺缝针、手套、伤口敷料、电刀手柄、吸引器头、吸引器连接管、Y 形引流管、弹力绷带、3-0 可吸收线。

(二)麻醉方法

气管插管全身麻醉。

(三)手术体位

水平仰卧位,患侧上肢外展 90°,肩、胸侧部置薄垫垫起,显露腋后线部位。

(四)手术配合

(1)常规消毒,铺巾同乳腺癌改良根治术。

(2)酒精棉球消毒皮肤,纵式或横式切开皮肤,电刀切开皮下组织,用艾利斯提起皮缘潜行分离皮瓣,内侧游离范围超过胸骨缘,切断肱骨头上胸大肌止点,切断胸小肌在喙突上的止端,然后依次切断胸肩峰血管、肩胛下血管、胸外侧血管显露腋窝。

(3)剪开腋血管鞘,分离腋动脉、腋静脉及臂丛周围的脂肪和淋巴组织。分离结扎胸短静脉、胸长静脉等血管,清除腋窝内容,切断胸廓内动脉的肋间穿支即可将切除的乳腺及胸大肌、胸小肌、腋窝淋巴组织等整块向内翻转。

(4)切断胸大肌、胸小肌的起端胸背神经,将乳腺、胸肌间淋巴结、腋淋巴结整块切除。游离腋窝淋巴结时,可使用镊子、弯剪刀仔细游离,如有出血或血管分支可用止血钳或胆管米氏钳夹住,2-0 丝线结扎或缝扎。

(5)仔细止血后,用温灭菌蒸馏水冲洗,放置引流管。

(6)清点物品,逐层关闭切口。

(五)手术配合注意事项

注意事项同乳腺癌改良根治术。

八、保留乳头乳腺癌切除术

(一)术前准备

1.器械敷料

乳腺器械包、乳腺敷料包、手术衣、盆、持物钳、灯把手。

2.一次性物品

4-0 丝线、3-0 可吸收线、乳腺缝针、手套、电刀手柄、吸引器连接管、吸引器头、伤口敷料、Y 形引流管。

(二)麻醉方法

气管插管全身麻醉。

(三)手术体位

患者取水平仰卧位,患侧上肢外展 90°,肩、胸侧部置薄布垫垫起,使腋后线部位显露。

(四)手术配合

(1)消毒铺巾同乳癌改良根治术。

(2)取弧形切口,游离皮瓣,内、上、外、下界各距肿瘤边界 2 cm,沿顺序连同胸大肌筋膜切除肿瘤及周围组织。

(3)腋下切口游离皮瓣,外侧达背阔肌前缘,保护胸肌外侧神经,清扫胸肌间淋巴结,切断胸上静脉,清扫Ⅰ、Ⅱ水平淋巴结,将腋血管、神经周围的脂肪、淋巴结予以锐性解剖切除,结扎腋血管向下的分支,将标本于前锯肌表面切除并移出体外。

(4)带蒂背阔肌肌瓣,经乳腺后隙植入乳腺残腔缝合固定,银夹标记。

(5)创面止血,温灭菌蒸馏水冲洗,放置引流管,清点物品,3-0 可吸收线缝合切口。

（五）手术配合注意事项

（1）术前严格查对手术部位，确定左右侧。

（2）术中所取的淋巴结要标记清楚，并放在固定的位置，需送快检的及时送病理科。

（3）巡回护士要提前准备大量的温蒸馏水，以备冲洗。

九、前哨淋巴结活检术

（一）术前准备

1.器械敷料

乳腺器械包、乳腺敷料包、手术衣、盆、持物钳、灯把手、银夹及银夹钳。

2.一次性物品

3-0 丝线、2-0 丝线、4-0 可吸收线、乳腺缝针、电刀手柄、吸引器头、吸引器连接管、伤口敷料、Y 形引流管、亚甲蓝、5 mL 注射器、一次性保护套。

3.仪器设备

伽马探测仪、导线及探头。

（二）麻醉方法

气管插管全身麻醉。

（三）手术体位

患者取水平仰卧位，患侧上肢外展 90°，肩、胸侧部置薄布垫垫起，使腋后线部位显露。

（四）手术配合

（1）消毒铺巾同乳癌改良根治术。

（2）酒精棉球消毒皮肤，将亚甲蓝 2 mL 注射于肿瘤表面皮下，10 分钟后，在肿瘤上方做一梭形切口，用刀切开皮肤，用组织钳提起皮肤边缘，沿肿瘤周围 2 cm 处，用电刀手柄将肿瘤完整切除。分别将 3、6、9、12 点位及乳头侧切缘送快速病理，若病理结果显示某点切缘有癌细胞残留，应再次切除该点位残留乳腺组织，直至快速病理示无癌残留。

（3）酒精棉球消毒皮肤，在腋前线做一弧形切口，结合蓝染情况，用伽马探测仪寻找前哨淋巴结送检。用大镊子、弯剪刀清扫胸大肌间淋巴结。沿胸小肌外缘打开胸筋膜，显露腋静脉，由里向外依次清扫第Ⅲ、Ⅱ水平淋巴结及脂肪组织，将腋血管、神经周围的脂肪、淋巴结予以锐性解剖切除，腋血管向下的分支予以一一显露并切断用 3-0 丝线结扎。

（4）游离背阔肌前缘肌瓣保留其神经血管备用，无菌蒸馏水冲洗术野及腋窝后，用干纱布垫擦干，创面彻底止血。将背阔肌瓣自腺体深面与胸大肌筋膜隧道反转置于乳腺残腔内，将背阔肌瓣与乳腺残腔壁用 7×17 圆针、3-0 丝线间断缝合，并置银夹标记。

（5）于腋窝下放置引流管一根并固定。用 6×14 圆针、4-0 丝线间断缝合皮下组织，4-0 可吸收线皮内缝合皮肤。

（五）手术配合注意事项

（1）静脉输液应建立在健侧肢体。

（2）摆放体位时要注意尽量使患者肢体舒适，避免上肢过度外展。

（3）洗手护士、巡回护士应与手术医师共同核对术中切下各位点的标本，并准确装入标本袋内送检。

（4）术中注意无瘤技术，以防癌转移。

(5)正确使用伽马探测仪,并注意维护和保养。

(6)准确记录各组淋巴结核素值。

十、腹腔镜胃穿孔修补术

(一)术前准备

1.器械敷料

腹腔镜胃器械包、腹腔镜器械(10 mm 30°电子镜、气腹针、10 mm Trocar 1 个,5 mm Trocar 3 个,分离钳 4 把、剪刀、电钩及电凝线 1 套、吸引器、肠钳 3 把、钛夹钳、Hemolok 钳、超声刀刀头及手柄线 1 套、二氧化碳管)剖腹单、基础敷料包、手术衣、盆、持物钳、灯把手。

2.一次性物品

3-0 丝线、2-0 丝线、1-0 丝线、剖腹针、手套、5 mL 注射器、伤口敷料、吸引器连接管、吻合器、缝合器。

3.仪器

腹腔镜、气腹机、超声刀。

(二)麻醉方法

气管插管全身麻醉。

(三)手术体位

水平仰卧位。

(四)手术配合

(1)常规消毒,铺手术巾,连接光源线、摄像头等管路。

(2)取脐上 1 cm 皮肤切口,建立气腹。置入 10 mm Trocar,腹腔镜观察腹腔,探查有无出血及损伤,于剑突下略偏右侧置入 5 mm Trocar,于右肋缘下锁骨中线置入 5 mm Trocar。

(3)探查腹腔情况,如有无腹水、脓苔、结节、各脏器有无异常。

(4)找到穿孔部位,吸净腹水,用可吸收线或丝线 7×17 圆针贯穿全层缝合穿孔处。

(5)用大量温生理盐水冲洗腹腔,观察有无活动性出血后关闭腹腔。

(6)置腹腔引流管,清点纱布器械无误。

(五)手术配合注意事项

(1)术中密切观察患者生命体征的变化。

(2)固定好体位,充分暴露手术野,使患者舒适。

(3)腹腔镜需轻拿轻放,避免碰撞造成损坏。

(4)术中传递锐利器械(如刀片、缝针等),应避免划伤光缆线及腹腔镜,光缆线应避免打折。

(5)调节好二氧化碳的流量,气腹压力设定在 1.6～1.9 kPa,气腹成功后,流量应从低挡依次调至中、高挡。

(6)按要求检查腔镜器械的各种配件,确保腔镜器械的完整性及功能正常,防止术中遗留于体腔。

(7)腔镜器械较精细,使用过程中应注意避免损坏。

十一、胃大部切除术

(一)术前准备

1.器械敷料

胃器械包、荷包钳、剖腹敷料包、手术衣、盆、持物钳、灯把手。

2.一次性物品

1-0 丝线、2-0 丝线、3-0 丝线、剖腹缝针、手套、伤口敷料、电刀手柄、吸引器头、吸引器连接管、引流管、点而康溶液、点而康棉球、吻合器、缝合器。

(二)麻醉方法

气管插管全身麻醉。

(三)手术体位

水平仰卧位。

(四)手术配合

(1)取上腹部正中切口或左上腹旁正中切口。常规开腹,洗手探查。

(2)游离胃大弯,剪开胃结肠韧带,于胃大弯与胃网膜血管弓之间进行游离。切断胃网膜血管分支,递中弯钳游离、钳夹、组织剪剪开、2-0 丝线结扎或 6×14 圆针、2-0 丝线缝扎。

(3)游离胃小弯,游离结扎肝胃韧带,递大镊子、米氏钳游离胃右动脉并切断,1-0 丝线结扎或缝扎。

(4)游离切断十二指肠,两把直扣克切断十二指肠球部,用点而康棉球消毒,近端用干纱布包裹,防止分泌物流出污染腹腔。如做毕氏Ⅱ式吻合,随即将十二指肠残端缝合。6×14 圆针、2-0 丝线全层缝合前后壁,6×14 圆针、3-0 丝线包埋浆膜层。

(5)离断缝合小弯侧:从大弯侧夹住两把直扣克,小弯侧两把弯扣克,递刀切开胃,点而康棉球消毒残端,边切开边用 6×14 圆针、2-0 丝线缝锁小弯侧,在大弯侧留 3 cm 以备吻合。

(6)吻合。①毕氏Ⅰ式:将胃和十二指肠残端靠拢,将十二指肠和胃后壁做间断浆肌层缝和,用 6×14 圆针、2-0 丝线。切开吻合口胃壁的前后浆肌层,显露胃的黏膜下血管,缝扎止血,于黏膜下止血缝线远端切开前后壁黏膜层,切除胃残缘黏膜及钳夹过的十二指肠残缘。6×14 圆针、2-0 丝线全层缝合胃和十二指肠前后壁,6×14 圆针、3-0 丝线包埋浆膜层。②毕氏Ⅱ式:提起横结肠,于中结肠动脉的左侧,剪开肠系膜。在距 Treitz 韧带 6～8 cm 处将空肠从系膜处提出,并以近端空肠对小弯,远端空肠对大弯置肠钳,递 6×14 圆针、3-0 丝线做吻合口后壁的胃肠浆肌层间断缝合。在浆肌层缝合线 0.5 cm 处切开胃后壁浆肌层,做黏膜下缝扎止血,同法处理胃前壁,切开前后壁黏膜层。用电刀手柄切开空肠,递 6×14 圆针、2-0 丝线行全层连续内翻缝合前后壁。吻合口前壁行间断浆肌层缝合,递 6×14 圆针、3-0 丝线吻合。缝合横结肠系膜切口边缘与胃壁浆肌层做间断缝合。缝合肠系膜。

(7)关腹,冲洗腹腔,检查腹腔有无出血,放引流管,逐层关腹。

(五)手术配合注意事项

(1)术前访视患者,了解手术方式,备好吻合器和缝合器。

(2)做好无瘤、无菌技术,防止医源性种植性转移及污染。

(3)用吻合器时,巡回护士应协助医师调整胃管位置。

(4)台上备好点而康棉球,接触胃肠道的器械应单独放置,防止造成污染。

十二、胃癌根治术

(一)术前准备

1.器械敷料

胃器械包、荷包钳、剖腹单、基础敷料包、手术衣、盆、灯把手。

2.一次性物品

1-0 丝线、2-0 丝线、3-0 丝线、荷包线、剖腹缝针、手套、伤口敷料、电刀手柄、吸引器头、吸引器连接管、橡胶引流管、点而康棉球。

(二)麻醉方法

气管插管全身麻醉或硬膜外麻醉。

(三)手术体位

水平仰卧位。

(四)手术配合

1.手工吻合

(1)取上腹部正中切口,必要时可延长至脐下。

(2)常规开腹,洗手探查确定手术方案。

(3)用电刀将大网膜从横结肠分离之后,再游离胃大弯。切断胃网膜左动静脉及胃短动静脉分支及胃网膜右动静脉,用血管钳游离、钳夹、组织剪剪开、2-0 丝线结扎或 7×17 圆针、2-0 丝线缝扎。

(4)游离胃大弯侧至幽门处,将胃大弯侧向右上方翻开,沿胃窦部后壁用锐性或钝性方法分开与胰头部表面相连的疏松组织,直至幽门下方的十二指肠后壁,此处幽门周围静脉用蚊式钳、小弯钳、分离止血、2-0 丝线结扎。

(5)游离结扎肝胃韧带,递大镊子、米氏钳游离胃右动脉并切断,1-0 丝线结扎或缝扎。分离全部小网膜,显露腹腔动脉,将胃左动脉切断,1-0 丝线结扎或缝扎。

(6)两把直扣克切断十二指肠球部,用点而康棉球消毒黏膜,近端用干纱布包裹防止分泌物流出污染腹腔。

(7)断胃:上端在距肿瘤 5 cm 处断胃,从大弯侧夹住两把直扣克,小弯侧两把弯扣克,递刀切开胃,点而康棉球消毒残端,小弯侧用 7×17 圆针、2-0 丝线缝合,在大弯侧留 $4\sim5$ cm 以备吻合。

(8)吻合:胃大弯和十二指肠用 7×17 圆针、2-0 丝线全层缝合前后壁,6×14 圆针、3-0 丝线包埋浆膜层。

2.毕Ⅰ式吻合器吻合法

(1)胃和十二指肠的游离方法同手工吻合法。

(2)在十二指肠预定切除的远端用荷包钳夹住,近端夹一把扣克钳,用荷包线穿过荷包钳,递刀切开十二指肠,递点而康棉球消毒,近端用干纱布包裹。递三把艾利斯夹住远端十二指肠,将吻合器的抵针座放入,将荷包线收紧打结。

(3)胃小弯侧用缝合器闭合,留下胃大弯侧宽 $4\sim5$ cm,大弯侧夹两把扣克钳,小弯侧于远端夹一把扣克钳,递刀于缝合器和扣克钳之间切开,将标本拿走,用 7×17 圆针、3-0 丝线做浆肌层间断缝合。

（4）将吻合器的中心杆从切断的大弯侧进入，在距残端 3～4 cm 处戳一小口，将中心杆从此口引出。

（5）向前推进中心杆，对好底针座，完成吻合。

（6）取出吻合器将胃大弯残端用缝合器关闭，去除多余的胃壁，同上做浆肌层间断缝合。

3.毕Ⅱ式手工吻合法

（1）探查、游离胃十二指肠等步骤与Ⅰ式相同。

（2）切断十二指肠：用两把扣克钳夹住十二指肠，于扣克钳之间切断十二指肠，点而康棉球消毒残端。全层缝合十二指肠残端将其闭锁。

（3）消化道重建：胃大弯侧两把直扣克夹住，小弯侧两把弯扣克夹住，用刀离断切除标本。将小弯侧缝闭。大弯侧留 4～5 cm 的宽度，与空肠进行吻合。

（4）距屈氏韧带 15～20 cm 处选取空肠观察断端血运情况良好后与胃大弯进行端端吻合，空肠断端再与空肠进行端侧吻合。

4.毕Ⅱ式吻合器吻合法

（1）将缝合器置入十二指肠处，夹住十二指肠，近端夹一把扣克钳，"击发"完成缝合，递刀切断十二指肠。

（2）于小弯侧预定切断处置一把缝合器，大弯侧留下 4～5 cm，并置两把扣克钳，与缝合器相接置一把扣克钳。"击发"完成缝合，切断胃体，拿走标本，用点而康棉球消毒胃肠道残端。小弯侧用 6×14 圆针、2-0 丝线做间断缝合。

（3）距屈氏韧带 15～20 cm 处提起空肠，递荷包钳夹住空肠，荷包线缝合，松开荷包钳，用点而康棉球消毒空肠，将抵针座放入，收紧荷包。

（4）松开大弯侧的扣克钳，将中心杆由此放入，中心杆抵住胃壁，由侧方戳出，推动胃后壁与抵针座靠近，"击发"吻合。将吻合口用 6×14 圆针、3-0 丝线间断缝和。

（5）用缝合器闭合胃残端，并间断缝合浆肌层。

（6）吻合完毕，检查吻合口吻合情况，止血，温蒸馏水冲洗，放引流管，逐层关腹。

（五）手术配合注意事项

（1）术前访视患者，了解手术方式，备好相应吻合器和缝合器。

（2）严格执行无瘤技术操作规程，防止医源性种植性转移。

（3）巡回护士应协助医师适时调整胃管深度，并妥善固定。

（4）台上备好点而康棉球，接触胃肠道残端的器械应单独放置，防止造成污染。

（5）手术结束送患者时应详细检查各种管道固定情况，防止脱出。

十三、腹腔镜胃癌根治术

（一）术前准备

1.器械敷料

腹腔镜胃器械包、腹腔镜器械（30°电子镜、气腹针、10 mm Trocar 1 个、5 mm Trocar 3 个、12 mm Trocar 1 个、分离钳 2 把、剪刀、电钩及电凝线 1 套、吸引器、持针器、肠钳 3 把，钛夹钳、Hemolok 钳、巴克钳、超声刀刀头及手柄线 1 套、二氧化碳管）剖腹单、基础敷料包、手术衣、盆、持物钳、灯把手。

2.一次性物品

1-0 丝线、2-0 丝线、3-0 丝线、剖腹针、手套、电刀手柄、吸引器连接管、5 mL 注射器、伤口敷料、缝合器、吻合器。

3.仪器

腹腔镜、超声刀、气腹机、冲洗器。

(二)麻醉方法

气管插管全身麻醉。

(三)手术体位

大字形体位(分腿水平仰卧位)。

(四)手术配合

(1)常规消毒,铺手术巾,连接光源线、摄像头等管路。

(2)脐下切口长约 1.2 cm,切开皮肤,穿刺置入气腹针,生理盐水(负压试验成功后建立气腹)。拔出气腹针穿刺置入 10 mm Trocar,分别在腹腔镜监视下于左右侧适当位置置入操作 Trocar。

(3)进入镜头后探查:见腹内无腹水,腹膜、大网膜、肠壁无结节;肝、胆、胃、脾无结节,结肠无肿物可及,腹主动脉前肠系膜下血管、横结肠血管根部未及肿大淋巴结。触及胃部有无肿块并结合胃镜以及 CT 确定手术方式。

(4)用超声刀或电钩剥离胃结肠韧带、横结肠系膜前叶、十二指肠上壁脂肪,游离十二指肠外侧腹膜等,用钛夹或 Hemolok 夹结扎胃左动脉、胃冠状静脉、胃网膜右动静脉等,用剪刀或超声刀离断。此过程中注意清扫淋巴结。

(5)将胃体大部、胃窦、十二指肠上段等于腹腔镜下游离操作完成后,关闭气腹并拔出 Trocar,于腹部正中切口长约 10 cm,逐层开腹。

(6)将胃体、胃窦牵出体外,距幽门 2 cm 十二指肠处用扣克和荷包钳离断,消毒残端,置入吻合器底钉座,形成十二指肠待吻合端。

(7)于病变上端 4 cm 大弯侧处置缝合器将胃切除,小弯侧留约 3 cm 置入吻合器与十二指肠待吻合端吻合,胃小弯侧用缝合器闭合。

(8)冲洗腹腔、置管,必要时使用止血纱布止血,逐层关腹。

(五)手术配合注意事项

(1)术中密切观察患者生命体征的变化。

(2)固定好体位,充分暴露手术野,使患者舒适。

(3)调节好二氧化碳的流量,气腹压力设定在 1.6~1.9 kPa,气腹成功后,流量应从低挡依次调至中、高挡。

(4)腹腔镜需轻拿轻放,避免碰撞、造成损坏。

(5)术中传递锐利器械(如刀片、缝针等),应避免划伤光缆线及腹腔镜,光缆线避免打折。

(6)按要求检查腔镜器械的各种配件,确保腔镜器械的完整性及功能,防止术中遗留体腔。

(7)腔镜器械较精细,使用过程中应注意轻拿轻放,避免损坏。

(8)超声刀手柄避免碰撞,以免影响超声刀的振幅。

(9)随时检查超声刀刀头的完整性,持续工作 7 秒后应断开,工作超过 10 秒对刀头的损伤最大。每工作 10~15 分钟应将刀头在生理盐水中超洗一次,以免刀头被组织或血块阻塞。

(10)使用超声刀时应将组织夹在刀头 2/3 的部位操作,夹住组织后避免上挑,应提醒医师把组织拉紧,保持一定的张力才能达到最佳的切割效果。

(11)随时检查超声刀刀头的硅胶垫圈有无损坏、断裂。

(12)术中中转开腹后应认真清点台上所有物品,腹腔镜及时撤下,妥善放入镜盒内。

十四、全胃切除术

(一)术前准备

1.器械敷料

胃器械包、上腹部悬吊拉钩、全胃专用器械包、剖腹单、基础敷料包、手术衣、盆、持物钳、灯把手。

2.一次性物品

1-0 丝线、2-0 丝线、3-0 丝线、荷包线、剖腹缝针、手套、伤口敷料、电刀手柄、长刀头、吸引器头、吸引器连接管、橡胶引流管、点而康棉球、缝合器和吻合器。

(二)麻醉方法

气管插管全身麻醉或硬膜外麻醉。

(三)手术体位

水平仰卧位,腰背部垫高。

(四)手术配合

(1)常规消毒,铺手术巾。

(2)取上腹部"∧"形切口逐层切开入腹,安放上腹部悬吊拉钩。

(3)洗手探查腹腔内各器官,找到病变部位,确定手术方案。

(4)湿纱垫垫脾,于横结肠中段靠近横结肠向左切除大网膜,2-0 丝线结扎近端。

(5)于横结肠中段靠近横结肠缘向右切除大网膜至胃幽门处,其间切断胃网膜右动静脉并用 1-0 丝线结扎近端。游离十二指肠第一段。

(6)向左上牵拉胃体、胃窦部,锐性游离横结肠系膜前叶及胰腺被膜,将其向上剥离至胰腺上缘。

(7)用剪刀于肝下缘,肝十二指肠韧带无血管区锐性游离,沿胃小弯向右侧游离小网膜,于胃窦上方充分游离胃右血管,钳夹切断胃右动静脉,1-0 丝线结扎近段。使胃幽门环及十二指肠第一段充分游离,于胃幽门环远端 2 cm 处离断十二指肠,残端用点而康棉球消毒,3-0 丝线间断缝合并浆肌层包埋。

(8)将胃体向左上方翻转,充分暴露游离胰腺被膜,于胰体上缘锐性游离胃冠状静脉及胃左静脉,钳夹、切断、结扎。靠近腹腔干端扎胃左动脉,血管近端 1-0 丝线结扎,6×14 圆针、2-0 丝线缝扎。打开后腹膜显露肝固有动脉。

(9)向左牵拉胃体,于靠近肝处断扎肝胃韧带,向左游离至胃贲门右侧。

(10)剪断迷走神经前后干,充分游离食管下端使腹腔端食管长约 8 cm,于贲门上 2 cm 处上荷包钳,点而康棉球消毒,直角钳离断食管,移走标本,近端点而康棉球消毒,一次性荷包线荷包缝合,置入吻合器底钉座结扎固定,修剪残端。

(11)于屈氏韧带远端 20 cm 处游离空肠系膜。保留血管弓,离断肠管,点而康棉球消毒残端,将远端空肠于结肠后上提,置于吻合器与食管行端侧吻合,残端缝合器闭合。

(12)于食管至空肠吻合口 45 cm 处切开空肠,将空肠营养管置于其远端 10 cm 处固定。切口处与近端空肠以 3-0 丝线手工行端侧吻合,浆肌层包埋。

(13)放置引流管,温蒸馏水冲洗腹腔,止血。

(14)准确清点器械纱布,逐层关腹。

(五)手术配合注意事项

同胃癌根治术。

十五、胃空肠吻合术

(一)术前准备

1.器械敷料

胃器械包、剖腹单、基础敷料包、手术衣、盆、持物钳、灯把手。

2.一次性物品

1-0 丝线、2-0 丝线、3-0 丝线、剖腹缝针、伤口敷料、电刀手柄、吸引器头、吸引器连接管、橡胶引流管、点而康棉球。

(二)麻醉方法

气管插管全身麻醉。

(三)手术体位

水平仰卧位。

(四)手术步骤

(1)常规消毒,铺手术巾。取上腹部正中切口,常规开腹。

(2)洗手探查决定手术方式。

(3)用小钳子沿横结肠切除部分大网膜,2-0 丝线结扎。

(4)于结肠前上提空肠,距屈氏韧带 10 cm 切开空肠,用肠钳夹住空肠,刀切开,点而康棉球消毒。

(5)于胃体下部较低处切开胃壁长约 4 cm,两把艾利斯提起胃壁,电刀切开,点而康棉球消毒,用 7×17 圆针、2-0 丝线全层缝合吻合口后壁,内翻缝合吻合口前壁并用 6×14 圆针、3-0 丝线包埋浆肌层。

(6)远端空肠距吻合口 10 cm 处切开肠管,与近端空肠行侧侧吻合。7×17 圆针、2-0 丝线全层缝合吻合口后壁,内翻缝合吻合口前壁浆肌层,6×14 圆针、3-0 丝线包埋。

(7)6×14 圆针、3-0 丝线缝合肠系膜间隙。

(8)检查各吻合口通畅后,冲洗腹腔,清点器械敷料无误,逐层关腹。

(五)手术配合注意事项

同胃癌根治术。

十六、结肠造瘘术

(一)术前准备

1.器械敷料

胃器械包、剖腹单、基础敷料包、手术衣、盆、持物钳、灯把手。

2.一次性物品

1-0 丝线、2-0 丝线、3-0 丝线、直肠针、手套、伤口敷料、吸引器连接管、吸引器头、电刀手柄、油纱、点而康棉球。

(二)麻醉方式

硬膜外麻醉或气管插管全身麻醉。

(三)手术体位

水平仰卧位。

(四)手术配合

(1)常规消毒皮肤,铺无菌巾。

(2)腹部正中切口开腹。

(3)封闭远端乙状结肠。在一期直肠切除手术中,远端乙状结肠随肿瘤一起切除。若为分期直肠切除术,远端乙状结肠内层用 2-0 丝线做全层连续缝合,外层用 3-0 丝线做浆肌层间断缝合,随即送入盆腔内。

(4)近端乙状结肠造口。平脐左侧旁开 3 cm 切开直径为 3 cm 的造瘘口,电刀切开。将近端乙状结肠从造瘘口拖出。先将腹膜与腹外斜肌腱膜间断缝合,再将腹膜、腹外斜肌腱膜分别与乙状结肠膜缝合固定,最后将肠全层与腹壁皮肤间断缝合。

(5)清点物品,关腹。

(五)手术配合注意事项

(1)术前严格查对患者,术前准备好用物。

(2)提前备好点而康溶液、点而康棉球,做好肠道消毒,以免污染切口。

(3)术前访视患者,做好患者的心理护理。

(4)仔细清点物品,防止手术物品遗留体腔。

十七、右半结肠切除术

(一)术前准备

1.器械敷料

胃器械包、剖腹单、基础敷料包、手术衣、盆、持物钳、灯把手。

2.一次性物品

1-0 丝线、2-0 丝线、3-0 丝线、直肠针、手套、伤口敷料、吸引器连接管、吸引器头、电刀手柄、点而康棉球。

(二)麻醉方式

硬膜外麻醉或气管插管全身麻醉。

(三)手术体位

水平仰卧位。

(四)手术配合

(1)消毒皮肤,铺无菌巾。

(2)取右侧腹直肌切口。逐层切开皮肤、皮下组织至腹膜。

(3)洗手探查,显露右侧结肠。

(4)游离右半结肠,并阻断血运。切开结肠外侧后腹膜,依次将肝结肠韧带、胃结肠韧带结扎切断。切开横结肠中段和回肠末端的系膜,并将结肠右动脉、静脉、回肠动、静脉和结肠中动脉、静脉的右侧分支分离、切断、结扎。

(5)切除病灶,重建消化道。分别于距肿瘤上下各 5 cm 处置扣克及肠钳。切断肠管,移除标本。然后用吻合器将末端回肠及横结肠断端吻合,用 6×14 圆针、3-0 丝线将浆膜层加固。

(6)温无菌蒸馏水冲洗腹腔,止血、清点物品、逐层缝合腹腔。

(五)手术配合注意事项

(1)仔细清点物品,做好各种查对制度。

(2)做好无瘤技术,防止医源性种植性转移。关腹前用温蒸馏水冲洗。

(3)术中要保证静脉通路通畅,观察输血、输液情况。

十八、腹腔镜根治性右半结肠切除术

(一)术前准备

1.器械敷料

腹腔镜结肠器械包、腹腔镜器械(30°电子镜、气腹针、10 mm Trocar 1 个、5 mm Trocar 3 个、12 mm Trocar 1 个,分离钳 2 把、剪刀、电钩及电凝线 1 套、吸引器、肠钳 3 把、钛夹钳、Hemolok 钳、超声刀刀头及手柄线 1 套、二氧化碳管)剖腹单、基础敷料包、手术衣、盆、持物钳、灯把手。

2.一次性物品

3-0 丝线、2-0 丝线、1-0 丝线、直肠针、手套、电刀手柄、吸引器连接管、5 mL 注射器、伤口敷料、吻合器、缝合器。

3.仪器

腹腔镜、气腹机、超声刀。

(二)麻醉方法

气管插管全身麻醉。

(三)手术体位

水平仰卧位。

(四)手术配合

(1)常规消毒,铺手术巾,留置导尿管,连接光源线、摄像头等管路。

(2)腹部行气腹针穿刺建立气腹:依次在脐部、脐水平左、右锁骨中线外侧缘分别置 Trocar、以下腹麦氏点内下侧置一 Trocar(或腹壁下动脉外侧缘置 Trocar),必要时在腹中线耻骨上置入 Trocar。

(3)进入镜子后探查:见腹腔内无腹水、腹膜、大网膜、肠壁无结节;肝胆、胃、脾无结节,膀胱无异常,行右半结肠切除术。

(4)用超声刀或电钩游离右半结肠系膜及显露肠系膜下血管。清扫肠系膜根部淋巴结、脂肪组织,于结肠血管根部 1-0 丝线结扎或钛夹夹闭后切断。

(5)下腹部切约 8 cm 小切口,将结肠拉出腹腔,扣克钳切断肠管,点而康棉球消毒,将近端用荷包钳缝荷包放置吻合器底座,用缝合器将肠管切断,移走标本,吻合器行肠管远端和近端吻合,检查两切缘肠管圈完整,用缝合器闭合残端,冲洗腹腔,放置引流管,逐层关腹。

(五)手术配合注意事项

同腹腔镜胃癌根治术。

十九、阑尾切除术

(一)术前准备

1.器械敷料

阑尾器械包、剖腹单、基础敷料包、手术衣、盆、持物钳、灯把手。

2.一次性物品

1-0 丝线、2-0 丝线、3-0 丝线、阑尾针、手套、吸引器连接管、吸引器头、电刀手柄、伤口敷料。

(二)麻醉方法

硬膜外麻醉。

(三)手术体位

水平仰卧位。

(四)手术步骤

(1)常规消毒,铺手术巾,取马氏切口,开腹。

(2)S拉钩牵开手术野,长镊夹盐水纱布将小肠推开,提起盲肠,寻找阑尾。

(3)处理阑尾:①阑尾钳提夹阑尾,分离阑尾系膜至阑尾根部。②在阑尾根部 0.5 cm 处盲肠壁上用 8×20 圆针、2-0 丝线行荷包缝合,暂不打结。③钳夹阑尾基底部,1-0 丝线结扎,电刀切断并烧灼残端。④将荷包线打结,阑尾残端埋入盲肠内。

(4)甲硝唑注射液纱布拭净回盲部炎性分泌物。

(5)清点物品,无误方可关腹。

(五)手术配合注意事项

(1)仔细清点物品,做好各项查对。

(2)处理阑尾的器械一律放入弯盘内,防止手术切口感染。

(3)术中要保证静脉通路通畅,观察输血、输液情况。

二十、腹腔镜阑尾切除术

(一)术前准备

1.器械敷料

腹腔镜阑尾器械、腹腔镜器械(10 mm 0°电子镜、气腹针、10 mm Trocar 2 个、5 mm Trocar 1 个、分离钳 2 把、剪刀、电钩及电凝线 1 套、吸引器、抓钳、二氧化碳管)剖腹单、基础敷料包、手术衣、持物钳。

2.一次性物品

5 mL 注射器、3-0 丝线、2-0 丝线、1-0 丝线、腔镜针、手套、伤口敷料、吸引器连接管。

(二)麻醉方法

气管插管全身麻醉。

(三)手术体位

水平仰卧位。

(四)手术配合

(1)麻醉成功后,常规消毒铺无菌巾。

(2)建立气腹:在脐上缘切开皮肤及皮下做一 10 mm 弧形切口,布巾钳提起脐两侧腹壁,垂直刺入气腹针,用 5 mL 注射器抽生理盐水置于气腹针上,见水柱自然流于腹腔内,确定气腹针置入腹腔后,连接二氧化碳接口,充气建立气腹。

(3)放置 Trocar:脐下缘进 10 mm Trocar,置入腹腔镜探查,以排除其他急腹症。分别穿刺置入 5 mm Trocar 和 10 mm Trocar 各一个。

(4)切阑尾:沿盲肠找到阑尾,明确阑尾炎症及范围。分离钳钳住阑尾头部及系膜,向上提起,用电钩或分离钳电灼分离系膜至阑尾根部,在阑尾根部用 1-0 丝线结扎,切断阑尾,用电钩烧灼阑尾残端。将阑尾放入标本袋内取出。

(5)止血关切口:用腹腔镜探查阑尾残端,无出血后关闭气腹,缝合切口。

(五)手术配合注意事项

同腹腔镜胃穿孔术。

(王艳芬)

第三节　神经外科手术护理配合

一、凹陷骨折整复术

(一)术前准备

1.器械敷料

开颅器械包、颅钻、开颅单、基础敷料包、手术衣、盆、持物钳、灯把手。

2.一次性物品

1-0 丝线、2-0 丝线、3-0 丝线、开颅缝针、手套、电刀手柄、吸引器连接管、手术薄膜、双极电凝线、头皮夹、骨蜡、吸收性明胶海绵、保护套、20 mL 注射器。

(二)麻醉方法

局部浸润麻醉或气管插管全身麻醉。

(三)手术体位

侧头仰卧位。顶枕部凹陷骨折,可取侧卧位或俯卧位。

(四)手术配合

(1)常规消毒、铺巾,绕凹陷骨折边缘做一马蹄铁形切口。

(2)在凹陷骨折的周边钻 4 个骨孔,在各骨孔之间锯断,保留骨瓣表面的骨膜。

(3)在硬脑膜外与颅骨内板之间进行剥离,将整个骨瓣取下。

(4)手辅助下用骨撬将凹陷骨折整复。

(5)检查硬脑膜是否完整,硬脑膜下是否有血肿或脑挫裂伤。如脑内有残留的骨折片,应摘除骨折片,清除其下方的积血和挫碎的脑组织,严密止血后缝合硬脑膜。

(6)将整复后的游离骨瓣复位,切开的骨膜予以缝合,最后逐层缝合头皮各层组织。

(五)手术配合注意事项

(1)严格执行无菌操作。

(2)妥善固定体位,注意皮肤的保护。

二、颅内血肿清除术

(一)术前准备
1.器械敷料

脑外伤器械包、颅钻、咬骨钳、开颅单、基础敷料包、手术衣、盆、持物钳、灯把手。

2.一次性物品

1-0 丝线、2-0 丝线、3-0 丝线、开颅缝针、手套、电刀手柄、吸引器连接管、手术薄膜、双极电凝线、头皮夹、骨蜡、吸收性明胶海绵、速即纱纤丝、保护套、20 mL 注射器、潘氏引流管。

(二)麻醉方法
气管插管全身麻醉。

(三)手术体位
根据损伤部位采取相应的卧位。

(四)手术配合
(1)常规消毒、铺巾,选择血肿距表面最近且避开重要功能区的部位开颅。

(2)硬脑膜外或硬脑膜下有血肿时应先清除。

(3)检查脑表面有无挫伤,在挫伤重的位置常常可发现浅部的脑内血肿。如看不到血肿,可在挫伤的穿刺点处电凝,用脑室针逐渐向脑内穿刺确定血肿位置。如无挫伤则按 CT 确定的血肿方向进行穿刺。确定深部脑内血肿的位置后,在非功能区的脑回上选穿刺点,电凝后切开 2～3 cm 的脑皮质,用脑压板和吸引器按穿刺的方向逐渐向脑深部分离,直达血肿腔内。

(4)用吸引器将血肿吸除,如有活动性出血以电凝止血。对软化、坏死的脑组织要一并清除。

(5)彻底止血后,血肿腔内置引流管。根据脑压情况,可行硬脑膜扩大修补、保留或去除骨板,依次缝合切口。

(五)手术配合注意事项
(1)合理摆放患者的体位,避免受压部位由于时间过长引起血运障碍导致坏死。

(2)术中严密观察患者的生命体征,保证输血输液的通畅。

(3)严格执行无菌操作。

三、颅骨成形术

(一)术前准备
1.器械敷料

开颅器械包、颅骨修补器械、开颅单、基础敷料包、手术衣、盆、持物钳、灯把手。

2.一次性物品

1-0 丝线、2-0 丝线、3-0 丝线、开颅缝针、手套、电刀手柄、吸引器连接管、手术薄膜、双极电凝线、头皮夹、吸收性明胶海绵、20 mL 注射器、颅骨修补材料。

(二)麻醉方法
气管插管全身麻醉。

(三)手术体位
根据缺损部位采取相应的卧位。

（四）手术配合

（1）常规消毒、铺巾，连接电刀、吸引器、双极电凝仪。

（2）在手术切口的两角处，用注射器抽取生理盐水在皮下、骨膜下和帽状腱膜下分层注射，以利于分离组织。

（3）用刀环绕缺损骨窗切开头皮组织。

（4）更换手术刀后，自帽状腱膜下疏松结缔组织间隙分离，游离皮瓣并充分止血，悬吊皮瓣。

（5）在骨窗边缘用骨膜剥离器将骨膜剥开，显露颅骨缺损边缘。

（6）游离皮瓣、肌瓣、硬膜时要注意彻底止血。

（7）将消毒好的颅骨修补材料，于颅骨相应部位固定，必要时用 6×14 圆针、3-0 丝线悬吊硬脑膜，并用过氧化氢溶液及生理盐水冲洗创面。

（8）放置引流管，逐层缝合头皮各层组织，覆盖切口并加压包扎。

（五）手术配合注意事项

（1）术前与术者沟通，备好颅骨修补材料，及时高压灭菌，生物监测合格后方能使用。

（2）认真交接修补材料的数量，妥善保管。

（3）颅骨修补材料的标识及灭菌合格标识要及时粘贴于手术清点单背面。

四、经蝶窦垂体腺瘤切除术

（一）术前准备

1.器械敷料

经蝶器械包、开颅单、基础敷料包、手术衣、盆、持物钳。

2.一次性物品

手套、吸引器连接管、双极电凝线、吸收性明胶海绵、速即纱纤丝、保护套、1 mL 注射器、5 mL 注射器、20 mL 注射器、油纱。

3.仪器

双极电凝仪、显微镜。

（二）麻醉方法

气管插管全身麻醉。

（三）手术体位

水平仰卧位，头部略后仰枕下垫头圈。

（四）手术配合

（1）气管插管全身麻醉后，用浸有丁卡因麻黄碱溶液的棉片填入鼻腔。

（2）常规消毒、铺巾，调好显微镜，0.5％点而康棉条消毒双侧鼻腔，放置鼻腔牵开器。用 5 mL 注射器抽取生理盐水局部注射，小圆刀切开鼻黏膜，用剥离器剥离鼻中隔，沿骨性中隔两侧继续剥离黏膜直至蝶窦前壁。

（3）换大号鼻腔牵开器，暴露蝶窦前壁后方，用髓核钳咬除骨性鼻中隔、蝶窦前壁、蝶窦中隔，蝶窦前壁切除的范围以充分暴露鞍底为宜。切开蝶窦黏膜，可用双极电凝使之皱缩，不要过分牵拉、剥离蝶窦黏膜，以免引起不必要的出血。

（4）打开鞍底，并扩大骨窗 2.5～3 cm，显露硬脑膜。

（5）切除鞍底骨质后可见鞍底硬膜向蝶窦内稍膨隆。用细长针头穿刺膨隆硬膜的中心，以排除鞍内动脉瘤。钩刀十字切开硬脑膜,硬膜切开的范围应小于鞍底骨质开窗,以免损伤海绵窦引起出血。

(6)用不同大小的环行刮匙刮除肿瘤,仔细检查确认无肿瘤残留后,用速即纱纤丝止血。

(7)如无脑脊液漏则无须填塞蝶鞍和蝶窦,如术中出现脑脊液漏,取自体肌肉制成肌肉浆并涂抹耳脑胶覆盖漏液部位,填塞吸收性明胶海绵。无须重建鞍底,不填塞蝶窦。

(8)撤出牵开器,复位鼻中隔和切口部黏膜,清理鼻腔分泌物,双侧鼻腔上、中鼻道后上部填塞油纱和浸有丁卡因麻黄碱溶液的棉片。

(五)手术配合注意事项

(1)术前探视患者,做好患者的心理护理,缓解患者的紧张情绪。

(2)术前备好用物,保证手术器械功能良好。

(3)手术部位较深,需备好细长棉条和精细棉片,撤回脑棉时要保证数量的准确及形状的完整。

(4)妥善保存标本,以免丢失。

五、经颅垂体腺瘤切除术

(一)术前准备

1.器械敷料

脑瘤器械包、颅钻、咬骨钳、显微器械、开颅单、基础敷料包、手术衣、盆、持物钳。

2.一次性物品

1-0 丝线、2-0 丝线、3-0 丝线、开颅缝针、手套、电刀手柄、吸引器连接管、手术薄膜、双极电凝线、头皮夹、骨蜡、吸收性明胶海绵、速即纱纤丝、保护套、20 mL 注射器、潘氏引流管。

3.仪器

双极电凝仪、颅钻、显微镜。

(二)麻醉方法

气管插管全身麻醉。

(三)手术体位

水平仰卧位,上身略抬高 15°～30°。

(四)手术配合(经额下入路)

(1)常规消毒、铺巾,连接电刀、吸引器、双极电凝仪。

(2)取发际内冠状切口,双极电凝及头皮夹夹闭止血。

(3)骨膜剥离器剥离骨膜,用 8×20 圆针、1-0 丝线悬吊皮瓣。

(4)安装颅钻,协助术者钻骨孔,并用骨蜡封闭止血。锯开颅骨,用脑膜剥离器于骨瓣下剥离硬脑膜,取下骨瓣。将骨瓣用生理盐水纱布包好保存备用。

(5)6×14 圆针、3-0 丝线悬吊硬脑膜,并用脑棉覆盖保护。

(6)术者洗手后,用脑膜钩、尖刀片切开硬脑膜,随后用脑膜镊提起,脑膜剪剪开脑膜,脑棉覆盖正常脑组织。

(7)连接好显微镜,调整至最佳平衡状态。

(8)更换细吸引器头,备好显微剪刀、颅内牵开器、脑压板及剥离器等,进入鞍区,显露切除肿瘤。术中根据情况,及时备好各种型号的脑棉及止血材料压迫止血。肿瘤切除,创面充分止血后填塞速即纱纤丝。

(9)清点物品无误后,常规关颅,根据手术需要安置引流管。

(五)手术配合注意事项

(1)术中注意保护脑组织,根据医嘱及时合理使用20％甘露醇。

(2)根据手术需要及时调节双极电凝仪的功率,并时刻保持双极镊子的清洁、功能完好。

六、导航定位下经蝶窦垂体腺瘤切除术

(一)术前准备

1.器械敷料

经蝶器械包、导航器械、开颅单、基础敷料包、手术衣、盆、持物钳。

2.一次性物品

手套、吸引器连接管、双极电凝线、吸收性明胶海绵、速即纱纤丝、保护套、1 mL注射器、5 mL注射器、20 mL注射器、油纱。

3.仪器

双极电凝仪、显微镜、导航仪。

(二)麻醉方法

气管插管全身麻醉。

(三)手术体位

水平仰卧位,头部略后仰枕下垫头圈。

(四)手术配合

(1)气管插管全身麻醉后,用浸有丁卡因麻黄碱溶液的棉片填入鼻腔。

(2)消毒头面部后,安装头部参考架,铺无菌巾。启动神经导航系统,置入术前CT检查时刻录的光盘,注册成功后,核查其准确性。

(3)调好显微镜,0.5％点而康棉条消毒鼻腔,放置鼻腔牵开器。用5 mL注射器注入生理盐水于鼻中隔黏膜下,小圆刀切开鼻黏膜,剥离器剥离鼻黏膜至蝶窦前壁。

(4)换大号鼻腔牵开器,暴露蝶窦前壁后方,用主动参考棒进一步确定解剖位置。

(5)磨钻或咬骨钳打开蝶窦前壁后,用过氧化氢溶液、甲硝唑注射液及生理盐水反复冲洗蝶窦腔。

(6)在导航棒引导下确定鞍底的位置及开窗的范围。

(7)打开鞍底,细长穿刺针鞍内穿刺,确认无鲜血或脑脊液后,用钩刀十字切开硬脑膜,肿瘤用不同大小的环形刮匙分块刮除。肿瘤切除后,冲洗止血,速即纱纤丝和吸收性明胶海绵压迫止血。

(8)撤出牵开器,复位鼻中隔和切口黏膜,清理鼻腔分泌物,用油纱和浸有丁卡因麻黄碱溶液的棉片填塞鼻腔。

(五)手术配合注意事项

(1)手术配合及操作时,避免碰触参考架,以免影响其准确性。

(2)术中注意保护主动导航棒的导线,避免锐器损伤。

七、幕上肿瘤切除术

(一)术前准备

1.器械敷料

脑瘤器械包、颅钻、咬骨钳、显微器械、开颅单、基础敷料包、手术衣、盆、持物钳、灯把手。

2.一次性物品

1-0丝线、2-0丝线、3-0丝线、开颅缝针、手套、电刀手柄、吸引器连接管、手术薄膜、双极电凝线、头皮夹、骨蜡、吸收性明胶海绵、速即纱纤丝、保护套、潘氏引流管、颅骨固定材料。

3.仪器

双极电凝仪、颅钻、磨钻、显微镜。

(二)麻醉方法

气管插管全身麻醉。

(三)手术体位

1.水平仰卧位

额部、眉弓入路,主要为前颅凹肿瘤。

2.侧头仰卧位

翼点、额颞部入路,主要为中颅凹肿瘤。

3.侧卧位

颞叶肿瘤。

(四)手术配合

(1)常规消毒、铺巾,连接电刀、吸引器、双极电凝仪。

(2)刀切开皮肤、皮下组织及帽状腱膜层,纱布按压,双极电凝及头皮夹夹闭止血。

(3)电刀切开帽状腱膜下组织及骨膜,用骨膜剥离器剥离骨膜,8×20圆针、1-0丝线悬吊皮瓣,并用双极充分止血。

(4)安装好颅钻,协助术者钻骨孔,骨孔内有出血时用骨蜡封闭止血。

(5)线锯导板和线锯锯开颅骨,用脑膜剥离器于骨瓣下剥离硬脑膜,取下骨瓣。将骨瓣用生理盐水纱布包好保存备用。

(6)骨蜡封闭骨缘,6×14圆针、3-0丝线悬吊硬脑膜并用脑棉覆盖保护。

(7)术者洗手后,用脑膜钩、尖刀片切开硬脑膜,随后用脑膜镊提起,脑膜剪剪开脑膜,脑棉覆盖正常脑组织,显露肿瘤部位。

(8)将显微镜调节至最佳状态,探查肿瘤并分离,持瘤镊、双极电凝、显微剪刀切除肿瘤,有出血时用双极电凝和脑棉压迫止血。取净肿瘤、创面充分止血后填放速即纱纤丝,清点物品无误,用6×14圆针、3-0丝线缝合硬脑膜,放置引流管于硬膜下或硬膜外。

(9)用颅骨固定材料将骨瓣复位,然后依次缝合帽状腱膜、肌肉、皮下组织、皮肤。

(五)手术配合注意事项

(1)术前1天看望患者,掌握患者情况,充分做好术前准备。

(2)严格查对患者及患者所带用物,防止患者坠床。

(3)合理摆放患者的手术体位,并避免肢体受压。

(4)术中严密观察患者的生命体征,备好止血药物,保证输血、输液的通畅。

(5)撤回的脑棉要保证数量的准确及形状的完整。

(6)监督手术人员的无菌操作,掌握手术进行情况,及时提供手术所需物品。

八、小脑半球肿瘤切除术

(一)术前准备

1.器械敷料

脑瘤器械包、颅钻、咬骨钳、显微器械、后颅凹牵开器、开颅单、基础敷料包、手术衣、盆、持物钳、灯把手。

2.一次性物品

1-0 丝线、2-0 丝线、3-0 丝线、开颅缝针、手套、电刀手柄、吸引器连接管、手术薄膜、敷贴、双极电凝线、头皮夹、骨蜡、吸收性明胶海绵、速即纱纤丝、保护套。

3.仪器

双极电凝仪、颅钻、磨钻、显微镜。

(二)麻醉方法

气管插管全身麻醉。

(三)手术体位

侧卧位。

(四)手术配合

(1)常规消毒、铺巾,连接好电刀、吸引器、双极电凝仪。

(2)切开皮肤,头皮夹止血,电刀切开枕骨粗隆上骨膜及下正中白线,向深层至枕大孔边缘。用骨膜剥离器向两侧分离附着于枕骨的肌肉及肌腱,显露寰椎后结节和枢椎棘突并分离至两侧椎板上的肌肉。用骨蜡及双极电凝止血,后颅凹牵开器撑开切口。

(3)用颅钻在枕骨鳞部钻 2～3 个孔,咬骨钳将枕骨逐步咬除,上至横窦,侧至乙状窦,下至枕骨大孔后缘,必要时咬开寰椎后弓。

(4)切开硬脑膜,用双极止血,6×14 圆针、3-0 丝线悬吊硬脑膜。

(5)显露颅后窝结构,探查肿瘤并分离,持瘤镊、显微剥离器、显微剪刀等切除肿瘤,创面充分止血后填放速即纱纤丝。

(6)清点物品无误,严密缝合硬脑膜,必要时放置引流管。8×20 圆针、1-0 丝线严密缝合肌肉,再依次缝合筋膜,皮下组织和皮肤。

(五)手术配合注意事项

(1)术中保证颈后充分伸展,以利于显露术野。

(2)保持手术床的平整,尽量使用凝胶垫,以免皮肤受压破损。

(3)妥善固定体位,避免肢体过度受压。

(4)术中密切观察心率、血压等,监测病情变化。

九、动脉瘤夹闭术(以翼点入路为例)

(一)术前准备

1.器械敷料

脑瘤器械包、颅钻、咬骨钳、显微器械、开颅单、基础敷料包、手术衣、盆、持物钳、灯把手。

2.一次性物品

1-0 丝线、2-0 丝线、3-0 丝线、开颅缝针、手套、电刀手柄、吸引器连接管、手术薄膜、双极电凝线、头皮夹、骨蜡、吸收性明胶海绵、速即纱纤丝、保护套、20 mL 注射器、潘氏引流管、动脉瘤夹钳、动脉瘤夹、临时阻断夹。

3.仪器

双极电凝仪、颅钻、显微镜。

(二)麻醉方法

气管插管全身麻醉。

(三)手术体位

侧头仰卧位。

(四)手术配合

(1)常规消毒、铺巾,连接电刀、吸引器、双极电凝仪。

(2)常规开颅,悬吊硬脑膜并剪开硬脑膜,安置显微镜。

(3)钩刀或尖刀打开蛛网膜,分离大脑侧裂的蛛网膜及动脉瘤周围的蛛网膜。

(4)用显微剪刀、精细剥离器剥离,若有粘连增厚处用剪刀锐性分离,切忌撕拉,以免牵动动脉瘤壁。

(5)夹闭动脉瘤时,应先用动脉瘤探针探查暴露瘤颈,选择合适的动脉瘤夹夹闭。

(6)必要时用罂粟碱棉片覆盖动脉被阻断处数分钟,以解除痉挛。

(7)彻底止血后,放置速即纱纤丝。

(8)清点物品无误,缝合硬脑膜,将骨瓣复位,逐层缝合头皮组织,加压包扎。

(五)手术配合注意事项

(1)术前探望患者了解病情,并嘱患者注意休息,避免情绪激动及剧烈活动,保持大便通畅等,防止血压过高。

(2)接患者时动作轻柔,避免患者主动用力,减少头部活动,保持平车平稳运行。

(3)若患者出现突然头痛、呕吐、颈项强直等动脉瘤破裂征象应立即通知医师处理。

(4)术中传递器械应稳准轻,传递棉片时直接递于术野,以便于术者使用。

(5)动脉瘤夹应妥善保管,用过的夹子要及时收回,防止丢失。

(6)术中动脉瘤一旦破裂出血,要沉着冷静,及时更换粗吸引器头,备好双套吸引器、吸收性明胶海绵和棉片,备好临时阻断夹,若使用临时阻断夹要提醒医师阻断时间。

(7)严密观察病情,保证各种仪器功能的良好,及时提供各种止血药物,必要时遵医嘱使用甘露醇。

十、颅骨骨瘤切除术

(一)术前准备

1.器械敷料

开颅器械包、颅钻、咬骨钳、凿刀或骨凿、骨锤、磨钻、开颅单、基础敷料包、手术衣、盆、持物钳、灯把手。

2.一次性物品

1-0 丝线、2-0 丝线、3-0 丝线、开颅缝针、手套、电刀手柄、吸引器连接管、手术薄膜、双极电凝线、头皮夹、骨蜡、保护套、5 mL 注射器、20 mL 注射器。

3.仪器

颅钻。

（二）麻醉方法

局部浸润麻醉或静脉复合麻醉。

（三）手术体位

根据骨瘤部位选择相应体位：仰卧位或侧卧位。

（四）手术配合

1.切口

根据骨瘤的大小和部位，选择直切口、S 形切口、弧形切口或骨成形瓣切口。切开皮肤、帽状腱膜与肌层，充分暴露骨瘤边缘。

2.骨瘤暴露

切开骨瘤表面骨膜，用骨膜剥离器剥开骨膜，充分暴露出骨瘤与所侵犯的颅骨。如骨面出血，用骨蜡涂抹止血。

3.骨瘤切除

根据骨瘤的情况，可用骨凿沿颅骨外板切线方向凿除骨瘤、保留内板。骨凿凿平困难时，用颅钻钻数个骨孔或用磨钻打磨，以不钻通内板为度。再用咬骨钳咬除骨孔间的骨瘤组织，并用骨凿凿平或磨平，凿平后在瘤床四周，用脑棉覆盖，以保护健康组织。用 10% 甲醛溶液（或苯酚）浸润的脑棉片涂抹瘤床，然后用生理盐水清洗，以电凝灼烧瘤床。

需要同时切除骨瘤及内板时，在骨瘤四周正常颅骨上钻 4～6 个孔，围绕骨瘤用咬骨钳依次咬除颅骨。或用线锯锯开骨瘤骨瓣，用骨膜剥离器撬起骨瘤骨瓣，取下骨瓣。骨缘有出血时以骨蜡止血。骨缺损处可用颅骨修补材料行一期修补。

4.切口缝合

彻底止血后，在切口下放置引流管（条），逐层缝合头皮切口。

（五）手术配合注意事项

（1）根据手术需要合理摆放患者体位。

（2）掌握好颅骨钻孔深度，避免误伤脑组织。

十一、三叉神经痛神经血管减压术

（一）术前准备

1.器械敷料

脑瘤器械包、颅钻、咬骨钳、显微器械、后颅凹牵开器、开颅单、基础敷料包、手术衣、盆、持物钳、灯把手。

2.一次性物品

1-0 丝线、2-0 丝线、3-0 丝线、开颅缝针、手套、电刀手柄、吸引器连接管、手术薄膜、双极电凝线、头皮夹、骨蜡、吸收性明胶海绵、保护套、20 mL 注射器、潘氏引流管、垫片。

3.仪器

双极电凝仪、颅钻、显微镜。

(二)手术体位

侧卧位。

(三)麻醉方法

气管插管全身麻醉。

(四)手术配合

(1)常规消毒,铺无菌巾,在乳突后做皮肤直切口或倒钩形拐棍切口。

(2)常规开颅,游离骨瓣并开骨窗。

(3)悬吊硬脑膜后,将硬脑膜瓣状切开,调好显微镜,备好显微器械。

(4)游离并显露三叉神经根,将小脑半球牵向下内方,放出脑脊液。用剥离器剥开岩静脉,剪开贴附在神经根上的蛛网膜。

(5)游离压迫神经根的血管,分离动脉与神经根后,在两者之间插入一小块垫片。

(6)充分止血后,缝合硬脑膜,常规关颅。

(五)手术配合注意事项

根据手术需要准备相应的垫片。

十二、脑积水脑室-腹腔分流术

(一)术前准备

1.器械敷料

开颅器械包、颅钻、脑室-腹腔分流棒、剖腹单、结扎单、基础敷料包、手术衣、盆、持物钳、灯把手。

2.一次性物品

1-0丝线、2-0丝线、3-0丝线、开颅缝针、手套、电刀手柄、吸引器连接管、手术薄膜、敷贴、双极电凝线、骨蜡、吸收性明胶海绵、保护套、5 mL注射器、脑室-腹腔分流管。

3.仪器

双极电凝仪、颅钻。

(二)麻醉方法

气管插管全身麻醉。

(三)手术体位

侧头仰卧位,手术侧肩部垫高,并充分暴露颈部手术区。

(四)手术配合

(1)标记枕骨隆凸上4 cm中线旁开3.5 cm为穿刺点,以此为中心标出与矢状面平行、长约2.5 cm的皮肤切口,标记出颈、胸部皮下隧道的行程及剑突下切口的位置。

(2)消毒枕颈、胸腹部皮肤,铺无菌巾,贴手术薄膜。

(3)全层切开头皮,双极电凝止血,骨膜剥离器剥离骨膜后,用乳突牵开器牵开暴露颅骨,颅钻钻孔。

(4)电灼硬脑膜,取分流管脑室端,在导丝支持下穿刺侧脑室枕角,穿刺方向指向同侧眉间旁开1~2 cm,退出导丝有脑脊液流出,再送入4~5 cm,在脑皮质下总长度9~10 cm,用蚊式钳夹住固定在支架上。

(5)取脑室-腹腔分流棒自枕部切口沿皮下向胸锁关节处剥离,并做切口,退出管芯,将分流管引出(注:导管的末端要向上挑起,以免损伤深部的血管)。分流棒沿胸锁关节处切口向下经皮下剥离,于剑突下切口,退出管芯,将分流管引出。

(6)用长血管钳由头皮顶部切口的帽状腱膜下向枕骨骨窗处做一隧道,分流管的脑室端下口接泵室的流入端,泵室的流出端与腹腔端分流管的上口连接,连接处用3-0丝线扎紧。泵室用6×14圆针、3-0丝线固定在骨膜上,轻轻拉下分流管,将泵室放入隧道,挤压泵室,观察有无脑脊液流出,无误后骨窗处填塞吸收性明胶海绵,关闭头皮切口。

(7)于剑突下逐层打开腹膜,用卵圆钳夹住分流管末端放入右侧髂窝,调整好分流管。清点物品无误后,逐层关闭腹部切口。

(8)酒精棉球消毒皮肤,包扎切口。

(五)手术配合注意事项

(1)安装分流管前先检查分流管是否通畅,泵室要充满液体。

(2)严格无菌操作。

(3)每步操作均要保证分流管远端裂隙处有脑脊液流出。

十三、枕大孔区畸形颅后凹减压术

(一)术前准备

1.器械敷料

脑瘤器械包、颅钻、咬骨钳、显微器械、后颅凹牵开器、开颅单、基础敷料包、手术衣、盆、持物钳、灯把手。

2.一次性物品

1-0丝线、2-0丝线、3-0丝线、开颅缝针、手套、电刀手柄、吸引器连接管、手术薄膜、敷贴、双极电凝线、头皮夹、骨蜡、吸收性明胶海绵、保护套、20 mL注射器、潘氏引流管、人工硬脑膜。

3.仪器

双极电凝仪、颅钻、显微镜。

(二)手术体位

侧卧位,枕部正中切口。

(三)麻醉方法

气管插管全身麻醉。

(四)手术配合

(1)常规消毒、铺巾。刀切开皮肤后,用电刀、双极沿中线依次切开项肌。

(2)调整后颅凹牵开器的位置,充分游离骨瓣。连接颅钻,在颅骨上钻孔。更换咬骨钳,将枕骨充分咬除,咬开枕骨大孔后缘及寰椎后弓,必要时可以咬除第2颈椎部分椎板。

(3)将枕大孔附近的筋膜、增厚的软组织切除。

(4)切开硬脑膜,连接并安装显微镜。

(5)显微镜下分离枕大池附近的蛛网膜,将束带样的纤维索条切断。

(6)有小脑扁桃体下疝的要解除脑脊液梗阻,镜下松解小脑扁桃体周围粘连。严重时要切除小脑扁桃体中下部。

(7)充分止血后,用人工硬脑膜扩大修补硬脑膜。必要时放置引流管。

(8)常规关闭切口,覆盖敷料。

（五）手术配合注意事项

（1）术前安置体位时，头部不宜过伸及后仰，以免延髓受压加重。

（2）术中操作应轻稳，防止手术加重脑损伤。

（3）术毕安放颈托，搬动患者时，要固定好头部，不能扭曲、过度仰伸，做到轴线翻身。

十四、脊髓髓外硬膜下肿瘤切除术

（一）术前准备

1.器械敷料

脑瘤器械包、咬骨钳、显微器械、后颅凹牵开器、椎间盘专用器械、剖腹单、基础敷料包、中单、手术衣、盆、持物钳、灯把手。

2.一次性物品

1-0丝线、2-0丝线、3-0丝线、开颅缝针、手套、电刀手柄、吸引器连接管、手术薄膜、敷贴、双极电凝线、头皮夹、骨蜡、吸收性明胶海绵、速即纱纤丝、保护套、20 mL注射器、潘氏引流管。

3.仪器

双极电凝仪、显微镜。

（二）麻醉方法

气管插管全身麻醉。

（三）手术体位

侧卧位或俯卧位。

（四）手术配合

（1）常规消毒铺巾，连接电刀、双极电凝仪及吸引器。

（2）取正中线切口，用刀切开皮肤，电刀切开皮下组织及深筋膜直至棘上韧带，用骨膜剥离器向两侧分离，显露棘突。

（3）用电刀向下切开筋膜及肌肉，后颅凹牵开器牵开切口。

（4）用骨膜剥离器将棘上韧带肌肉与棘突椎板分离，干纱布填塞压迫止血。

（5）取出纱布，调整牵开器伸入棘突两旁，牵开肌肉，显露棘突及椎板。

（6）切断棘间韧带，用棘突咬骨钳将需要切除椎板的棘突咬掉，并用骨蜡封闭止血。

（7）切除椎板间的黄韧带，用椎板咬骨钳咬除椎板。

（8）硬脊膜探查后彻底止血，打开硬脊膜，并用5×12圆针、3-0丝线悬吊。

（9）显微镜下探查并确定肿瘤位置，用显微剪刀剪开蛛网膜，分离摘除肿瘤。

（10）充分止血，填放速即纱纤丝。清点物品无误后，缝合硬脑膜，放置引流管。

（11）用8×20圆针、1-0丝线缝合肌肉，再逐层缝合切口。消毒皮肤，包扎切口。

（五）手术配合注意事项

（1）术前看望患者，了解患者的基本情况，做好术前准备。

（2）摆放体位时，避免肢体受压。俯卧位时要保证患者的呼吸不受限制。

（3）术中要及时清除咬骨钳上的骨块，保持器械清洁及性能的良好。

（4）颈椎手术时，术中要严密观察呼吸情况。

十五、导航定位下脑室外引流术

(一)术前准备

1.器械敷料

细孔引流包、导航器械。

2.一次性物品

2-0 丝线、手套、5 mL 注射器、20 mL 注射器、颅外引流器。

3.仪器

导航仪。

(二)麻醉方法

局部浸润麻醉或局部浸润麻醉＋静脉复合。

(三)手术体位

水平仰卧位。

(四)手术配合

(1)连接导航仪电源,启动导航系统,将患者头颅 CT 扫描影像通过 CD 传输到工作站,由电脑完成三维图像重建。

(2)为患者佩戴被动参考架,用主动导航棒完成注册,导航定位穿刺点及路径,并标记。

(3)常规消毒、铺巾。更换穿刺手术用的被动导航棒＋探针,并进行注册。手术区局部浸润麻醉后,用手摇钻钻骨孔,在导航系统实时监测下用穿刺手术用的被动导航棒＋探针将引流管置入脑室,撤出穿刺手术用的被动导航棒＋探针,用 7×17 三角针、2-0 丝线固定引流管,连接引流袋,包扎伤口。

(五)手术配合注意事项

佩戴被动参考架时,应避免额部皮肤皱褶,并保持参考架中心凹槽的无菌。

十六、脑内镜下第三脑室底造瘘术

(一)术前准备

1.器械敷料

开颅器械包、颅钻、脑内镜器械、开颅单、基础敷料包、手术衣、盆、持物钳、灯把手。

2.一次性物品

2-0 丝线、3-0 丝线、开颅缝针、手套、电刀手柄、吸引器连接管、手术薄膜、敷贴、双极电凝线、骨蜡、吸收性明胶海绵、保护套、输液器、普通引流管。

3.仪器

双极电凝仪、颅钻、脑室镜设备。

(二)麻醉方法

气管插管全身麻醉。

(三)手术体位

水平仰卧位,头部抬高 15°。

(四)手术配合

(1)标记右额冠状缝前 1 cm、中线右 3 cm 为中心,做一 2 cm 切口。

(2)常规消毒,铺无菌巾。沿标线切开皮肤、皮下,剥离骨膜,乳突牵开器牵开创面,显露颅骨,颅钻钻孔,十字剪开硬脑膜。

(3)用脑穿针皮质造瘘穿刺右侧脑室额角,镜鞘沿造瘘管通道进入侧脑室额角,导入内镜,先观察侧脑室、室间孔及周围解剖标志(由膈静脉、丘纹静脉、脉络丛组成的"Y"形结构前方即为室间孔),通过室间孔进入第三脑室,造瘘点选择第三脑室底中线位于双侧乳头体与漏斗隐窝之间变薄的无血管区,使用微型抓钳和活检钳直接穿破底部或用双极电凝进行造瘘,范围约 1 cm,看到基底动脉及大脑后动脉为造瘘成功的标志。

(4)手术全程用 37 ℃平衡液冲洗,见创面无活动性出血后,清点器械敷料无误后关闭切口。

(五)手术配合注意事项

(1)严格无菌操作。

(2)使用脑内镜及专用器械应仔细,轻拿轻放,防止损坏,用毕及时撤离。

(3)连接、撤除脑镜时,严禁只握持镜身,应稳妥扶住镜尾,以免损坏镜子。

十七、皮质脑电图监测下致痫灶切除术(前颞叶切除)

(一)术前准备

1.器械敷料

脑瘤器械包、颅钻、咬骨钳、显微器械、开颅单、基础敷料包、手术衣、盆、持物钳、灯把手。

2.一次性物品

1-0 丝线、2-0 丝线、3-0 丝线、开颅缝针、手套、电刀手柄、吸引器连接管、手术薄膜、双极电凝线、头皮夹、骨蜡、吸收性明胶海绵、速即纱纤丝、保护套、20 mL 注射器、潘氏引流管、皮质电极、深部电极、电极导线。

3.仪器

双极电凝仪、颅钻、显微镜、脑电图监测仪。

(二)麻醉方法

气管插管全身麻醉。

(三)手术体位

侧头仰卧位,床头抬高于心脏水平面以上。

(四)手术配合

(1)常规消毒铺巾,连接电刀、双极电凝仪、吸引器及电极导线。

(2)经额颞部常规开颅,用咬骨钳咬除蝶骨嵴深部,并咬除颞骨鳞部的下缘直达颅中窝。

(3)剪开硬脑膜后,肉眼观察颞叶表面有无异常病变。

(4)皮质电极依次置于额叶下部及颞上、中、下回并进行描记,同时用深部电极描记杏仁核和海马有无棘波发放。

(5)根据描记结果,确定颞叶切除范围。

(6)切除颞叶顺序,首先切开大脑外侧裂的蛛网膜,将额叶与颞叶分开,向前至蝶骨,向下至颅中窝底,向后至海马钩回前端。然后从颞下外侧缘向上横断切开颞叶皮质至颞叶中回,切断颞叶的上、中、下回。用脑压板牵开脑组织,直向内切开颞叶白质,进入侧脑室下角。继续切开梭状回达侧副沟为止。分开大脑外侧裂和颞叶岛盖显露岛叶,将颞叶向外侧牵开,充分暴露海马脚,用双极电凝切开脑组织达脑室壁,直达下角尖为止。经杏仁核中央将其切开沿脉络丛外侧从后向前切开海马,暴露出海马旁回的上表面,在海马和海马旁回的后部,于冠状位将海马尖端之后的海马横行切断,提起海马旁回横切直达小脑幕为止。

(7)术毕深部电极描记,如有异常脑电发放,再行切除。

(8)术野充分止血,清点物品无误后,严密缝合硬脑膜,放置引流管,骨瓣复位,缝合头皮。

(五)手术配合注意事项

(1)妥善保管皮层和深部电极,及时擦拭,动作轻柔,稳妥放置电极导线,严防锐利器械划伤或重物挤压电极。

(2)脑电图监测仪尽可能避免与其他仪器、设备共用一个电源,以免造成对电极的干扰,影响监测效果。

(王艳芬)

第四节　心脏外科手术护理配合

一、心包剥脱术

(一)术前准备

1.器械敷料

成人心脏手术器械包、胸骨锯、除颤器导线及极板、心脏手术敷料包、手术衣、盆、持物钳。

2.一次性物品

1-0 丝线、2-0 丝线、3-0 丝线、3-0 涤纶编织线、4-0 涤纶编织线、4-0 Prolene 线、1# 可吸收线、3-0 可吸收线、成人心脏手术缝针、手套、电刀手柄、吸引器连接管、手术薄膜、敷贴、钢丝、毡片、涤纶补片、胸腔引流管、潘氏引流管。

(二)麻醉方法

气管插管全身麻醉。

(三)手术体位

仰卧位,胸部垫高。

(四)手术配合

(1)常规消毒铺巾,连接各导线和管路。

(2)切开皮肤、皮下,胸骨锯或摆锯打开胸骨,骨蜡止血,放置正中开胸器。

(3)心外探查:递无齿长镊子、盐水纱垫,探查心包、心脏及大血管的粘连情况。

(4)剥离心包:长无齿镊子、15# 手术刀、长组织剪,在心包脏层外找到分层后分离心包。

(5)遇有剥离过程中心肌出血情况时,用 4-0 Prolene 线带小毡片缝扎止血。

(6)剥离心包的范围应包括左、右心室前面、两侧面、心脏膈面,左、右心房及右室流出道。

(7)检查创面,温盐水冲洗,彻底止血。

(8)放置引流管,彻底止血后关胸,清点手术器械及敷料,逐层缝合手术切口。

(五)手术配合注意事项

(1)术中可能出血较多,备好血制品及止血用物。

(2)备好点而康溶液。

二、心脏损伤修复术

(一)术前准备

1.器械敷料

成人心脏手术器械包、胸骨锯、除颤器导线及极板、心脏手术敷料包、手术衣、盆、持物钳。

2.一次性物品

1号丝线、1-0丝线、2-0丝线、3-0丝线、2-0涤纶编织线、4-0 Prolene线、5-0 Prolene线、1-0可吸收线、3-0可吸收线、成人心脏手术缝针、手套、电刀手柄、吸引器连接管、手术薄膜、敷贴、钢丝、体外毡片、涤纶补片、12号尿管、胸腔引流管、潘氏引流管。

(二)麻醉方法

气管插管全身麻醉。

(三)手术体位

仰卧位(右侧卧位)。

(四)手术配合

(1)常规消毒铺巾,连接各导线和管路,正中或左侧开胸。

(2)仔细探查,检查心脏表面及血管,寻找破裂处。

(3)止血修复:①心脏破裂较小时,用4-0 Prolene线带毡片将破裂处的全层心肌做褥式缝合。②对心耳或心房壁伤口做修复时,先用镊子夹闭伤口,再用3-0或4-0 Prolene线缝合。③左室后壁大面积破裂,应在体外循环、心脏停搏下修复。室壁线形裂开者,4-0 Prolene线带毡片于创缘全层做褥式缝合;室壁大面积破裂者,应用涤纶补片做一周间断的褥式缝合。

(4)关闭心包腔,彻底止血:用温盐水反复冲洗心包腔,检查止血是否彻底。递长镊子,2-0涤纶编织线间断缝合心包。

(5)放置引流管,彻底止血后关胸,清点手术器械及敷料,逐层缝合手术切口。

(五)手术配合注意事项

(1)患者生命垂危,抢救需争分夺秒,立即备好各种用物及药物,备充足的血液制品,团队配合应十分默契。

(2)迅速建立有效的输液通路,保证充足的有效循环血量。

(3)术中严格无菌操作,密切观察病情,注意低温脑保护,术后保持各种引流管的通畅。

三、动脉导管未闭结扎术

(一)术前准备

1.器械敷料

成人心脏手术专用器械包、除颤器导线及极板、开胸敷料包、基础敷料包、手术衣、盆、持物钳。

2.一次性物品

1号丝线、1-0丝线、2-0丝线、3-0丝线、3-0涤纶编织线、4-0涤纶编织线、5-0 Prolene线、1号可吸收线、3-0可吸收线、成人心脏手术缝针、手套、电刀手柄、吸引器连接管、手术薄膜、敷贴、体外垫片、胸腔引流管。

（二）麻醉方法

气管插管全身麻醉。

（三）手术体位

右侧卧位。

（四）手术配合

（1）常规消毒铺巾，连接各导线和管路，经左后外第3、4肋间进胸。

（2）探查并显露动脉导管：长无齿镊子、长组织剪刀剪开纵隔胸膜，6×14圆针3-0丝线在纵隔胸膜边缘缝数针作为牵引线。直角钳、组织剪依次分离导管前壁，显露导管后壁，使导管四周完全游离。

（3）套线：长弯血钳夹带双1#丝线（涂油），直角钳引导双1#丝线绕过动脉导管后壁。

（4）结扎导管：先用镊子试阻导管，观察血压。降低动脉压至8.0～10.7 kPa，先结扎动脉导管主动脉端，然后结扎肺动脉端，必要时3-0涤纶编织线贯穿缝扎。

（5）缝合纵隔胸膜：探查震颤完全消失后，6×14圆针3-0丝线间断缝合纵隔胸膜。

（6）放置引流管，彻底止血后关胸，清点手术器械及敷料，逐层缝合手术切口。

（五）手术配合注意事项

（1）摆放体位时应注意保护患者的皮肤，特别是骨隆凸处更应加以保护。

（2）保证输液、吸引的通畅以及电刀功能的正常。

（3）导管结扎前后应密切观察血压的变化。

四、房间隔缺损修补术

（一）术前准备

1.器械敷料

成人（小儿）心脏手术器械包、胸骨锯、除颤器导线及极板、心脏手术敷料包、手术衣、盆、持物钳。

2.一次性物品

1#丝线、1-0丝线、2-0丝线、2-0涤纶编织线、3-0涤纶编织线、4-0涤纶编织线、4-0 Prolene线、5-0 Prolene线、1#可吸收线、2-0可吸收线、3-0可吸收线、成人（小儿）心脏手术缝针、手套、电刀手柄、吸引器连接管、手术薄膜、敷贴、20 mL注射器、50 mL注射器、鲁米尔、钢丝、心包补片、毡片、涤纶补片、12#尿管、胸腔引流管、潘氏引流管。

（二）麻醉方法

气管插管全身麻醉。

（三）手术体位

仰卧位，胸部垫高。

（四）手术配合

（1）常规消毒铺巾，连接各导线和管路，正中开胸。

（2）常规建立体外循环，心肌保护。

（3）房间隔缺损修补：11#尖刀片切开右心房，组织剪扩大切口，涤纶编织线悬吊。经卵圆孔或房间隔插入左心吸引管。递心房拉钩牵开右心房，用直角钳探查缺损及解剖关系。①直接缝合法：用4-0双头针带垫片间断缝合。②补片修补法：根据房缺直径，修剪适当大小的涤纶片或牛心包补片,用 5-0 Prolene 线带垫片连续缝合。

(4)缝合右心房切口:用 4-0 Prolene 线连续缝合右心房切口,最后一针打结前阻断下腔静脉插管,开放下腔静脉,通过回心血驱除右心房内气体。

(5)撤离辅助循环:待患者各项指标达到正常值,准备撤机。剪掉固定管道的线绳,拔除下腔静脉插管,收紧荷包线打结。停辅助循环后,拔除上腔静脉插管,通过灌注管注入鱼精蛋白对抗肝素。中和完毕后,拔除灌注管,拔除主动脉插管。

(6)放置引流管,彻底止血后关胸,清点手术器械及敷料,逐层缝合手术切口。

(五)手术配合注意事项

(1)熟悉手术步骤,严格无菌操作。

(2)如果小儿体重过小,灌注针要用 18# 套管针制作。

(3)调节合适的室内温度,注意患儿保暖。

(4)用牛心包补片时,提前用大量的生理盐水冲洗。

(5)腋下切口房缺修补术应准备加长的器械及合适的开胸器。

五、房间隔缺损经胸直视封堵术

(一)术前准备

1.器械敷料

成人(小儿)心脏手术器械包、体外除颤器导线及极板、心脏手术敷料包、胸骨锯、手术衣、盆、持物钳。

2.一次性物品

1-0 丝线、2-0 丝线、3-0 丝线、2-0、3-0 涤纶编织线、4-0 Prolene 线、1-0 可吸收线、2-0 可吸收线、3-0 可吸收线、成人(小儿)心脏手术缝针、手套、电刀手柄、吸引器连接管、手术薄膜、敷贴、20 mL 注射器、50 mL 注射器、胸腔引流管、潘氏引流管、封堵器和输送器系统。

(二)麻醉方法

气管插管全身麻醉。

(三)手术体位

左侧 30°卧位。

(四)手术配合

(1)B 超师将超声食管探头经患者食管插至左心房后方位置,长度距患者门齿约 35 cm,术中转动探头观察缺损情况。

(2)常规消毒铺巾,胸骨旁切口,经第 4 肋间进胸。用 2-0 或 3-0 的涤纶编织线悬吊并切开心包,在右心耳处用 4-0 Prolene 线缝荷包。

(3)用食管超声探查房间隔缺损位置及大小,选择型号合适的封堵器及输送系统放入已备好的肝素盐水中浸润备用。

(4)将封堵器输送鞘从右心耳荷包内在超声引导下经房缺进入左心房,固定输送鞘。

(5)将封堵器完全置入装载器内,装载器连接输送鞘管,推送输送导丝将封堵器通过输送鞘管至左心房。

(6)在超声下释放封堵器的左房侧,然后轻柔回拉使其靠近房间隔,固定输送导丝,回撤输送鞘管,释放封管器的右心房侧。

(7)超声监测无分流、二尖瓣、三尖瓣、主动脉瓣启闭正常,释放封堵器。

(8)放置引流管,彻底止血后关胸,清点手术器械及敷料,逐层缝合手术切口。

(五)手术配合注意事项

(1)熟悉手术步骤以及封堵器的正确使用。

(2)根据失血量及中心静脉压调整输液速度。

(3)术中默契配合,密切观察病情,备好各种抢救药品。

六、室间隔缺损修补术

(一)术前准备

1.器械敷料

成人(小儿)心脏手术器械包、除颤器导线及极板、心脏手术敷料包、胸骨锯(剪)、手术衣、盆、持物钳。

2.一次性物品

1号丝线、1-0丝线、2-0丝线、2-0、3-0、4-0涤纶编织线、4-0 Prolene线、5-0 Prolene线、1-0可吸收线、2-0可吸收线、3-0可吸收线、成人(小儿)心脏手术缝针、手套、电刀手柄、吸引器连接管、手术薄膜、敷贴、20 mL注射器、50 mL注射器、骨蜡、鲁米尔、心脏补片、钢丝、体外毡片、涤纶补片、心包补片、套管针、12号尿管、胸腔引流管、潘氏引流管。

(二)麻醉方法

气管插管全身麻醉。

(三)手术体位

仰卧位,胸部垫高。

(四)手术配合

(1)常规消毒铺巾,连接好各管路和导线,正中开胸。

(2)常规建立体外循环,心肌保护。

(3)经右心房室间隔缺损修补术:①切开右心房。②4-0涤纶单针牵引线1-2针,心房拉钩向前牵拉三尖瓣前瓣叶,显露膜部型,房室通道型或肌部型室间隔缺损。③修补室间隔缺损。④4-0 Prolene线连续缝合右房切口。

(4)修补方法。①直接缝合法:室间隔缺损直径<1 cm,采用直接缝合法。用4×12或4×10涤纶编织线带垫片缝合。②补片修补法:适用于缺损较大,周边组织不全及干下型等特殊部位的室间隔缺损,可用牛心包,自体心包或用涤纶,聚四氟乙烯等编织物作为修补材料。③用4-0 Prolene线或5-0 Prolene线带垫片连续缝合。

(5)撤机过程同房缺修补。

(6)放置引流管,彻底止血后关胸,清点手术器械及敷料,逐层缝合手术切口。

(五)手术配合注意事项

(1)调节好室内温度,注意患儿保暖。

(2)用牛心包补片前大量生理盐水冲洗。

(3)右腋下切口备长器械,1岁以下小儿备精细持针器。

(4)其余同房间隔缺损修补术。

七、法洛四联症矫治术

(一)术前准备

1.器械敷料

小儿心脏手术器械包、除颤器导线及极板、心脏手术敷料包、胸骨锯(剪)、右室流出道探子、手术衣、盆、持物钳。

2.一次性物品

1号丝线、1-0丝线、2-0丝线、2-0涤纶编织线、3-0涤纶编织线、4-0涤纶编织线、4-0 Prolene线、5-0 Prolene线、1号可吸收线、2-0可吸收线、3-0可吸收线、成人(小儿)心脏手术缝针、手套、电刀手柄、吸引器连接管、手术薄膜、敷贴、20 mL注射器、50 mL注射器、骨蜡、鲁米尔、心脏补片、钢丝、涤纶补片、心包补片、套管针、12号尿管、胸腔引流管、潘氏引流管。

(二)麻醉方法

气管插管全身麻醉。

(三)手术体位

仰卧位,胸部垫高。

(四)手术配合

(1)常规消毒铺巾,连接好各管路和导线,正中开胸。

(2)常规建立体外循环,心肌保护。

(3)矫正法洛四联症畸形:①11号刀打开右心房,组织剪扩大切口,首先经卵圆孔置入左心引流管,进行左心室减压。用4-0单针涤纶线固定。②探查三尖瓣,并通过三尖瓣口用直角钳探查室缺。③右室流出道疏通:选择合适的右室流出道切口,于切口两侧用4-0涤纶编织线各悬吊一针,蚊钳固定。11号刀打开右心室流出道,剪刀扩大切口,用15号刀或剪刀切除肥厚的肌束。流出道探子探查肺动脉直径大小。④通过右室流出道修补室缺:松主动脉钳,心房拉钩暴露室缺,剪裁合适大小的补片,用4-0或5-0 Prolene线带垫片双头针连续缝合。⑤右室流出道加宽:缝合右心室流出道前复温,麻醉师膨肺、排气,松开上下腔阻断带。将牛心包补片用大量生理盐水冲洗好,修剪成合适形状,加宽流出道。⑥关闭右心房切口:用5-0 Prolene线缝合右心房。

(4)按常规撤除体外循环。

(5)放置引流管,彻底止血后关胸,清点手术器械及敷料,逐层缝合手术切口。

(五)手术配合注意事项

(1)严格注意无菌操作,防止医源性感染。

(2)仔细清点物品,台上物品摆放有序。

(3)牛心包补片使用前用大量的生理盐水冲洗。

(4)备齐除颤仪及应急物品。

(5)注意观察,并记录患者尿量。

八、二尖瓣置换术＋三尖瓣成形术

(一)术前准备

1.器械敷料

成人心脏手术专用器械包、除颤器导线及极板、心脏手术敷料包、胸骨锯、探瓣器、手术衣、盆、持物钳。

2.一次性物品

1#丝线、1-0 丝线、2-0 丝线、2-0 涤纶编织线、2-0 Prolene 线、3-0 Prolene 线、4-0 Prolene 线、1#可吸收线、3-0 可吸收线、成人心脏手术缝针、手套、电刀手柄、吸引器连接管、手术薄膜、敷贴、20 mL 注射器、50 mL 注射器、骨蜡、鲁米尔、钢丝、涤纶补片、毡片、二尖瓣机械瓣(生物瓣)、三尖瓣环、测瓣器、12#、14#尿管、胸腔引流管、潘氏引流管。

(二)麻醉方法

气管插管全身麻醉。

(三)手术体位

仰卧位,胸部垫高。

(四)手术配合

(1)常规消毒铺巾,连接好各管路及导线,正中开胸。

(2)常规建立体外循环,心肌保护。

(3)暴露二尖瓣:11#刀切开右心房,打开房间隔,2-0 涤纶编织线悬吊,蚊钳固定。心房拉钩将心房壁及房间隔拉开。

(4)探察左心房及二尖瓣:观察二尖瓣病变情况,心房内若有血栓,用小勺或熊掌镊子清除血栓,大量生理盐水冲洗。

(5)剪除病变瓣膜:持瓣钳夹住瓣膜,瓣膜剪剪除瓣膜,盐水冲洗心腔。测瓣器测量瓣口直径,确定瓣膜型号。

(6)缝合人工二尖瓣:用 2-0 Prolene 线从瓣环上 6 点处分别连续缝合人工瓣膜,向两侧缝至12点处,用尖刀切断机械瓣上的固定线,退出瓣膜支架。神经拉钩调整收紧缝线,打结。用试瓣器测试瓣叶活动度。

(7)关闭房间隔切口:用 3-0 Prolene 线连续缝合房间隔。

(8)三尖瓣成型:用心房拉钩暴露三尖瓣,用测瓣器测定三尖瓣环的扩大程度,选择适当型号的三尖瓣环。用 2-0 涤纶编织线 8～10 根在前瓣和后瓣的瓣环处做间断褥式缝合,所有的线缝好后,打结,固定人造瓣环。

(9)测试成型效果:用 12 号导尿管插入瓣口中央,50 mL 注射器注入生理盐水,观察三尖瓣关闭情况。

(10)4-0 Prolene 线缝合右心房切口。

(11)按常规撤除体外循环。

(12)放置引流管、清点器械敷料、止血、逐层关闭手术切口。

(五)手术配合注意事项

(1)备好各种急救药品。

(2)根据需要备好瓣膜,多人、多次核对,确定无误后方可开启。

(3)手术中缝针较多,注意加强管理。

(4)严格无菌操作,防止感染。

(5)置换生物瓣膜前,用大量生理盐水冲洗,手术过程中保持瓣膜湿润。

九、二尖瓣置换与房颤射频消融术

(一)术前准备

1.器械敷料

成人心脏手术器械包、除颤器导线及极板、心脏手术敷料包、胸骨锯、探瓣器、手术衣、盆、持物钳。

2.一次性物品

1号丝线、1-0丝线、2-0丝线、2-0涤纶编织线、2-0 Prolene线、3-0 Prolene线、4-0 Prolene线、1号可吸收线、3-0可吸收线、成人心脏手术缝针、手套、电刀手柄、吸引器连接管、手术薄膜、敷贴、20 mL注射器、50 mL注射器、骨蜡、鲁米尔、心脏补片、钢丝、二尖瓣机械瓣(生物瓣)、换瓣线、双极射频消融钳、普通尿管、胸腔引流管、潘氏引流管。

3.仪器

射频消融仪器。

(二)麻醉方法

气管插管全身麻醉。

(三)手术体位

仰卧位,胸部垫高。

(四)手术配合

(1)常规消毒铺巾,连接各导线和管路,正中开胸。

(2)常规建立体外循环,心肌保护。

(3)用除颤仪20 Ws尝试电复律,如能恢复窦性心律可以进行射频消融。将电凝功率调整为30 Ws。游离右肺静脉,肾蒂钳、8#小尿管套带。提前连接好Atricure双极射频消融系统,将电极探头两侧置于右肺静脉两侧,开始对右肺静脉做环形消融线,电刀切断主肺动脉与左肺动脉之间的Monsu韧带,暴露出左肺静脉,同法对左肺静脉做环形消融线。

(4)体外循环转流降温,于主动脉灌注荷包处插灌注针,灌注冷心脏停搏液、阻断主动脉、向心脏表面注入无菌冰泥,心脏停搏。于房间沟做一切口显示左房内部。递双极射频消融钳,从切口处置入,隔离左心耳,左心耳根部至肺静脉环形口之间做直线消融,两侧肺静脉岛之间做消融线,左心房明显扩大者可在两肺静脉岛之间加一条消融线,在左肺静脉至二尖瓣后部瓣环之间做一条消融线,最后用4-0 Prolene线双头针左心耳的内缝合。在射频消融期间,要随时对双极钳夹探头用湿纱布进行清理,防止血液影响探头的功能。

(5)换瓣过程同二尖瓣置换。

(6)复温排气、开放主动脉,常规放置起搏导线,撤除体外循环。

(7)放置引流管、清点手术器械敷料、止血、逐层缝合手术切口。

(五)手术配合注意事项

(1)术前1天访视患者,做好心理护理。

(2)手术时间较长,注意皮肤的保护,防止压伤。

(3)术中用药较多,注意查对药品的质量。

(4)术中输液输血严格查对。

(5)术中射频消融时按射频消融仪的操作规程正确操作。

十、主动脉瓣置换术

(一)术前准备

1.器械敷料

成人心脏手术专用器械包、除颤器导线及极板、心脏手术敷料包、胸骨锯、探瓣器、手术衣、盆、持物钳。

2.一次性物品

1号丝线、1-0丝线、2-0丝线、2-0涤纶编织线、3-0 Prolene线、4-0 Prolene线、1号可吸收线、3-0可吸收线、成人心脏手术缝针、手套、电刀手柄、吸引器连接管、手术薄膜、敷贴、20 mL注射器、50 mL注射器、骨蜡、鲁米尔、钢丝、涤纶补片、毡片、主动脉瓣机械瓣(生物瓣)、测瓣器、12号尿管、胸腔引流管、潘氏引流管。

(二)麻醉方法

气管插管全身麻醉。

(三)手术体位

仰卧位,胸部垫高。

(四)手术配合

(1)常规消毒铺巾,连接好各导线及管路,正中开胸。

(2)常规建立体外循环,心肌保护。

(3)11号刀切开主动脉壁,组织剪刀扩大切口,2-0涤纶编织线悬吊3针。小心房拉钩牵开,暴露主动脉瓣及左右冠状动脉开口。向冠状动脉窦口直接插入分支灌注管行左右冠状动脉灌注。

(4)剪除病变瓣膜,盐水冲洗心腔,用测瓣器测量瓣环大小,确定瓣膜型号。

(5)用2-0换瓣线间断缝合人工主动脉瓣膜,每个瓣叶缝3~4针,蚊钳夹线,缝合完毕后推下瓣膜,分别打结。

(6)用探瓣器测试瓣叶开关情况。

(7)用组织镊,4-0 Prolene线带小垫片连续缝合主动脉切口。

(8)心脏复跳,常规撤除体外循环管道。

(9)放置引流管、清点器械敷料、止血、逐层缝合手术切口。

(五)手术配合注意事项

同二尖瓣置换术+三尖瓣成形术。

十一、冠状动脉旁路移植术

(一)术前准备

1.器械敷料

成人心脏手术器械包、搭桥专用器械、胸骨锯、除颤器导线及极板、成人心脏手术敷料包、搭桥敷料包、手术衣、盆。

2.一次性物品

1#丝线、1-0丝线、2-0丝线、3-0丝线、2-0无损伤线、6-0 Prolene线、7-0 Prolene线、1#可吸收线、3-0可吸收线、钢丝、成人心脏手术缝针、1 mL注射器、5 mL注射器、20 mL、50 mL注射器、冠脉阻断带、冠脉刀、心尖吸引器、心脏固定器、钛夹、手术薄膜、敷贴、保护套、吸引器管、电刀手柄、手套、骨蜡、胸腔引流管、潘式引流管。

(二)麻醉方式

气管插管全身麻醉。

(三)手术体位

仰卧位,胸部垫高。

(四)手术配合

(1)摆放好体位后,常规消毒皮肤(范围:上至颈部、两侧于腋中线、整个胸部腹部、腹股沟、双下肢),铺无菌巾。

(2)配合术者接好电刀、吸引器、除颤器。手术分两组同时进行。

(3)上组常规开胸,取乳内动脉:①常规开胸,置普通开胸器,游离胸腺组织,将其结扎剪掉。②换乳内开胸器,将左侧胸廓抬高,将手术床左倾。③将左侧胸膜推开,用电刀切开胸内筋膜,游离乳内动脉,其肋间血管分支用小号钛夹夹闭。④乳内动脉取好后,将配置的罂粟碱溶液(罂粟碱1 mL加盐水至5 mL)喷洒在乳内动脉周围组织,将含有罂粟碱的湿纱布包裹乳内动脉蒂,以防止血管痉挛。⑤换搭桥开胸器,两块开刀巾置于胸骨旁,打开心包并悬吊。⑥备好温盐水垫子将心脏垫起,探查需要搭桥的靶血管。⑦剪断乳内动脉观察血流量(60 mL/min),满意后近端夹血管夹,远端用 0# 线结扎,冠脉剪刀修剪乳内动脉近端成足掌形。

(4)下组取大隐静脉:①备好取大隐静脉器械,包括(手术薄膜、电刀、纱布、刀、组织剪、取大隐静脉直剪刀、艾力斯、血管钳、蚊钳、橄榄针头、20 mL 注射器、镊子)。②一般取左下肢大隐静脉,左腿贴手术薄膜。③从内踝前沿小腿内侧皮肤正中线切开皮肤及皮下组织,纵向沿静脉用静脉剪刀剪开筋膜,锐性分离静脉两侧,4-0 丝线或 3-0 丝线结扎,剪断各分支,完全游离所需静脉长度,于内踝处剪断静脉。将橄榄针头插入静脉腔,肝素盐水扩张静脉,检查静脉有无漏水。注意压力不能过大。如有漏水,用 7-0 Prolene 线缝扎。确定无漏水后,大隐静脉放入罂粟碱盐水(罂粟碱 2 mL 加盐水至 200 mL)里备用。④缝合切口,弹力绷带加压包扎。

(5)冠脉搭桥术:①冠脉搭桥术一般先行远端(即心表面吻合)再行主动脉近端吻合。行乳内动脉与前降支端侧吻合。将固定器固定在靶血管的心表面周围,以降低心脏局部跳动幅度,备好搭桥精细器械,温肝素盐水。显露前降支:用冠脉圆刀切开心外膜及脂肪,二氧化碳吹管或肝素盐水冲洗创面,使视野清晰;缝阻断带,暂时阻断冠脉血流;尖刀切开前降支前壁,冠脉前向剪反向剪扩大切口——探子探查远端通畅情况——冠状动脉分流栓(1.5、1.75、2.0 常用)塞入冠状动脉内——7-0 Prolene 线吻合(乳内动脉与前降支)。吻合完毕,松开血管夹、阻断带,观察吻合口有无出血,用 7-0 Prolene 线将血管桥附近胸内筋膜固定于心外膜上,松开固定器。②行大隐静脉与后降支端侧吻合:取好的大隐静脉递给术者,再次检查血管情况,用血管夹夹住近端,20 mL 注射器向血管内注射肝素盐水,观察有无漏水,测量并确定所需血管的长度;修剪大隐静脉,将大隐静脉剪成"足掌"形;心尖抬起探查后降支,观察血压及心跳是否正常,并通知麻醉师,用固定器固定后降支;吻合方式同上述;吻合完毕后,松开阻断带,大隐静脉近端用血管夹夹住,观察吻合口有无出血。③行大隐静脉与冠状动脉侧侧吻合:移植血管同时与两个或两个以上冠状动脉分支相吻合,这根血管就成为序贯桥。序贯桥终端为端侧吻合,其他为侧侧吻合。找到移植血管与右冠状动脉所要搭桥的位置,用尖刀打开大隐静脉前壁,前向剪扩大切口;行大隐静脉与右冠状动脉侧侧吻合,方法同上。④主动脉近端吻合:远端吻合完毕后,估计所需大隐静脉长度,与升主动脉吻合位置,修剪大隐静脉,松开血管夹,将血管充盈后夹住;用电刀打开主动脉外膜及脂肪,注意电凝调到 20 w;通知麻醉师降血压,用侧壁钳夹住部分主动脉壁,用主动脉打孔器在预定吻合部位打孔,用 6-0 Prolene 线吻合;松开侧壁钳,观察吻合口有无出血。

(6)放置纵隔及心包引流管、清点手术器械及敷料、彻底止血后关胸、逐层缝合手术切口。

(五)手术配合注意事项

(1)要提前备好除颤仪,随时准备体外循环。

(2)要备好温肝素盐水,避免对心脏的冷刺激。

(3)开胸手术器械与取大隐静脉器械要分开,以免造成污染。

(4)术中备好肝素盐水,罂粟碱盐水。

(5)注意无菌操作,以防感染。

十二、腹腔镜辅助切取大隐静脉术

(一)术前准备

1.器械敷料

取大隐静脉包、腹腔镜显示器、5 mm 内镜、内镜扩张器、大隐静脉牵引器、"C"形钩、大隐静脉分离钩、腔镜分离钳、腔镜剪。

2.一次性物品

手套、手术薄膜、保护套、吸引器、骨蜡、1-0 可吸收线、3-0 可吸收线、20 mL 注射器、钛夹及钛夹钳。

3.仪器

腹腔镜。

(二)麻醉方式

气管插管全身麻醉。

(三)手术体位

仰卧位,胸部垫高。

(四)手术配合

(1)连接好内镜光纤与冷光源、电视摄像与显示系统,确保其性能良好,贴好手术薄膜。

(2)如果只需要两根静脉桥,一般在内踝上方 3 cm 左右切开皮肤 2 cm,分离大隐静脉。用带内镜的扩张器从切口置入皮下,同时局部撑开皮下。用扩张器分离,插入长的分离器,进一步向近端分离。

(3)当需 3 根以上的静脉桥时,则先在膝关节内侧做一 2 cm 的横切口,暴露此处的大隐静脉,分离结扎局部的静脉分支,用同样的方法分别向远端和近端分离,在静脉的前后分别形成隧道,"C"形钩进一步暴露静脉分支,用钛夹钳钳闭分支,并切断。小分支可以使用双极电凝止血。

(4)取出合适长度的大隐静脉后妥善放置,逐层关闭切口,用弹力绷带包扎。

(五)手术配合注意事项

(1)备好显示器、各种腔镜器械、钛夹等。

(2)用无菌的小单子折成软垫垫在膝关节下,既有利于腔镜的操作,又使膝关节处于功能位防止损伤。

（3）操作腔镜时注意镜头的保护。

（4）电凝钩不用时放在无菌器械车上，防止误踩脚踏开关烫伤皮肤。

（5）操作过程中防止光源线及电凝线打折，以免影响使用。

十三、左心房黏液瘤摘除术

（一）术前准备

1.器械敷料

成人心脏专用器械、胸骨锯、除颤器导线及极板、心脏手术敷料。

2.一次性物品

1#可吸收线、3-0 可吸收线、2-0 无损伤线、3-0 Prolene 线、4-0 Prolene 线、1#丝线、1-0 丝线、2-0 丝线、3-0 丝线、手套、手术薄膜、敷贴、保护套、骨蜡、成人心脏手术缝针、鲁米尔、钢丝、补片、8#尿管、潘式引流管、胸腔引流管。

（二）麻醉方法

气管插管全身麻醉。

（三）手术体位

仰卧位，胸部垫高。

（四）手术配合

（1）常规消毒皮肤，铺无菌手术巾，连接导线及管路。

（2）开胸建立体外循环，心肌保护。

（3）切开右房暴露房间隔。

（4）在卵圆窝中点做纵切口，根据瘤蒂附着部位沿周围 5 cm 切除瘤蒂。

（5）探查左心房观察黏液瘤情况。剪刀分离后摘除黏液瘤后用大量生理盐水冲洗。

（6）取出肿瘤后，用涤纶片 4-0 Prolene 线修补房间隔的缺损部分，4-0 Prolene 线缝合右心房切口。

（7）心脏复跳，撤离体外循环管道，放置纵隔及潘式引流管，彻底止血后关胸，清点手术器械及敷料，逐层缝合手术切口。

（五）手术配合注意事项

（1）瘤体大的患者可出现间歇性的肿瘤梗阻症状，甚至出现猝死，巡回护士应密切观察患者生命体征，做好各种急救准备。

（2）摆放体位时避免过度搬动患者，防止瘤体突然移位而引起心脏骤停。

（3）摘除肿瘤后，吸净胸腔内残血，用大量的生理盐水冲洗，防止肿瘤碎屑引起动脉栓塞。

十四、单纯升主动脉置换术

（一）术前准备

1.器械敷料

成人心脏专用器械、胸骨锯、除颤器导线及极板、心脏手术敷料、手术衣、盆。

2.一次性物品

1#丝线、1-0 丝线、2-0 丝线、2-0 涤纶编织线、3-0 Prolene 线、4-0 Prolene 线、1#可吸收线、

2-0可吸收线、3-0可吸收线、成人心脏手术缝针、手套、电刀手柄、吸引器连接管、手术薄膜、敷贴、20 mL注射器、50 mL注射器、骨蜡、鲁米尔、心脏补片、钢丝、普通尿管、胸腔引流管、潘氏引流管、直人工血管。

(二)麻醉方法

气管插管全身麻醉。

(三)手术体位

仰卧位,胸部垫高。

(四)手术配合

(1)常规消毒铺巾,连接好各导线及管路,正中开胸。

(2)常规建立体外循环,心肌保护。

(3)充分游离瘤体远侧,阻断钳阻断主动脉。心表面用冰水、冰泥降温。

(4)打开主动脉壁,经冠状动脉窦口直接灌入停跳液。

(5)术中探查内膜破损位置、冠状动脉开口受累情况,主动脉窦、主动脉瓣受累情况。

(6)切开动脉瘤前壁,仔细观察内膜变化,如有血凝块应分离取出,查看主动脉瓣的关闭状况和冠状动脉开口是否受侵犯。

(7)选择口径合适的人工血管,首先用4-0 Prolene线做近端吻合。

(8)修剪人工血管与远端主动脉内腔方向一致,用同样的方法吻合。

(9)将20 mL注射器的针头插在人工血管上,接左心引流排气并开放升主动脉。

(10)4-0 Prolene线将升主动脉瘤的瘤壁包裹人工血管。

(11)备止血纱布,充分止血。心脏复跳,撤离体外循环管道。

(12)放置纵隔及潘式引流管,彻底止血后关胸,清点手术器械及敷料,逐层缝合手术切口。

(五)手术配合注意事项

(1)提前与手术医师沟通好,备好各种型号的人工血管。

(2)及时提供冰水、冰,备好止血药物及止血材料。

(3)所用手术物品较多,应加强管理。

(4)其他同二尖瓣置换术。

十五、复合主动脉根部置换术

(一)术前准备

1.器械敷料

成人心脏专用器械、胸骨锯、除颤器导线及极板、后颅凹牵开器、心脏手术阻断钳、心脏手术敷料、手术衣、盆。

2.一次性物品

1#丝线、1-0丝线、2-0丝线、2-0涤纶编织线、3-0 Prolene线、4-0 Prolene线、5-0 Prolene线、1#可吸收线、2-0可吸收线、3-0可吸收线、换瓣线、成人心脏手术缝针、手套、电刀手柄、吸引器连接管、手术薄膜、敷贴、20 mL注射器、50 mL注射器、骨蜡、鲁米尔、心脏补片、钢丝、牛心包补片、带瓣人工血管、12#尿管、胸腔引流管、潘氏引流管。

(二)麻醉方法

气管插管全身麻醉,根据不同情况可采用中度低温体外循环、低温体外循环和深低温体外循环。

(三)手术体位

仰卧位,胸部垫高。

(四)手术配合

(1)常规消毒皮肤,铺无菌手术巾。胸骨正中切口,切开心包,显露升主动脉瘤,悬吊心包。

(2)建立体外循环:右房插腔-房管,在升主动脉瘤远心端正常的主动脉壁上缝制荷包并插插管。如果瘤体大,升主动脉远端无法放置阻断钳和主动脉插管,须行股动脉插管。左上肺静脉插左心引流管。

(3)动脉阻断钳钳夹主动脉的远心端,切开升主动脉瘤,采用分支灌注管自冠状动脉开口处进行灌注,行心肌保护,胸腔倒入冰及冰水。

(4)悬吊主动脉瘤壁,心房拉钩拉开主动脉,暴露主动脉瓣,剪刀剪除关闭不全的主动脉瓣,测瓣器测量瓣膜型号,打开合适的带瓣管道,进行升主动脉和主动脉瓣替换。

(5)用2-0换瓣线间断缝合带瓣管道的近心端,缝合完毕打结。

(6)进行冠脉移植:即将左右冠脉的开口与人工血管的开口进行吻合:先用米氏钳探查冠脉开口,将相对应的人工血管用电笔做一合适的开孔,5-0 Prolene线进行吻合,同法吻合对侧。

(7)将人工血管的远心端修剪到合适的长度,用4-0 Prolene线与升主动脉远心端进行吻合。

(8)排气开放升主动脉:将20 mL注射器的针头插在人工血管上,接左心引流排气并开放升主动脉。

(9)用4-0 Prolene线将升主动脉瘤的瘤壁包裹人工血管。

(10)撤离体外循环,拔除各种管道,并给鱼精蛋白中和肝素。

(11)认真检查出血点,备好缝线、各种止血材料,放置纵隔和潘式引流管,逐层关胸。

(五)手术配合注意事项

(1)术前1天访视患者,做好心理护理,缓解患者紧张焦虑的情绪。

(2)了解患者的病历资料,与手术医师沟通,了解手术方式及体外循环方式,提前备好术中特殊用物。

(3)巡回护士提前备好各种型号的带瓣管道、止血材料、蛋白胶等。术中仔细观察尿量。

(4)摆好手术体位,保持静脉通路通畅,防止桡动脉监测管路受压脱落,尿管防止受压打折。注意皮肤及眼睛保护。

(5)洗手护士提前洗手上台,与巡回护士清点各种缝线、器械、纱布的数量并做好记录,备好各种阻断钳、缝线、电锯等。

(6)洗手护士密切关注手术进展并与巡回护士沟通,及时满足手术需要。

十六、升主动脉全弓置换与象鼻支架植入术

(一)术前准备

1.器械敷料

成人心脏专用器械、后颅凹牵开器、心脏手术阻断钳、胸骨锯、除颤器导线及极板、心脏手术敷料、手术衣、盆。

2.一次性物品

1#丝线、1-0 丝线、2-0 丝线、2-0 涤纶编织线、3-0 Prolene 线、4-0 Prolene 线、5-0 Prolene 线、1#可吸收线、2-0 可吸收线、3-0 可吸收线、换瓣线、成人心脏手术缝针、手套、电刀手柄、吸引器连接管、手术薄膜、敷贴、20 mL 注射器、50 mL 注射器、骨蜡、鲁米尔、心脏补片、钢丝、牛心包补片、12#尿管、胸腔引流管、潘氏引流管、带瓣人工血管、四头人工血管、术中带膜支架、CO_2吹管、各种止血材料。

(二)麻醉方法

气管插管全身麻醉,深低温体外循环。

(三)手术体位

仰卧位,胸部垫高。

(四)手术配合

(1)因手术需要切开锁骨下动脉和股动脉,所以消毒范围包括切口周围 15 cm 的区域。

(2)铺好无菌手术巾后,连接好电刀,自体血回输系统、体外循环管路、备好胸骨锯。

(3)游离锁骨下动脉:于右锁骨中、内 1/3 交点下 1 cm 处做一 5 cm 长横切口,后颅凹牵开器撑开切口,分离锁骨下动脉,细线绳套带。用湿纱布覆盖切口备插管。同时在腹股沟处做一竖切口,游离股动脉备插管。

(4)胸骨正中切口进胸,游离头臂动脉分支并套带。肝素化、切开心包,探查主动脉病变情况。

(5)锁骨下动脉插管:用阻断钳夹住锁骨下动脉近端和远端,尖刀斜行切开动脉壁,剪刀扩大切口,插入动脉管,收紧荷包,鲁米尔固定,收紧阻断带,连接体外循环,松远端阻断钳。将此管妥善固定于心脏手术大单上。同法股动脉插管,右心耳插腔-房管,建立体外循环,右上肺静脉插左心减压管。

(6)体外循环后降温,阻断并切开升主动脉,直视下经左右冠状动脉开口进行心肌灌注,保护心肌。首先进行主动脉瓣置换、主动脉窦部重建。再行冠状动脉近端开口的移植。如果主动脉瓣正常行保留主动脉瓣的主动脉根部替换。具体做法是将人工血管的近心端三等分修剪成"扇贝"状,用 3 根 4-0 Prolene 线将其与主动脉窦壁对应连续缝合。瓣交界固定于人工血管近心端"扇贝"交界处,游离冠状动脉开口呈"纽扣"状端侧吻合到人工血管上。

(7)当鼻咽温度降至 18~20 ℃时,取头低位,分别用侧壁钳阻断头臂动脉分支,行选择性脑灌注,下半身停循环,管钳夹住股动脉循环管道。于左锁骨下动脉远端处横断降主动脉,将象鼻覆膜支架用水浸湿后置入降主动脉真腔。4-0 Prolene 线吻合四分支血管与降主动脉覆膜支架,吻合完成以后即开放股动脉灌注管,开始灌注,此时灌注方式为"股动脉、左锁骨下动脉-右房腔灌注"。

(8)行左颈总和人工血管吻合,恢复体外循环流量,开始复温,并依次完成左锁骨下、右头臂干的吻合,最后做四头血管与人工血管的近端吻合,人工血管可以用细针头不断排气。吻合过程中打开 CO_2 吹管,始终低流量往胸腔注入 CO_2,防止吻合过程中引发气栓。

(9)排气后开放升主动脉,用自体主动脉壁包裹人工血管。

(10)撤离体外循环,缝合股动脉和锁骨下动脉的切口,拔除各种管道,并给鱼精蛋白中和肝素。

(11)认真检查各种出血点,备好缝线、各种止血材料,放置纵隔和潘式引流管,清点手术器械及敷料,逐层关胸。

(五)手术配合注意事项

(1)术前1天做好患者的术前访视,做好心理护理。

(2)洗手护士必须要熟练掌握主动脉的解剖、主动脉夹层的分类与分型、手术方式、体外循环及术中的特殊用物。洗手护士提前1天了解患者的病历资料,做好术前准备。

(3)术中应熟练掌握手术步骤,与手术医师默契配合。建立体外循环时,应提前备好各种插管。做血管吻合时备好相应的缝线。密切观察手术进展提前准备好各种用物。

(4)手术当天,由手术室工人与手术医师共同将患者送入手术室,以免途中发生意外情况,进入手术间后巡回护士认真核对患者,安慰患者缓解紧张情绪,防止血压过高引起主动脉夹层破裂。

(5)协助体外循环:提前按照千克体重配好肝素,协助肝素化;降温时,调节好房间的温度,备好冰,注意要给患者的头部置冰袋以降低脑的耗氧量;中和肝素时提前备好鱼精蛋白。

(6)准备成分血输血,体外循环结束,要输注大量血制品,术中应严格执行三查八对。

(7)巡回护士应备好各种止血材料、纱布等。

十七、异体原位心脏移植术

(一)术前准备

1.器械敷料

成人心脏手术器械包、胸骨锯、除颤器极板除颤器导线、心脏手术阻断钳、心脏手术专用敷料包、手术衣、盆。

2.一次性物品

1#丝线、1-0丝线、2-0丝线、2-0涤纶编织线、3-0 Prolene线、4-0 Prolene线、1#可吸收线、2-0可吸收线、3-0可吸收线、成人心脏手术缝针、手套、电刀手柄、吸引器连接管、手术薄膜、敷贴、20 mL注射器、50 mL注射器、骨蜡、鲁米尔、钢丝、12#尿管、胸腔引流管、潘氏引流管、各种止血材料。

(二)麻醉方法

体外循环下气管插管全身麻醉。

(三)手术体位

仰卧位,胸部垫高。

(四)手术配合

(1)术前皮肤消毒、铺无菌手术巾及开胸配合同其他心脏手术。

(2)供心准备:①将供心放入有足够冰泥的无菌容器中,自下腔静脉开口向右心耳方向剪开右心房,自升主动脉根部灌注心肌保护液。②修剪供心:将4支肺静脉的开口剪开,使之贯通汇合成一个可供左心房吻合的左心房共同开口。

(3)受者常规建立体外循环,阻断后降温。

(4)受心准备:①在主动脉和肺动脉根部分别切断受心的两大动脉。②沿左右房室环的上沿1 cm将受体的左右心室切下。

(5)供受体心脏吻合:①4-0 Prolene线吻合供体左心房与受体左心房,4-0 Prolene线吻合供体右心房与受体右心房。②4-0 Prolene线吻合受体与供体的主动脉,最后吻合肺动脉。

（6）开放主动脉后，心脏复跳。严密止血，常规留置心外膜起搏导线，

（7）放置纵隔和潘氏引流管，清点手术器械及敷料，逐层关胸。

（五）手术配合注意事项

（1）供心的保护：切取供心时，使用冷停跳液持续主动脉根部灌注。取出后立即浸入盛有心脏停搏液的无菌容器中，并倒入冰屑。洗手护士要保证足够的冰泥。

（2）预防感染：手术人员应严格执行无菌操作，患者所用物品均需灭菌处理，手术间人员需控制在最少范围。

（3）手术间要求：手术应安排在百级层流手术间内进行，限制人员参观；参加手术的人员，工作要加强计划性，减少出入次数；各种操作均要严格遵守操作规范，保证手术顺利完成。

（4）参加手术的护理人员必须熟悉手术步骤及术中特殊用物准备，保证手术顺利完成。

（王艳芬）

第五节　胸外科手术护理配合

一、肺叶切除术

（一）术前准备

1.器械敷料

肺器械包、肺专用器械、开胸单、基础敷料包、手术衣、盆、持物钳、灯把手。

2.一次性物品

1-0 丝线、2-0 丝线、3-0 丝线、3-0 无损伤线、开胸缝针、手套、电刀手柄或氩气刀手柄、吸引器连接管、手术薄膜、敷贴、胸腔引流管、导尿包、Foley 导尿管。

（二）麻醉方法

双腔气管全身麻醉。

（三）手术体位

患者取健侧 90°侧卧位。

（四）手术配合

1.常规开胸

（1）常规消毒铺巾，酒精棉球脱碘，纱布擦干，粘贴手术薄膜，铺开胸单。

（2）胸部后外侧切口，切开皮肤，电刀依次切开皮下组织、肌肉、洗手，若需去肋骨者，用肩胛骨拉钩牵开肌肉，确定要去除的肋骨。电刀切开肋骨骨膜，骨膜剥离器剥离，肋骨导引游离肋骨并用肋骨剪剪断，移去肋骨，切开胸膜。

（3）骨膜剥离器剥离前后肋骨残端，用方头咬骨钳咬齐，肋间血管用 10×28 圆针 1-0 丝线贯穿缝扎。

（4）若不去肋骨，可用电刀直接切开肋间肌肉，暴露胸膜。

（5）剪刀剪开胸膜，胸壁两侧各垫一纱布垫予以保护，安置开胸器。

2.切除肺叶

(1)开胸后,洗手探查,如有粘连可行钝性或锐性分离。

(2)处理肺裂:用长镊子、长组织剪刀进行游离,如肺裂发育不全则可用两把直无损伤血管钳钳夹,组织剪剪开,8×20圆针2-0丝线缝扎。

(3)处理肺动脉:用长镊子、长组织剪刀、米氏钳游离肺动脉(肺癌患者先处理肺静脉),肺动脉近端1-0丝线结扎后用7×17圆针2-0丝线缝扎,远端用无损伤血管钳钳夹,剪刀剪断,1-0丝线结扎。处理肺动脉分支时,先用1-0或2-0丝线结扎,再用6×14圆针2-0丝线缝扎,远端用无损伤血管钳钳夹,剪刀剪断,1-0丝线结扎。

(4)同法处理肺静脉。

(5)处理支气管:将支气管游离至一定长度后,两把直角钳钳夹,周围用一纱布保护,尖刀切断,移出肺组织。安尔碘棉球消毒残端,6×14圆针3-0丝线在残端两侧各缝一牵引线,开放支气管残端,吸净支气管内分泌物,3-0涤纶编织线间断缝扎。

(6)温生理盐水(肺癌患者用灭菌蒸馏水)冲洗胸腔,麻醉师配合膨肺,检查支气管残端是否漏气,若有漏气,可用3-0涤纶编织线缝扎。

3.关胸

(1)用电刀或氩气刀电灼胸腔出血点,放置胸腔引流管,并固定(若为肺上叶切除,还需在前胸壁2~3肋间放置一菌状引流管或一细胸腔引流管,以备排气)。

(2)清点物品,逐层关闭切口:用10×28圆针1-0丝线间断缝合切口两侧胸膜,暂不打结,撤除胸下软垫,手术床复位后,切口张力减小,再放置肋骨合拢器,闭合肋骨后打结,关闭胸膜。用10×28圆针1-0丝线间断缝合两层肌肉。用酒精棉球消毒皮肤,10×28圆针2-0丝线间断缝合皮下组织,10×28角针3-0丝线间断缝合皮肤。

(3)酒精棉球消毒切口皮肤,干纱布覆盖切口,覆盖敷贴,连接好水封瓶。

(五)手术配合注意事项

(1)手术前严格执行查对制度,保证手术患者、手术部位及手术方式准确无误。

(2)保证输液输血通畅,静脉通路一般建立在健侧肢体。

(3)体位摆放时要注意,尽量使肢体处于功能位,避免过度外展(男患者要注意外生殖器的保护,防止压伤)。

(4)手术切口较深,术中随时调节灯光。

(5)缝合支气管残端后,备好温盐水(肺癌患者备好温灭菌注射用水),以备检查支气管残端是否漏气。

(6)根据需要备好止血材料以及气管残端闭合器。

(7)严格执行无菌技术及无瘤技术操作规程,防止感染及肿瘤医源性转移。

(8)搬送患者时,应将引流管夹闭,并防止滑脱。

二、肺楔形切除术

(一)术前准备

1.器械敷料

肺器械包、肺专用器械、开胸单、基础敷料包、手术衣、盆、持物钳、灯把手。

2.一次性物品

1-0 丝线、2-0 丝线、3-0 丝线、开胸缝针、手套、电刀手柄或氩气刀手柄、吸引器连接管、手术薄膜、敷贴、胸腔引流管、导尿包、Foley 导尿管。

(二)麻醉方法

双腔气管插管全身麻醉。

(三)手术体位

患者取健侧 90°侧卧位。

(四)手术配合

(1)常规消毒铺单、开胸。

(2)洗手探查。在确定肿瘤的部位后,于两侧距肿瘤 1～2 cm 自周边向肺中心斜行夹两把长弯血管钳,两钳尖垂直相交,切除病变组织,保留侧 7×17 圆针、2-0 丝线褥氏间断缝合肺创面,撤除血管钳,7×17 圆针、3-0 丝线在切除的肺边缘再行连续缝合。

(3)温盐水冲洗胸腔,麻醉师配合膨肺,检查肺叶是否漏气。若有漏气或渗血,可用 6×14 圆针、3-0 丝线缝扎。

(4)清点物品,放置胸腔引流管,常规关胸,包扎切口。

(五)手术配合注意事项

同肺叶切除术。

三、胸腔镜肺大疱切除术

(一)术前准备

1.器械敷料

胸腔镜肺器械包、胸腔镜器械(0°电子镜、10 mm Trocar 3 个、分离钳 1 把、电凝线及电凝勾 1 套)、开胸单、基础敷料包、手术衣、盆、持物钳、灯把手。

2.一次性物品

1-0 丝线、2-0 丝线、3-0 丝线、开胸缝针、手套、电刀手柄或氩气刀手柄、吸引器连接管、手术薄膜、敷贴、胸腔引流管、导尿包、Foley 导尿管、肺切割缝合器。

3.仪器及设备

胸腔镜。

(二)麻醉方法

双腔气管插管全身麻醉。

(三)手术体位

患者取健侧 90°侧卧位。

(四)手术配合

(1)常规消毒、铺单。

(2)连接胸腔镜系统并妥善固定。

(3)腋中线第 7 或 8 肋间切开长约 1 cm 切口,置入 1 个 Trocar 为胸腔镜置入孔。腋前线第 4 或 5 肋间、腋后线第 6 或 7 肋间各切开长约 1 cm 切口分别置入 2 个 Trocar,为器械操作孔。

(4)胸腔镜探察胸腔内情况,发现病变部位后,用卵圆钳夹住,分离钳进行分离,根据需要选择不同型号的肺切割缝合器,切下病变组织。如创面有出血用电钩止血或用 6×14 圆针、2-0 丝线缝扎。

(5)温盐水冲洗胸腔,麻醉师协助膨肺,检查肺叶有无漏气。若有漏气,用 6×14 圆针、3-0 丝线缝扎。放置胸腔引流管,并固定。

(6)撤离胸腔镜及器械并妥善放置。

(7)清点物品,逐层关闭切口。8×20 圆针、1-0 丝线缝合胸膜肌肉,8×20 圆针、3-0 丝线缝合皮下组织,6×14 角针、3-0 丝线做皮内缝合。

(8)酒精棉球消毒切口皮肤,覆盖敷贴,连接好水封瓶。

(五)手术配合注意事项

(1)术前仔细清点物品,以备紧急中转开胸手术。

(2)连接胸腔镜时,应严格按胸腔镜操作规程执行,妥善安置镜子、光源及器械。

(3)手术过程中,洗手护士应及时收回胸腔镜器械并始终使其处于功能位。

(4)术毕及时撤离胸腔镜及器械并放于稳妥处。

(5)其余同肺叶切除术 1～3 条。

四、胸腔镜纵隔肿瘤切除术

(一)术前准备

1.器械敷料

胸腔镜纵隔器械包、胸腔镜器械(0°电子镜、10 mm Trocar 3 个、分离钳 1 把、电凝线及电凝勾 1 套)、开胸单、基础敷料包、手术衣、盆、持物钳、灯把手。

2.一次性物品

1-0 丝线、2-0 丝线、3-0 丝线、开胸缝针、手套、电刀手柄或氩气刀手柄、吸引器连接管、手术薄膜、敷贴、胸腔引流管、导尿包、Foley 导尿管、肺切割缝合器。

3.仪器及设备

胸腔镜。

(二)麻醉方法

双腔气管插管全身麻醉。

(三)手术体位

患者取健侧 90°侧卧位。

(四)手术配合

大体同胸腔镜肺大疱切除术,只是在切口选择上有所不同,第一个切口在第 3、4 肋间,其他两个切口应根据肿瘤位置选择,以利于手术操作为原则。

(五)手术配合注意事项

同胸腔镜肺大疱切除术。

五、纵隔肿瘤切除术

(一)术前准备

1.器械敷料

纵隔器械包、正中开胸器械包、开胸单、基础敷料包、手术衣、盆、持物钳、灯把手。

2.一次性物品

1-0 丝线、2-0 丝线、3-0 丝线、开胸缝针、手套、电刀手柄或氩气刀手柄、吸引器连接管、手术薄膜、敷贴、胸腔引流管、导尿包、Foley 导尿管、骨蜡、钢丝。

(二)麻醉方法

双腔气管插管全身麻醉。

(三)手术体位

根据肿瘤位置采取水平仰卧位或侧卧位。

(四)手术配合——以胸腺瘤切除术为例

(1)常规消毒铺单,取胸骨正中切口(自胸骨上窝至剑突下),逐层切开皮肤、皮下组织、筋膜、胸骨前骨膜,胸骨锯沿胸骨中线劈开胸骨,骨蜡止血。

(2)盐水纱布垫 2 块保护切口,放置开胸器显露手术野,洗手探查,沿肿瘤向两侧钝性分离胸膜反折,以显露胸腺瘤。

(3)提起胸腺瘤,长组织剪分离,血管钳钳夹止血,2-0 丝线结扎或电凝止血。

(4)避开无名静脉,切除胸腺瘤或一并切除部分胸腺组织,如合并有重症肌无力应将脂肪组织一并彻底切除,2-0 丝线间断缝合胸腺残端。

(5)温盐水冲洗胸腔,检查有无活动性出血并止血,于胸骨后放置胸腔引流管并固定。

(6)清点物品,钢丝闭合固定胸骨,逐层缝合切口并包扎。

(五)手术配合注意事项

(1)纵劈胸骨对呼吸循环的影响较大,术中应严格监测呼吸、循环的变化,发现问题及时处理。

(2)术中分离肿瘤粘连时,可能会造成大血管的破裂及循环系统的变化,应密切观察,沉着应对,并保证输液和输血通畅。

(3)术中出血及渗血较多时,应准备无损伤钳、涤纶编织线及各种止血材料等。

(4)其余同肺叶切除术 1～3 条。

六、食管癌根治食管胃主动脉弓下吻合术

(一)术前准备

1.器械敷料

食管器械包、左侧开胸单、基础敷料包、手术衣、盆、持物钳、灯把手。

2.一次性物品

1-0 丝线、2-0 丝线、3-0 丝线、开胸缝针、手套、电刀手柄或氩气刀手柄、吸引器连接管、手术薄膜、敷贴、胸腔引流管、导尿包、Foley 导尿管。

(二)麻醉方法

双腔气管插管全身麻醉。

(三)手术体位

患者取右侧 90°卧位。

(四)手术配合

(1)常规消毒铺单、开胸。

(2)切断下肺韧带至下肺韧带水平,将肺向上牵拉,探查。

(3)游离食管,于膈上纵行切开纵隔胸膜,游离牵引食管及迷走神经,显露食管下段,长弯血管钳游离并用 2-0 或 1-0 丝线结扎食管动脉,用中弯血管钳将束带穿过食管做牵引。

(4)提起膈肌,打开膈肌顶端,向前外及后内延长打开至肋缘和食管裂孔处,10×28 圆针、1-0 丝线缝扎止血。

(5)腹腔探查,游离胃,沿胃大弯剪断胃结肠韧带、胃脾韧带及胃短血管,1-0 丝线结扎,将胃上翻,分离胃小弯。胃大小弯的游离均应超过幽门,注意保留胃右、胃网膜右血管及其血管弓以保证胃的血供。

(6)清扫淋巴结处理胃左动脉,近端双 1-0 丝线结扎,7×17 圆针、1-0 丝线缝扎。

(7)于贲门处断胃,游离食管至食管肿瘤上缘 3～5 cm 处断食管,移出食管行胃食管吻合。

(8)将胃管置入胃内,妥善固定胃管,将胃与纵隔胸膜、侧胸壁缝合固定,减少吻合口的张力。

(9)温灭菌注射用水冲洗胸腹腔,检查有无出血。清点物品,关闭膈肌,放置胸腔引流管,再次清点物品,常规关胸。

(五)手术配合注意事项

(1)麻醉前连接好吸引器,防止患者麻醉时胃内容物反流误吸。

(2)术中巡回护士应在医师指导下调整胃管的位置并妥善固定,防止脱出。

(3)关闭膈肌及胸腔前后,均应清点物品,以防物品遗留胸腹腔内。

(4)其余同肺叶切除术 1～3 条。

七、经胸食管裂孔疝修补术

(一)术前准备

1.器械敷料

食管器械包、左侧开胸单、基础敷料包、手术衣、盆、持物钳、灯把手。

2.一次性物品

1-0 丝线、2-0 丝线、3-0 丝线、开胸缝针、手套、电刀手柄或氩气刀手柄、吸引器连接管、手术薄膜、敷贴、胸腔引流管、导尿包、Foley 导尿管。

(二)麻醉方法

双腔气管插管全身麻醉。

(三)手术体位

患者取右侧 90°卧位。

(四)手术配合

(1)常规消毒铺单、开胸。

(2)显露食管下端,在"食管下三角区"找出疝囊位置。纵行切开纵隔胸膜,分离出食管下端并用纱布环绕,仔细探查胃贲门部疝入的情况及食管裂孔的大小。

(3)将疝内容物还纳入腹腔。疝囊颈部用 1-0 丝线做一荷包缝合,暂不打结,切除多余疝囊,收紧荷包线后打结,残端用 2-0 丝线间断缝合加固,使胸腔和腹腔完全隔离。

(4)食管后方用 1-0 丝线将右膈肌角内缘与外缘间断全层缝合后依次收紧,使膈肌角收拢并打结。

(5)食管下端与食管裂孔之间用 2-0 丝线间断缝合固定。

(6)去掉纱布条,使食管下端恢复到原位,用 3-0 丝线间断缝合切开的纵隔胸膜。

(7)温盐水冲洗胸腔,检查有无出血点并止血后,放置胸腔引流管。

(8)清点物品,常规关胸。

(五)手术配合注意事项

同食管癌根治食管胃主动脉弓下吻合术。

八、食管憩室切除术

(一)术前准备

1.器械敷料

食管器械包、左侧开胸单、基础敷料包、手术衣、盆、持物钳、灯把手。

2.一次性物品

1-0 丝线、2-0 丝线、3-0 丝线、开胸缝针、手套、电刀手柄或氩气刀手柄、吸引器连接管、手术薄膜、敷贴、胸腔引流管、导尿包、Foley 导尿管。

(二)麻醉方法

双腔气管插管全身麻醉。

(三)手术体位

患者取右侧 90°卧位。

(四)手术配合

1.颈段食管憩室

(1)麻醉后取仰卧位,肩部垫高,枕部垫一头圈,头偏向右侧。

(2)取左胸锁乳突肌前缘斜切口,长约 8 cm,切开颈阔肌、肩胛舌骨肌和筋膜,将胸锁乳突肌和颈动脉鞘向外牵开,气管向内牵开。

(3)显露憩室,用肺钳将其底部夹住,稍加牵引,游离憩室至颈根部。环绕颈根部切开肌层达黏膜下。

(4)保留 2～3 cm 宽的边缘,切除憩室,黏膜用 3-0 丝线间断缝合,3-0 丝线间断缝合肌层。

(5)温盐水冲洗切口,检查有无出血并止血,逐层缝合切口。

2.膈上食管憩室

(1)麻醉后取右侧卧位。

(2)取左胸后外侧第 8 肋间切口进胸,放置开胸器。切断下肺韧带,向前上方提起肺叶,游离下段食管后,牵开憩室。

(3)憩室切除方法同上。

(4)温盐水冲洗胸腔,检查有无出血并止血,放置胸腔引流管。

(5)清点物品,常规关胸。

(五)手术配合注意事项

同食管癌根治食管胃主动脉弓下吻合术。

(王艳芬)

第六节 骨科手术护理配合

一、掌骨骨折切开复位内固定术

(一)术前准备

1.器械敷料

缝合器械包、手外骨折整复器械、电钻、克氏针、基础敷料包、手术衣、持物钳、灯把手。

2.一次性物品

4-0 丝线、5-0 丝线、缝合针。

3.仪器

气压止血仪、C 形臂机。

(二)麻醉方法

臂丛神经阻滞麻醉。

(三)手术体位

水平仰卧位,患肢外展置于托手架上。

(四)手术配合

(1)常规消毒铺巾,驱血带驱血后,巡回护士启动气压止血仪,并记录起始时间。

(2)显露骨折端:切开皮肤、皮下组织及筋膜,皮肤拉钩牵开指伸肌腱,显露骨折端。

(3)骨折复位,克氏针内固定:骨膜剥离器将骨折远端撬出,选择型号合适的克氏针,用电钻穿刺固定,用克斯剪剪除多余克氏针,用钢丝钳将尾端埋于皮下。

(4)缝合伤口:冲洗伤口后 6×14 圆针丝线缝合皮下组织,6×14 角针丝线缝合皮肤,酒精消毒,敷料包扎伤口。

(五)手术配合注意事项

(1)气压止血带应用时注意:①安放时勿使气压止血带与皮肤直接接触,中间需垫以棉垫。②气压止血带使用压力,一般上肢成人压力 33.33～40 kPa,持续使用时间不超过 60 分钟,如需继续使用中间停止使用至少 15 分钟。准确记录使用时间和压力。

(2)掌握电钻的正确使用及保养。

(3)使用 C 形臂机时应注意保护术野,避免污染。同时做好射线防护。

(4)肢体避免过度外展,防止损伤腋神经。

(5)如有碎骨片,需注意保留。

二、尺桡骨干骨折切开复位内固定术

(一)术前准备

1.器械敷料

骨折固定器械包、上肢内固定器械、电钻、敷料单、基础敷料包、手术衣、持物钳、灯把手。

2.一次性物品

电刀手柄、吸引器连接管、手术薄膜、1-0 丝线、2-0 丝线、3-0 丝线、缝合针。

3.仪器

C 形臂机、气压止血仪。

(二)麻醉方法

臂丛神经阻滞麻醉。

(三)手术体位

水平仰卧位,患肢外展置于托手架上。

(四)手术配合

(1)常规消毒铺单,粘贴手术薄膜。

(2)暴露尺骨:驱血带驱血后启动气压止血仪并记录起始时间。切开皮肤、皮下组织,电刀止血,用甲状腺拉钩拉开切口,电刀切开筋膜、骨膜,弯血管钳分离松解,甲状腺拉钩拉开肌肉,显露尺骨骨折部。

(3)尺骨骨折复位内固定:刮匙、弯钳清除骨折面凝血块,用骨折复位钳进行骨折整复并维持复位,选择合适的接骨板、钻头,电钻钻套保护电钻,通过接骨板钻骨孔,测深尺测量孔深,攻丝后植入螺钉,同法植入其余螺钉。

(4)显露桡骨整复、内固定方法同尺骨。

(5)无菌中单遮盖透视部位,C 形臂机透视检查钉位、长度及骨折复位情况。

(6)缝合切口:生理盐水冲洗后,彻底止血,逐层缝合切口,必要时放置引流条,敷料包扎。

(五)手术配合注意事项

同掌骨骨折固定手术。

三、尺骨鹰嘴骨折切开复位内固定术

(一)术前准备

1.器械敷料

骨折固定器械包、电钻、各种型号钢丝、钢丝剪、敷料单、基础敷料包、手术衣、持物钳、灯把手。

2.一次性物品

电刀手柄、吸引器连接管、手术薄膜、2-0 丝线、3-0 丝线、缝合针。

3.仪器

C 形臂机。

(二)麻醉方法

臂丛神经阻滞麻醉。

(三)手术体位

水平仰卧位,患肢肘关节屈曲 90°置于胸前。

(四)手术配合

(1)常规消毒铺巾,粘贴手术薄膜,驱血带驱血后启动气压止血仪并记录起始时间。

(2)切开皮肤,皮下组织,电凝止血。

(3)显露骨折处:电刀切开筋膜,分离肌肉,拉开肱三头肌膜,弯钳分离已破坏的关节囊,刮匙清除关节内积血及小碎骨片,切开骨膜,骨膜剥离器剥离骨膜,显露骨折处。

（4）整复骨折:伸直肘关节,骨折复位钳进行整复并固定,维持复位。

（5）钢丝内固定:使用电钻、克氏针钻孔,助手用骨膜剥离器保护周围软组织。钢丝钳夹钢丝分别穿过骨折远、近端骨孔,做"8"字形交叉固定,拉紧钢丝拧紧并结扎,钢丝剪剪去多余钢丝,并用钢丝钳将钢丝尾折弯贴于骨皮质。

（6）缝合伤口:冲洗并止血,逐层缝合切口,包扎伤口。

（五）手术配合注意事项

同掌骨骨折固定手术。

四、肱骨干骨折切开复位内固定术

（一）术前准备

1.器械敷料

骨折固定器械包、上肢内固定器械、电钻、敷料单、基础敷料包、手术衣、持物钳、灯把手。

2.一次性物品

电刀手柄、吸引器连接管、1-0 丝线、2-0 丝线、3-0 丝线、缝合针、手术薄膜。

3.仪器

C 形臂机。

（二）麻醉方法

臂丛神经阻滞麻醉或气管插管全身麻醉。

（三）手术体位

水平仰卧位,患肢关节屈曲置胸前。

（四）手术配合

（1）常规消毒铺巾,粘贴手术薄膜。

（2）显露肱骨干骨折部:切开皮肤、皮下组织及筋膜,分离肱二头肌及肱肌肌膜,显露并保护正中神经、尺神经、肱动脉、桡神经,甲状腺拉钩拉开肱肌,暴露肱骨干。

（3）清理骨折端嵌入组织并复位:切开骨膜,骨膜剥离器进行剥离,骨刮匙清除骨折端血凝块,骨折复位钳及持骨钳将骨折对合并复位,用骨折固定器维持。

（4）接骨板螺钉内固定:用骨膜剥离器保护骨折周围软组织,选择长度适宜的接骨板,用电钻带钻套通过接骨板孔钻骨孔,测量骨孔深度,攻丝后植入螺钉,同法植入其余螺钉。

（5）缝合切口:生理盐水冲洗创口,彻底止血,放置引流管,逐层缝合切口,敷料包扎切口。

（五）手术配合注意事项

同掌骨骨折固定手术。

五、锁骨骨折切开复位内固定术

（一）术前准备

1.器械敷料

骨折固定器械包、上肢内固定器械、电钻、敷料单、基础敷料包、手术衣、持物钳、灯把手。

2.一次性物品

电刀手柄、吸引器连接管、1-0 丝线、2-0 丝线、3-0 丝线、缝合针、手术薄膜、伤口敷料。

3.仪器

C 形臂机。

(二)麻醉方法

颈丛神经阻滞麻醉或气管插管全身麻醉。

(三)手术体位

侧头仰卧位,患侧肩下垫软枕,略抬高。

(四)手术配合

(1)常规消毒铺巾,粘贴手术薄膜。

(2)显露锁骨:切开皮肤、皮下组织,剥离锁骨骨膜(若行钢丝张力带固定则还需显露肩锁关节)。

(3)复位并固定。①克氏针内固定:复位钳对合骨折两端并复位,持骨器固定,骨膜剥离器保护锁骨下组织,选直径、长度合适的克氏针安装于电钻上进行穿针固定,用克斯剪剪除克氏针多余部分。②接骨板螺钉内固定:同法固定锁骨,将骨折线对齐,选择型号合适的接骨板、钻头,带钻套钻孔,测量钻孔深度,攻丝后植入螺钉,同法植入其余螺钉。

(4)缝合切口:生理盐水冲洗切口,逐层缝合切口,敷料包扎伤口。

(五)手术配合注意事项

(1)做好体位摆放,充分暴露视野。

(2)其余同掌骨骨折固定手术。

六、股骨近端骨折切开复位内固定手术

(一)术前准备

1.器械敷料

骨折固定器械包、各种髓内钉或接骨板螺钉及相应器械(根据术式准备)、电钻、敷料单、基础敷料包、手术衣、无菌盆、持物钳。

2.一次性物品

电刀手柄、吸引器连接管、1-0 丝线、2-0 丝线、3-0 丝线、缝合针、手术薄膜、伤口敷料、潘氏引流管。

3.仪器

C 形臂机。

(二)麻醉方法

椎管内麻醉或气管插管全身麻醉。

(三)手术体位

水平仰卧位,患侧髋部垫高。

(四)手术配合

(1)常规消毒铺巾。

(2)复位并固定。①空心螺钉固定术:取患侧大转子下方纵切口,长约 4 cm,在股骨颈前放一导针与股骨颈纵轴平行并确定前倾角,在大粗隆下方找到与此克氏针重叠的一点,用电钻钻入直径 2～2.5 mm 导针 1 枚,达股骨头下约 0.5 cm 处后停止,在定位器的帮助下平行钻入其他 1～2 枚克氏针,借助 C 形臂机透视确定导针位置正确,取下定位器,依次沿导针拧入直径 6 mm 空

心螺钉,一般情况下 3 枚呈品字形排列的螺钉能维持较佳稳定性。②动力髋螺钉内固定术:取大腿上段外侧纵切口,暴露股骨转子部,用 1 枚克氏针暂将骨折固定,在大转子下 2 cm、股骨外侧中点处为进针点,使用定位器,钻入导针,穿过骨折线达股骨头下 0.5 cm 处,借助 C 形臂机透视,确定导针位置正确,沿导针打入空心钻头,记录钻头上的刻度,即为所需加压螺钉的长度。攻丝后置入相应长度的加压螺钉,放置配套接骨板于股骨上段外侧,其套筒与螺钉尾部相连,常规螺钉固定。③股骨近端髓内钉内固定术:在患侧大转子近端 5 cm 处切口,在大转子顶端稍外侧与股骨髓腔曲线延伸部的交汇点,钻入 1 枚克氏针至髓腔,观察位置满意后用 17 mm 的空心钻头扩髓,空心骨锥开孔,安装髓内钉在手柄上,插入髓腔,调整位置,依次通过瞄准杆钻入颈螺钉和髋螺钉的导引钢针,分别用对应的空心钻头钻孔后拧入髋部螺钉和颈部螺钉。在瞄准杆的帮助下根据需要进行远端一或二枚螺钉交锁,装上髓内钉近端尾帽。

(3)冲洗伤口,检查有无出血,放置引流管,清点物品,用 10×28 圆针、1-0 丝线缝合肌肉和筋膜,10×28 圆针、3-0 丝线缝皮下组织,10×28 角针、3-0 丝线缝合皮肤。

(五)手术配合注意事项

(1)使用 C 形臂机时应注意保护术野,避免污染。同时做好射线防护。

(2)摆放手术体位时注意安全舒适,充分暴露手术野。

(3)保证各种仪器功能正常。

(4)保证输液通畅,做好输血准备。

七、计算机导航辅助下股骨转子间骨折切开复位内固定术

(一)术前准备

1.器械敷料

骨折固定器械包、各种髓内钉或接骨板螺钉及相应器械(根据术式准备)、电钻、敷料单、基础敷料包、手术衣、无菌盆、持物钳。

2.一次性物品

电刀手柄、吸引器连接管、1-0 丝线、2-0 丝线、3-0 丝线、缝合针、手术薄膜、伤口敷料、潘氏引流管。

3.仪器

C 形臂机、导航仪。

(二)麻醉方法

椎管内麻醉或气管插管全身麻醉。

(三)手术体位

半截石位(健侧下肢放于支腿架上,术侧上肢曲肘固定于胸前)。

(四)手术配合

(1)常规消毒铺巾,将导航主动参考架线妥善固定于大单上。

(2)自股骨大转子上 2～3 cm 向下做外侧直切口,依次切开皮肤、皮下组织阔筋膜、股外侧肌,显露股骨上端。把 2 根 5 cm 长带有松质骨螺纹的定位针一端牢固的固定在髂嵴上,另一端固定于 2 脚固定器上,同时把主动参考架也固定于二脚固定器上,使其面向导航仪的红外线位置侦查仪,并调整导航系统的红外线位置侦查仪使被动追踪器在定位仪的工作范围内。

(3)打开 C 形臂机,验证导航系统信息传输的准确性。先将 C 形臂机上透视追踪器在导航

仪上注册,再采集股骨近端的冠状面和矢状面图像,保持各个部件稳定情况下取图,并注册用于导航。通过屏幕的导航指引,顺利置入松质骨拉力螺钉的导针。在导航下即可精确地测定所用松质骨拉力螺钉的长度,根据测定的结果,选用合适的拉力螺钉,顺导针的方向钻孔攻丝,完成拉力螺钉的置入。

(4)置入动力髋接骨板,依次固定皮质骨螺钉。固定完后经 C 形臂 X 线机透照,无问题即可冲洗创面,检查有无出血,清点物品无误后逐层缝合切口。

(五)手术配合注意事项

(1)在导航手术过程中,为了避免产生误差,主动参考架的安置与稳定性尤其重要。主动参考架在不干扰手术操作的情况下尽可能靠近手术操作部位,安装要牢固,术中避免与其接触;操作要轻柔,应经常检查主动参考架是否松动。

(2)导航的配套器械在洗刷时避免碰撞,动作宜轻柔,消毒灭菌后,妥善放置在固定处保存。

(3)其余同股骨近端骨折手术。

八、股骨干骨折切开复位内固定手术

(一)术前准备

1.器械敷料

骨折固定器械包、各种髓内钉或接骨板螺钉及相应器械(根据术式准备)、电钻、敷料单、基础敷料包、手术衣、无菌盆、持物钳。

2.一次性物品

电刀手柄、吸引器连接管、1-0 丝线、2-0 丝线、3-0 丝线、缝合针、手术薄膜、伤口敷料、潘氏引流管。

3.仪器

C 形臂机。

(二)麻醉方法

椎管内麻醉或气管插管全身麻醉。

(三)手术体位

水平仰卧位。

(四)手术配合

(1)常规消毒铺巾。

(2)复位并固定。①接骨板螺钉内固定术:在股骨下段外侧纵行切口,显露骨折端,以深部拉钩牵开显露,清除血凝块。选择合适的接骨板用折弯器折弯,使接骨板与股骨下端的弧度相适应,用持骨钳固定股骨与接骨板,用电钻钻孔,以测深尺测量孔的深度,选择长短适宜的螺钉固定。②交锁髓内钉固定:大转子顶点至髂峰水平的直切口,在梨状窝用骨锥钻透皮质开口,以圆头导针插入,通过骨折端后到股骨髁。接好电钻,扩髓软锉扩髓,由细至粗,以 0.5 mm 递增,扩髓后换直头导针,记住最后一次扩髓软锉的直径大小,一般选细于扩髓器 1 mm 的髓内钉,连接瞄准器,测量钉的长度,最后通过皮肤切口,钻孔、测量、锁定锁钉,固定牢靠。

(3)骨缝大、骨有缺损,可取同侧髂骨或人工植骨材料嵌入骨折端,以利骨折愈合。

(4)冲洗伤口,检查有无出血,放置引流管,清点物品,用 10×28 圆针、1-0 丝线缝合肌肉和筋膜,10×28 圆针、3-0 丝线缝皮下组织,10×28 角针、3-0 丝线缝合皮肤。

(五)手术配合注意事项

同股骨近端骨折手术。

九、髌骨骨折切开复位内固定手术

(一)术前准备

1.器械敷料

骨折固定器械包、电钻、克氏针、钢丝或聚髌器、敷料单、基础敷料包、手术衣、持物钳、灯把手。

2.一次性物品

电刀手柄、吸引器连接管、1-0 丝线、2-0 丝线、3-0 丝线、缝合针、手术薄膜、伤口敷料、冰盐水、温盐水。

3.仪器

气压止血仪、C 形臂机。

(二)麻醉方法

椎管内麻醉。

(三)手术体位

水平仰卧位。

(四)手术配合

(1)常规消毒铺巾,驱血带驱血后,巡回护士启动气压止血仪,并记录起始时间。

(2)做髌骨内侧正中纵行切口,暴露骨折部位,用 2 把布巾钳夹夹骨折块,根据骨折的性质不同采取不同的缝合方式。①纵行缝合固定法:适用于横断骨折,骨折线在中或中下 1/3,骨折块完整。在髌骨内外缘各 1 cm 处,骨折断面前后缘中点平行钻孔 2 个,选择粗细适宜的钢丝穿过两孔,用钢丝钳拧紧固定,也可在骨折复位后使用聚髌器固定。②周边缝合固定法:适用于髌骨粉碎性骨折或横断骨折伴一块粉碎,另一块有移位且整复后关节面尚光滑完整。用 PDS 线或 10×28 圆针、7# 丝线荷包式缝合髌骨边缘。③张力带"8"字钢丝固定法:适用于髌骨粉碎性骨折或横断骨折伴一块粉碎,另一块复位效果不佳。先荷包缝合髌骨边缘,在距髌骨内外缘各 1 cm 经髌骨纵行穿过 2 根克氏针,钢丝"×"形缠绕克氏针加强固定。

(3)冲洗切口,缝合髌骨两旁撕裂的腱膜与关节囊,用 10×28 圆针、1-0 丝线缝合肌肉和筋膜,10×28 圆针、3-0 丝线缝皮下组织,10×28 角针、3-0 丝线缝合皮肤。

(五)手术配合注意事项

(1)手术医师取下的粉碎性骨块要保管好。

(2)使用聚髌器固定时,需备好冰盐水、热盐水。

(3)气压止血带应用时注意:①安放时勿使气压止血带袖带与皮肤直接接触,中间需垫以棉垫。②气压止血带使用压力,一般下肢成人压力为 43.3～50 kPa,持续使用时间不超过 60 分钟,如需继续使用间隔至少 15 分钟。准确记录使用时间和压力。

(4)使用 C 形臂机时应注意保护术野,避免污染。同时做好射线防护。

十、胫骨干骨折切开复位内固定手术

（一）术前准备

1.器械敷料

骨折固定器械包、各种髓内钉或接骨板螺钉及相应器械（根据术式准备）、电钻、敷料单、基础敷料包、手术衣、电钻、无菌盆、持物钳。

2.一次性物品

电刀手柄、吸引器连接管、1-0丝线、2-0丝线、3-0丝线、缝合针、手术薄膜、伤口敷料、潘氏引流管。

3.仪器

C形臂机。

（二）麻醉方法

椎管内麻醉或气管插管全身麻醉。

（三）手术体位

水平仰卧位。

（四）手术配合

（1）常规消毒铺巾。

（2）依次切开皮肤、皮下组织及筋膜，分离肌肉，暴露骨折端，可采取以下2种方法固定。①胫骨交锁髓内钉固定术：先将骨折复位，于胫骨结节钻孔，将选择好的导针自上而下插到踝关节附近，用髓腔锉扩髓到预期内径。测定胫骨峡部的内径，选择合适的髓内钉，将髓内钉打入髓腔，瞄准器瞄准，电钻钻孔，上钉锁定髓内钉，用C形臂透视进一步确定髓内钉及螺钉的位置。②接骨板螺钉固定术：用持骨钳将骨折复位，选择适宜的接骨板，用三抓固定器将接骨板固定于胫骨内侧面，以电钻钻孔，测深尺测量深度，选择长短适宜的螺钉固定。

（3）冲洗伤口，清点物品，放置引流管，用10×28圆针、1-0丝线缝合肌肉和筋膜，10×28圆针、3-0丝线缝皮下组织，10×28角针、3-0丝线缝合皮肤。

（五）手术配合注意事项

同股骨近端骨折手术。

十一、内外踝骨折切开复位内固定术

（一）术前准备

1.器械敷料

骨折固定器械包、电钻、可吸收钉（根据术式准备）、敷料单、基础敷料包、手术衣、无菌盆、持物钳。

2.一次性物品

电刀手柄、吸引器连接管、1-0丝线、2-0丝线、3-0丝线、缝合针、手术薄膜、伤口敷料、潘氏引流管。

3.仪器

气压止血仪、C形臂机。

(二)麻醉方法

椎管内麻醉。

(三)手术体位

水平仰卧位。

(四)手术配合

(1)常规消毒铺巾,驱血带驱血后,巡回护士启动气压止血仪,并记录起始时间。

(2)依次切开皮肤,皮下组织,显露骨折部位。

(3)复位与内固定:用布巾钳将骨折复位,或用克氏针固定,保持复位状态。安装 4.5 mm(或 3.5 mm)钻头,钻透踝骨折片,方向与骨折线垂直。测深尺测量骨孔深度,以明确使用螺丝钉长度。攻丝,冲洗骨孔,拧入可吸收钉,达到骨折加压嵌插为止。

(4)生理盐水冲洗伤口,依次缝合伤口,弹力绷带包扎,松气压止血带。

(五)手术配合注意事项

同髌骨骨折手术。

十二、骨盆骨折切开复位内固定手术

(一)术前准备

1.器械敷料

骨盆固定器械包、接骨板或空心螺钉及相应器械、电钻、敷料单、基础敷料包、手术衣、无菌盆、持物钳。

2.一次性物品

电刀手柄、吸引器连接管、1-0 丝线、2-0 丝线、3-0 丝线、缝合针、手术薄膜、伤口敷料、潘氏引流管、骨蜡。

3.仪器

C 形臂机。

(二)麻醉方法

气管插管全身麻醉。

(三)手术体位

根据不同部位骨折选择相应体位。

(四)手术配合

同其他骨折固定方法。

(五)手术配合注意事项

(1)术前了解手术入路方式,根据不同的入路方式选择合适的体位,提前备好体位摆放用物。

(2)骨盆骨折的手术部位深,骨折类型及解剖关系比较复杂,手术出血较多,应保持输液通畅,做好输血准备。术中应注意随时调节好灯光。

(3)因骨折类型复杂,术前准备时,应有充分的估计,对于内固定器材,如骨松质螺丝钉,其型号应配备齐全。

十三、颈椎前路椎间盘摘除减压内固定、椎体植骨融合术

(一)术前准备

1.器械敷料

颈椎前路器械、敷料单、基础敷料包、手术衣、无菌盆、持物钳。

2.一次性物品

电刀手柄、吸引器连接管、1-0 丝线、2-0 丝线、3-0 丝线、缝合针、吸收性明胶海绵、手术薄膜、伤口敷料、潘氏引流管、冰盐水。

3.仪器

C 形臂机。

(二)麻醉方法

气管插管全身麻醉。

(三)手术体位

垂头仰卧位,双肩垫高,头颈自然向后仰伸向左偏,颈后部垫一软垫,后枕部垫一软圈。

(四)手术配合

(1)常规消毒铺巾(取髂骨区皮肤同时消毒)。

(2)切开皮肤、皮下组织和颈阔肌,松解颈深筋膜,递颈椎拉钩 2 把向外侧牵开胸锁乳突肌及颈动脉鞘,向内牵开甲状腺、气管、食管显露术野。

(3)将平针头插入椎间隙,无菌中单遮盖术野,进行 C 形臂透视定位。

(4)摘除椎间盘及骨刺并减压,用角度刮匙及枪式咬骨钳咬除椎间盘及周围骨质,生理盐水进行冲洗,并彻底止血。保留咬除的骨质,以备植骨。

(5)常规配合取髂骨,并将骨质咬碎填塞于钛网内。

(6)将钛网植入椎间孔内,选择合适长度接骨板,钻套、钻头进行钻孔,改锥拧紧螺丝,同样方法拧入其余 3 枚螺钉。安放锁钉并拧紧。

(7)无菌中单遮盖保护术野,C 形臂透视。

(8)冲洗切口,放置潘氏引流管,清点物品,依次关闭切口。

(五)手术配合注意事项

(1)铺巾时颈部两侧各塞一用治疗巾做成的小球,以保护术野。

(2)保证术中所用器械处于功能位,拧紧器械上的小螺丝,防止掉落入手术野。

(3)备好各种骨凿及咬骨钳。

(4)术后搬动患者时,一定要轻,同时保持头、颈、躯干一致。

(5)仔细清点手术中用于压迫止血的脑棉片。

十四、颈椎后路椎间盘摘除减压内固定、椎体植骨融合术

(一)术前准备

1.器械敷料

颈椎后路器械、敷料单、基础敷料包、手术衣、无菌盆、磨钻手柄、持物钳。

2.一次性物品

电刀手柄、吸引器连接管、1-0 丝线、2-0 丝线、3-0 丝线、缝合针、吸收性明胶海绵、手术薄膜、

伤口敷料、潘氏引流管、冰盐水。

3.仪器

C形臂机、磨钻。

(二)麻醉方法

气管插管全身麻醉。

(三)手术体位

俯卧位。

(四)手术配合

(1)常规消毒铺巾,粘贴手术巾。

(2)切开皮肤、皮下、骨膜剥离器剥离椎体两侧肌肉,干纱布填塞止血。

(3)暴露椎体并咬除椎板和关节突并清除表面的软组织。

(4)摘除椎间盘及骨刺并减压,减压时应备好各种咬骨钳、髓核钳、神经剥离器、脑棉片、骨蜡。用枪式咬骨钳咬除椎间盘及周围骨质,吸收性明胶海绵进行压迫止血。保留咬除的骨质,以备植骨。

(5)选择合适长度的螺钉依次植入并拧紧。

(6)无菌中单遮盖保护术野,C形臂机透视。

(7)盐水冲洗切口、放引流管,清点物品无误,依次关闭切口。

(五)手术配合注意事项

(1)摆放体位时应注意充分暴露手术野,俯卧位应注意保护好患者的眼睛,同时应注意保护好受压部位的皮肤。

(2)其余同颈椎前路手术。

十五、胸腰椎肿瘤前路切除内固定、椎体间植骨融合术

(一)术前准备

1.器械敷料

胸腰椎前路器械、基础敷料包、敷料单、手术衣、无菌盆、持物钳。

2.一次性物品

电刀手柄、吸引器连接管、1-0丝线、2-0丝线、3-0丝线、缝合针、吸收性明胶海绵、手术薄膜、伤口敷料、潘氏引流管、胸腔引流管。

3.仪器

C形臂机。

(二)麻醉方法

气管插管全身麻醉。

(三)手术体位

90°侧卧位,腋下垫软枕,摇高腰桥,使腰椎平直。

(四)手术配合

(1)常规消毒铺巾,粘贴手术巾。

(2)切开皮肤、皮下组织,显露背阔肌、后锯肌、骶棘肌并做部分切断,切断腹外斜肌、腹内斜肌及腹横肌。

（3）显露并切除肋骨，保留肋骨以备植骨用。

（4）显露椎体及椎间盘，暴露病椎，用骨膜剥离器剥离，骨蜡进行止血，髓核钳咬除椎间盘，骨刮匙清除残余软骨板。

（5）骨凿、骨锤或咬骨钳切除病变椎体。

（6）测量椎体冠面的上、下直径，植入螺栓，测量病灶长度，以决定植入骨块大小，椎体撑开器撑开椎体，放入植骨块。

（7）选择合适接骨板，持板钳夹持安放，植入螺帽，加压并拧紧两螺帽，植入螺钉，拧紧螺帽。

（8）生理盐水冲洗手术切口，进行止血。

（9）放置潘氏引流管，清点物品无误，依次缝合切口。

（五）手术配合注意事项

（1）手术创伤大，且肿瘤组织血管丰富，保证静脉输液通畅，最好建立两条静脉通路。

（2）术前应熟悉接骨板安装及配套器械，以便默契配合，缩短手术时间。

（3）术中可能刺破胸膜，应提前备好缝线以便修补胸膜，必要时备胸腔引流包。

（4）术中用 C 形臂机时注意勿污染手术野。

（5）摆放体位时，应注意充分暴露手术野，同时应注意保护受压处皮肤，防止压伤。

（6）由于手术时间长，出血多，应严密观察患者的血压变化。

十六、腰椎间盘后路摘除术

（一）术前准备

1.器械敷料

腰椎后路器械、基础敷料包、敷料单、手术衣、无菌盆、持物钳。

2.一次性物品

电刀手柄、吸引器连接管、1-0 丝线、2-0 丝线、3-0 丝线、缝合针、吸收性明胶海绵、手术薄膜、伤口敷料、潘氏引流管、冰盐水。

3.仪器

C 形臂透视机。

（二）麻醉方法

椎管内麻醉气管插管全身麻醉。

（三）手术体位

俯卧位，躯干部垫俯卧位专用软垫，双手向前置于头部两侧适宜位置，膝部及踝部垫软垫。

（四）手术配合

（1）常规消毒铺巾。

（2）切开皮肤、皮下组织，切开腰背筋膜，剥离骶棘肌，显露椎板。

（3）用枪式咬骨钳及尖嘴咬骨钳咬除部分椎板进行开窗。

（4）用 11# 刀片切除黄韧带并用神经剥离子剥离与硬膜之间的粘连，进行止血。

（5）神经根拉钩拉开并保护神经根，显露突出椎间盘。

（6）尖刀切开纤维环，髓核钳夹除髓核及纤维环，清除残存碎片。

（7）检查并处理其他致压物。

（8）冲洗切口，放置引流管。

(9)清点物品,依次关闭手术切口。

(五)手术配合注意事项

同颈椎后路手术。

十七、腰椎间盘镜下髓核摘除术

(一)术前准备

1.器械敷料

椎间盘镜器械、基础敷料包、敷料单、手术衣、无菌盆、持物钳。

2.一次性物品

双极手柄、吸引器连接管、20 mL 注射器、3-0 可吸收线、手术薄膜、伤口敷料、吸收性明胶海绵。

3.仪器

椎间盘镜系统、C 形臂机。

(二)麻醉方法

椎管内麻醉气管插管全身麻醉。

(三)手术体位

俯卧位,躯干部垫俯卧位专用软垫,双手向前置于头部两侧适宜位置,膝部及踝部垫软垫。

(四)手术配合

(1)将无菌 20 mL 针头置入病变椎间隙,C 形臂机进行定位,确定病变椎间隙。

(2)常规消毒铺巾,贴手术薄膜。

(3)正确连接主机电源、光纤及摄像线缆。

(4)切开皮肤、皮下,骨膜剥离器剥离。

(5)安装自由管(蛇形牵开器)、连接内镜、连接环及通道管并固定。

(6)髓核钳清除视野内软组织,枪式咬骨钳咬除部分椎板及黄韧带。

(7)神经剥离器分离硬膜囊,神经拉钩拉开神经根。依次用各种大、小髓核钳咬除髓核。

(8)如遇出血可用脑棉压迫止血。

(9)冲洗手术野,并检查有无出血,缝合切口,酒精消毒包扎伤口。

(五)手术配合注意事项

(1)椎间盘镜为精密贵重设备,勿碰撞,仔细按照操作程序使用。

(2)必须拔下主机电源、光纤、摄像系统,冷却后再进行清洗。

(3)使用中性柔和清洁剂和湿纱布清洗仪器。

(4)摄像镜头、连接线、摄像线缆和光纤使用酒精擦拭,光纤两端导光部分用蒸馏水纱布擦洗。

(5)注意保护内镜及其他易损部件。

十八、计算机辅助下胸腰椎骨折后路减压内固定手术

(一)术前准备

1.器械敷料

胸腰椎后路器械、导航专用手术工具、基础敷料包、敷料单、手术衣、无菌盆、持物钳。

2.一次性物品

电刀手柄、吸引器连接管、1-0丝线、2-0丝线、3-0丝线、缝合针、吸收性明胶海绵、手术薄膜、伤口敷料、潘氏引流管。

3.仪器

导航仪、C形臂透视机。

（二）麻醉方法

气管插管全身麻醉。

（三）手术体位

俯卧位，躯干部垫俯卧位专用软垫，双手向前置于头部两侧适宜位置，膝部及踝部垫软垫。

（四）手术配合

（1）常规消毒铺巾。

（2）切开皮肤、皮下组织、棘上韧带，骨膜剥离器剥离两侧骶棘肌，干纱布填塞止血。

（3）显露椎板和关节突并清除椎板、关节突表面软组织。

（4）暴露骨折椎体棘突后，安装参考架，参考架要固定在棘突的骨性部分，固定牢固。

（5）安装蓝色标准靶在C形臂机上，在蓝色标准靶和导航仪之间以信号线连接，C形臂机和导航仪之间连接视频线后开机，进入导航系统。

（6）在导航系统的引导下，选择合适长度的椎弓根钉，钻孔器钻孔，丝锥攻丝，固定椎弓根钉，放置连接杆，拧紧螺帽。同样方法拧入其余各枚螺钉。

（7）如需减压，在放置连接杆前，用扣克钳、尖刀切断黄韧带，棘突剪剪除棘突并用枪状咬骨钳大、小交替咬除椎板，同时用神经分离器松解硬膜与椎板之间的粘连组织。

（8）检查伤口，放置引流管，清点纱布、缝针无误，依次关闭腰背筋膜、皮下组织、皮肤。

（五）手术配合注意事项

（1）脊柱导航的红外线系统对心电监护仪探头会产生干扰，手术中应将心电监护仪探头用布类敷料适当遮挡。

（2）为保证导航准确，手术中传递器械或进行其他操作时避免触碰参考架。

（3）导航系统属贵重仪器，应专人管理，定期清洁保养。

十九、胸腰段脊柱结核病灶清除术

（一）术前准备

1.器械敷料

胸腰椎后路器械、基础敷料包、敷料单、手术衣、无菌盆、持物钳。

2.一次性物品

电刀手柄、吸引器连接管、1-0丝线、2-0丝线、3-0丝线、缝合针、手术薄膜、伤口敷料、潘氏引流管。

3.仪器

导航仪、C形臂透视机。

（二）麻醉方法

气管插管全身麻醉。

（三）手术体位

仰卧位，腰部垫薄枕，术侧略高，使与手术台面呈 20°～30°。

（四）手术配合

(1)常规消毒铺巾。

(2)切开皮肤、皮下组织和深筋膜，切断腹内斜肌及腹横肌，结扎止血，逐步分离后腹膜间隙，显露脓肿。

(3)注射器穿刺抽出脓液后，在脓肿壁切一 1 cm 的小口，吸引器吸净脓液，扩大切开范围，递骨刮匙刮除结核性肉芽组织、干酪样物质。清除椎体的死骨及结核性物质，摘除坏死的椎间盘组织。

(4)大量盐水冲洗伤口，置入抗结核药物，依次关闭切口。

（五）手术配合注意事项

(1)严格无菌操作，严格执行消毒隔离制度。

(2)正确摆放手术体位，充分暴露手术野，同时避免肢体受压。

二十、膝关节镜检查及镜下手术

（一）术前准备

1.器械敷料

膝关节镜器械、刨削刀头、汽化仪头、4 mm 30°镜子、导光纤维、敷料单、基础敷料包、手术衣、无菌盆、持物钳。

2.一次性物品

脉冲管、吸引器连接管、3-0 丝线、缝合针、无菌保护套、手术薄膜、潘氏引流管。

3.仪器

关节镜一套、影像处理扩印系统、电动刨削系统、液体灌洗系统、汽化仪、气压止血仪。

（二）麻醉方法

椎管内麻醉。

（三）手术体位

水平仰卧位、根据情况将膝关节屈曲或伸直。

（四）手术配合

(1)常规消毒铺巾、铺好防水台布、腿套，贴好手术薄膜，连接各导线，驱血带驱血后，巡回护士启动气压止血仪，并记录起始时间。

(2)尖刀切开皮肤，用锐性穿刺器穿刺关节腔并注入灌注液充盈关节腔，插入镜子将鞘套深入关节腔，用同样的方法安放进水套管并连接灌注系统。

(3)关节镜下手术。①镜下灌洗清创术：根据情况提供相应手术器械。如需磨削骨赘，需递刨削器、刮匙、骨刀等，手术完成后对关节腔进行彻底灌洗。②镜下半月板部分切除术：确定半月板受损程度，用半月板钳咬除破损的半月板，用刨削器将半月板的边缘打磨平整。③镜下关节滑膜切除：用电动刨削器进行滑膜切除。

(4)关闭切口，无菌敷料、弹力绷带加压包扎。

（五）手术配合注意事项

(1)严格无菌操作，防止感染。保持台面干燥，避免灌注液浸湿手术台。

（2）妥善维护各导线系统及镜子,勿折、勿震。

（3）妥善维护关节镜器械及骨动力系统。

（4）气压止血仪应用时注意:①安放时勿使气压止血仪与皮肤直接接触,中间需垫以棉垫。②气压止血仪使用压力,一般下肢成人压力为 43.3～50 kPa,持续使用时间不超过 60 分钟,如需继续使用放松至少 15 分钟。准确记录使用时间和压力。

（5）备好足量关节腔灌洗液,并随时观察入量、出量及患者情况。

二十一、膝关节镜下前交叉韧带重建术

（一）术前准备

1.器械敷料

关节镜器械、交叉韧带重建器械、关节镜钳、刨削头、汽化仪头、电钻、内纽扣钢板一套、敷料单、基础敷料包、手术衣、无菌盆、持物钳、灯把手。

2.一次性物品

3-0 丝线、缝合针、手套、脉冲管、吸引器连接管、台布、腿套、导线套、手术薄膜、潘氏引流管。

3.仪器

关节镜一套、影像处理扩印系统、电动刨削系统、液体灌洗系统、汽化仪、气压止血仪。

（二）麻醉方法

椎管内麻醉。

（三）手术体位

水平仰卧位。

（四）手术配合

（1）常规消毒铺巾、铺好防水台布、腿套,贴好手术薄膜,连接各导线,驱血带驱血后,巡回护士启动气压止血仪,并记录起始时间。

（2）镜检:尖刀切开皮肤、皮下组织,髌下前外侧穿刺口插入关节镜,观察关节腔内情况,检查韧带损伤程度,确定是否需要重建。

（3）髁间凹成形:髌下前内侧穿刺口插入刨削器或汽化仪头,清除前交叉韧带断端、股骨髁及胫骨附着部周围骨膜组织。

（4）取移植物:膝关节前内下方切口,用取腱器取半腱肌,摆好修腱台修整、预张备用。

（5）建立胫骨、股骨骨髓道及移植物的植入固定:将前交叉韧带定位器导向固定于胫骨上端,按定位器所示方向在胫骨结节内侧切一小口(与取半腱肌口为同一处切口)。在此切口内以2.5 mm钻头沿导向器所指示方向钻入胫骨,向外上方向从关节腔相当于胫骨原交叉韧带附着部钻出(此时膝关节屈曲 90°),直达股骨外髁髁间窝面(原交叉韧带股骨髁附着部)。钻入股骨髁后,从股骨外髁外上髁穿透皮质骨,拔除钻头,再用导针从胫骨上端部钻口穿出打入股骨外髁外上方的钻孔,将预张好的肌腱通过导针从胫前拉向股骨方向,并置于要求部位,即韧带两端各位于胫骨及股骨的骨通道中。两端的丝线各自在股骨及胫骨拉紧后,用内纽扣钢板固定于股骨部,胫骨端用界面螺钉固定。

（6）冲洗关节腔,观察重建韧带的功能是否良好,放置引流管。

（7）缝合切口,无菌敷料、弹力绷带加压包扎。

(五)手术配合注意事项

(1)做好手术过程的影像、采集处理、打印。

(2)保证电钻功能良好。

(3)余同膝关节镜检查及镜下手术。

二十二、膝关节镜下后交叉韧带重建术

(一)术前准备

同前交叉韧带重建。

(二)麻醉方法

椎管内麻醉。

(三)手术体位

同前交叉韧带重建。

(四)手术配合

(1)常规消毒铺巾(同前交叉韧带重建)。

(2)经前外侧、前内侧入路常规镜检,后内侧入路观察后交叉的胫骨附着点,刨削器清除其残端及周围瘢痕组织,并在胫骨及股骨附着点打磨两个定位标记。

(3)取移植物同前交叉韧带重建。

(4)建立胫骨骨隧道:经前内侧进路进入专用的后交叉导引器,将导引器尖端指向胫骨后缘的后交叉附着点,以 50°的方向自胫骨内下方向定位点钻入导针,沿导针完成胫骨骨隧道。

(5)建立股骨骨隧道:将瞄准器的导引臂经前内侧入口伸入,将尖端指向股骨髁间凹内侧面的定位点,在股骨内髁做一皮肤切口,在距关节软骨面 10～15 cm 处向定位点钻入导针,并建立股骨骨隧道。

(6)经胫骨骨隧道将移植物引入关节腔,在后内入路的关节镜下监测,自股骨隧道以持物钳将牵引钢丝拉出,并将骨块牵入股骨隧道内,固定同前交叉韧带重建。

(7)冲洗关节腔,观察重建韧带的功能是否良好,放置引流管。

(8)缝合切口,无菌敷料、弹力绷带加压包扎。

(五)手术配合注意事项

同前交叉韧带重建术。

二十三、肩关节镜检查及镜下手术

(一)术前准备

1.器械敷料

关节镜器械、肩关节镜器械、刨削头、汽化头、4 mm 30°内镜、导光纤维、敷料单、基础敷料包、手术衣、无菌盆、持物钳。

2.一次性物品

脉冲管、吸引器连接管、台布、导线套、3-0 丝线、缝合针、手术薄膜、潘氏引流管。

3.仪器

关节镜一套、影像处理扩印系统、电动刨削系统、液体灌洗系统、汽化仪。

(二)麻醉方法

气管内插管全身麻醉。

(三)手术体位

1.侧卧位

健侧卧位,上臂外展 35°～70°,前屈 15°,维持上臂位置进行悬吊牵引,其方向与肱骨纵轴保持平行。

2.半坐半侧卧位

半坐位,身体半卧(躯干向健侧后方旋转 30°～40°),上肢内收,手臂稍微外展(＜30°),固定或牵引腕部于床尾,牵引套固定肱骨中部并与肱骨纵轴垂直牵引。

(四)手术配合

1.常规消毒铺巾

铺好防水台布、腿套,贴好手术薄膜,连接各导线。

2.安放关节镜系统

先用硬膜外针穿刺,确定进针位置后安放鞘套及关节镜进行镜检,探查了解病损情况及与周围组织结构关系,递手术剪、切割刀、刨削器等器械进行手术操作,以暴露病损部位。

3.肩关节镜下手术

(1)游离体取出:吸引器吸出游离体或关节手术钳取出游离体。

(2)肩袖、盂、唇撕裂清理:电动刨削器进行清理或切割刀切断撕裂片两端,用篮钳取出撕裂片后用电动刨削器、汽化仪修理残端,需要缝合时用肩关节特殊缝合器或铆钉进行缝合。

4.缝合伤口

用吸引器探针冲洗检查术野,取出关节镜鞘套,放管引流缝合,无菌敷料、弹力绷带加压包扎。

(五)手术配合注意事项

(1)巡回护士在摆放患者体位时,尤其应注意充分暴露手术野的同时保持肢体功能位。

(2)术中密切监测血压,提醒麻醉师控制血压,以免出血影响术野。

(3)其余同膝关节镜手术。

二十四、踝关节镜检查术

(一)术前准备

1.器械敷料

踝关节手术器械、刨削头、汽化头、2.7 mm 30°内镜、导光纤维、敷料单、基础敷料包、手术衣、无菌盆、持物钳。

2.一次性物品

3-0 丝线、缝合针、手套、脉冲管、吸引器连接管、台布、导线套、手术薄膜、潘氏引流管。

3.仪器

关节镜一套、影像处理扩印系统、电动刨削系统、液体灌洗系统、汽化仪、气压止血仪。

(二)麻醉方法

椎管内麻醉。

（三）手术体位

水平仰卧位。

（四）手术配合

（1）常规消毒铺巾。铺好防水台布、腿套，贴好手术薄膜，连接各导线。

（2）手术入路的选择：踝关节镜入口选择前和后侧入口。术前仔细描出内、外踝骨性边界，准确定位入口，标记胫前肌、跚长伸肌、趾总伸肌和足背动脉。入口共五个：前外位于第三腓骨肌外侧；前中央位于跚长伸肌外侧，趾总伸肌和足背动脉内侧；前内位于胫前肌腱后内侧；后外位于跟腱和腓骨肌之间；后内位于跟腱和胫后动脉之间。

（3）先用注射器向关节腔内注入生理盐水 20～40 mL 以扩充关节腔，再插入镜鞘，打开灌注系统，灌注充盈关节腔及冲洗关节腔。

（4）递探针经操作孔进入关节腔检查损伤情况，清理关节腔。

（5）缝合切口，无菌敷料、弹力绷带加压包扎。

（五）手术配合注意

（1）保持踝关节的有效牵引，以增大关节间隙满足手术需要。

（2）注意术中特殊体位的摆放。

（3）其余同膝关节镜检查及镜下手术。

二十五、人工全髋关节置换术

（一）术前准备

1.器械敷料

全髋置换专用器械、敷料单、基础敷料包、手术衣、无菌盆、持物钳、灯把手。

2.一次性物品

电刀手柄、吸引器连接管、1-0 丝线、2-0 丝线、3-0 丝线、缝合针、手术薄膜、伤口敷料、冲洗球、潘氏引流管。

（二）麻醉方法

椎管内麻醉或气管插管全身麻醉。

（三）手术体位

1.侧卧位

90°侧卧位常用。

2.水平仰卧位

需在患髋臀下放一小垫，对肥胖患者尤其适用。

（四）手术配合

（1）常规消毒铺巾，切开皮肤、皮下组织、阔筋膜及覆盖于臀大肌上部表面的薄层筋膜，钝性劈开臀大肌，电凝肌肉内出血点。

（2）钝性剥离臀小肌和关节上肌间隙，向上、向下分别插入髋臼拉钩，充分显露关节囊的上、后、下部。沿关节囊于股骨的附着部分将其切开，切除骨化的关节囊。不要切除前侧关节囊，因可保持人工关节的稳定，术后减少脱位、疼痛。

（3）屈曲、内收、内旋髋关节，使之后脱位，将股骨头轻轻从髋臼内脱出，用摆锯由股骨颈上缘与粗隆交界处到股骨颈下缘中点，距小粗隆上方 1.5 cm 垂直切断股骨颈。

（4）从小号髋臼锉开始锉髋臼，至髋臼壁周围露出健康骨松质为止，测量并安装相应型号髋臼假体。

（5）内旋下肢显露股骨干，近端髓腔从最小号开始以髓腔锉扩髓，修整股骨髓腔，安放合适的股骨柄假体、股骨头。

（6）将髋关节复位后检查髋关节各方向活动良好，无脱位，生理盐水冲洗，清点物品无误，逐层缝合伤口。

（五）手术配合注意事项

（1）术中严格无菌操作，防止发生感染，参与手术人员戴双层手套。

（2）使用骨水泥时应注意监测患者血压的变化。

（3）严格骨水泥调配操作规程，调制骨水泥时应注意是否需要加入抗生素。调制水泥的碗应干燥、干净，不要混入血液、水等液体。

（4）安装假体前用无痛碘、生理盐水冲洗髓腔和髋臼，用干纱布擦净，以免血、水与骨水泥相混影响假体固定。

（5）安放假体时，洗手护士应协助固定体位。

（6）用电动器械时，使用前均应试验其功能是否正常。

（7）术中经常变换体位，应注意调节好灯光。

二十六、人工全膝关节置换术

（一）术前准备

1.器械敷料

全膝置换专用器械、敷料单、基础敷料包、手术衣、无菌盆、持物钳、灯把手。

2.一次性物品：电刀手柄、吸引器连接管、1-0丝线、2-0丝线、3-0丝线、缝合针、手术薄膜、伤口敷料、冲洗球、潘氏引流管、驱血带、钉皮机。

3.仪器

气压止血仪。

（二）麻醉方法

椎管内麻醉或气管插管全身麻醉。

（三）手术体位

水平仰卧位。

（四）手术配合

（1）常规消毒铺巾，患肢驱血后启动气压止血仪，并记录气压止血仪使用时间、压力。

（2）行膝关节中线直切口，切开股直肌肌腱与股内侧肌腱肌交界部分及髌骨内侧缘组织，在髌韧带内侧，将髌韧带在胫骨结节上的附着点内侧切开 1/3，将髌骨向外翻开，切除内外侧半月板。

（3）根据膝关节内翻或外翻情况进行内侧或外侧松解术。测量股骨髁的前后径，选择合适的膝关节假体。

（4）胫骨平台截骨：按照所需截骨的平面将截骨器的定位钉锤入骨质内，沿截骨器平台进行截骨。截骨后，沿胫骨髓腔纵轴插入定位器，以检测平面截骨面是否与胫骨纵轴垂直。

（5）股骨髁前后方截骨：屈膝 90°，在股骨干前后皮质骨直径中点，股骨髁间凹处钻一中心孔,将股骨膜板的柄部插入股骨髓腔内。调整膜板下缘,使股骨内外侧后髁截骨的厚度相同,截骨厚度不超过1 cm,将膜板固定,用电锯将股骨前后髁切除。按照所选用的股骨假体前后径的尺寸,将股骨前方骨质切除。屈膝90°在股骨后方。截骨面与胫骨截骨面之间,置入合适的间隙测量板。股骨截骨面需与测量板上面密切相贴,内外侧副韧带保持适当张力,测量板的厚度即表示选用的胫骨平台假体的最大厚度。

(6)股骨远端截骨:股骨远端截骨面需与股骨纵轴呈5°~8°外翻,测量好截除骨组织的厚度,屈曲膝关节连接定位棒与定位器,用电锯进行截骨。切除股骨远端骨组织,伸直膝关节,在股骨与胫骨间隙置入测量板,检测截骨是否合适,两侧副韧带是否适当。根据股骨假体内面的形状,切除股骨远端的前后边缘及髁间凹的骨组织。

(7)切除胫骨髁间骨质:显露胫骨平台面,置入测量板,按照测量板中央孔大小切除骨质。

(8)切除髌骨关节:用电锯将髌骨关节面切除。

(9)安装假体膜板,检查假体安装是否稳定。

(10)骨水泥固定,生理盐水冲洗伤口。调制骨水泥,先安装胫骨假体,最后安装股骨假体。去除多余骨水泥,冲洗伤口,放置引流管,缝合伤口,患肢缠弹力绷带。

(五)手术配合注意事项

(1)严格记录气压止血仪时间,防止肢体长时间缺血、肿胀。

(2)其余同全髋手术。

二十七、骶骨肿瘤切除术

(一)术前准备

1.器械敷料

骨折器械、植骨专用器械(若需进行骨无菌盆环重建,则应备好相应的重建器械)敷料单、基础敷料包、手术衣、无菌盆、持物钳、灯把手。

2.一次性物品

电刀手柄、吸引器连接管、手术薄膜、潘氏引流管、骨蜡、1-0丝线、2-0丝线、3-0丝线、缝合针、冲洗球、骨水泥(备用)、吸收性明胶海绵。

(二)麻醉方法

气管插管全身麻醉。

(三)手术体位

俯卧位或侧卧位。

(四)手术配合

(1)常规消毒铺巾,贴手术薄膜。

(2)切开皮肤、皮下组织,甲状腺拉钩拉开切口,弯血管钳、电刀游离并切断臀大肌,在骶骨的起点,单齿椎板牵开器牵开切口,暴露骶尾韧带并切断。

(3)用手指进行钝性分离尾骨前间隙,使骶骨与直肠分离。

(4)电刀切断骶结节韧带和骶棘韧带,继续行骶前解剖分离,干纱布垫填塞压迫止血。

(5)弯血管钳解剖骶骨后面组织,骨膜剥离器剥离,暴露骶骨近端。

(6)交替用双关节咬骨钳、枪状咬骨钳,咬除骶骨椎板和棘突,显露椎管,骨蜡、吸收性明胶海绵进行止血,尖刀、无齿镊切开骶神经鞘,13°枪状咬骨钳扩大骶骨前孔,解剖并游离骶神经,切除骶骨肿瘤。

(7)彻底止血,递弯血管钳、干盐水纱垫,检查直肠有无损伤。

(8)如需重建骨无菌盆环,根据选择重建方法不同进行相应配合。

(9)递生理盐水冲洗伤口,放置引流管,清点器械、敷料依次关闭伤口。

(五)手术配合注意事项

(1)骶骨肿瘤血运丰富最好建立两条静脉通路。

(2)术中密切注意血压的变化,及时补充血容量,准备充足的干纱垫,以便于填充止血。

(3)准备双套吸引器。

二十八、四肢骨肿瘤刮除术

(一)术前准备

1.器械敷料

骨折器械、植骨专用器械、骨专用刮匙、骨凿、敷料单、基础敷料包、手术衣、无菌盆、持物钳、灯把手。

2.一次性物品

电刀手柄、吸引器连接管、手术薄膜、潘氏引流管、骨蜡、1-0丝线、2-0丝线、3-0丝线、缝合针、冲洗球、骨水泥(备用)、吸收性明胶海绵。

(二)麻醉方法

臂丛麻醉、硬脊膜外腔阻滞麻醉或全身麻醉(根据手术部位选择)。

(三)手术体位

根据手术部位摆放。

(四)手术配合

(1)常规消毒铺巾。

(2)切开皮肤、皮下组织,电凝止血或3-0丝线结扎止血。

(3)切开筋膜,S拉钩拉开肌肉,骨膜剥离器剥离骨膜,骨刀、骨凿、骨锤进行开窗,咬骨钳扩大窗口,骨刮匙、弯血管钳刮除及清除骨肿瘤,冲洗器、生理盐水反复冲洗瘤腔。

(4)按常规配合取髂骨,咬骨钳、骨剪修整骨块并植骨;若行骨水泥充填,则调配骨水泥进行充填;若需行内固定术则根据内固定器材的不同种类进行相应的配合。

(5)生理盐水冲洗伤口,放置引流管,清点纱布、缝针等物品无误,依次关闭骨膜、筋膜、皮下组织,酒精棉球消毒切口,无菌敷料包扎伤口。

(五)手术配合注意事项

(1)肿瘤刮除器械与取髂骨器械分开放置,防止肿瘤细胞污染器械、敷料;同时洗手护士在术中配合时要严格执行无瘤技术。

(2)骨水泥要现用现配,并充分搅拌均匀,使用中密切观察患者的血压变化。

二十九、化脓性骨髓炎开窗引流术

(一)术前准备

1.器械敷料

骨折器械、植骨专用器械、骨专用刮匙、敷料单、基础敷料包、手术衣、无菌盆、持物钳、灯把手。

2.一次性物品

电刀手柄、吸引器连接管、手术薄膜、潘氏引流管、骨蜡、1-0丝线、2-0丝线、3-0丝线、缝合针、冲洗球。

(二)麻醉方法

婴幼儿、儿童宜采用全身麻醉；成人上肢手术可采用臂丛神经阻滞麻醉，下肢手术选用硬脊膜外腔阻滞麻醉。

(三)手术体位

根据手术部位不同采用不同的手术体位，以便于医师操作、患者能接受和配合为原则。

(四)手术配合

(1)常规消毒铺巾，贴手术薄膜。

(2)切开皮肤、皮下组织及筋膜，甲状腺拉钩牵开，用弯血管钳分离肌肉，暴露病变部位。

(3)电刀切开开窗处的骨膜，骨膜剥离器适当剥离，手摇钻钻孔，用骨刀或骨凿将孔与孔之间骨皮质完全凿开撬起，吸净髓腔内脓液、坏死组织。

(4)抗生素生理盐水充分冲洗创腔，放置引流管，清点物品无误后，逐层缝合伤口。

(五)手术配合注意事项

(1)化脓性骨髓炎患者，病变局部脓液多，且张力较高，术中时刻保证吸引器通畅。

(2)正确使用气压止血仪。

三十、肘管综合征尺神经前移术

(一)术前准备

1.器械敷料

缝合器械、手外显微器械、敷料单、基础敷料包、手术衣、持物钳、灯把手。

2.一次性物品

4-0丝线、5-0丝线、缝合针。

3.仪器

气压止血仪。

(二)麻醉方式

臂丛神经阻滞麻醉。

(三)手术体位

水平仰卧位。

(四)手术配合

(1)常规消毒铺巾，驱血带驱血后启动气压止血仪并记录起始时间。

(2)取肘内侧纵切口，切开皮肤、皮下组织，深筋膜下剥离，注意保护前臂内侧皮神经。

(3)解剖分离出上臂内侧肌间隔，切断内侧肌间隙。自尺神经沟中游离出尺神经，见尺神经有明显压迹及变粗硬，剥出神经外膜，做神经松解。将尺神经做皮下浅置，用局部筋膜及软组织做一隧道以控制前移的尺神经，避免滑回原位。隧道宽度可容通过小指末节，或采用尺神经下前置。将屈肌群从肱骨内上髁起点处切下，将尺神经前移置于肌下，屈肌群与起点处缝合4针，重建肌起点。

（4）肌起点重建完毕，肌下隧道可通过小指。

（5）冲洗缝合切口。

（五）手术配合注意事项

应用气压止血带时注意。

（1）安放时勿使气压止血带与皮肤直接接触，中间需垫棉垫。

（2）气压止血带使用压力，一般上肢成人压力 33.33～40 kPa，持续使用时间不超过 60 分钟，如需继续使用中间停止使用至少 15 分钟。准确记录使用时间和压力。

三十一、腕管综合征神经减压术

（一）术前准备

1.器械敷料

缝合器械、手外显微器械、敷料单、基础敷料包、手术衣、持物钳、灯把手。

2.一次性物品

4-0 丝线、5-0 丝线、缝合针。

3.仪器

气压止血仪。

（二）麻醉方式

臂丛神经阻滞麻醉。

（三）手术体位

水平仰卧位。

（四）手术配合

（1）常规消毒铺巾，驱血带驱血后启动气压止血仪并记录起始时间。

（2）切开皮肤、皮下组织，显露腕掌横韧带及正中神经，切除腕掌横韧带，可见韧带下的正中神经被压细变硬，韧带近端神经变粗，水肿，充血。剥除神经外膜以松解神经，如肌腱滑膜肥厚，可切除部分滑膜。

（3）冲洗缝合切口。

（五）手术配合注意事项

同肘管综合征尺神经前移术。

三十二、断指再植术

（一）术前准备

1.器械敷料

缝合器械、手外显微器械、手外基础器械、电钻、克氏针、敷料单、基础敷料包、手术衣、持物钳、灯把手。

2.一次性物品

3-0 丝线、4-0 丝线、5-0 丝线、各种型号无损伤线、缝合针、手套、5 mL 注射器、20 mL 注射器、导尿包、脉冲管。

3.仪器

显微镜、气压止血仪、脉冲冲洗仪。

4.药物

罂粟碱、肝素、右旋糖酐-40。

(二)麻醉方法

手指选用臂丛麻醉、脚趾选用椎管内麻醉、病情较重时选用气管内插管全身麻醉。

(三)手术体位

水平仰卧位。

(四)手术配合

1.清创

先用肥皂液对断指(趾)进行刷洗清除表面异物,用生理盐水冲洗。再用3％过氧化氢溶液浸泡5分钟后用生理盐水冲洗一遍。最后用0.05％点而康冲洗并浸泡断指。(近端肢体清创需在麻醉后进行)。

2.常规消毒铺巾

用小剪刀剪除失去活力的软组织,修整创缘。在两侧皮肤上各做延长切口以显露指动脉和指神经。可先找到指神经,其背侧即为指动脉,指静脉位于手指背侧皮下。对于整齐的切割所致断指一般不需冲洗。断端不整齐的断指,选择不准备吻合的指动脉,用平头针插入血管腔中,注入肝素生理盐水溶液冲洗,直至回流出的液体澄清为止。

3.骨骼的固定

根据软组织情况,将指骨做相应缩短,一般缩短约0.5 cm,然后用克氏针固定。

4.缝合肌腱

用3-0涤纶编织线间断缝合指伸肌腱的中央腱束和侧腱束。屈指肌腱亦应争取早期修复。可将指浅屈肌腱近端自腱鞘内拉出与指深屈肌腱远端吻合。

5.吻合血管、缝合神经

通常吻合1根指动脉、2根指静脉。先吻合指静脉。在手术显微镜下,用10-0～11-0涤纶编织线。进针边距0.2 mm,针距0.5 mm,一般缝合4～6针,然后同法吻合指动脉。放开血管夹,恢复断指血液循环。修剪指神经,对合后用9-0涤纶编织线行神经外膜缝合,一般缝合3～4针即可。

6.缝合皮肤

将皮肤修剪整齐或做几个"Z"字形皮瓣后,间断缝合。

(五)手术配合注意事项

(1)接到通知后迅速备齐各种用物。如患者有失血性休克应做好抢救准备。

(2)预防小血管痉挛,避免冷刺激,给患者适当保温。

(3)若手术时间较长,应注意受压部位皮肤的保护。

(4)其余同掌骨骨折手术。

三十三、断肢再植术

(一)术前准备

1.器械敷料

骨折固定器械、手外显微器械、电钻、克氏针、钢板及螺钉、敷料单、基础敷料包、手术衣、持物钳、无菌盆、灯把手。

2.一次性物品

电刀手柄、1-0 丝线、2-0 丝线、3-0 丝线、4-0 丝线、5-0 丝线、各种型号涤纶编织线、缝合针、潘氏引流管、5 mL 注射器及 20 mL 注射器、导尿包、尿管。

3.仪器

显微镜、气压止血仪、C 形臂机。

4.药物

罂粟碱、肝素、右旋糖酐-40。

(二)麻醉方法

上肢手术选用臂丛麻醉、下肢手术选用椎管内麻醉、病情较重时以全身麻醉为宜。

(三)手术体位

水平仰卧位。

(四)手术配合

(1)清创:先用肥皂液对整个肢体进行刷洗,清除断面异物;用生理盐水冲洗后,再用 3% 过氧化氢溶液浸洗 5 分钟后,用生理盐水清洗一遍,最后用 0.05% 点而康浸泡肢体断端。近端肢体清创可在气压止血仪阻断血流后进行。

(2)常规消毒铺巾。

(3)骨骼固定:修整骨断端,以持骨钳固定骨折两端,对齐骨折线,骨干用髓内钉或钢板、螺丝钉固定,趾(指)骨用克氏针固定。

(4)吻合血管:显露足够长度的血管,血管夹夹持血管断端,肝素盐水冲洗腔内血栓,检查远侧血管的完整性和通畅情况,在显微镜下以显微器械及 8-0~10-0 涤纶编织线缝合血管。

(5)修复神经:在显微镜下,用显微器械、7-0 无损伤线~8-0 涤纶编织线间断吻合;肌肉及肌腱修复:缝合肌肉选用 3-0 丝线或 4-0 丝线于肌肉断端间做 8 字缝合,缝合肌腱可根据肌腱粗细选用 2-0~5-0 涤纶编织线缝合。

(6)冲洗伤口,检查有无出血及血运情况,无特殊情况依次缝合皮下组织及皮肤。

(7)酒精消毒皮肤,油纱、纱布包覆伤口。

(五)手术配合注意事项

(1)接到通知后迅速备齐各种用物。如患者有失血性休克,要做好抢救准备。

(2)气压止血仪使用同掌骨骨折手术。

(3)手术时间较长,注意患者躯体受压处皮肤情况,防止损伤。

(4)预防小血管痉挛,避免冷刺激,给患者适当的保温。

(5)因手术器械较多,需准备两个器械台。

(6)若手术时间较长,应注意受压部位皮肤的保护。

三十四、手外伤肌腱神经血管吻合术

(一)术前准备

1.器械敷料

缝合器械包、手外显微器械、敷料单、基础敷料包、手术衣、灯把手、持物钳。

2.一次性物品

3-0 丝线、4-0 丝线、5-0 丝线、缝合针、各种型号涤纶编织线、手套、5 mL 注射器及 20 mL

注射器。

3.仪器

显微镜、气压止血仪。

4.药物

罂粟碱、肝素。

(二)麻醉方法

上肢选用臂丛麻醉、下肢选用椎管内麻醉、病情较重时选用全身麻醉。

(三)手术体位

水平仰卧位。

(四)手术配合

1.清创

先用肥皂液对外伤处进行刷洗,清除其表面异物,用生理盐水冲洗后,再用3%过氧化氢溶液冲洗,用生理盐水冲洗一遍;再用0.05%无痛点冲洗(清创需在麻醉完毕,气压止血仪阻断血流进行,生理盐水冲洗时需用脉冲仪)。

2.常规消毒铺巾

用精细剪刀剪除失去活力的软组织,修整创缘。然后于皮肤上延长切口以显露断裂的肌腱、血管或神经。

3.缝合肌腱

用3-0涤纶编织线间断缝合肌腱。

4.吻合血管、缝合神经

先吻合静脉。在手术显微镜下,用10-0涤纶编织线。进针边距0.2 mm,针距0.5 mm,一般缝合4~6针,然后同法吻合动脉。放开血管夹,恢复断指血液循环。修剪神经,对合后用9-0涤纶编织缝线行神经外膜缝合,一般缝合3~4针即可。

5.缝合皮肤

将皮肤修剪整齐,间断缝合。

(五)手术配合注意事项

(1)接到通知后迅速备齐各种用物。如患者有失血性休克应做好抢救准备。

(2)气压止血仪使用同掌骨骨折手术。

(3)防止小血管痉挛,避免冷刺激,给患者适当保温。

(温连玲)

参 考 文 献

[1] 呼海燕,赵娜,高雪,等.临床专科护理技术规范与护理管理[M].青岛:中国海洋大学出版社,2023.

[2] 宋鑫,孙利锋,王倩.常见疾病护理技术与护理规范[M].哈尔滨:黑龙江科学技术出版社,2021.

[3] 刘爱杰,张芙蓉,景莉,等.实用常见疾病护理[M].青岛:中国海洋大学出版社,2021.

[4] 王怀兰.妇儿常见疾病诊疗与护理[M].汕头:汕头大学出版社,2022.

[5] 兰洪萍.常用护理技术[M].重庆:重庆大学出版社,2022.

[6] 王寿华,汤淑红,李晓琳.实用内科疾病护理[M].汕头:汕头大学出版社,2022.

[7] 张晓艳.神经内科疾病护理与健康指导[M].成都:四川科学技术出版社,2022.

[8] 潘红丽,胡培磊,巩选芹.临床常见病护理评估与实践[M].哈尔滨:黑龙江科学技术出版社,2022.

[9] 张国欣,张莉,柳朝晴.消化内科常见疾病治疗与护理[M].北京:中国纺织出版社,2021.

[10] 张文华,韩瑞英,刘国才.护理学规范与临床实践[M].哈尔滨:黑龙江科学技术出版社,2022.

[11] 邓雄伟,程明,曹富江.骨科疾病诊疗与护理[M].北京:华龄出版社,2022.

[12] 王玉春,王焕云,吴江.临床专科护理与护理管理[M].哈尔滨:黑龙江科学技术出版社,2022.

[13] 谭江红.护理质量评价标准与工作流程[M].北京:人民卫生出版社,2022.

[14] 王美芝,孙永叶,隋青梅.内科护理[M].济南:山东人民出版社,2021.

[15] 李阿平.临床护理实践与护理管理[M].上海:上海交通大学出版社,2023.

[16] 姜雪.基础护理技术操作[M].西安:西北大学出版社,2021.

[17] 弓洁,邢朋,邵泽花.心血管疾病护理与技术[M].成都:四川科学技术出版社,2022.

[18] 朱燕.儿科疾病护理与健康指导[M].成都:四川科学技术出版社,2022.

[19] 任秀英.临床疾病护理技术与护理精要[M].北京:中国纺织出版社,2022.

[20] 李艳.临床常见病护理精要[M].西安:陕西科学技术出版社,2022.

[21] 初钰华,刘慧松,徐振彦.妇产科护理[M].济南:山东人民出版社,2021.

［22］马文靖,殷玉芳,王国萍,等.临床妇儿诊疗与护理［M］.汕头:汕头大学出版社,2022.

［23］高正春.护理综合技术［M］.武汉:华中科技大学出版社,2021.

［24］曲丽萍,郭妍妍,马真真.临床护理学基础与护理实践［M］.哈尔滨:黑龙江科学技术出版社,2022.

［25］宋桂珍,吴小霞,刘莎,等.现代护理理论与专科护理［M］.上海:上海交通大学出版社,2023.

［26］于翠翠.实用护理学基础与各科护理实践［M］.北京:中国纺织出版社,2022.

［27］安旭姝,曲晓菊,郑秋华.实用护理理论与实践［M］.北京:化学工业出版社,2022.

［28］任丽,孙守艳,薛丽.常见疾病护理技术与实践研究［M］.西安:陕西科学技术出版社,2022.

［29］张锦军,邹薇,王慧,等.临床实用专科护理［M］.哈尔滨:黑龙江科学技术出版社,2022.

［30］刁咏梅.现代基础护理与疾病护理［M］.青岛:中国海洋大学出版社,2023.

［31］董海静,朱婷婷,纪莉莎.新编实用护理与管理［M］.沈阳:辽宁科学技术出版社,2022.

［32］刘华娟,孙彦奇,柴晓.常用临床护理技术操作规范［M］.哈尔滨:黑龙江科学技术出版社,2022.

［33］郑进,蒋燕.基础护理技术［M］.武汉:华中科学技术大学出版社,2023.

［34］梁艳,甄慧,刘晓静,等.临床护理常规与护理实践［M］.上海:上海交通大学出版社,2023.

［35］刘园,华爱丽.泌尿外科留置导尿管患者预防尿路感染的护理干预［J］.中国感染与化疗杂志,2023,23(2):275.

［36］张静,郭东波,李梦方.KTH联合式护理干预在行颅内血肿清除术治疗脑肿瘤术后出血患者中的应用效果［J］.临床研究,2023,31(7):157-160.

［37］王方圆,傅丽伟,孙志萍.基于应激系统理论的护理模式联合感觉运动训练对脑梗死恢复期患者的应用［J］.中国医药导报,2022,,19(4):190-193.

［38］李丽娜,黄立萍.规范化健康教育在神经内科护理中的应用效果观察［J］.现代诊断与治疗,2022,33(6):926-928.

［39］杜冰.整体护理在慢性肺心病合并心力衰竭护理中的应用价值［J］.中国医药指南,2023,21(1):156-158.

［40］孙晓娥.细节护理和常规护理在手术室护理中的效果对比框架［J］.智慧健康,2021,7(24):94-96.